# 新型冠状病毒肺炎防护手册
## ——老年护理

孙 超◎主编

清华大学出版社

北 京

## 内 容 简 介

中国老年护理联盟由国家老年医学中心牵头发起，是经国家卫生健康委员会医政医管局同意成立的学术性、服务性、合作性、非营利性的产、学、研、用联合性交流平台，是国家发展老年护理事业的重要力量。

新冠肺炎疫情暴发以来，联盟单位的广大医护人员积极抗疫，及时总结针对老年群体的新冠肺炎疫情防控和临床诊疗护理的有效经验并积极推广。本书共计4篇35章，除了对新冠肺炎疾病的概述，还分别围绕医疗机构、长期照护机构、社区和居家三个环节，介绍了针对老年群体的护理管理要点、专科护理规范和健康保健策略。

**图书在版编目（CIP）数据**

新型冠状病毒肺炎防护手册. 老年护理 / 孙超主编. — 北京：清华大学出版社，2020.10
ISBN 978-7-302-56226-9

Ⅰ. ①新… Ⅱ. ①孙… Ⅲ. ①日冕形病毒—病毒病—肺炎—防治—手册②老年人—日冕形病毒—病毒病—肺炎—护理—手册 Ⅳ. ① R563.1-62 ② R473.56-62

中国版本图书馆 CIP 数据核字（2020）第 179023 号

责任编辑：孙　宇
封面设计：吴　晋
责任校对：王淑云
责任印制：杨　艳

出版发行：清华大学出版社
　　　　网　　　址：http：//www.tup.com.cn，http：//www.wqbook.com
　　　　地　　　址：北京清华大学学研大厦 A 座　　　邮　　编：100084
　　　　社总机：010-62770175　　　　　　　邮　　购：010-62786544
　　　　投稿与读者服务：010-62776969，c-service@tup.tsinghua.edu.cn
　　　　质量反馈：010-62772015，zhiliang@tup.tsinghua.edu.cn
印　刷　者：北京富博印刷有限公司
装　订　者：北京市密云县京文制本装订厂
经　　　销：全国新华书店
开　　　本：185mm×260mm　　　印　张：22.75　　　字　数：495千字
版　　　次：2020 年 12 月第 1 版　　　印　次：2020 年 12 月第 1 次印刷
定　　　价：128.00 元

产品编号：090082-01

# 编 委 会

张晓春　中国医科大学附属第一医院

苗苗　北京医院

周素娟　三河市燕达金色年华健康养护中心

封艳超　北京医院

荆婵　河南省人民医院

姜雅男　泰康健康产业投资控股有限公司　泰康之家

夏明　河南省人民医院

殷欣　吉林大学第一医院

黄巧　广东省人民医院

董凡　北京医院

韩媛媛　北京医院

曾铁英　华中科技大学同济医学院附属同济医院

谢银均　广东省人民医院

路俊英　河南省人民医院

廖游玩　广东省人民医院

陈凌　广东省人民医院

周婷　北京医院

郑悦平　中南大学湘雅医院

赵双　中南大学湘雅医院

胡慧秀　北京医院

聂圣肖　北京医院

徐永能　广东省人民医院

职志威　河南省人民医院

常志刚　北京医院

韩旭　河南省人民医院

童萍　北京医院

富莉萍　北京医院

楚歆　北京医院

臧舒婷　河南省人民医院

# 序　言

2020 年年初，一场突如其来的新冠肺炎疫情牵动着全国人民的心。在党中央集中统一领导下，按照习近平总书记"坚定信心、同舟共济、科学防治、精准施策"的总体要求，全国各地陆续增派医疗队至湖北抗疫一线。在支援湖北的 4.2 万医务人员中，护理人员共有 2.86 万人，占比超过 68%，他们用仁爱之心和专业素养，彰显了敬佑生命、救死扶伤、甘于奉献、大爱无疆的崇高精神，以实际行动践行了南丁格尔誓言！

新型冠状病毒人群普遍易感，有基础疾病的老年人更易感染，且老年患者重症率及病死率更高。在疫情状态下，如何做好合并基础疾病的老年人群的健康管理，更需要引起重视。编写一部兼具实用性、科学性，用于指导老年新冠肺炎患者管理的专业性书籍是当务之急。

作为国家卫生健康委员会直属的三级甲等综合医院，按照上级统一部署，北京医院先后派出 3 批共 151 名医务人员组成援鄂国家医疗队，紧急驰援武汉，其中护理人员 103 人。在整建制接管的重症病房，医疗队充分发挥老年医学的优势，护理团队以专业的护理技术、整体的照护理念，有效地解决了收治患者重症比例和老年患者比例"双高"的问题，保证了新冠肺炎患者的高治愈率、低病亡率。

作为北京市发热门诊定点医疗机构，北京医院还承担了北京市发热患者的筛查、隔离和患者救治任务。面对疫情状态下暴露出的老年群体健康管理的新问题，北京医院护理部在做好援鄂国家医疗队后援保障的前提下，根据医院的整体部署，不仅科学、理性地指导全院护理人员落实疫情防控措施，还聚焦疫情状态下老年人群的健康管理的新需求，有重点、分步骤地拓展了老年特色护理服务，有效地保障了老年患者的健康需求。

中国老年护理联盟（China Gerontological Nursing Alliance）是在国家卫生健康委员会医政医管局的指导和支持下成立的老年护理领域产、学、研、用的联合性组织。此次新冠肺炎疫情，联盟单位中有的承担了援鄂抗疫任务，有的承担了所在省份的省级定点医疗救治任务，还有的在长照机构和社区防控中发挥了重要作用。

为及时总结在新冠肺炎疫情防控和老年新冠肺炎患者救治工作中积累的经验，北京医院作为中国老年护理联盟的理事长单位，责无旁贷地承担起牵头编写《新型冠状病毒肺炎防护手册——老年护理》的责任，组织联盟单位的医疗、护理、院感、管理领域专家，以老年新冠肺炎患者的防护与救治为核心编写了本书。本书分为 4 篇 35 章，不仅阐释了新冠肺炎的疾病基础知识和防护要点，还基于老年保健服务体系三大重点环节，从医疗机构、长期照护机构、社区居家三个角度，介绍了不同防控场景、照护模式下，老年护理人员如何规范开展老年新冠肺炎患者的防护与救治。书中内容不仅总结了实战经验，还囊括了各级卫生行政部门、权威行业学会、专业学术团体、众多医疗机构刊发的指南、规范，为老年护理从业人员提供了有效指导。

相信这部悉心编撰的教材，一定能成为各级医疗机构、长照机构和社区居家等老年护理人员手中一部规范化的指导用书。目前，对新冠病毒的认识还是未知大于已知，随着深入研究，未来，新冠肺炎疫情防控措施和患者救治手段也将不断完善。欢迎广大同行积极交流，共同促进老年护理事业的发展。

中华医学会老年医学分会主任委员

中国老年护理联盟名誉理事长

# 前　　言

新型冠状病毒肺炎（以下简称新冠肺炎）疫情发生以来，全国各级各类医疗机构的医护人员全力以赴，奋战在疫情防控和危重患者救治的第一线，护理人员作为医疗系统中规模最大、与患者接触最密切的专业群体，在其中发挥了重要作用。为及时总结防控部署管理与危重症救治经验，各级卫生健康行政部门、医疗学术团体、医疗机构等都刊发了各类技术指导、指南规范、专业书籍、学术论文等，有效指导了临床实践。

老年人因受机体衰老以及基础性疾病的影响，是新冠肺炎的易感群体。一旦感染，其临床表现、诊疗和护理管理要点也与普通成年人不同。我们在检索时发现，目前并没有专门针对老年人群的新冠肺炎防控护理指导用书。北京医院（国家老年医学中心）在老年医学和老年护理领域有较高的学术地位和影响力，依托于 2019 年 8 月成立的中国老年护理联盟，筹划编写了本书。

本书从老年人的生理变化和疾病特点出发，介绍在新冠肺炎疫情下，老年人的护理管理与普通成年人的不同。本书共计 4 篇 35 章内容，第 1 篇为概述，重点介绍新冠肺炎的疾病特点、老年患者的特点，以及医护人员标准防护相关内容。第 2、3、4 篇按照老年健康保健的三大环节，围绕医疗机构、长期照护机构、社区和居家三个环节介绍了新冠肺炎疫情下针对老年群体的护理管理要点、专科护理规范、健康保健策略，以期为不同工作场所的护理人员和老年人提供指导。

北京医院（国家老年医学中心）作为中国老年护理联盟的理事长单位，在此次疫情防控中承担了援鄂抗疫国家医疗队和北京市发热门诊定点医疗机构的双重任务，参编人员中 60% 以上为援鄂抗疫国家医疗队队员，在撰写相关章节内容时，充分总结了在武汉危重症病房的临床护理救治经验。

参编单位为中国老年护理联盟各理事单位，包括中国医科大学附属第一医院、河南省人民医院、广东省人民医院、吉林大学第一医院、中南大学湘雅医院、华中科技大学同济医学院附属同济医院等省级定点医院，以及北京市东城区东花市社区卫生服务中心、泰康健康产业投资控股有限公司泰康之家、三河市燕达金色年华健康养护中心等社区和照护机构。这些单位有的承担着所在省份的省级定点医疗救治任务，有的在长期照护机构疫情防控和基层社区防控中发挥了重要作用，撰写相关章节内容时，也总结了很多有效经验。参编人员的专业背景涵盖了临床医学、老年医学、临床护理、护理管理、长期照护、公共卫生服务和医院感染等领域。

　　编委会力求从专业出发，以实用落地，不仅广泛汲取了现有的学术成果，还充分结合各联盟单位的实践经验，以期为老年护理人员、老年人及家属，提供科学、清晰的实践指导。本书所引用的著作、论文、资料很多，在此一并表示诚挚的谢意，列载如有遗漏，请多包涵。编写过程中，为配合出版社排期，所有编者都遵照严苛的时限要求和质量标准，按时交稿，各位副主编也逐一完成交叉审稿，感谢大家的专业投入和积极配合，同时也感谢联盟各理事单位领导的大力支持。

　　随着疫情形势的变化，防控要求也在不断变化，人们对新冠肺炎的专业认识也在不断加深，书中如有不当之处，恳请读者批评指正，也希望更多的同道相互切磋，加强交流，持续完善老年群体的新冠肺炎护理管理措施和临床护理专科规范。

中国老年护理联盟副理事长兼秘书长

孙　超

# 目　　录

## 第1篇　概　述

## 第2篇　综合医院管理

# 第3篇　老年机构照护管理

# 第4篇　老年居家照护管理

# 第1篇 概 述

# 第一章　新冠肺炎概述

## 第一节　病原学

新型冠状病毒肺炎（corona virus disease 2019，COVID-19）是由新型冠状病毒（severe acute respiratory syndrome coronavirus 2，SARS-CoV-2）感染引起的以肺部炎症为主要病变的疾病。2019 年 12 月，中国研究团队首次从患者支气管肺泡灌洗样本中分离鉴定出新型冠状病毒，并命名为 2019-nCoV。

通过与不同冠状病毒全基因组测序比对发现，新型冠状病毒和 2003 年暴发的 SARS-CoV 之间的同源性约为 79%，和 2012 年暴发的 MERS-CoV 之间的同源性约为 50%。目前研究显示新型冠状病毒基因组与蝙蝠源冠状病毒亲源性关系最密切，与 bat-CoV RaTG13、bat-SL-CoVZC45、bat-SL-CoVZXC21 的同源性分别为 96.2%、87.99% 与 87.23%。据此可推断出该新型冠状病毒与 SARS-CoV 和 MERS-CoV 一样，自然（储存）宿主也是蝙蝠。

关于中间宿主的研究，先前证明 MERS-CoV 中间宿主为单峰骆驼，SARS-CoV 中间宿主为果子狸，SARS-CoV-2 目前尚无定论。林赞育和管轶教授团队通过对马来西亚 / 东南亚穿山甲身上携带的冠状病毒进行全基因组测序，结果显示与新型冠状病毒同源性在 85.5% ~ 92.4% 之间，低于菊头蝙蝠冠状病毒 RaTG13，但在其受体结合域上与穿山甲一致性达 97.4%，高于菊头蝙蝠冠状病毒 RaTG13（89.2%），提示穿山甲可能是潜在中间宿主。另一项华南农大的研究结果也证实从穿山甲分离出的一种冠状病毒与 SARS-CoV-2 氨基酸序列具有高度同源性且与 S 蛋白受体结合域高度相似，只有 1 个非关键氨基酸的差异，基因组比较分析结果提示新型冠状病毒可能来自穿山甲冠状病毒与蝙蝠冠状病毒的重组结果。然而，陈金平教授团队指出从马来穿山甲中检测到的冠状病毒虽然基因组分析具有高度同源性，但新型冠状病毒 S1 与 S2 蛋白间存在的 PRRA 短序列在穿山甲冠状病毒中并不存在，提示可能另存在宿主使新型冠状病毒在体内进化突变生成新的酶切割位点。朱怀球与肖永红教授团队根据深度学习算法病毒宿主预测（virus host prediction，VHP）方法通过比较脊椎动物宿主的病毒感染模式，显示蝙蝠和水貂与新型冠状病毒感染模型接近，其中水貂病毒更为接近，提示水貂可能是潜在中间宿主之一。

冠状病毒是目前已知 RNA 病毒中携带基因组最多的病毒。冠状病毒不能独立增殖，需要借助被感染活细胞的酶系统、能量及原材料，以自身正链 RNA 基因组表达 RNA 聚合酶，再利用此酶合成负链 RNA 完成正链的复制及各结构蛋白的翻译表达，组装成完整病毒颗粒，释放并感染下一宿主细胞。冠状病毒科按照基因组特点分为正冠状病毒亚科和环曲病毒（Letovirinae）2 个亚科，正冠状病毒亚科分为 α、β、γ、δ 4 个属。

2020 年 2 月 11 日国际病毒分类学委员会将新型冠状病毒命名为 SARS-CoV-2，在病毒分类及形态结构上该病毒属于巢病毒目（Nidovirales）、冠状病毒科（Coronaviridae）、正冠状病毒亚科（Orthocoronavirinae）、β 属。目前感染人类的冠状病毒还有 7 种：HCoV-229E、HCoV-OC43、HCoV-NL63、HCoV-HKU1、SARS-CoV、MERS-CoV 以及 SARS-CoV-2，前 4 种常年出现在人群之间，但致病性较低，一般仅引起轻微呼吸道症状，属于 α 属。后 3 种 β 属冠状病毒主要引起人类下呼吸道感染，是近 20 年 3 次暴发性流行性肺炎的病原病毒。

新型冠状病毒是有包膜的单股正链 RNA 病毒，颗粒呈圆形、椭圆形或多形性，直径 60 ～ 140 nm（图 1-1）。冠状病毒颗粒内部 RNA 由衣壳蛋白（N）包裹呈螺旋状。病毒包膜由双层脂质和膜蛋白组成：膜蛋白（M）、包膜蛋白（E）参与病毒颗粒组装和释放；M 蛋白具有 3 个跨膜结构域可改变病毒体使膜弯曲并结合至核衣壳；E 蛋白以五聚体束形式可发挥功能离子通道作用。电子显微镜下包膜上有均匀突起的刺突糖蛋白（S）形似皇冠，S 蛋白同源三聚体包含 2 个与宿主细胞受体结合的功能性亚基 S1 和 1 个与细胞膜融合的功能性亚基 S2，S1 的受体结合域（receptor-binding domain，RBD）与宿主细胞结合吸附后，S2 亚基融合肽（fusion peptide，FP）插入宿主细胞膜表面并发生构象改变，使病毒与细胞膜融合后释放病毒基因组入胞内复制。

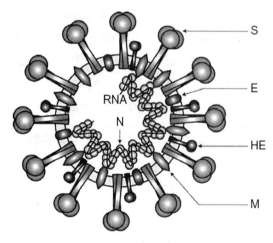

**图 1-1 β 冠状病毒形态**

[ 摘自参考文献 Weiss SR, Leibowitz JL. Coronavirus pathogenesis. Adv Virus Res, 2011, 81:85−164. ]

研究显示，新型冠状病毒与血管紧张素酶 2（angiotensin converting enzyme 2, ACE2）结合，并使用丝氨酸蛋白酶 TMPRSS2 激活 S 蛋白，促进细胞内吞，增强病毒入侵。与 SAR-CoV 不同的是，新型冠状病毒在 S1/S2 亚基之间边界处还多一个呋喃蛋白酶切割位点，该位点在 S 蛋白生物合成过程中被切割，可能与新型冠状病毒 ACE2 之间亲和力增加、传播力及致病性增高相关。受体结合除 S 蛋白外，其他部分冠状病毒如牛冠状病毒（bovine coronavirus, BCoV）和 HCoV-OC43 等还包含血凝素酯酶（HE）突起，可帮助病毒在中枢神经系统中传播。

新型冠状病毒基因组结构为 5'-UTR-ORF1ab-S-E-M-N-UTR-3'，序列由 29 903 bp 构成。在约占基因组 2/3 长度的开放读码区（open reading frame, ORF）内，ORF1a 和 ORF1b 编码多聚蛋白 pp1a 或 pp1ab，随后裂解产生 16 个非结构蛋白，这些蛋白包括 RNA 依赖性 RNA 聚合酶、解旋酶、木瓜蛋白酶样蛋白酶、类糜蛋白酶和其他可能与病毒转录复制相关的非结构蛋白。除 4 个结构蛋白区（S、E、M 和 N）外，靠近 3' 端的基因链含有 9 个开放读码区：ORF3ab、ORF6、ORF7ab、ORF8、ORF9ab、ORF10 外。SARS-CoV ORF3a 基因编码蛋白与 NF-κB 和 NLRP3 炎性小体激活相关，可诱导病毒转染和感染细胞的凋亡。在 SARS-CoV 基因组中还存在 ORF3a 基因区与 S 蛋白基因区的共突变，提示 ORF3a 蛋白还可能与 S 蛋白功能相关。目前有研究检测确定了 SARS-CoV-2 3a 蛋白的 6 个不同功能域，它们分别与 SARS-CoV-2 毒力、感染性、离子通道形成和病毒释放等功能有关。SARS-CoV ORF3b、ORF6 和 N 蛋白可抑制 β- 干扰素的表达，ORF3b 和 ORF6 蛋白还可进一步阻止干扰素刺激相应元件（ISRE）启动子表达。同时有研究显示 3b 蛋白与细胞生长停滞与凋亡坏死可能相关。与 SARS-CoV 相比，SARS-CoV-2 的 ORF3b 基因中存在过早的终止密码子致使 3b 蛋白仅有 22 个氨基酸，在对 I 型干扰素的抑制上比 SARS-CoV 有更强的作用。SARS-CoV ORF7a 编码的是一种含有 122 个氨基酸的 I 型跨膜蛋白，其功能包括通过半胱天冬酶 caspase 依赖途径诱导细胞凋亡、抑制细胞蛋白合成、激活 p38 丝裂原活化蛋白激酶和阻滞细胞周期于 $G_0/G_1$ 等。在 SARS-CoV ORF8b 中含有一个聚集基序 VLVVL，它被证明可触发细胞内的应激通路并激活 NLRP3 炎性小体。有研究显示 SARS-CoV-2 中 ORF8 和 ORF10 蛋白在 SARS-CoV 中无对应的同源蛋白，SARS-CoV-2 的 ORF8 不包含已知的功能域或基序，这两种新蛋白质在 SARS-CoV-2 感染性和致病性中的作用还需要进一步的探索。SARS-CoV ORF9b 是一种具有较长的疏水脂结合通道的膜结合蛋白，其性质和功能仍需进一步探究。

在疫情初期，多项研究证实当时可检测到的 SARS-CoV-2 基因序列并未发生明显变异。随着感染人数的增加，Tang 等对 103 个 SARS-CoV-2 基因组的群体遗传分析表明，SARS-CoV-2 已经进化成两种主要类型（L 型和 S 型）。虽然 L 型（70%）比 S 型（30%）更普遍，但 S 型被发现是祖先的版本。L 型由于选择性压力较大，可能更具侵略性，传播速度更快，而 S 型可能由于选择性压力相对较弱而保持较温和的状态。最近，剑桥大学 Forster 等通过对 160 份新冠感染样本全基因组分析发现，截至 3 月 4 日，新型冠状病毒已发生突变，出现 A、B、C 三类变异体，其中 A 为蝙蝠外群始祖病毒，B 是 A 的后代，C 是 B 的后代，A 与 C 型主要分布在欧洲与美国人群中，而 B 型主要分布于东亚人群。这项研究为新型冠状病毒的进化和遗传多样性提供了证据。

新型冠状病毒理化特性的认识多来自对 SARS-CoV 和 MERS-CoV 的研究。病毒对紫外线和热敏感，可紫外线或 56℃ 30 min 加热条件下灭活，乙醚、75% 乙醇、含氯消毒剂、过氧乙酸和氯仿等脂溶剂均可有效灭活病毒，而氯己定不能有效灭活。有研究表明新型冠状病毒 SARS-CoV-2 比 SARS-CoV 半衰期长，在木材、布料上可停留 2 天，而在更光滑的玻璃、塑料、不锈钢和外科口罩外层，新型冠状病毒失活时间可延迟至 7 天。

**图 1-2　SARS-CoV-2 基因结构**

[ 摘自参考文献 WU F, ZHAO S, YU B, et al. A new coronavirus associated with human respiratory disease in China. Nature, 2020, 579(7798):265−269.]

（楚　歆、常志刚）

# 第二节　流行病学特点

## 一、传染源

新型冠状病毒传染源主要来自 SARS-CoV-2 感染患者，其中无症状感染患者包括潜伏期患者、隐性感染者，病毒携带者经证实也可能是潜在传染源。当前 SARS-CoV-2 已经感染了 260 多万人，并继续在世界各地迅速传播（对比 SARS-CoV-1 在有限地区感染约 8 100 人并在 8 个月内得到有效控制）。SARS-CoV-2 在上呼吸道存在大量排毒，甚至在患者出现症状前也有排毒，SARS-CoV-1 的复制主要发生在下呼吸道。

根据目前研究报告的新型冠状病毒感染患者情况，多数研究显示 COVID-19 潜伏期在 14 天内，中位数 3 ～ 7 天，同时部分地区流行病学报告显示仍有 1.4% ～ 7.45% 的患者潜伏期 ＞ 14 天。北京大学团队与美国国立卫生研究院（NIH）的一项合作研究中指出，基于概率更新理论，估计大约 10% 的 COVID-19 患者在感染后 14 天才出现症状。对于潜伏期中潜隐期和感染期间的时间界限，目前尚无充足研究证据，我国《新型冠状病毒肺炎病例密切接触者调查与管理指南（试行版）》将病例发病前 2 天（即潜伏期最后 2 天）作为调查和判断密切接触者的时间范围。

无症状感染者是当前疾控的重点，目前我国病例报告系统数据统计，无症状感染者占总病例数比例为 1.2%，高发地区无症状感染者约 3.0%。另外，最近一项关于 731 名儿童新型冠状病毒感染的研究报告显示，无症状感染者比例占 4.4%，在 6 ～ 10 岁儿童中高达 31.9%。另一项关于 171 名儿童新型冠状病毒感染报告显示，16 岁以下儿童无症状感染比例高达 15.8%。

日本学者根据 565 名从中国高发地区回国人群的筛查数据估计，无症状感染者比例为 37.5% ～ 50.0%。Mizumoto 等学者根据载有 3 711 名成员的"公主"号邮轮的检测结果估计无症状感染者比例约为 17.9%（95% *CI* 15.5% ～ 20.2%）。目前尚无超级传播的隐形感染者报告。

此外，目前有研究报告对符合解除隔离标准人员或 COVID-19 出院标准的患者，在解除隔离 / 出院后重复 RT-PCR 检测结果均为阳性。对于复阳现象，原因比较复杂，目前尚无系统性结论。核酸复阳，在技术上很难区分是因为活病毒还是死病毒；同时有可能为假阳性（受试剂盒定性、敏感性、采样方法等的影响）；也可能是体内一直有病毒残留或者未达到临床痊愈。根据当前监测，没有证据表明复阳的患者依然具有传染性，当然也不排除这种可能，需要进一步研究。目前第七版"诊疗方案"中提出出院患者应继续进行 14 天隔离并检测健康状况。对于重点人群，除咽拭子核酸检测外应进一步进行血清抗体检测和胸部 CT 检测，并采用更谨慎的出院或解除隔离标准。

## 二、传播途径

经呼吸道飞沫传播和密切接触传播是主要的传播途径。在相对封闭的环境中长时间暴露于高浓度气溶胶情况下，病毒存在经气溶胶传播的可能。另外，尽管有检测报告显示确诊患者的粪便和尿液中分离出新型冠状病毒，目前尚无证据证实存在粪 – 口传播途径。目前亦无母婴垂直传播的证据，但有研究报告指出国内母体感染新型冠状病毒可导致新生儿窘迫、早产、肝功能异常甚至死亡，一项基于 6 名母婴小样本的研究显示新生儿血液样本中可检测到特异性抗体，其中 5 名婴儿 IgG 浓度升高。《柳叶刀》最新一项研究在两位感染 SARS-CoV-2 哺乳母亲的乳汁中检测到新型冠状病毒 RNA，2 位新生儿随后也检测出新型冠状病毒阳性并出现呼吸系统症状。然而，目前并不能确定乳汁中的 RNA 是否来自于完整的新冠病毒，新生儿通过母乳感染途径有待进一步研究。

对于新型冠状病毒传播力的分析，需要了解以下关键参数：

基本再生数（basic reproduction number, $R_0$）：是指完全易感人群在无任何措施下单个病例直接导致的二代新发病例的平均数。若 $R_0 > 1$，说明疫情将呈现持续上升趋势；若 $R_0 < 1$，说明疫情将逐渐缓解。相比于之前，香港学者 Riely 等估算 SARS 的 $R_0$ 为 2.7（95% $CI$ 2.2 ~ 3.7），新加坡学者 Lipsitch 等估算 SARS 的 $R_0$ 在 2.2 ~ 3.6 之间，Wallinga 和 Teunis 根据四国疫情数据估算此数在 3.1 ~ 4.2 之间；韩国学者 Simon 等估算 MERS 的 $R_0$ 为 0.91（0.36 ~ 1.44）。对于本次新型冠状病毒的流行，张伟教授等根据截至 2020 年 1 月 26 日 COVID-19 流行初期我国疫情数据估算 $R_0$ 在 2.8 ~ 3.3 之间。依据美国东北大学估算 $R_0$ 在 3.2 ~ 3.9 之间的国际疫情数据，研究团队提出 SARS-CoV-2 早期传播的基本再生数应在 2.2 ~ 3.0 范围内，早期传播能力接近或略高于 SARS。目前同期（2020 年 1 月）研究报告指出，SARS-CoV-2 的 $R_0$ 依据不同模型波动在 1.9 ~ 6.5 之间，7 项基本再生数研究的估计值高于 3.0。2020 年 4 月一项针对全国 24 个省份动态 $R_0$ 分析研究显示，随着防控措施的开展，$R_0$ 普遍在 1 月下旬开始呈下降趋势，截至 2 月 10 日已有 18 个（75%）省份 $R_0$ 降到 1 以下。

净再生数（net reproduction number, $R_t$）：是指在采取干预措施后实际单个病例直接导致的二代新发病例的平均数。若 $R_t < 1$，说明受感染人群规模会随时间缩小；若 $R_t >$

1，说明受感染人群规模会随时间扩大。余宏杰教授等根据全国除湖北 30 个省市近 3 个月 8 579 例病例的数据分析显示：疫情早期 $R_t$ 在湖北以外高发地区峰值平均数在 1.08 ~ 1.71，普遍省市 $R_t$ 估算值在 1 月 30 日以后低于流行阈值（$R_t$=1）。提示国内严格防控措施有效阻断了新型冠状病毒的传播。

病例间隔时间（serial interval）：指传染在发病者与被感染者发病的间隔时间。相比于之前，新加坡学者 Lipsitch 等通过分析本地家庭接触数据显示 SARS 平均病例间隔时间为（8.4±3.8）天，沙特阿拉伯学者 Abdullah 等通过分析本地医疗记录数据显示 MERS 平均病例间隔时间为 7.6 天（95% $CI$ 2.5 ~ 23.1），韩国学者 Cowling 等估计本地 MERS 平均病例间隔时间为 12.6 天（95% $CI$ 12.1 ~ 13.1），目前本次新型冠状病毒研究的病例间隔时间波动在 2.6 ~ 7.5 天之间，低于 SARS 和 MERS 的病例间隔时间，接近或低于新型冠状病毒的潜伏期中位数（约 5 天）。有不少研究报告显示不同比例病例的序列间隔是负值，提示 COVID-19 很高可能性存在症状前传播。本次新型冠状病毒的传染性高于 SARS 与 MERS。

### 三、易感人群

目前大多数证据表明新型冠状病毒无论在年龄、性别及种族方面都普遍易感，老年人、有基础疾病及免疫系统缺陷人群的病情更易进展为重症。与患者或无症状感染者有密切接触的家庭成员及医务人员是本次疫情的高风险人群。目前，一定比例的符合解除隔离标准人员或 COVID-19 出院标准患者的核酸检测结果复阳。对于新型冠状病毒感染后的免疫，目前尚无明确证据表明存在"二次感染"可能。一项针对 6 名感染新型冠状病毒的孕妇及新生儿的小样本研究显示，婴儿血液样本中均可检测到病毒特异性抗体。

（楚　歆、常志刚）

## 第三节　临床表现、诊断与分型

### 一、临床症状

根据我国《新型冠状病毒肺炎诊疗方案（试行第七版）》，COVID-19 以发热、干咳、乏力为主要表现。少数患者有鼻塞、流涕、咽痛、肌痛和腹泻等症状。流行病学研究显示患者入院时发热占 43.8%（中位数 37.3℃），住院期间发热占 88.7%（中位数 38.3℃），其中入院时和住院期间的高热占 3.5% 和 12.3%，中度发热占 18.2% 和 46.9%，低热占 22% 和 30.9%；寒战约占 11.5%，咳嗽占 48% ~ 82%；气促在危重症患者中更为常见，占 70.3%。轻型患者仅表现为低热及轻度乏力，无肺炎表现。

值得注意的是，部分重症和危重症患者病程中可无高热，而表现为中低度发热，甚至无明显发热。腹泻占 3.8% ~ 8%，心悸占 7.3%、乏力和全身不适占 32.1%，咯血占 5.1%，意识障碍约占 9%，头痛占 8%～9.5%。另外少见的症状有胸痛（2%）、恶心和呕吐（1%～5%）。

约 90% 的患者同时具有多种症状，其中同时具有发热、咳嗽、气短的患者占 15%。约 23.7% 的患者有至少一种症状（如高血压和慢性阻塞性肺疾病）。

对于儿童和新生儿病例，部分患者临床表现不典型，可表现为呕吐、腹泻等消化道症状或者仅表现为精神差或呼吸急促。

重症患者多于一周之内出现呼吸困难和低氧血症，严重者可快速进展为急性呼吸窘迫综合征、脓毒症休克、难以纠正的代谢性酸中毒、出凝血功能障碍、多器官功能衰竭等。约 1/3 的患者会出现上述并发症，其中急性呼吸窘迫综合征约 17%，急性呼吸损伤约 8%，脓毒症休克约 4%，急性肾损伤约 3%，呼吸机相关肺炎约 1%。从发病到出现呼吸困难或者明显的症状进展的中位天数为 8 天 [IQR 5.0～13.0]。

## 二、辅助检查

根据我国《新型冠状病毒肺炎诊疗方案（试行第七版）》，COVID-19 患者早期胸部影像学呈现多发小斑片影及间质改变，以肺外带为最明显。进而发展为双肺多发磨玻璃影、浸润影，严重者可出现肺实变，胸腔积液少见。部分老年 COVID-19 患者初始 CT 影像表现可不典型。17.9% 非重症患者和 2.9% 重症患者入院时未出现影像学或 CT 异常。一项根据 1 014 例新冠肺炎患者的研究显示，60%～93% 的患者在初次核酸反转录聚合酶链反应（RT-PCR）检测阳性之前（或同时）的肺 CT 呈阳性。42% 的患者在 RT-PCR 转阴之前的胸部 CT 结果出现改善。以 RT-PCR 为标准，胸部 CT 诊断敏感性高至 97%，但特异度低至 25%，约登指数为 0.22。新冠肺炎患者中除出现严重呼吸窘迫之外，在出现首发症状 10 天左右 CT 显示肺部受累最严重，约 2 周后患者临床症状及与之对应的影像学结果出现改善，包括浸润影逐渐消退、病灶及受累肺叶的减少。

## 三、实验室检查

根据我国《新型冠状病毒肺炎诊疗方案（试行第七版）》，COVID-19 患者发病早期外周血白细胞总数正常或减少，可见淋巴细胞计数减少，部分患者可出现肝酶、乳酸脱氢酶（LDH）、肌酶和肌红蛋白增高；部分危重者可见肌钙蛋白增高。多数患者 C 反应蛋白（CRP）和血沉升高，降钙素原正常。严重者 D- 二聚体升高、外周血淋巴细胞进行性减少。重型、危重型患者常有炎症因子升高。

一项针对 548 例新冠肺炎患者血液、免疫学及感染相关指标动态变化的队列研究显示，除此前已报道的嗜中性粒细胞增多症、淋巴细胞减少症、白介素 6 增高、C 反应蛋白增高、降钙素原增高、D- 二聚体增高等不良预后指标之外，嗜酸性粒细胞减少症、淀粉样蛋白 A 增高、铁蛋白增高、$CD3^+$、$CD4^+$ 和 $CD8^+$T 细胞的下降亦与新冠肺炎患者的疾病严重程度呈正相关。

不同结局的患者血液、免疫学与感染相关指标呈现不同动态变化：死亡组嗜酸性粒细胞、淋巴细胞和血小板计数自住院起即持续低下或逐步下降，白细胞、中性粒细胞、NLR、IL-6、PCT、D-二聚体、SSA、CRP 和铁蛋白等指标维持在高水平或者显示出上升趋势；而生存组嗜酸性粒细胞、淋巴细胞和血小板计数呈现逐步上升，白细胞、中性粒细胞、NLR、IL-6、PCT、D-二聚体、SSA、CRP 和铁蛋白等指标维持在低水平或者下降趋势。

### 四、诊断与鉴别诊断

本节参考国家卫健委发布《新型冠状病毒肺炎诊疗方案（试行第七版）》，根据当前国内疫情已逐渐变为境外输入型为主，本文所述疫区可根据国际流行情况作修改，第七版指南之流行病学史仅供参考，新型冠状病毒肺炎的诊断包括疑似病例诊断和确诊病例的诊断。

（一）疑似病例结合下述流行病学史和临床表现综合分析

1. 流行病学史

根据当前国内疫情已逐渐变为境外输入型为主，本文所述中高危地区，可根据各地区地方政府卫生行政部门和医疗机构的综合判断来确定，例如境外、湖北或其他高中风险地区可根据国际流行情况作修改。下面参考第七版指南之流行病学史（1）、（3），仅供参考。

（1）发病前 14 天内有武汉市及周边地区，或有病例报告社区的旅行史或居住史。

（2）发病前 14 天内与新型冠状病毒感染者（核酸检测阳性者）有接触史。

（3）发病前 14 天内曾接触过来自武汉市及周边地区，或来自有病例报告社区的发热或有呼吸道症状的患者。

（4）聚集性发病［2 周内小范围如家庭、办公室、学校班级等场所，出现 2 例及以上发热和（或）呼吸道症状的病例］。

2. 临床表现

（1）发热和（或）呼吸道症状。

（2）具有新型冠状病毒肺炎影像学特征：早期呈现多发小斑片影及间质改变，以肺外带明显。进而发展为双肺多发磨玻璃影、浸润影，严重者可出现肺实变，胸腔积液少见。

（3）发病早期外周血白细胞正常或降低，淋巴细胞计数正常或减少。

有流行病学史中的任何一条，且符合临床表现中的任意 2 条。无明确流行病学史的，符合临床表现中的 3 条。

（二）确诊病例

疑似病例同时具备以下病原学或血清学证据之一者：

1. 实时荧光 RT-PCR 检测新型冠状病毒核酸阳性。

2. 病毒基因测序，与已知的新型冠状病毒高度同源。

3. 血清新型冠状病毒特异性 IgM 抗体和 IgG 抗体阳性；血清新型冠状病毒特异性 IgG 抗体由阴性转为阳性或恢复期较急性期 4 倍及以上升高。

（三）鉴别诊断

1. 新型冠状病毒感染轻型表现需要与其他病毒引起的上呼吸道感染相鉴别。

2. 新型冠状病毒肺炎主要与流感病毒、腺病毒、呼吸道合胞病毒等其他已知病毒性肺炎及肺炎支原体感染鉴别，尤其是对疑似病例要尽可能采取包括抗原检测和多重 PCR 核酸检测等方法，对常见呼吸道病原体进行检测。

3. 新冠肺炎与非感染性疾病，如血管炎、皮肌炎和机化性肺炎等鉴别。

## 五、分型

本节参考国家卫健委发布《新型冠状病毒肺炎诊疗方案（试行第七版）》相关内容。目前新型冠状病毒肺炎临床上分为轻型、普通型、重型、危重型四型。

（一）轻型

确诊新型冠状病毒感染，临床症状轻微，影像学未见肺炎表现。

（二）普通型

确诊新型冠状病毒感染，具有发热、呼吸道等症状，影像学可见肺炎表现。

（三）重型：针对成人和儿童标准不同

成人符合下列任何一条：

1. 出现呼吸急促，呼吸频率 ≥ 30 次 /min。

2. 静息状态下，指氧饱和度 ≤ 93%。

3. 动脉血氧分压（$PaO_2$）/ 吸入氧浓度（$FiO_2$）≤ 300 mmHg（1 mmHg=0.133 kPa）。对于高海拔地区应根据以下公式对氧合指数 $PaO_2/FiO_2$ 进行校正：$PaO_2/FiO_2 \times$[ 大气压（mmHg）/760]。

4. 胸部影像学显示 24 ~ 48 h 内病灶明显进展 > 50% 者，按重型管理。

儿童符合下列任何一条：

1. 出现气促（< 2 个月龄，呼吸频率 ≥ 60 次 /min，2 ~ 12 个月龄，呼吸频率 ≥ 50 次 /min；1 ~ 5 岁，呼吸频率 ≥ 40 次 /min；> 5 岁，呼吸频率 ≥ 30 次 /min），除外发热和哭闹的影响。

2. 静息状态下，指氧饱和度 ≤ 92%。

3. 辅助呼吸（呻吟、鼻翼翕动、三凹征），发绀，间歇性呼吸暂停。

4. 出现嗜睡、惊厥。

5. 拒食或喂养困难，有脱水征。

（四）危重型

确诊新型冠状病毒感染，符合以下情况之一者：

1. 出现呼吸衰竭，且需要机械通气。

2. 出现休克。

3. 合并其他器官功能衰竭需 ICU 监护治疗。

第七版诊疗方案增加了重型、危重型临床预警指标。

成人：

1. 外周血淋巴细胞进行性下降。

2. 外周血炎症因子如 IL-6、C 反应蛋白进行性上升。

3. 乳酸进行性升高。

4. 肺内病变在短期内迅速进展。

儿童：

1. 呼吸频率增快。

2. 精神反应差、嗜睡。

3. 乳酸进行性升高。

4. 影像学显示双侧或者多肺叶浸润、胸腔积液或短期内病变快速进展。

5. 3 个月龄以下的婴儿或有基础疾病（先天性心脏病、支气管肺发育不良、呼吸道畸形、异常血红蛋白、重度营养不良等），有免疫缺陷或低下（长期使用免疫抑制剂）。

（楚 歆、王 和）

# 第四节  治疗与预后

新型冠状病毒肺炎患者的治疗根据病情确定治疗场所，包括一般治疗、重症危重症患者治疗、中医中药治疗。本节参考国家卫健委发布的《新型冠状病毒肺炎诊疗方案（试行第七版）》相关内容。

## 一、根据病情确定治疗场所

（一）对于疑似和确诊病例应在具备有效隔离条件和防护条件的定点医院隔离治疗，疑似病例应单人单间隔离治疗，确诊病例可多人收治在同一病室。

（二）危重型病例应当尽快收入 ICU 治疗。

## 二、一般治疗

（一）卧床休息，加强支持治疗，保证充分热量；注意水电解质平衡，维持内环境稳定；密切监测生命体征、指氧饱和度等。

（二）密切监测血常规、尿常规、C 反应蛋白、生化指标（肝酶、心肌酶、肾功能）、凝血功能、动脉血气分析、胸部影像学等。

（三）氧疗

重型患者应当接受氧疗，并密切监测患者呼吸窘迫和（或）低氧血症是否缓解。氧疗方式包括鼻导管、面罩给氧、经鼻高流量氧疗/无创机械通气和有创机械通气。有条件可采用氢氧混合气（$H_2/O_2$：66.6%/33.3%）治疗。当患者接受标准氧疗后呼吸窘迫和（或）

低氧血症无法缓解时，可考虑使用经鼻高流量氧疗 / 无创机械通气。若短时间（1 ~ 2 h）内患者病情无改善甚至恶化，应当及时进行气管插管和有创机械通气。

经鼻高流量氧疗，是指通过高流量鼻塞持续为患者提供可以调控并相对恒定吸氧浓度（0.21 ~ 1.0）、温度（31 ~ 37℃）和湿度的高流量（8 ~ 80 L/min 依品牌和型号有所差异）吸入气体的氧疗方式。对于急性低氧性呼吸衰竭，经鼻高流量氧疗相比传统氧疗有较大优势，其可以降低插管率和 90 天死亡率，在 MERS-CoV 肺炎及 H1N1 肺炎的救治中发挥了重要的作用。

1. 经鼻高流量氧疗的适应证

目前，对于经鼻高流量氧疗临床应用的适应证尚无统一定论。已发表的临床研究证实，经鼻高流量氧疗主要适用于治疗轻中度低氧性呼吸衰竭患者，对于重度低氧性呼吸衰竭及合并高碳酸血症的呼吸衰竭患者，使用经鼻高流量氧疗应密切监测，在使用 1 ~ 2 h 后氧合情况无明显改善应尽快更换为更高级别的呼吸支持技术。对于新型冠状病毒肺炎患者，根据中华医学会呼吸病学分会呼吸治疗学组发布的《新型冠状病毒肺炎患者经鼻高流量氧疗使用管理专家共识》，符合重型新型冠状病毒肺炎诊断标准以上可考虑使用经鼻高流量氧疗。

2. 经鼻高流量氧疗的禁忌证

（1）心跳、呼吸骤停，需紧急气管插管行有创机械通气。

（2）自主呼吸微弱，上气道保护能力差。

（3）重度低氧性呼吸衰竭（$PaO_2/FiO_2 < 100$ mmHg），严重通气功能障碍（$PaCO_2 > 45$ mmHg 并且 $pH < 7.25$）。

（4）上气道梗阻或鼻面部创伤无法使用鼻塞。

（5）拒绝使用经鼻高流量氧疗。

3. 参数设置观察指标及撤离标准

（1）参数设置：①Ⅰ型呼吸衰竭：气体流量初始设置为 30 ~ 40 L/min，待患者耐受后逐渐上调流量至 50 ~ 60 L/min；调整 $FiO_2$ 维持指氧饱和度在 92% ~ 95%，结合血气分析动态调整；若没有达到氧合目标可以逐渐增加提高 $FiO_2$，最高可调至 1.0；温度设置范围 31 ~ 37℃，根据患者舒适性和耐受度，以及痰液黏稠度适当调节。②Ⅱ型呼吸衰竭：气体流量初始设置为 20 ~ 30 L/min，根据患者耐受性和依从性调节；如果患者二氧化碳潴留明显，流量可设置在 45 ~ 55 L/min 甚至更高，达到患者能耐受的最大流量；滴定 $FiO_2$ 维持指氧饱和度在 88% ~ 92%，结合血气分析动态调整；温度设置范围 31 ~ 37℃，根据患者舒适性和耐受度，以及痰液黏稠度适当调节。

（2）使用期间需要监测的指标：生命体征，尤其是呼吸频率和指氧饱和度。如果患者呼吸频率下降、指氧饱和度上升和 $FiO_2$ 降低，说明患者对经鼻高流量氧疗反应较好，可以继续应用。反之，说明患者状况恶化，需考虑提高气体流量及 $FiO_2$ 并根据临床情况决定是否更换为更高级的呼吸支持模式。

（3）患者好转后撤离经鼻高流量氧疗的标准：原发病控制或好转后逐渐降低经鼻高流量氧疗的参数，如果达到吸气流量 ≤ 30 L/min 且 $FiO_2 < 0.4$ 的标准，可考虑撤离氧疗。

（四）抗病毒治疗

目前没有特效抗病毒治疗药物。我国《新型冠状病毒肺炎诊疗方案（第七版）》曾推荐试用 α- 干扰素雾化吸入、洛匹那韦 / 力托纳韦、利巴韦林、磷酸氯喹、阿比多尔。同时建议注意上述药物的不良反应、禁忌证（如患有心脏疾病禁用氯喹）以及与其他药物的相互作用。在临床应用中进一步评价目前所试用药物的疗效。

不建议同时使用 3 种及以上抗病毒药物，出现不可耐受的毒副作用时应停止使用相关药物。对孕产妇患者的治疗应考虑妊娠周数，尽可能选择对胎儿影响较小的药物，以及是否终止妊娠后再进行治疗等问题，并知情告知患者。

关于抗病毒药物治疗，我国学者目前已设计完成了 2 项随机对照临床研究，探索新型冠状病毒肺炎的抗病毒药物的临床疗效。

1. 洛匹那韦 / 利托那韦治疗新型冠状病毒肺炎重症患者研究

这项研究采用前瞻、随机、标准治疗对照、开放标签的临床试验（RCT）设计。该研究主要终点是随机化后 28 天内临床改善时间，次要终点包括随机化后第 7、14 天和第 28 天的临床改善率、第 28 天病死率、机械通气持续时间（天）、氧疗持续时间（天）、住院持续时间（天）、呼吸道标本中病毒动态变化、严重药物不良事件发生率。在所有参与随机的患者人群（ITT 分析集）中，洛匹那韦 / 利托那韦治疗重症新冠肺炎，与对照组相比，临床改善时间的中位时间都是 16 天，$P=0.090$，未达到统计学意义；考虑未见明显临床获益；在排除洛匹那韦 / 利托那韦组 3 例 24 h 死亡未用药患者（mITT 分析集）后，干预组临床改善时间缩短了 1 天；两个分析集洛匹那韦 / 利托那韦组第 14 天的临床改善率均高于对照组。另外从次要终点 28 天病死率来分析，两组之间的差异未达到统计学意义。但从病死率绝对数值方面来看（试验组和对照组分别为 19.2% 和 25%），与对照组相比，洛匹那韦 / 利托那韦组有降低第 28 天病死率的趋势。

2. 瑞德西韦治疗重症新型冠状病毒肺炎患者的随机双盲安慰剂对照多中心研究

该试验的主要终点为临床改善所需时间，定义为在 28 天内，从随机入组到出院，或者临床状态级别降低两级所需时间。次要终点方面是治疗组患者的 28 天死亡率。由于入组人数不足，这项临床试验已经终止。这次发表的结果是基于对试验终止时已经入组的 237 名患者的分析。研究结果：瑞德西韦与对照组相比，主要终点在严重 COVID-19 患者临床状况改善所需时间方面，两组结果没有统计学意义，提示无显著的临床获益。但在亚组分析时发现在接受治疗时症状出现不足 10 天的患者亚组中，瑞德西韦缩短了患者临床改善所需时间。次要终点方面为两组 28 天死亡率相似。另外研究还发现，与对照组相比，瑞德西韦组患者体内病毒 RNA 载量没有显著降低。

（五）抗菌药物使用建议

我国诊疗方案第七版建议避免盲目或不恰当使用抗菌药物，不建议常规使用抗菌药物，尤其是联合使用广谱抗菌药物。WHO指南建议根据病原学结果随时调整抗菌药物方案，及时降阶梯治疗。

（六）糖皮质激素的使用建议

我国诊疗方案自第一版开始就描述了激素使用的建议。WHO指南强调在临床试验之外，不要常规给予全身性糖皮质激素治疗病毒性肺炎。《中华结核和呼吸杂志》发表《新冠肺炎糖皮质激素使用的建议》补充了"新型冠状病毒肺炎诊疗方案"中糖皮质激素的规范使用。

1. 原则

（1）慎用糖皮质激素，严禁使用糖皮质激素退热。

（2）对于感染新型冠状病毒前因自身免疫病、肾病综合征、支气管哮喘等基础病已经规律使用糖皮质激素的患者，经专科会诊后可继续使用。糖皮质激素的使用剂量应该结合患者基础病和感染严重程度个体化使用。

（3）对于感染新型冠状病毒前因各种原因（如睡眠呼吸障碍、慢性肺动脉高压、间质性肺疾病、尘肺等）已经存在低氧血症，糖皮质激素适应证掌握应该更加严格。

2. 适应证

需要同时具备以下4个条件：

（1）成人（年龄≥18岁）。

（2）经过聚合酶链式反应（PCR）或血清抗体确诊的新型冠状病毒肺炎患者。

（3）症状（包括发热、咳嗽或其他相关感染症状）发生10天以内，影像学证实为肺炎且快速进展。

（4）静息未吸氧状态下，患者血氧饱和度（$SpO_2$）≤93%或呼吸急促（呼吸频率≥30次/min）或氧合指数≤300 mmHg。

3. 慎用情况

（1）糖尿病患者，正在接受口服药物或胰岛素治疗。

（2）已知的甲泼尼龙、氢化可的松、地塞米松或其他赋形剂过敏。

（3）难治性高血压。

（4）癫痫或谵妄状态。

（5）青光眼。

（6）已知的近3个月内活动性消化道出血。

（7）已知的难以纠正的低钾血症。

（8）已知继发细菌或真菌感染。

（9）已知的免疫抑制状态（如化疗、放疗或术后1个月内，HIV感染）。

（10）严重淋巴细胞减低（外周血淋巴细胞绝对值<300/μL）。

4. 用法用量及疗程

给药方式：医师可根据病情酌情考虑，建议静脉点滴为主。若病情允许，可逐渐过渡为口服。①体重 < 80 kg：第 1 天，甲泼尼龙 20 mg/ 次，2 次 /d；第 2 天，如体温 < 38℃，甲泼尼龙 20 mg/ 次，2 次 /d，维持 6 天；期间任何一天体温 ≥ 38℃，当天剂量可增加至 40 mg/ 次，2 次 /d。②体重 ≥ 80 kg：第 1 天，甲泼尼龙 40 mg/ 次，2 次 /d；第 2 天，如体温 < 38℃，甲泼尼龙 40 mg/ 次，2 次 /d，维持 6 天；期间任何一天体温 ≥ 38℃，当天剂量可增加至 60 ~ 80 mg/ 次，2 次 /d。

### 三、重症及危重症治疗

（一）治疗原则

在对症治疗的基础上，积极防治并发症，治疗基础疾病，预防继发感染，及时进行器官功能支持。

（二）呼吸支持

1. 氧疗方式的选择

具体见上述。

2. 有创机械通气

需要采用肺保护性通气策略，即小潮气量（6 ~ 8 kg/mL 理想体重）和低水平气道平台压力（≤ 30 cmH₂O）进行机械通气，以减少呼吸机相关肺损伤。在保证气道平台压 ≤ 35 cmH₂O 时，可适当采用高 PEEP，保持气道温化湿化，避免长时间镇静，早期唤醒患者并进行肺康复治疗。较多患者存在人机不同步，应当及时使用镇静以及肌松剂。根据气道分泌物情况，选择密闭式吸痰，必要时行支气管镜检查采取相应治疗。

3. 严重 ARDS 患者

建议进行肺复张。在人力资源充足的情况下，氧合指数（$PaO_2/FiO_2$）持续低于 150 mmHg（1 mmHg=0.133 kPa），每天应当进行 12 h 以上的俯卧位通气。

肺复张手法（recruitment maneuver，RM）是指在有创正压通气（IPPV）过程中通过短暂给予明显高于常规的气道及肺泡内正压，以增加跨肺压、复张萎陷肺泡的一类操作方法。

适应证包括：①中重度 ARDS[ 氧合指数（$PaO_2/FiO_2$）≤ 200 mmHg（1 mmHg=0.133 kPa）]；②对于新型冠状病毒肺炎患者有创机械通气 $FiO_2$ 高于 0.5 才可达到氧合目标（或者符合中重度 ARDS 标准）时可采取肺复张治疗；③全身麻醉术后肺不张，呼吸机管路断开吸痰，气管插管术后，心力衰竭等原因所致的严重低氧。

禁忌证为：①血流动力学不稳定，需用大剂量血管活性药物维持血压；②存在气压伤及其高危因素，如肺内结构破坏明显，呛咳反射明显等；③存在颅内压增高、胃肠黏膜缺血时，应慎重实施。

4. 俯卧位机械通气效果不佳者

如条件允许，应当尽快考虑体外膜肺氧合（extracorporeal membrane oxygenation，ECMO）。其相关指征：①在 $FiO_2$ > 90% 时，氧合指数小于 80 mmHg，持续 3 ~ 4 h 以上；②气道平台压 ≥ 35 cm H₂O。单纯呼吸衰竭患者，首选静脉 - 静脉 ECMO（venous-venous

ECMO, VV-ECMO）模式；若需要循环支持，则选用静脉 - 动脉 ECMO（venous-artery ECMO, VA-ECMO）模式。在基础疾病得以控制，心肺功能有恢复迹象时，可开始撤机试验。

（三）循环支持

在充分液体复苏的基础上，改善微循环，使用血管活性药物，密切监测患者血压、心率和尿量的变化，以及动脉血气分析中乳酸和碱剩余，必要时进行无创或有创血流动力学监测，如超声多普勒法、超声心动图、有创血压或持续心排血量（PiCCO）监测。在救治过程中，注意液体平衡策略，避免过量和不足。

如果发现患者心率突然增加大于基础值的 20%，或血压下降大于基础值 20% 以上，并伴有皮肤灌注不良和尿量减少等表现时，应密切观察患者是否存在脓毒症休克、消化道出血或心力衰竭等情况。

（四）肾衰竭和肾替代治疗

危重症患者的肾损伤应积极寻找导致肾损伤的原因，如低灌注和药物等因素。对于肾衰竭患者的治疗应注重体液平衡、酸碱平衡和电解质平衡，在营养支持治疗方面应注意氮平衡、热量和微量元素等补充。

重症患者可选择连续性肾替代治疗（continuous renal replacement therapy，CRRT）。其指征包括：①高钾血症；②酸中毒；③肺水肿或水负荷过重；④多器官功能不全时的液体管理。

（五）康复者血浆治疗

1. 适应证

适用于病情进展较快、重症及危重症患者。需遵循以下原则：

（1）病程不超过 3 周；新型冠状病毒核酸检测阳性或临床专家判定患者存在病毒血症。

（2）病情进展快的重症患者，危重症早期或经临床专家综合评估需要进行血浆治疗的患者。

2. 禁忌证及不宜使用的情形

（1）禁忌证：有血浆输注过敏史或人体血浆蛋白类制品过敏史、有枸橼酸过敏史或有亚甲蓝过敏史的患者严禁使用经亚甲蓝病毒灭活血浆；其他严重过敏史或血浆使用禁忌的。

（2）不宜使用的情形：危重症终末期，多器官功能衰竭无法逆转的；非中和新型冠状病毒目的的治疗；临床医生综合评估认为存在其他不宜输注情形的。

3. 输注剂量

根据临床情况、患者体重等决定。通常输注剂量为 200 ～ 500 mL（4 ～ 5 kg/mL 体重）。

4. 输注原则

（1）按交叉配血次侧相容性原则输注，献血者不规则抗体筛查阴性的血浆可直接进行 ABO 相容性输注，优先使用 ABO 同型血浆。

（2）输注起始的 15 min 应当慢速滴注，严密监测是否发生输血不良反应。若无不良反应，临床医生根据患者病情调整输注速度。

5. 知情同意

向患者及其家属详细告知新冠肺炎康复者血浆使用目的及风险，取得同意并书面签署知情同意。

6. 不良反应

医生在患者输注血浆前、中、后应当详细记录，临床密切观察是否出现血浆输注不良反应。主要输注不良反应类型包括输血相关循环超负荷、输血相关急性肺损伤、输血相关呼吸困难、变态反应、输血相关低血压反应、非溶血性发热反应、急性溶血性输血反应、迟发性溶血性输血反应、感染性输血反应、其他 / 未知等。

（六）血液净化治疗

血液净化系统包括血浆置换、吸附、灌流、血液 / 血浆滤过等，能清除炎症因子，阻断"细胞因子风暴"，从而减轻炎症反应对机体的损伤，可用于重型、危重型患者细胞因子风暴早、中期的救治。

（七）免疫治疗

对于双肺广泛病变患者及重型患者，且实验室检测 IL-6 水平升高者，可试用托珠单抗治疗。首次剂量 4 ~ 8 mg/kg，推荐剂量为 400 mg、0.9% 生理盐水稀释至 100 mL，输注时间大于 1 h；首次用药疗效不佳者，可在 12 h 后追加应用一次（剂量同前），累计给药次数最多为 2 次，单次最大剂量不超过 800 mg。注意变态反应，有结核等活动性感染者禁用。

（八）其他治疗

1. 儿童重型、危重型病例可酌情考虑给予静脉滴注丙种球蛋白。

2. 患有重型或危重型新型冠状病毒肺炎的孕妇应积极终止妊娠，剖宫产为首选。

3. 营养支持：应根据 NRS2002 评分进行营养风险筛查；尽早启动肠内营养，不建议早期单独使用肠外营养或补充性肠外营养联合肠内营养。对于重症患者目标喂养量 25 ~ 30 kcal/（kg·d），以低剂量起始喂养，如果喂养不耐受，可考虑滋养型喂养（输注速度 10 ~ 20 kcal/h 或 10 ~ 30 kcal/h）。

4. 患者常存在焦虑恐惧情绪，应当加强心理疏导。

## 四、中医中药治疗

本病属于中医"疫"病范畴，病因为感受"疫戾"之气，各地可根据病情、当地气候特点以及不同体质等情况进行辨证论治。

（王　和）

## 参考文献

[1] ZHU N, ZHANG D, WANG W, et al. A Novel Coronavirus from Patients with Pneumonia in China, 2019[J]. N Engl J Med, 2020, 382(8):727-733.

[2] ZHOU P, YANG X L, WANG X G, et al. A pneumonia outbreak associated with a new coronavirus of probable bat origin[J]. Nature, 2020, 579(7798):270-273.

[3] LU R, ZHAO X, LI J, et al. Genomic characterisation and epidemiology of 2019 novel coronavirus: implications for virus origins and receptor binding[J]. The Lancet, 2020, 395(10224):565-574.

[4] AZHAR E I, EL-KAFRAWY S A, FARRAJ S A, et al. Evidence for camel-to-human transmission of MERS coronavirus[J]. N Engl J Med, 2014, 370(26):2499-2505.

[5] GUAN Y. Isolation and characterization of viruses related to the SARS coronavirus from animals in southern China[J]. Science, 2003, 302(5643):276-278.

[6] WEISS S R, LEIBOWITZ J L. Coronavirus pathogenesis[J]. Adv Virus Res, 2011, 81:85-164.

[7] WALLS A C, PARK Y J, TORTORICI M A, et al. Structure, function, and antigenicity of the SARS-CoV-2 spike glycoprotein[J]. Cell, 2020, 181(2):281-292.

[8] HOFFMANN M, KLEINE-WEBER H, SCHROEDER S, et al. SARS-CoV-2 cell entry depends on ACE2 and TMPRSS2 and is blocked by a clinically proven protease inhibitor[J]. Cell, 2020, 181(2):271-280.

[9] FORSTER P, FORSTER L, RENFREW C, et al. Phylogenetic network analysis of SARS-CoV-2 genomes[J]. Proc Natl Acad Sci, 2020, 117(17):9241-9243.

[10] WU F, ZHAO S, YU B, et al. A new coronavirus associated with human respiratory disease in China[J]. Nature, 2020, 579(7798):265-269.

[11] DOREMALEN V N, BUSHMAKER T, MORRIS D H, et al. Aerosol and surface stability of SARS-CoV-2 as compared with SARS-CoV-1[J]. N Engl J Med, 2020, 382(16):1564-1567.

[12] XIAO K, ZHAI J, FENG Y, et al. Isolation of SARS-CoV-2-related coronavirus from Malayan pangolins[J]. Nature, 2020, 583(7815):286-289.

[13] 陈凯, 蒋素文, 胡爱荣. 新型冠状病毒肺炎的病原学研究进展 [J]. 中华微生物学和免疫学杂志, 2020, 40(4):256-260.

[14] ISSA E, MERHI G, PANOSSIAN B, et al. SARS-CoV-2 and ORF3a: nonsynonymous mutations, functional domains, and viral pathogenesis[J]. Gilbert JA, ed. mSystems, 2020, 5(3):1-7.

[15] 高文静, 李立明. 新型冠状病毒肺炎潜伏期或隐性感染者传播研究进展 [J]. 中华流行病学杂志, 2020, 41(4):485-488.

[16] CHENG P K C, WONG D A, TONG L K L, et al. Viral shedding patterns of coronavirus in patients with probable severe acute respiratory syndrome[J]. The Lancet, 2004, 363(9422):1699-1700.

[17] WU Z, MCGOOGAN J M. Characteristics of and important lessons from the Coronavirus disease 2019 (COVID-19) outbreak in China: summary of a report of 72314 cases from the chinese center for disease control and prevention[J]. JAMA - J Am Med Assoc, 2020, 323(13):1239.

[18] LU X, ZHANG L, DU H, et al. SARS-CoV-2 infection in children[J]. N Engl J Med, 2020, 382(17):1663-1665.

[19] LAN L, XU D, YE G, et al. Positive RT-PCR test results in patients recovered from COVID-19[J]. JAMA, 2020, 323(15):1502.

[20] 周灵, 刘旭, 刘辉国. 新型冠状病毒肺炎患者出院后"复发"原因分析及治疗策略 [J]. 中华结核和呼吸杂志, 2020, 43(4):281-284.

[21] 杨潮, 马秋艳, 郑玉红, 等. 新型冠状病毒传播途径 [J]. 中华预防医学杂志, 2020, 54(4):1-4.

[22] CHEN H, GUO J, WANG C, et al. Clinical characteristics and intrauterine vertical transmission potential of COVID-19 infection in nine pregnant women: a retrospective review of medical records[J]. The Lancet, 2020, 395(10226):809-815.

[23] ZHU H, WANG L, FANG C, et al. Clinical analysis of 10 neonates born to mothers with 2019-nCoV pneumonia[J]. Transl Pediatr, 2020, 9(1):51-60.

[24] DYE C. Infectious diseases of humans: dynamics and control[J]. Trends Ecol Evol, 1991, 6(10):340-341.

[25] RILEY S. Transmission dynamics of the etiological agent of SARS in Hong Kong: impact of public health interventions[J]. Science, 2003, 300(5627):1961-1966.

[26] LIPSITCH M. Transmission dynamics and control of severe acute respiratory syndrome[J]. Science, 2003,

300(5627):1966-1970.

[27] WALLINGA J. Different epidemic curves for severe acute respiratory syndrome reveal similar impacts of control measures[J]. Am J Epidemiol, 2004, 160(6):509-516.

[28] CAUCHEMEZ S, FRASER C, VAN KERKHOVE M D, et al. Middle East respiratory syndrome coronavirus: quantification of the extent of the epidemic, surveillance biases, and transmissibility[J]. Lancet Infect Dis, 2014, 14(1):50-56.

[29] ZHOU T, LIU Q, YANG Z, et al. Preliminary prediction of the basic reproduction number of the Wuhan novel coronavirus 2019-nCoV[J]. J Evid Based Med, 2020, 13(1):3-7.

[30] PARK M, COOK A R, LIM J T, et al. A systematic review of COVID-19 epidemiology based on current evidence[J]. J Clin Med, 2020, 9(4):967.

[31] 黄丽红，沈思鹏，余平，等 . 基于动态基本再生数的新型冠状病毒肺炎疫情防控现状评 [J]. 中华流行病学杂志 , 2020, 41(4):466-469.

[32] LAI C C, WANG C Y, WANG Y H, et al. Global epidemiology of coronavirus disease 2019 (COVID-19): disease incidence, daily cumulative index, mortality, and their association with country healthcare resources and economic status[J]. Int J Antimicrob Agents, 2020, 55(4):105946.

[33] ASSIRI A, MCGEER A, PERL T M, et al. Hospital outbreak of middle east respiratory syndrome coronavirus[J]. N Engl J Med, 2013, 369(5):407-416.

[34] COWLING B J, PARK M, FANG V J, et al. Preliminary epidemiological assessment of MERS-CoV outbreak in South Korea, May to June 2015[J]. Eurosurveillance, 2015, 20(25):1-7.

[35] NANSHAN C, MIN Z, XUAN D, et al. Epidemiological and clinical characteristics of 99 cases of 2019 novel coronavirus pneumonia in Wuhan, China: a descriptive study[J]. Lancet, 2020, 395(10223): 507-513.

[36] GUAN W J, NI Z Y, HU Y, et al. Clinical characteristics of coronavirus disease 2019 in China[J]. N Engl J Med, 2020, 382:1708-1720.

[37] HUANG C, WANG Y, LI X, et al. Clinical features of patients infected with 2019 novel coronavirus in Wuhan, China[J]. Lancet, 2020, 395(10223):497-506.

[38] PAN F, YE T, SUN P, et al. Time course of lung changes at chest CT during recovery from coronavirus disease 2019 (COVID-19)[J]. Radiology, 2020, 295(3):715-721.

[39] 中华医学会呼吸病学分会呼吸治疗学组 . 新型冠状病毒肺炎患者经鼻高流量氧疗使用管理专家共识 [J]. 中国呼吸与危重监护杂志，2020, 19(02): 110-115.

[40] CAO B, WANG Y, WEN D, et al. A trial of lopinavir–ritonavir in adults hospitalized with severe COVID-19[J]. N Engl J Med, 2020, 382(19):1787-1799.

[41] YEMING W. Remdesivir in adults with severe COVID-19: a randomised, double-blind, placebo-controlled, multicentre trial[J]. Lancet, 2020, 395(10236): 1569-1578.

# 第二章 新冠肺炎老年患者特点

## 第一节 老年人的特点

### 一、老化对老年人的影响

老化（aging）是个体发生的与增龄相关的生物学改变。老化过程（或称衰老过程）是自出生后在人生过程中所发生一切变化的总称，其受环境、生活方式和疾病状态的影响。老化会引起老年人各个身体系统、组织器官的生理变化和功能减退。

（一）呼吸系统

1. 鼻、咽喉

老年人腺体萎缩，分泌功能减退，鼻道变宽，鼻黏膜的加温、加湿和防御功能下降，腭扁桃体明显萎缩，易患呼吸道感染。由于咽喉黏膜、肌肉发生退行性变或神经通络障碍，防御反射变得迟钝，因而出现吞咽功能失调，易发生呛咳、误吸甚至窒息。

2. 气管和支气管

老年人气管软骨钙化、弹性降低，气管和支气管黏膜上皮萎缩、部分纤毛倒伏和功能减退，黏液 - 纤毛转运功能减退，加之有效咳嗽反射功能减退，容易导致黏液潴留，小气道管腔变窄，气流阻力增加，老年人易发生呼吸道感染及呼气性呼吸困难。

3. 肺

老年人肺泡萎缩、弹性回缩能力下降，容易导致肺不能有效扩张，肺通气不足。肺动脉随年龄增加出现肥厚、纤维化等，使肺动脉压力增高。肺毛细血管黏膜表面积减少，肺灌注流量减少，因而，老年人肺活量逐渐降低，残气量上升，肺泡与血液、气体交换的能力减弱，换气效率明显降低。

4. 胸廓及呼吸肌

老年人胸腔前后径增大，易出现桶状胸。肋软骨钙化使胸廓顺应性变小，从而导致呼吸费力。肋间肌和膈肌弹性降低，进一步影响胸廓运动，从而使肺通气和呼吸容量下降。所以，老年人易胸闷、气短、咳嗽、排痰动作减弱，致使痰液不易咳出，造成呼吸道阻塞。同时，呼吸道黏膜分泌性免疫球蛋白 A（sIgA）、非特异性核蛋白合成分泌减少，纤毛受损，局部防御屏障减弱，免疫防御功能降低，加上伴有肺气肿，肺功能差，故老年人容易发生肺部感染，导致肺功能的进一步损害，严重时甚至引起呼吸衰竭。

（二）心血管系统

老年人心肌收缩力减弱，心排血量降低，心脏瓣膜退行性改变愈发明显，血管硬度增加使收缩压升高，舒张压降低，脉压增大；血管弹性降低、血液回流不佳，易导致体位性低血压、静脉曲张、水肿等。心脏的神经调节能力进行性下降，心脏节律细胞数目减少，增加了心肌的不稳定性，也降低了对交感神经冲动的反应力，容易出现心律失常。

（三）消化系统

1. 口腔

衰老常伴随牙齿的磨损、脱落以及牙龈的破坏，佩戴不合适的义齿，唾液分泌减少造成口干等均可引起咀嚼功能下降，吞咽困难；渴感的缺失，容易出现脱水。

2. 食管

食管扩张、蠕动减少、食管下段括约肌松弛，易导致食物反流、误吸。

3. 胃

胃酸及胃蛋白酶分泌减少、胃排空时间延长，影响营养物质的吸收及代谢产物的排出，易发生消化不良、营养不良。

4. 小肠及大肠

小肠吸收功能下降，易导致消化吸收功能下降和营养不良的发生。胃肠血流量减少，胃、结肠蠕动功能下降，故常发生便秘。

5. 肝脏

肝脏功能明显减退，肝细胞酶活性降低，解毒功能下降，易引起药物性肝损害，影响药物代谢。

（四）泌尿系统

膀胱肌肉萎缩、膀胱括约肌收缩无力、容量减少，易出现尿失禁、残余尿增多、尿频、夜尿增多情况。因女性膀胱下垂、男性前列腺增生、水分摄入不足、尿液酸性降低等，易造成尿路感染。

（五）内分泌及代谢系统

合成激素减少，包括睾酮、生长激素、胰岛素样生长因子-1，糖尿病、动脉粥样硬化、甲状腺疾病发生率增高，绝经期女性骨质疏松症状明显。垂体分泌的抗利尿激素（ADH）分泌减少、导致肾小管的重吸收减少和细胞内外水分的重新分配，继而出现多尿，特别是夜间尿量增多等现象；钠潴留能力降低、口渴感觉下降，易出现脱水、高钠血症及低钠血症的情况。

（六）运动系统

从40岁开始，人的肌肉组织以每年1%～1.5%速度递减，至80岁时丧失约50%的肌肉组织。骨质疏松、骨密度降低，容易发生骨折。关节僵直，肌肉萎缩，易发生跌倒。因骨细胞与其他组织细胞的老化，骨的修复与再生能力减退，容易导致骨折后愈合时间延长或不愈合的比例增加。由于老年人卧床不起或限制在轮椅上等，使活动更加减少，进一步导致肌肉的老化，形成恶性循环。

（七）中枢神经系统

中枢神经、外周神经及自主神经均呈退行性病变。神经细胞减少，脑组织萎缩，神经突触及递质减少导致反射迟钝，记忆力、判断力下降，动作协调能力下降，容易发生跌倒。

（八）血液系统

血红蛋白、红细胞减少，贫血表现；白细胞减少，抵抗力下降。总血容量减少，对出血、失液耐受力低。

（九）免疫系统

免疫系统的功能随年龄增长逐渐下降，自身免疫稳定性削弱或失调。随之而来的是感染以及免疫综合性疾病的发病率增加，加速了人体衰老的进程。

（十）感觉器官

1. 皮肤

皮肤干燥、菲薄，皮脂腺及汗腺分泌减少使得老年人经常感到皮肤干燥而容易引起瘙痒，尤其在冬季更严重。对冷、热、痛、触觉等反应迟钝，长期卧床者易出现压力性损伤。

2. 视力下降

表现为适应性调节能力下降、低对比视力下降、暗适应困难、色觉下降、注视野缩小、阅读能力下降。

3. 听力下降

多表现为高频听力受损。

4. 嗅觉和味觉

嗅觉和味觉减退，表现为咸味觉，口味变重。

## 二、老年患者的特点

老年患者与成人患者不同，有以下特点：

（一）老年疾病的特点

1. 起病隐匿

病理变化与生理性老化难以区分，早期诊断困难，往往延误诊断。

2. 同时罹患多种疾病

老年人的共病发生率高使医疗决策变得复杂而困难，传统的专病诊疗不适用于老年人，而反复就诊于多个专科，发生不良事件的风险也显著增加，增加老年患者失能率和死亡率。

3. 症状、体征不典型

病情重、症状轻，容易误诊、漏诊。临床表现不典型，甚至不表现出临床症状，如衰弱高龄老人肺部感染时，并不表现为发热、咳痰，而是出现纳差和谵妄。

4. 易出现意识障碍

有些老年人常以意识障碍为首发症状，如脑卒中等。

5. 易出现并发症和后遗症

老年人易出现并发症，如水、电解质和酸碱平衡紊乱，运动障碍，压力性损伤等。因器官老化、功能低下、患多种慢性病，易出现多器官功能衰竭。

6. 病程长、康复慢。

（二）老年人护理的特点

1. 病史采集困难

因听力减弱，记忆和感觉功能减退，语言表达不清，理解能力和思维能力迟缓，采集反应真实情况的病史有困难。通过照顾者提供的现病史不确切或不够全面，影响早期的疾病诊断。

2. 依从性较差

对服药等医嘱执行不完整。

3. 合并多种老年综合征，用药种类多

因多病共存，常需服用多种药物，同时自行服用中药、中成药。

4. 药物疗效反应不一

老年人个体差异大，对药物反应不同，用药剂量存在差异。

5. 药物不良反应多

老年人肝肾功能减退，药物代谢缓慢，半衰期延长，容易导致药物蓄积，致使药物不良反应明显增多。

（三）老年综合征

老年综合征（geriatric syndrome）是指发生在老年期，由多种因素造成的一组症候群，是躯体疾病、心理、社会及环境等多种因素累加的结果，即"多因一果"。常见的老年综合征表现有跌倒、痴呆、吞咽障碍、尿失禁、便秘、疼痛、谵妄、抑郁等。老年综合征会造成一系列严重的后果，如跌倒引起的髋骨骨折，死亡率高，致残率高。老年综合征严重影响老年人的身心健康和生活质量，需要多个专科密切合作，联合制定诊疗方案。

（四）失能

失能（disability）是指一个人在日常生活中基本活动能力或生活能力的丧失或受限。衰老、慢病、老年综合征和医源性问题均可导致老年人部分失能或失能，最终丧失独立生活的能力。步态异常、跌倒、视力障碍、听力障碍、抑郁、疼痛、痴呆和睡眠障碍对功能的影响最突出，衰弱症被认为是失能前的窗口期，需要引起高度重视。

国家卫生健康委数据显示，2019 年，我国失能老年人超过 4 000 万，部分失能和失能老人具有长期照护需求，主要包括日常生活照料、基础医疗护理、专科医疗护理、健康指导等，需引起高度重视。

## 三、老年患者照护要点

老年患者不同与年轻患者，由于具有以上特点，他们的照护需求也是独特而复杂的。

在照护老年患者时，应对患者做全面而细致的评估，达到"全人"个体化治疗，采用多学科护理团队模式，满足患者各个方面照顾的需求，加强个体自我照顾能力，使老年人保持尊严和舒适，提高生活质量。

1．细致观察病情，做出完整的护理诊断

严密监测患者的意识、生命体征等，老年人患病缺乏典型症状和体征，应仔细观察症状、体征等微小变化，及时发现和处理。

2．加强基础护理

营造适宜的病室环境，防止患者受凉感冒。护理工作应尽量保证病房的安静，利于患者休息和睡眠，做好病室的消毒和清洁工作。

3．注重心理护理

老年人更容易产生焦虑、恐惧、失眠等现象，甚至产生厌世情绪，在护理工作中要做好对患者的解释和疏导，耐心倾听。

4．监测用药

对患者所用药的药理作用、常用剂量、不良反应和注意事项要熟悉，对不良反应要做到早发现、早处理。

5．重视饮食护理

根据病情进食。

6．健康指导

向老年人科普疾病预防和治疗知识，做好老年疾病保健，定期检查。根据自身情况选择适合自己的运动，积极参加社会活动。

## 四、在医疗决策中的注意事项

（一）老年患者的文化背景、宗教信仰、价值观和世界观

在医疗决策中，这些因素会影响患者的选择和意愿，也增加了医患、护患沟通难度。

（二）患者是否具有决定能力

首先评估患者是否具有决定能力，尊重患者自主权。沟通时采取多种方式，面谈时把患者无法理解和决定的内容用书面形式表达。

（三）知情同意书

在患者病情恶化前，对于一些病情不乐观的患者，住院前就要了解其有无立生前预嘱（living will），然后就抢救和特殊治疗与患方签署知情同意书。伦理学上以患者本人的意愿优先，但在我国通常由家属代替老人做出医疗决定，这有可能会违背老人的意愿，需要与家属沟通，告知患者应有的权益。

（四）家庭支持、社会支持、保险政策

我国空巢老人多，各地区发展不平衡、保险类别多、差异大等特点都为方案的制定与执行增加了难度。社会工作者和个案管理员在治疗老年患者的同时，需要关注患者家属、

照顾者，或者是社区能够给予的帮助。

（五）患方教育

在社区，慢病的管控以家庭为单位，相互监督更为重要。要教育老年人不是所有的身体问题都需要干预。在每次就医时要随时携带用药记录单，尤其对于多重用药的老年人，每次入院都应根据病情调整用药方案，定期核查。对于进入缓和医疗阶段的患者，应减少用药。

（黄　巧、许智红）

## 第二节　老年新冠肺炎患者的临床表现

新型冠状病毒感染的潜伏期 1 ~ 14 天，多为 3 ~ 7 天。主要临床表现为：

1. 全身症状

多以发热起病，中低程度发热多见，可伴有乏力、疲劳、肌肉酸痛、关节痛等。部分病例以肺外表现为首发症状，如腹泻、纳差、恶心等。

2. 呼吸系统症状

咳嗽，以干咳为主，少数患者伴鼻塞、流涕、咽痛等上呼吸道症状，咳痰不明显，随着疾病发展逐渐出现气短和呼吸困难。

3. 影像学特征

胸部 CT 检查早期呈现为多发小斑片影及间质改变，以肺外带明显。进一步可发展为双肺多发磨玻璃影、浸润影，严重者可出现肺实变，胸腔积液少见。

4. 实验室检查

发病早期外周血白细胞总数正常或减少，淋巴细胞计数减少，部分患者可出现肝酶、乳酸脱氢酶（LDH）、肌酶和肌红蛋白；部分危重者可见肌钙蛋白增高；多数患者 C 反应蛋白（CRP）和红细胞沉降率升高，降钙素原正常。重型、危重型患者 D- 二聚体升高、外周血淋巴细胞进行性减少、炎症因子升高。

轻型患者可仅表现为低热、轻微乏力等，无肺炎表现。重症患者多在发病一周左右出现呼吸困难和（或）低氧血症，动脉血氧分压（$PaO_2$）进行性下降，严重者快速进展为急性呼吸窘迫综合征、脓毒症休克、多脏器功能不全。老年人因合并基础疾病，起病相对隐匿，发热和呼吸道症状可不明显，有时仅表现为食欲减退、精神和认知状态改变、体力下降等；有些可能表现为原有基础疾病的恶化。如果老年患者出现呼吸困难、ARDS，或乏力、休克、出凝血障碍等不能解释的全身症状，应考虑为新型冠状病毒肺炎的可能性。

（谢银均）

## 第三节　老年新冠肺炎患者的护理要点

### 一、一般护理

（一）环境要求

保持病室环境安静舒适，空气流通、新鲜。病室每日开窗通风 2 ~ 3 次，每次 15 ~ 30 min，避免对流风。室温控制在 20 ~ 22℃，湿度为 50% ~ 70%。定时进行空气消毒，以防交叉感染。

（二）病情观察

密切监测患者生命体征、意识状态、出入量、辅助检查等，如有异常，及时报告医生。重症患者病情变化迅速，需密切关注其病情变化：

1. 观察患者的呼吸频率、节律、深度、血氧饱和度及动脉血气结果、咳嗽的性质、音色、持续时间，痰液的颜色、性质、量、气味等情况。

2. 观察患者的血压、心率波动情况及心电图变化，有无心律失常、心力衰竭、心源性休克发生，凝血功能有无变化，指（趾）端温度是否异常，末梢循环有无发绀等。

3. 观察患者有无皮肤、黏膜黄染，恶心、呕吐，腹痛、腹泻等。注意呕吐物及排泄物的颜色、性质、量，警惕发生电解质紊乱和消化道出血。

4. 观察患者的意识状态和瞳孔改变，可使用格拉斯哥昏迷评分（glasgow coma scale，GCS）、RASS 镇静评分、谵妄评估量表等对患者意识状态进行判断。

5. 观察患者皮肤颜色、湿度、弹性，有无水肿发生及水肿程度，皮肤及黏膜的完整性。

（三）生活护理

1. 眼部护理

病室消毒期间，注意遮挡患者眼部；昏迷患者需定时使用眼药水及药膏，防止眼部干涩、破损及感染。

2. 口腔护理

注意观察患者口腔黏膜情况，每日至少 2 次口腔护理。轻症患者嘱其自行口腔清洁，早晚刷牙 1 次；生活不能自理者或重症患者需协助每日进行口腔护理 2 ~ 4 次，实施口腔护理时要防止分泌物喷溅。

3. 皮肤护理

保持皮肤清洁，勤换衣服，皮肤干燥者可涂抹润肤露、护肤品等保护皮肤。轻症行动自如者嘱其每日用温水淋浴 1 次，卧床患者每日用温水擦浴 1 ~ 2 次。加强翻身，避免局部皮肤受压时间过长，危重患者可使用减压敷料、减压床垫等避免骨隆突部位持续受压，预防压力性损伤的发生。

**4. 排泄护理**

每日用温水清洁会阴。卧床患者及时清理大便，保护肛周皮肤，腹泻或大小便失禁患者应使用柔软纸巾擦拭，擦拭后可涂抹皮肤液体，或用保护膜等皮肤保护剂，如肛周皮肤有破损，可涂抹造口护肤粉。便盆专人专用，用后及时浸泡消毒。

**（四）饮食护理**

1. 指导患者摄入高蛋白、高热量、含多种维生素和矿物质、易消化饮食，少吃多餐。

2. 了解患者的饮食喜好，条件允许的情况下尽量满足患者需求。如饮食未达营养需求，可给予口服营养制剂。

3. 连续 3 ~ 5 天经口进食不能满足目标能量的 60%，或吞咽障碍、不能经口进食者，应给予管饲肠内营养。

4. 肠内营养不耐受或有返流、误吸等风险的患者，可选择经空肠管进行肠内营养或肠外营养。

5. 误吸风险高、腹胀明显、严重胃肠道吸收功能障碍的患者，可考虑选择肠外营养提供充分的能量及全面的营养物质，待病情好转后再逐步过渡到自主饮食或肠内营养。

6. 肠内营养从小剂量和低浓度开始实施，温度保持 38℃左右，严格控制输注速度，速度由低到高，持续、匀速输注。输注时床头抬高 30° ~ 45°，防止误吸，同时注意观察患者有无腹泻、恶心、呕吐等胃肠道症状。

7. 肠外营养液 24 h 内输注完毕，恒速泵入，避免引起血糖波动。定期监测患者营养指标及电解质情况，预防代谢紊乱及并发症。

8. 应用肠内营养或肠外营养时应注意监测患者的血糖情况，糖尿病患者可遵医嘱应用胰岛素控制血糖。

**（五）用药护理**

1. 入院时详细询问患者的过敏史，将致敏药物显著标记。

2. 熟悉常用药物的药理作用及毒副作用，掌握药物的配伍禁忌。

3. 严格执行查对制度，按医嘱及时准确给药，口服药需送药到口，特别是高龄患者。

4. 指导患者如何正确使用药物，告知患者药物的名称、剂量、用法、注意事项等。

5. 密切观察患者用药后的疗效及不良反应。

6. 血管活性药需现配现用，恒速泵入。硝普钠、硝酸甘油等特殊药物须使用避光注射器及泵管；用药期间严密监测患者血压、心率、心律等变化，遵医嘱调整用药剂量；停用时需逐步减量，不宜骤停。

7. 应用激素药类要密切监测患者血压、心率、心律等变化，注意心电图变化；监测患者的体温、血钙、血糖及 24 h 出入量，警惕水、电解质紊乱；观察患者胃液、粪隐血情况，注意有无消化道出血等。

8. 应用抗病毒药、抗菌药注意观察患者的胃肠道反应，定期监测肝肾功能。

（六）活动与休息

嘱患者充分休息，睡眠障碍者遵医嘱给予药物治疗。在病情允许的情况下，为患者制订可实施的活动计划。轻症患者可进行太极拳、八段锦、广场舞等锻炼，若出现呼吸困难、心悸等症状，应卧床休息；卧床清醒患者可进行自主肢体屈伸运动；昏迷患者可进行肌肉按摩及被动肢体屈伸运动，至少每2 h更换体位1次，必要时使用弹力袜，预防下肢深静脉血栓形成。

## 二、症状护理

（一）发热护理

1. 定时监测患者体温变化，每天至少测量4次，高热者需增加监测频率；同时密切监测患者意识状态、生命体征、全身皮肤情况和尿量等，做好记录和交班。若患者发生高热伴四肢厥冷、发绀等症状，及时遵医嘱予以处理。

2. 降温首选冰袋、冰帽、温水擦浴等物理降温措施，以逐渐降温为宜。若体温下降不明显，可遵医嘱给予药物降温，采取药物降温时应注意药物剂量，尤其对于年老体弱及患有心血管疾病的患者，防止降温过程中大量出汗引起虚脱现象。高热患者寒战时注意保暖。

3. 鼓励能自主进食者多饮水，进食高热量、易消化的流质或半流质饮食。失水明显或不能进食的患者遵医嘱补液，补充因发热而丢失的水分和电解质。老年患者应注意补液速度，避免输注过快导致急性肺水肿。

4. 高热患者应卧床休息，以减少耗氧量，缓解头痛、肌肉酸痛等症状。尽可能保持病室安静并维持适宜的温湿度。

5. 高热患者唾液分泌量减少，口腔黏膜干燥，应加强口腔护理。能自理的患者应鼓励经常漱口，卧床患者增加口腔护理次数。口唇干裂者予涂保护剂，保持口唇湿润、舒适。

6. 退热后密切监测体温、出汗情况及电解质变化。大量出汗的患者应及时擦干汗液，及时更换衣服和被褥，同时加强皮肤护理。

（二）呼吸困难护理

1. 判断患者呼吸困难的类型并动态评估呼吸困难的严重程度。

2. 密切观察患者的生命体征和意识变化，监测呼吸（包括频率、节律、型态、深度）、血氧饱和度和动脉血气结果，关注患者是否出现憋气、口唇及甲床发绀等情况。

3. 保持病室环境安静舒适，空气洁净和温湿度适宜，呼吸困难严重者应入住监护病房，以便及时观察并处理病情变化。

4. 呼吸困难伴低氧血症的患者，应遵医嘱立即给予氧疗，使血氧饱和度（$SpO_2$）维持目标≥ 90%。轻症患者初始给予普通鼻导管、面罩给氧；重症患者如呼吸窘迫加重或者标准氧疗无效时，可经鼻高流量氧疗（HFNC），以20 L/min起始，逐步上调至50 ~ 60 L/min，同时依据氧合目标调整吸氧浓度（$FiO_2$）；对于存在慢性阻塞性肺疾病（COPD）的老年患者，应该评估可能发生的二氧化碳潴留风险后，决定是否采用HFNC。合并有

COPD、肥胖低通气、睡眠呼吸障碍等基础疾病的老年患者氧疗目标需个体化。

5. 鼻导管吸氧或经鼻高流量氧疗患者可戴医用外科口罩或面屏，以减少病毒气溶胶的扩散。

6. 吸氧过程中密切观察患者意识状态、心率、呼吸（频率、节律、深度）、发绀改善程度。动态评估呼吸困难和（或）低氧血症是否缓解。

7. 老年患者在经鼻高流量氧疗不能达到预期治疗目标时，应立即采用无创呼吸机辅助通气。无创机械通气2 h病情无改善者，或不能耐受无创通气、气道分泌物增多、剧烈咳嗽者，或血流动力学不稳定者，应及时过渡到有创机械通气。

8. 协助患者清除呼吸道分泌物，保持呼吸道通畅，必要时需建立人工气道以保持气道通畅。

（三）咳嗽、咳痰护理

1. 评估患者咳嗽的性质、频率与持续时间、伴随症状等，咳嗽与体位变化的关系；痰液的颜色、性质、量、气味等。

2. 指导患者咳嗽、咳痰时应用密闭的塑料袋遮挡，避免造成病毒传播。

3. 若痰液不易咳出，指导患者有效咳嗽的方法：①患者取坐位，上身略前倾。②嘱患者缓慢深吸气，屏气2 s后收缩腹肌，用力连续咳嗽3次，停止咳嗽后缩唇，尽量呼出余气。③按照上述步骤连续做2～3次，休息后可重复进行。

4. 根据患者病情，可采用振动排痰机、体位引流等促进排痰的物理方法。但患有严重心血管疾病或年老体弱不能耐受的患者避免使用此方法，以免造成血氧饱和度下降和心律失常的风险。

5. 痰液黏稠无力咳出、意识不清或建立人工气道的患者应协助吸痰。为患者吸痰时应尽量采用密闭式吸痰法，避免造成病毒传播。

6. 严格无菌操作，加强口腔护理，避免呼吸道交叉感染。

7. 病情平稳后或恢复期可指导患者进行肺康复训练，如缩唇呼吸、腹式呼吸和使用呼吸功能锻炼仪。

缩唇呼吸：①嘱患者闭嘴用鼻深吸气，然后通过缩唇（吹口哨样）缓慢、匀速呼气4～6 s。②吸气与呼气时间比以1∶2或1∶3为宜。③患者呼气时应放松，避免腹肌收缩。④每天可练习3～4次，每次重复8～10次。

腹式呼吸：①患者取平卧位或半坐卧位，两膝半曲，腹肌放松，一手放在胸部，另一手放在上腹部。②嘱患者用鼻深、慢吸气，膈肌最大程度下降，腹肌松弛，吸气时腹部向外挺出，手感到腹部向上抬起；呼气时经口呼出，腹肌收缩，腹部向内凹陷，手感到腹部下降。③每天可练习2次，每次10～15 min。注意呼气和吸气应均匀、缓慢。④根据患者情况，可同时配合缩唇呼吸。

呼吸功能锻炼仪：由呼吸训练器及吸气软管组成，可增加肺的通气量和咳嗽能力，防止痰液堆积。使用方法：①嘱患者用手托起呼吸训练器，先深吸一口气，然后用口含住吸气软管，慢慢吸气，呼吸训练器中的白色活塞可随吸气而缓慢提升。②白色活塞顶部升到目标刻度后，保持吸气状态停顿 5 ~ 10 s，待白色活塞下降至底部，松开吸管，平静呼气。③根据患者病情，每天可练习 2 次，每次 10 ~ 15 min。

（四）腹泻护理

1. 嘱患者卧床休息以减慢肠蠕动，注意腹部保暖。

2. 鼓励患者适当饮水，根据患者情况给予清淡的流质或半流质饮食，避免生冷、纤维含量多、味道浓烈的刺激性食物。严重腹泻者应遵医嘱禁食。

3. 预防水、电解质紊乱，遵医嘱给予止泻药物，口服或静脉补液。因腹泻发生脱水者，应及时给予补充液体、电解质和营养物质。

4. 加强肛周皮肤护理，嘱患者排便后用温水清洗肛周，卧床老年患者及时清理大便，保持肛周清洁干燥。腹泻或大小便失禁患者应使用柔软不含酒精的湿纸巾擦拭肛周，擦拭后可涂抹皮肤液体保护膜等皮肤保护剂。

5. 观察并记录大便的次数、颜色、性质和量，遵医嘱正确留取标本。

6. 老年患者排便次数增加时需要注意防止其跌倒。

## 三、心理护理

新冠肺炎作为一种新型的呼吸道传染病，人群普遍易感，尤其是有基础疾病的老年人更易感染。且老年患者重症率及病死率更高，容易产生心理压力，心理障碍更敏感，应加强其心理疏导和护理。

1. 动态评估患者的心理状况，注意识别患者的不良心理状态，如回避、麻木、警觉、焦虑、抑郁、失眠等表现。

2. 向患者介绍病房环境和进行疾病相关知识宣教，提高患者对疾病的认知水平，缓解患者的不安与恐惧。

3. 与患者建立良好的信任关系，加强巡视，主动了解患者的需求，积极为患者解决问题。

4. 充分调动社会支持系统，协助患者通过手机等通信设备与外界亲属联系，提供连续的信息支持，消除不确定感和焦虑情绪。

5. 对于轻症患者，采用非药物心理干预，指导患者进行心理放松训练，如渐进式肌肉放松训练、呼吸放松训练、正念训练。活动自如的轻症患者，可鼓励开展互助活动，互相支持。重症患者，建议药物联合心理干预治疗模式。

6. 对卧床清醒患者给予准确的时间概念，使其保持白天清醒、夜间休息的习惯。

7. 在床边操作过程中，通过言语、眼神交流、触摸、点头、握手和点赞等加强与重症患者的沟通，提供恰当的情感支持，鼓励患者树立战胜疾病的信心。

8. 发现患者存在严重不良的心理状态迹象，应及时引导患者接受精神卫生专业人员的援助。

### 四、管道护理

1. 严格执行手卫生操作规范。

2. 各种管道的位置、置管深度、通畅与否等必须做好记录和交接班。

使用无菌透明贴膜妥善固定中心静脉、动脉等导管，根据敷料类型定期换药，当穿刺点有渗血、渗液或敷料疑有污染时，及时更换。

3. 保持管道连接端口清洁和无菌，避免继发感染。

4. 保证各种管道连接紧密，避免受压、打折、移位、阻塞。活动或搬运患者时先夹闭引流管，防止引流液逆流。

5. 妥善固定各种管道，注意采用非张力性固定方法，预防医源性损伤。

6. 保持各种管道通畅，密切观察引流管引流液的颜色、性状、量等并做好记录，发现异常及时报告医生并处理。

7. 及时倾倒引流袋内液体，引流袋定时更换，并在引流袋上标注更换日期和时间，如引流装置破坏或污染应及时更换。

8. 告知患者注意事项，不可自行调整，翻身时避免牵拉。对于烦躁患者应适当约束双上肢，以防止发生非计划性拔管。

9. 每日评估管道留置的必要性，尽早拔除不必要的管道。

### 五、常见血流动力学监测护理

（一）中心静脉压监测护理

中心静脉压（central venous pressure, CVP）监测是指监测胸腔内上、下腔静脉的压力，是血流动力学监测中基本而常见的一种监测手段。适用于评估危重患者血容量、心脏前负荷及右心功能。

1. 备齐用物（压力监测模块及导线、压力传感器、加压装置、500 mL 软包装生理盐水等），向患者解释目的、方法和注意事项。协助患者进行排尿、排便及清洁皮肤，更换清洁衣服。

2. 安装监测模块及传感导线，将测压管系统与生理盐水及加压装置相连并加压至 300 mmHg，排空管道内气体。

3. 连接测压管系统与中心静脉导管，检查导管是否通畅，冲洗管腔，确认波形。

4. 将压力传感器放置于患者心房同一水平处（第 4 肋间与腋中线交界位置），关闭导管端，压力传感器与大气相通后调零点，将导管与压力传感器相通开始测压，观察波形并选择患者安静呼气末时读数记录。

5. 严格执行无菌技术操作，保证测压管系统无菌，保持管道密闭，预防感染。

6. 确保导管和测压管道系统内无凝血、空气，管道无打折，持续监测时要保持加压袋 300 mmHg 的压力，冲洗速度为 2 ~ 3 mL/h，以保持导管通畅无阻。

7．测量过程中注意观察 CVP 波形。若有异常，应判断管路是否通畅，可先抽回血，脉冲式冲管后再次测量。

8．患者躁动、咳嗽、呕吐或用力时，均可影响监测数值，应在患者安静 10 ～ 15 min 后进行测压。

9．注意观察导管穿刺口有无红、肿等异常，无菌敷料定期更换，潮湿或污染时应立即更换。

10．中心静脉测压系统需每 3 天更换一次管道及冲管液。

11．每天评估导管留置的必要性，预防导管相关性感染。

（二）有创动脉血压监测护理

有创动脉血压监测是将穿刺管直接插入动脉内，通过测压管连接换能器，利用监护仪直接测压的监测方法。

1．备齐用物（压力监测模块及导线、压力传感器、加压装置、500 mL 软包装生理盐水等），向患者解释目的、方法和注意事项。协助患者进行排尿、排便及清洁皮肤，更换清洁衣服。

2．安装监测模块及传感导线，设定标名为"ABP"。

3．将测压管系统与生理盐水及加压装置相连并加压（保持加压袋 300 mmHg 的压力），排空管道内气体。

4．连接测压管系统与动脉导管，检查导管是否通畅，冲洗管腔，确认波形。

5．将压力传感器放置于患者第 4 肋间与腋中线交界处，关闭导管端，压力传感器与大气相通后调零点，将导管与压力传感器相通，观察波形并读数记录。

6．严格执行无菌技术操作，保证测压管系统无菌，保持管道密闭，预防感染。

7．妥善固定动脉导管，告知患者注意事项，不可自行调整，翻身时避免牵拉，防止导管脱出。

8．严密观察术侧远端手指或足趾的颜色、温度，评估有无远端肢体缺血，当发现有缺血征象如肤色苍白、发凉及有疼痛感等异常变化，应及时拔管。

9．持续有创动脉血压监测时要严密观察动脉血压波形变化，当动脉波形出现异常、低钝、消失时应及时冲洗管腔、调整置管肢体位置等。

10．持续有创动脉血压监测时要保持加压袋 300 mmHg 的压力，冲洗速度为 2 ～ 3 mL/h，以保持测压管通畅，防止动脉内血栓形成。

11．动脉置管时间不宜超过 7 天，应每天评估导管留置的必要性，预防导管相关性感染。

12．拔出动脉导管后，应按压穿刺部位 5 ～ 10 min，凝血功能障碍者延长至 20 min，然后加压包扎 30 min，防止血肿形成。

## 六、人工气道管理

（一）人工气道建立配合

1．准备用物及评估患者：插管前检查用物是否齐全；清除患者口鼻腔内分泌物及义齿；

协助患者取仰卧位，肩下垫一小枕，头略后仰，注意保暖，有效约束患者双手。

2. 建立静脉通路，遵医嘱用药。

3. 检查气管插管气囊有无漏气，润滑气管插管插入端。

4. 插管前应先使用简易呼吸器辅助呼吸，提高患者血氧饱和度，以免因插管费时而增加患者缺氧的时间。

5. 气管插管应使用标准快速顺序诱导插管，尽可能使用骨骼肌松弛药物，最大程度避免因患者呛咳引起病毒传播。

6. 插管成功后，协助拔出导丝，使用简易呼吸器给氧或连接呼吸机辅助通气。

7. 再次确认气管插管深度后放置牙垫，妥善固定，测量并记录气囊压力值。

8. 协助患者取舒适体位。

（二）人工气道固定

1. 保持气管导管气囊充气适宜，压力维持在 25 ~ 30 cmH$_2$O。

2. 气管插管可使用一次性固定器、胶布或棉带固定，保持患者面部清洁，防止汗水、分泌物降低胶布附着度，胶布松动时应及时更换，防止意外脱管。

3. 气管切开导管可使用一次性专用固定带或带有衬垫的棉带进行固定，松紧以能容一指为宜，观察导管固定带与颈项皮肤的接触处，评估有无压力性损伤，建议在颈部及两侧粘贴敷料保护颈部皮肤。

4. 每班检查气管导管是否固定妥善，记录导管型号、位置、置管深度、气囊压力情况。保持固定装置清洁、干燥，定时或污染时及时进行更换。

5. 妥善固定呼吸机管道，使气管套管承受最小的牵拉，注意应给患者头部足够的活动空间；为患者翻身时，应将呼吸机管道从固定架上取下，以免牵拉导致气管导管脱出。

6. 若气管导管意外脱出，应立即给予面罩或鼻导管吸氧，密切监测生命体征，同时通知医生，必要时给予简易呼吸器加压给氧并重新插管。

（三）人工气道湿化

吸入气体进行温湿化是维持气道黏膜完整、纤毛正常运动及降低呼吸道感染发生的重要手段之一，可促进气道分泌物的排出，保持气道通畅。温湿化方法可采用加热湿化器加热湿化或使用湿热交换器。

1. 建议使用一次性双回路自带加热导丝、自动加水湿化器的呼吸机管路，以减少冷凝水的产生。

2. 含加热导丝的呼吸机管路 Y 形接头处气体温度应设定为 37℃。

3. 加热湿化器内应用密闭输液器添加灭菌注射用水或灭菌蒸馏水，禁用生理盐水或加入药物。

4. 若使用湿热交换器，每日更换一次，当受到污染或气道阻力增加时应及时更换。

5. 及时评估湿化效果，作为调整湿化的依据。湿化效果的判断：①湿化效果满意。痰液黏稠度一般，吸痰后仅有少量痰液滞留在吸引头内壁，易被水冲洗干净；患者安静，呼吸道通畅。②湿化不足。痰液黏稠，人工气道内形成痰痂，容易堵塞管道。③湿化过度。痰液稀薄、量多，需不断吸引。

6. 呼吸机管路位置应低于人工气道，使用带集水瓶的呼吸机管路时应将集水瓶置于管路最低位，确保冷凝水的有效引流。

7. 密切观察呼吸机螺纹管内冷凝水情况，及时清理，双人配合将冷凝水倾倒在内含2 000 mg/L 含氯消毒剂的收集桶内。

（四）经人工气道密闭式吸痰

建立人工气道的患者应采用密闭式吸痰法去除口鼻腔、气道过多的分泌物，保持呼吸道通畅。

1. 吸痰指征：呼吸机的气道峰压增加，气道压力增高；患者血氧饱和度降低、心率加快、听到明显痰鸣音。

2. 吸痰前评估患者的生命体征、意识、合作情况，评估机械通气模式。

3. 选择适当规格的密闭式吸痰管，其外径不应超过气管导管内径的1/2。

4. 注意密闭式吸痰管与人工气道、呼吸机管道连接正确、紧密，防止脱开。

5. 严格无菌操作，连接吸引管，单手固定人工气道与呼吸机管道连接处，防止管路断开。关闭负压，将吸痰管插至人工气道远端，打开负压，用拇指和示指旋转自深部向上提拉吸痰管，吸痰动作应轻柔、迅速，每次吸痰时间不超过15 s。

6. 正确吸冲洗痰管：冲洗前先按下密闭式吸痰管负压阀，再开放冲洗液（冲洗液可选择灭菌注射用水或生理盐水），冲洗完毕先关闭冲洗液，待充分将吸痰管内冲洗液吸尽后再放松负压阀，避免液体进入气道。

7. 吸痰完毕，必须将吸痰管退出黑色指示线以上，以免堵塞气道，关闭密闭式吸痰管阀门。

8. 密闭式吸痰管专人专用，每日更换，污染时应及时更换。

（五）拔除人工气道护理

1. 准备用物及评估患者：吸氧、吸痰负压装置连接完好备用；评估患者的意识状态、气道保护能力、痰液情况、咳嗽能力及吞咽功能。

2. 向患者解释，取得配合。

3. 拔管前将气管插管内及气囊上方的分泌物吸引干净，防止套囊放气后被吸入到下呼吸道。更换干净的吸痰管，一人将吸痰管插入气管插管远端抽吸，同时另一人给气囊放气，嘱患者咳嗽并快速拔出气管插管。有鼻胃管患者拔管后再次确定鼻胃管是否在位。

4. 气管导管拔除后，立即给予吸氧，保持半卧位；同时评价患者气道是否通畅，鼓励患者做深呼吸，咳嗽、咳痰。

5. 为患者做口腔护理，观察口腔情况。嘱患者4 h内禁经口进食。

6. 密切观察病情，监测有无急性气道梗阻情况，及时处理拔管后并发症。

## 七、常用技术及护理

（一）吸痰护理

老年患者咳嗽排痰能力减弱，尤其是依靠呼吸机支持呼吸的患者，应定时评估呼吸道分泌物和肺部呼吸音情况，需要时给予吸痰。

1. 吸痰指征：患者血氧饱和度降低、心率加快，听到明显痰鸣音；痰液黏稠难以咳出或者有呼吸窘迫综合征；呼吸机的气道峰压增加，气道压力增高。

2. 吸痰前评估患者的意识、合作情况、生命体征及机械通气模式。

3. 根据患者痰液的黏稠度及人工气道的管径选择适当的吸痰管。

4. 采集痰液标本时使用密闭式吸痰管配套使用的集痰器，减少飞沫暴露。

5. 对于有创机械通气患者应采用密闭式吸痰，避免呼吸机气流产生气溶胶引起空气传播。

6. 严格无菌操作，按需吸痰，使用 ARDS 机械通气合并高 PEEP 的患者应尽量减少吸痰。

7. 吸痰前后给予 2 min 高流量吸氧或纯氧，提高患者的血氧分压。

8. 吸引压力选择能够吸出痰液的最小压力，压力不应超过 200 mmHg。

9. 吸痰时动作要轻柔，左右旋转，自深部向上提拉吸净痰液，严禁负压进管。

10. 一次吸痰时间不宜超过 15 s，如患者痰液较多需要再次吸引时，应间隔 2 ~ 3 min，待患者耐受后再进行，连续吸痰不可超过 3 次。

11. 吸痰过程中观察患者面色、心电变化、血氧饱和度及痰液性状、颜色、量等。一旦患者发生缺氧的症状如发绀，心率下降或心律失常时应立即停止吸痰。

12. 痰液收集器应使用一次性密闭式抛弃型收集器，避免开放负压抽出的气体污染病室。痰液收集器内吸出液体达容积的 2/3 时应及时更换。

（二）氧疗护理

新冠肺炎患者呼吸功能受损以低氧血症最为突出。及时有效地纠正低氧血症、缓解患者呼吸窘迫和缺氧导致的继发器官损伤以及功能障碍，对改善患者预后具有重要意义。

1. 氧疗同时持续血氧饱和度监测。

2. 氧疗目标：建议维持血氧饱和度（$SpO_2$）目标 93% ~ 96%。若患者合并慢性 II 型呼吸衰竭，降低 $SpO_2$ 目标至 88% ~ 92%。

3. 氧疗时机：患者出现呼吸窘迫症状时，应立即给予氧疗。重型患者若呼吸窘迫症状不明显也建议氧疗。

4. 氧疗方式：轻症患者初始给予普通鼻导管、面罩给氧；重症患者如呼吸窘迫加重或者标准氧疗无效、动脉血氧分压（$PaO_2$）/ 吸氧浓度（$FiO_2$）< 300 mmHg、呼吸频率 > 25 次 /min 或影像学表现进展明显时，建议给予高流量吸氧（HFNC），患者佩戴外科口罩。如果 HFNC 高流量（60 L/min）、高浓度吸入（> 60%）1 ~ 2 h 内患者氧合指数持续降低

（＜ 150 mmHg）或呼吸窘迫症状明显加重或合并其他脏器功能不全，尽早气管插管。

5. 对于＞ 60 岁合并症多或 $PaO_2/FiO_2$ ＜ 200 mmHg 的患者，建议收住重症医学科（ICU）。

6. 氧疗过程中密切观察患者意识状态、心率、呼吸（频率、节律、深度）、发绀改善程度。动态评估呼吸困难和（或）低氧血症是否缓解。

（三）雾化吸入

雾化吸入治疗又称气溶溶液吸入疗法，是应用特制的气溶液装置将水和药物形成气溶胶的液体微滴或固体颗粒，使患者吸入并沉积于呼吸道和肺内，达到治疗疾病、改善症状的目的。

1. 非负压病房不建议通过雾化吸入途径给药，以防止气溶胶产生和聚集而污染室内空气，应尽量避免使用雾化吸入。

2. 不具备负压病区条件又必须进行雾化吸入时，首选定量吸入装置结合储雾罐方式。

3. 无创正压通气过程中需雾化吸入治疗的，应使用螺纹 T 型雾化器串联于呼吸机管路和面罩之间。

（四）无创辅助通气护理

1. 实施前向患者或家属解释无创呼吸机使用的目的以及使用过程中的注意事项，取得患者配合。

2. 清除呼吸道分泌物，病情允许时协助患者取坐位或头高卧位。

3. 选择合适型号的面罩，减少因漏气导致的病毒播散风险。

4. 建议使用双回路的呼吸机，使用单管路无创呼吸机时，应在面罩和呼出阀之间加装病毒过滤器。

5. 正确连接管道，确保呼吸机运转正常后再与患者连接，注意面罩或鼻罩的纵轴须与患者面部平行，头带固定需松紧适宜。

6. 呼吸机管路排气孔方向不能正对患者或医护人员。

7. 指导患者有规律地放松呼吸及主动配合机器呼吸。

8. 保持呼吸管路通畅，妥善固定，防止牵拉、断开。

9. 通气量较大、分泌物较多的患者，可能会出现口干或痰液不易咳出等情况，嘱患者适当饮水，鼓励并协助患者排痰。

10. 观察漏气量、潮气量、人机同步情况、管道有无积水等，及时处理呼吸机报警。

11. 观察患者意识、生命体征、呼吸状态、血氧饱和度的变化，发现病情异常时应及时向医生报告。

12. 做好并发症的预防。①面部损伤：鼻梁或面部放置保护性衬垫；②胃肠道胀气：做好健康宣教，尽量做到经鼻呼吸，保持口腔关闭；③误吸：避免饱餐后使用无创通气治疗，必要时遵医嘱使用促进胃肠动力的药物。

（五）有创辅助通气护理

1. 正确安装呼吸机管路，机器送气口及出气口安装细菌过滤器，更换患者即应更换一个。

2. 检查呼吸机运转情况，配合医生调节呼吸机模式及参数。连接呼吸机管路与患者人工气道，妥善固定气管插管及呼吸机管路，保证管路安全。

3. 做好气道湿化，维持吸入气体的温度在37℃，相对湿度100%。加热湿化器内只能加无菌蒸馏水或注射用水，禁用生理盐水或加入药物。

4. 保持呼吸机管路位置低于人工气道，且回路端的集水罐处于最低位置，以利于冷凝水引流，及时倾倒管路的冷凝水。

5. 及时准确记录呼吸机模式及参数，密切观察呼吸机各项参数变化，及时识别与处理呼吸机报警。

6. 监测患者的意识、末梢循环、生命体征、血气分析、人机协调等情况，观察通气效果。

7. 使用有创呼吸机通气的患者不可随意中断管路，特殊情况下必须断开呼吸机时，应使用呼吸机的待机功能，避免呼吸机气流产生气溶胶引起空气传播；如呼吸机无待机功能，应阻断呼吸机 Y 型管口，避免空气播散。

8. 推荐使用一次性呼吸机回路，不建议常规更换，如有污染或损坏时及时更换。

9. 落实预防呼吸机相关性肺炎的措施：①严格执行手卫生。②及时清除患者口鼻腔及声门下积聚的分泌物。③加强口腔护理。④床头抬高 30° ~ 45°。⑤保持气囊适当的压力（25 ~ 30 cmH$_2$O）。

## 八、其他专科技术护理

（一）镇静镇痛护理

疼痛造成患者痛苦，并可能给其留下精神创伤，而且会导致躯体应激反应，出现生理、心理和行为异常，如血压增高、焦虑、躁动甚至攻击行为，使治疗与护理措施难以进行。特别是危重症患者，有可能引发意外事件，并增加机体耗氧。对危重症患者实施疼痛管理和镇静能将其维持在一个相对舒适和安全的状态，并通过调节患者的代谢和以交感神经兴奋为主的神经内分泌活动，使其适应患病时期的循环灌注和氧合状态，减轻器官功能负担，促进恢复，尽可能减轻患者的精神创伤。

1. 评估患者的健康史及病情，分析疼痛或焦虑、躁动不安的原因。

2. 细心观察，耐心倾听患者的主诉，使用疼痛评估工具判断患者是否存在疼痛并确定疼痛程度。

3. 遵医嘱正确用药，并加强对患者精神心理的支持和安慰。

4. 密切观察药物效果，按时评估并记录疼痛、RASS 镇静评分，对镇静镇痛程度进行严密监测，如果镇痛镇静效果不理想或镇静过度时应报告医生，及时调整药物种类及剂量。

5. 密切监测患者的呼吸、循环情况，尤其是血流动力学不稳定的患者，应严密监测生命体征。

6. 实施恰当的镇静策略。对于深度镇静（RASS 镇静评分 ≤ −3 分）的患者，应实施每日镇静中断，加强监测和评估。对于 RASS 镇静评分 ≥ 2 分的患者应使用 ICU 意识模糊评估法（confusion assessment method for the ICU, CAM-ICU）进行谵妄评估，从而达到对谵妄早期预警、早期防治的效果。

7. 加强基础护理，定时为患者翻身，预防压力性损伤。注意做好呼吸道管理，保持呼吸道通畅。

8. 撤除镇痛镇静药后需密切观察患者的反应，一旦患者发生躁动等情况应采取措施，确保患者安全。

（二）俯卧位通气护理

俯卧位通气是一种肺保护性通气策略，有利于改善重症患者的氧合。

1. 准备用物及评估患者：评估胃潴留情况，提前暂停胃肠泵入，必要时进行持续减压；清除呼吸道及口咽部分泌物；断开不必要的静脉通路，妥善固定引流管；在患者受压及骨突部位贴减压敷料，做好受压皮肤的保护；充分镇静镇痛，必要时使用肌松药。

2. 脱下患者衣服，将电极片移至双肩及腹侧，妥善固定指脉氧传感器，保证在翻转过程中持续监测心率和血氧饱和度，保证患者安全。

3. 至少由 5 人同时互相配合，实施体位变换：①一人站立于床头，负责患者头部，保证气管插管顺利并协调其他人的翻转动作。②患者左右侧各两人，先将患者转为侧卧位，再转为俯卧位，在患者双肩、胸部、骨等受压部位垫软枕或啫喱垫。③头偏向一侧，在受压侧头部垫上 U 形枕垫，预防气管导管受压，并保证患者舒适。④将患者双上肢与身体两侧平行或略外展放置，前臂向上放于头部两侧或向下放置于身体两旁，保持功能位，避免牵拉、挤压导致缺血而引起的臂丛神经损伤。

4. 连接并打开所有静脉通路，妥善固定引流管。

5. 严密观察病情，监测生命体征、血氧饱和度、血气分析等变化。

6. 保持呼吸道通畅，及时清除呼吸道分泌物。

7. 适当抬高头部并空出眼部与耳郭，防颜面水肿及角膜损伤。

8. 观察受压部位及血运情况，每 2 h 改变头部及上肢位置，以免发生压力性损伤。

（三）床旁血液净化护理

血液净化是指通过对流、弥散等原理去除血液中的致病因子，清除体内蓄积过多的水分，补充机体需要的物质的治疗方法。血液净化目的是清除体内的代谢废物或毒物，纠正水、电解质及酸碱的失衡。

1. 遵医嘱选择合适的治疗模式、滤器、抗凝方式和治疗剂量。

2. 评估深静脉血管通路的通畅性，严格做好血管通路连接口的消毒。

3. 正确连接管道，CRRT 整入 ECMO 治疗时需双人核对连接方法及连接的紧密性。建议 CRRT 的引出端及回输端均在 ECMO 氧合器后。

4. 妥善固定，避免管道渗漏、打折、受压，防止脱管。

5. 加温装置调至适当温度，注意保持患者身体暖和，防止患者发生低体温。

6. 严格执行无菌操作，配置、更换置换液时保证无菌。

7. 确保血液管路系统通畅，注意观察血液管路、滤器有无血凝块、血液颜色是否新鲜等。

8. 严密监测患者神志及生命体征变化，监测患者血气、电解质、血常规、肝肾功能、凝血功能。

9. 准确计算液体出入量，正确设置血流量、每小时脱水量、置换液速率等，根据病情及血流动力学监测指标及时调节各流速。

10. 确保血泵正常运转，合理设置报警值，及时有效处理报警。

11. 监测患者的治疗效果，及时发现并处理潜在的并发症如血压过低、体温过低、电解质紊乱、血小板减少等。

12. 滤出液用 2 000 mg/L 的含氯消毒剂浸泡 30 min 后再倾倒。

13. 每次治疗结束后严格消毒血管通路口，用管腔容量的 100% ~ 120% 的封管液封管，依患者出凝血情况选择合适的封管液浓度（1∶1 或 1∶2 或 1∶3 肝素钠盐水）。封管后用无菌敷料覆盖，妥善固定，防止污染、漏血。

（四）体外膜肺氧合护理

体外膜肺氧合（extracorporeal membrane oxygenation，ECMO）是一种通过机械装置对心脏功能或肺脏功能衰竭的患者进行持续体外心肺功能支持的技术。目前临床常用的ECMO模式有"静脉 - 静脉"ECMO（V-V ECMO）和"静脉 - 动脉"ECMO（V-A ECMO）2种，前者适用于仅需要呼吸支持的患者，后者可同时完成心肺替代治疗。新冠肺炎以肺泡为主要攻击靶点，重症患者因累及肺部而导致严重呼吸衰竭。因此，新冠肺炎患者应用ECMO的主要目的为呼吸支持，首选"静脉 - 静脉"体外膜肺氧合技术。

1. 患者接受ECMO治疗期间，应给予充分的镇静镇痛，维持患者RASS镇静评分在 -4 ~ -3 分。

2. 妥善固定管路，用面积大于 10 cm × 15 cm 的无菌透明贴膜固定导管；做好置管深度交接班。

3. 保持管路通畅，避免发生牵拉、移位、打折、渗漏和脱落等情况，保证ECMO管路的密闭性。

4. 注意观察的泵转速与流量，流量应保持恒定。体位改变、吸痰等操作可能引起导管血流不畅，进而导致流速下降。

5. 监测氧合器出入口压力，膜肺有无血块、膜前 / 膜后压力、静脉管路有无抖动，如有异常及时处理。

6. 持续心电监护，密切观察患者意识、生命体征变化，维持平均动脉压（MAP）60 ~ 65 mmHg、中心静脉压（CVP）< 8 mmHg、SpO$_2$ > 90%、氧分压（PaO$_2$）维持在 200 ~

300 mmHg、二氧化碳分压（PaCO$_2$）维持在 200 ~ 300 mmHg、体温维持在 35 ~ 36℃。

7. 监测尿量、电解质、动脉血气分析等。

8. 遵医嘱给予抗凝剂并定时监测凝血指标，维持活化凝血时间（ACT）为 160 ~ 200 s，必要时遵医嘱输注血液制品。

9. 密切观察穿刺部位有无活动性出血、渗血、肿胀等情况，渗血较多时及时更换敷料。每班检查测量双下肢腿围、观察术侧下肢是否肿胀、末梢血运情况如足背动脉搏动、皮温、颜色等，发现异常及时处理。

10. 尽量减少穿刺次数，吸痰、清洁口腔、留置胃管时，动作轻柔，预防出血。

11. 加强皮肤护理，使用气垫床或防压力性损伤敷料。在妥善固定各管道，不影响血流量的前提下，每 2 ~ 3 h 帮助患者变换一次体位。进行翻身时，最少应有 3 位护理人员同时进行。

## 九、中医护理

新冠肺炎属于中医学"疫"病的范畴，病机特点为"痰、热、疾、毒、虚"，本病发则多肺胃同病，以肺为主，累及心脾肾，重者湿热蕴蒸，疫毒闭肺。患者初期以寒湿郁肺和外寒内热两型为主，中期以寒热错杂为先，重症期为疫毒内闭多见，恢复期重在肺脾气虚。护理当以固护正气为重，兼予清化病邪为原则，做到"未病先防，既病防变"。在护理患者时，着眼整体，根据疾病的分期、患者的临床表现和舌象、脉象的变化，辨证施护。

### （一）中医情志护理

中医历来重视情志过度对疾病的影响。在护理患者的过程中注意给予患者支持性心理治疗，细听倾诉、积极鼓励、提高患者康复的信心。如采用中医五行音乐疗法，对患者的情绪进行调节，如《春江花月夜》《平沙落雁》等；失眠的患者指导采取冥想、瑜伽、太极拳、气功等放松训练，以缓解负性情绪，从而使机体保持平衡与稳定。

### （二）饮食护理

新冠肺炎患者宜清淡饮食，多食新鲜水果、蔬菜，保持大便通畅，忌食肥、甘、厚腻、辛辣的食物。湿热郁肺的患者可进食清热祛湿的食物，如鱼腥草、薏苡仁、梨、枇杷、金银花等；寒湿郁肺的患者可进食祛寒湿宣肺的食物，如姜糖水、甘草、陈皮、杏仁等；处于恢复期的患者可进食一些益气养阴、健脾补肺的食物，如西洋参、沙参、麦冬、茯苓、山药、莲子、百合等。

### （三）中医传统特色疗法

中医特色疗法如穴位按摩、穴位贴敷、耳穴压豆、刮痧、穴位注射、拔火罐等固护患者的正气，缓解患者的临床症状。对于高热的患者，在常规护理的基础上，可选取大椎或井穴点刺拔罐放血，每天一次。对于寒湿的患者可采用清艾条温和灸穴位，每穴 15 min，每天一次，选取的穴位有合谷、足三里、神阙、肺俞等，中医辨证为实热、阴虚发热者禁止灸疗。对于疫毒闭肺的重症患者，可选取肺、肾、大肠、神门、脾进行耳穴压豆，每 2 ~ 3

天一换；此外，可以在少商和耳尖刺络放血，以利宣肺开闭。

（四）中医康复护理

对于轻型、普通型和恢复期的患者，可根据患者的身体状态及运动偏好，指导患者进行呼吸导引、六字诀、八段锦、简易太极拳等进行训练，对意识清醒的重症患者可考虑六字诀训练。康复训练的强度应循序渐进，避免过度疲劳，当患者出现自觉心慌、呼吸困难、汗出等不适，应及时终止训练。

（廖游玩、谢银均、任晓晓）

# 参考文献

[1] 化前珍，胡秀英.老年护理学 [M].4 版.北京：人民卫生出版社，2018.

[2] 李小鹰.老年医学 [M].北京：人民卫生出版社，2015.

[3] 李小鹰，王建业.哈慈德老年医学 [M].6 版.北京：人民军医出版社，2015.

[4] 朱雪雪，张玉，刘宏宇，等.健康老龄化下的失能老人医养整合 [J].中国老年学杂志，2019，39（20）:5128-5130.

[5] DURSO S C, SULLIVAN G M. Geriatrics review syllabus[M].8th ed. New York: American Geriatrics Society, 2013.

[6] OUSLANDER J G. Hazzard's Geriatric Medicine and Gerontology[J]. JAMA, 2010, 302（302）:1813-1813.

[7] 陈琼，余维巍，王丽静，等.老年人新型冠状病毒肺炎防治要点（试行）[J].中华老年医学杂志，2020,39（2）:113-118.

[8] 倪忠，罗凤鸣，王吉梅，等.针对新型冠状病毒肺炎患者的雾化吸入治疗的建议 [J].中国呼吸与危重监护杂志，2020，19（2）：1-6.

[9] 陈琼，余维巍，王丽静，等.老年人新型冠状病毒肺炎防治要点（试行）[J].中华老年医学杂志，2020，39（2）：113-118.

[10] 汪晖，曾铁英，吴欣娟，等.重型危重型新型冠状病毒肺炎患者整体护理专家共识 [J].中华护理杂志，2020,55（3）：481-486.

[11] 李庆印，陈永强.重症专科护理 [M].北京：人民卫生出版社，2018:413-478.

[12] 尤黎明，吴瑛.内科护理学 [M].6 版.北京：人民卫生出版社，2017:015-131.

[13] 张波，桂莉.急危重症护理学 [M].4 版.北京：人民卫生出版社，2017:297-365.

[14] 李乐之，路潜.外科护理学 [M].6 版.北京：人民卫生出版社，2017:211-583.

[15] 乔杰，金昌晓.新冠肺炎相关专科问题的处理 [M].北京：北京大学医学出版社，2020:24-39.

[16] 蒋艳，刘素珍，王颖.新冠肺炎防控医院护理工作指南 [M].成都：四川科学技术出版社，2020:113-117.

# 第三章　医务人员防护

## 第一节　医务人员防护的策略和原则

新冠肺炎疫情暴发以来，我国已将其纳入《中华人民共和国传染病防治法》规定的乙类传染病，并采取甲类传染病的预防和控制措施。研究显示，引起不明原因肺炎的病原体是一种新型冠状病毒（2019-nCoV），是第七种被鉴定出的可引起人类感染的冠状病毒。新冠肺炎患者是主要传染源，无症状感染者如隐形感染者、潜伏期后期和恢复期带病毒患者也可成为传染源。新冠肺炎主要通过呼吸道飞沫和密切接触传播；在相对封闭的环境中长时间暴露于高浓度气溶胶，存在经气溶胶感染的可能，同时应注意粪便及尿对环境污染造成气溶胶或接触传播。由于人群对该病毒均无免疫性，故对新型冠状病毒普遍易感。为预防和控制新冠肺炎的传播，需要采取积极措施管理传染源、切断传播途径和保护易感人群。

当新发传染病流行和蔓延时，因为大量患者涌入医疗机构，感染的患者若在早期未被识别，没有及时采取有效隔离措施，医务人员往往面临着更高的感染风险。而医务人员感染后若未采取有效控制措施，会进一步增加医疗机构内医务人员与患者、医务人员之间以及医务人员与社区之间的感染传播风险。加强疫情期间医务人员防护，切实保障医务人员健康安全至关重要。

### 一、综合防护措施

尽管个人防护用品（personal protective equipment, PPE）提供了防控感染的屏障保护，但是 PPE 是防控感染最基础的措施，防护效果非常有限。PPE 只有在符合尽早发现和隔离患者、规范的环境布局、有序的流程管控、必要的人员培训和行为监督管控，以及有效的环境卫生清洁等综合措施基础上，才能发挥其安全屏障作用。如果没有前述措施的基础，即便配备了足够防护用品，也很难达到降低医务人员感染风险的目的。因此，为有效防控医务人员感染，基于美国疾控中心职业安全与健康研究所（the national institute for occupational safety and health，NIOSH）感染控制的层级控制理论框架，需要采取包括降低感染风险、隔离感染风险、环境与工程控制、行政管理、标准预防在内的综合防护措施。综合防护措施的防控效率由高到低依次为降低感染风险、隔离感染风险、环境与工程控制、行政管理、标准预防。见图 3-1 综合防护措施。

（一）降低感染风险

对疑似和确诊感染患者的尽早发现、尽早诊断、尽早隔离、尽早治疗，是减少和隔离感染风险的首要和重要措施。

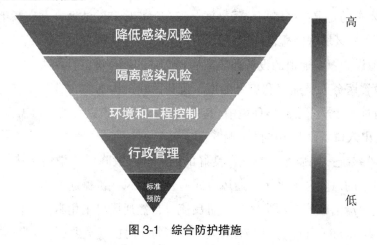

图 3-1　综合防护措施

预检分诊与筛查

因新冠肺炎患者早期症状不典型、潜伏期长，不易被识别，所有医务人员需要在诊疗活动中重视对其进行筛查。通过预检分诊与筛查，尽早发现疑似和确诊感染患者，是预防医务人员感染和防止新冠肺炎院内交叉感染的重要途径。

（1）疫情期间尽量减少医疗机构入口，并在所有入口处规范设置预检分诊点，配备感染性疾病专业能力和经验丰富的预检分诊（医务）人员。

（2）医疗机构应制定内容明确清晰的预检分诊筛查清单，包括流行病学史和症状，并根据疫情流行情况和国家相关指南及时更新。门急诊预检分诊工作人员应依据筛查清单对就诊患者及陪同人员进行体温测量并询问流行病学史。

（3）预检分诊发现有发热或呼吸道症状，或者有相关密切接触史、疫区旅行史者或家庭聚集发病等情况，应立即发放医用外科口罩，登记身份信息，由专人陪同按照指定路线前往发热门诊就诊。有条件的地区可利用信息化手段帮助识别有流行病学暴露风险的患者。

（二）隔离感染风险

隔离疑似或确诊感染患者

（1）发现疑似或确诊感染患者应立即采取隔离措施。疑似患者单间隔离，病原学检测一致的确诊患者可共居一室。

（2）医疗机构应根据自身情况制定相关隔离预案，确定可使用的隔离区域。

（三）环境和工程控制

医疗机构以及隔离救治场所需最大限度地规范环境布局以及保证必要的硬件设施，以降低医务人员感染的风险。包括环境布局、良好的通风和卫生通过设施等，并制定相匹配的流程，包括人员流、物品流和行为规范。

1. 环境布局

环境布局的设计应考虑在满足医务人员工作需要的情况下尽可能减少不必要的暴露，同时防护用品取用便利又能减少不恰当的使用。各区域划分明确、标识清楚，并定期检查与督导，发现问题及时改进。

（1）总体布局要求：严格划分污染区、潜在污染区和清洁区，并在污染区和清洁区之间设立缓冲区，各区域张贴醒目标识以及工作消毒流程。

（2）通道设置：双通道的设置是隔离病区必备的硬件设施，在进行新冠肺炎诊治的病区中应分别设置医务人员通道和患者通道，避免医疗机构工作人员在没有使用防护用品或防护能力薄弱时直接暴露于感染环境中。其中，医务人员通道以及出入口需设在清洁区一端，而患者通道及出入口需设在污染区一端。

（3）通风系统：加强通风换气，良好的通风能有效降低传染性飞沫核浓度，从而减少医务人员感染的风险，可采用的通风方式有自然通风、机械通风以及负压病房的设置。原则保持空气从清洁区流向污染区，不可反流。自然通风可采用自然开门开窗通风，每日 ≥ 2次，每次 ≥ 30 min。机械通风应保证每位患者每小时换气至少6次或自然风至少60 L/s。负压病房区域空气可由清洁区向污染区定向流动，并使病房空气静压低于周边相邻区域空气静压，以防止病毒扩散。病室门保持关闭状态，有传递窗口的房间只可单向开放；打开每道门后及时关闭，避免空气对流。

（4）卫生通过设施：医疗机构需为医护人员提供充足卫生通过设施，包括手卫生设施，沐浴更衣设施等，以确保医务人员去除防护用品后可尽快实施手卫生、沐浴、更衣。在穿脱防护用品区域配置穿衣镜，张贴相应流程图。

**2. 环境的清洁消毒**

按照《医院空气净化管理规范》（WS/T368）加强诊疗环境的通风及隔离病区终末消毒，在无人条件下可选择过氧乙酸、二氧化氯、过氧化氢等消毒剂，采用超低容量喷雾法进行空气消毒。

严格执行《医疗机构消毒技术规范》（WS/T367），进行物表、环境及终末消毒，确保将环境中污染物降至最低。不同区域交界处放置湿式厚毛巾脚垫，并定时喷洒消毒液。

体温表等能专人专用的物品尽量固定患者专用，用后使用75% ~ 80% 乙醇或含氯消毒剂擦拭消毒或浸泡消毒。护目镜使用后，放入 1 000 mg/L 含氯消毒剂浸泡 30 min，清水冲洗干燥备用。耐热、耐湿物品，尽可能统一送供应室灭菌处理。

（四）行政管理

1. 全员培训考核

各医疗机构应开展关于新冠肺炎防护知识的全员培训。包括标准预防，不同区域防护用品的正确选择及使用，病区管理制度和流程等，并根据培训内容进行考核。做到全员培训、全员考核、全员通过。

2. 设置感控护士

（1）在隔离病区设置经过专门培训的感控护士，知晓发生职业暴露后的处理流程，能有效协助在隔离病区工作的医护人员。并能够及时发现病区布局是否合理，消毒用品是否充足。

（2）在每个污染区出入口设置感控护士，熟悉医用防护用品的使用方法、穿脱流程，能够对进出隔离区医务人员穿脱防护用品给予检查、监督和必要的协助。尽可能降低医务人员暴露以及感染的机会。

3. 合理配备工作人员

（1）结合专业背景、工作年资和工作能力合理搭配各班次工作人员，确保工作衔接。

（2）科学安排班次，潜在污染区和污染区工作人员建议每班次工作 4 ~ 6 h，清洁区工作人员建议每班次工作 8 h。

（3）尽可能有计划地安排满足治疗护理所需的最少数量的工作人员，并根据患者病情变化以及数量改变做到弹性排班。

（4）保证工作人员合理休息，不鼓励带病上岗。

4. 健康监测

医疗机构应及时对医务人员健康情况进行监测，主要包括体温、呼吸系统症状及消化道症状等。

（五）标准预防

新冠肺炎疫情期间，医疗机构所有区域以及医护人员均应采取标准预防措施。医务人员应依据标准预防的原则，并根据新型冠状病毒传播途径采取飞沫隔离和接触隔离措施，必要时采取空气隔离措施。

标准预防的核心内容包括：正确进行手卫生、个人防护用品选择、呼吸/咳嗽礼仪、医疗器械清洁消毒与灭菌、环境清洁消毒、废弃物处理、纺织品处理、安全注射等。

1. 手卫生

手卫生为医务人员洗手、卫生手消毒和外科手消毒的总称。手卫生是保护患者、医务工作者和医疗卫生环境，防止致病原传播，减少健康保健相关感染的核心防控措施。手卫生的 5 个时刻为：①接触患者之前；②在清洁或无菌操作之前；③可能接触患者体液之后；④接触患者之后；⑤接触患者周围环境之后。医疗机构应确保所有的诊疗区域配备足够的洗手设施和手消毒剂，以确保医务人员手卫生的及时有效。

2. 个人防护用品

医务人员应熟悉各类防护用品的使用指征，根据预期暴露的风险恰当选择和规范使用个人防护用品，防护用品的使用需要在规定区域内进行，不能穿戴防护用品离开指定区域。一次性用品不得重复使用。

（1）手套：当接触血液、体液、排泄物、分泌物及破损的皮肤黏膜时应戴手套；手套可以防止医务人员把自身手上的菌群转移给患者；手套可以防止医务人员变成传染微生物的媒介，即防止医务人员将从患者或环境中污染的病原在人群中传播。在两个患者之间一定要更换手套；手套不能代替洗手，脱去手套后应立即洗手。工作中发现手套破损，应立即进行手卫生后更换手套。

（2）隔离衣/防护服：穿隔离衣/防护服是为防止被传染性的血液、分泌物、渗出物、飞溅的水和大量的传染性材料污染时才使用。脱去隔离衣/防护服后应立即洗手,以避免污染其他患者和环境。

（3）口罩,护目镜,面屏:戴口罩、护目镜或面屏也可以减少患者的体液、血液、分泌物等液体的传染性物质飞溅到医护人员的眼睛、口腔及鼻腔黏膜。应当视预期暴露的风险选择佩戴医用外科口罩或者医用防护口罩。

（4）鞋套或靴套:从潜在污染区进入污染区时和从缓冲间进入负压病室时应穿鞋套。在规定区域内穿鞋套,离开区域时应及时脱掉,发现破损及时更换。

3. 呼吸/咳嗽礼仪

有呼吸系统疾病症状的人员应采取源头管制措施,在咳嗽/打喷嚏时,用纸巾或口罩捂住口鼻,弃置用过的纸巾及口罩,避免直接用手遮挡并注意接触呼吸道分泌物后的手部卫生。为有呼吸道症状患者提供口罩,并指导其正确佩戴。在医疗机构,应注意保持有效的安全距离（至少1 m）,医务人员对患者进行问诊时应注意在保证安全距离的同时关注人文关怀,避免患者感到不适。医务人员应避免站在患者下风口,以防患者咳嗽、打喷嚏的时候传播疾病。

4. 医疗器械清洁、消毒与灭菌

可复用的医疗用品和医疗设备,在用于下一患者时应根据需要进行消毒或灭菌处理。处理被血液、体液、分泌物、排泄物污染的仪器设备时,工作人员要防止皮肤和黏膜暴露以及工作服污染,避免将病原微生物传播给患者和污染环境,并注意利器的处理,避免发生针刺伤。

5. 环境清洁消毒

冠状病毒对消毒剂的抵抗力较弱。病毒对热敏感,56℃下加热30 min,乙醚、75%乙醇、含氯消毒剂、过氧乙酸、季铵盐、过氧化氢和氯仿等脂溶剂均可有效灭活病毒。但单纯氯已定不能有效灭活病毒。医疗机构应制定相应的消毒标准或程序,并指定专人对保洁人员进行培训和监督,使用适当的程序,定期清洁和消毒环境和其他经常接触的表面。

6. 废弃物处理

按照国家颁布的《医疗废物管理条例》及其相关法律法规进行处理,详见本书第二篇和第三篇"消毒与隔离管理规范"的相关章节内容。

7. 纺织品处理

医疗机构医用织物洗涤、消毒、分类收集、运送与储存符合要求。

（1）感染性织物应在患者床边密闭收集。盛装感染性织物的收集袋（箱）有"感染性织物"标识;有条件的医院可使用专用水溶性包装袋,专用水溶性包装袋的装载量不应超过包装袋的2/3,并应在洗涤、消毒前持续保持密封状态。

（2）医院洗衣房应配置运送感染性织物的专用运输工具,不应交叉使用。运输工具运送感染性织物后应一用一清洗消毒。

（3）感染性织物若需重复使用应先消毒后洗涤,宜采用专机洗涤消毒,首选热洗涤方法，有条件的宜使用卫生隔离式洗涤设备。机械洗涤消毒时可采用洗涤与消毒同时进行的程序。采用水溶性包装袋盛装感染性织物的，应在密闭状态下直接投入洗涤设备内。对不耐热的感染性织物宜在预洗环节同时进行消毒处理。

8. 安全注射

注射、穿刺采血或静脉置入器材，应对接受注射者无害，不会给实施操作者带来可避免的暴露风险，注射废物不对他人造成危害。安全注射涉及药液的配制、储存与转运；注射器具的选择与使用；无菌技术等内容。建议使用安全型针具，减少针刺伤的发生。

## 二、三级防护

医疗机构应当根据医务人员在工作时接触新冠肺炎疑似或者确诊患者的可能性，并按照导致感染的危险程度采取分级防护，防护措施应当适宜，主要有以下几种防护级别。见表 3-1 医务人员分级防护要求。

表 3-1 医务人员分级防护要求

| 防护级别 | 使用情况 | 防护用品 | | | | | | | | | | |
|---|---|---|---|---|---|---|---|---|---|---|---|---|
| | | 医用外科口罩 | 医用防护口罩 | 防护面屏/护目镜 | 正压头套或等配用品 | 手卫生 | 乳胶手套 | 工作服 | 一次性隔离衣 | 一次性防护服 | 工作帽 | 一次性防护靴套 |
| 一般防护 | 一般病区医务人员 行政后勤 普通办公室 | + | − | − | − | + | − | + | − | − | − | − |
| 一级防护 | 发热门（急）诊与感染疾病科医务人员 | + | − | − | − | + | + | + | − | − | − | − |
| 二级防护 | 接触疑似或确诊患者的工作人员 接触采集的标本、处理其分泌物、排泄物、转运患者等操作 | − | + | + | − | + | + | + | +− | + | + | + |
| 三级防护 | 为疑似或确诊患者进行产生气溶胶操作 进行核酸检测 | − | + | + | + | + | + | + | +− | + | + | + |

注："+"应穿戴防护用品；"−"不需穿戴防护用品；"+−"为二级防护级别中，根据医疗机构等实际条件，选择穿隔离衣或防护服。

（一）一般防护

1. 适用于一般病区、行政后勤医务人员。

2. 在医疗活动中严格遵守标准预防的原则。

3. 工作时穿工作服、戴医用外科口罩。

4. 认真执行手卫生。

（二）一级防护

1. 适用于发热门诊的医务人员。

2. 在医疗活动中严格遵守标准预防原则。

3. 严格遵守消毒、隔离的各项规章制度。

4. 工作时穿工作服、隔离衣，戴工作帽和医用外科口罩，必要时戴乳胶手套。

5. 严格执行手卫生。

6. 离开隔离区域时要进行个人卫生处置，并注意呼吸道与黏膜的防护。

（三）二级防护

1. 适用于进入新冠肺炎病区的医务人员，接触从患者身上采集标本、处理其分泌物和排泄物、使用过的物品和死亡患者的尸体的工作人员，转运患者的医务人员及司机。

2. 在医疗活动中严格遵守标准预防原则。

3. 根据新冠肺炎的传播途径，采取飞沫隔离、接触隔离与空气隔离。

4. 严格遵守消毒、隔离的各项规章制度。

5. 进入隔离病区、隔离病房的医护人员必须戴医用防护口罩、穿工作服、隔离衣和（或）医用防护服、鞋套、戴手套、工作帽，必要时戴护目镜或防护面屏。

6. 严格执行手卫生。

7. 严格按照清洁区、潜在污染区和污染区的划分，正确穿脱防护用品，并注意呼吸道的防护以及口腔、鼻腔黏膜和眼结膜的卫生与保护，离开隔离区域时要进行个人卫生处置。

（四）三级防护

1. 适用于为患者实施吸痰、气管插管和气管切开等产生气溶胶操作的医务人员。

2. 在二级防护的基础上加戴正压头套或全面型呼吸防护器。

（王　霞）

# 第二节　个人防护用品的分类和使用

按照标准预防的原则，个人防护用品（PPE）的选择主要基于预期暴露以及与患者互动的方式，医务人员需要熟悉各类防护用品的使用指征，依据《医院隔离技术规范（WS/T 311—2009）》《医疗机构内新型冠状病毒感染预防与控制技术指南（第一版）》《新型冠状病毒感染的肺炎防控中常见医用防护用品使用范围指引（试行）》，恰当选择和规范使用防护用品。

## 一、个人防护用品分类和使用

PPE 是指为了最大限度地减少暴露于工作场所引发严重伤害和疾病的危害而穿戴的设备。PPE 包括口罩、隔离衣、防护服、手套、工作帽、护目镜、防护面罩、动力送风过滤式呼吸器等，正确合理地选择和使用 PPE 是防控感染不可或缺的一部分，可以防止佩戴者通过口鼻、手、皮肤和眼睛等接触潜在的传染性物质，减少或阻止传染病的传播。

（一）口罩

口罩（mask）：指戴在口鼻部位用于过滤进出口鼻的空气，以达到阻挡有害气体、粉尘、飞沫、气溶胶进出佩戴者口鼻的用具。

口罩的作用：口罩可预防经飞沫、空气传播的疾病，减少患者的体液、血液等传染性物质溅入医护人员的口及鼻腔（黏膜）。口罩分为医用和非医用。不同类型口罩遵循不同的标准，适用范围也各不相同，应根据具体操作要求进行选择。

我国将医用口罩分为普通医用口罩、医用外科口罩、医用防护口罩三个级别，依次遵循《一次性使用医用口罩（YY/T 0969—2013）》《医用外科口罩（YY 0469—2011）》《医用防护口罩技术要求（GB19083—2010）》，防护等级由低至高。美国、欧洲、澳洲对应的医用口罩标准分别为 ASTM F2100-11、EN14683:2019、AS4381:2015，上述标准依据细菌过滤效率、颗粒过滤效率、血液穿透阻力、通气阻力 4 个主要指标分为不同等级，等级越高，防护效果越好。N95 口罩是美国 NIOSH 标准 N 系列中过滤效率≥ 95% 的一类口罩。通过合成血液穿透和表面抗湿性测试的 N95，即为医用 N95 口罩，达到医用防护口罩级别。

1. 普通医用口罩

核心指标包括细菌过滤效率（≥ 95%），但不要求对血液具有阻隔作用，也无密合性要求。适用于非患者聚集区域，如办公室、会议室等。

2. 一次性医用外科口罩

核心指标在普通医用口罩核心指标的基础上，增加了合成血液穿透阻力和颗粒过滤效率指标。适用于医院诊疗区域。

3. 医用防护口罩（N95 口罩）

核心指标颗粒过滤效率（≥ 95%），能阻止经空气传播直径≤ 5 μm 感染微粒，包括非油性颗粒物气溶胶，或近距离（< 1 m）接触经飞沫传播的疾病而发生感染的口罩。医用防护口罩还增加了表面抗湿性，密合性良好，对面部密合度提出严格要求，适用于发热门诊、有疑似或者确诊新冠肺炎患者时，以及气管插管、气管切开、雾化治疗、诱导排痰、支气管镜检查、吸痰、胸部物理治疗、鼻咽部抽吸、面罩正压通气（如 BiPAP 和 CPAP）、高频震荡通气、心肺复苏等。

4. 外科口罩的佩戴方法

将口罩罩住鼻、口及下颌，口罩下方绳带系于颈后，上方绳带系于头顶中部，将双手指尖放在鼻夹上，从中间位置开始，用手指向内按压，并逐步向两侧移动，根据鼻梁形状塑造鼻夹，调整系带的松紧度（图3-2）。

注意事项：不应该一只手捏鼻夹；医用外科口罩只能一次性使用；口罩潮湿后、受到患者血液和体液污染后，应及时更换。

5. 医用防护口罩的佩戴方法

一手托住防护口罩，有鼻夹的一面背向外（图3-3），将防护口罩罩住鼻、口及下巴，鼻夹部位向上紧贴面部（图3-4），用另一只手将下方系带拉过头顶，放在颈后双耳下（图3-5），再将上方系带拉至头顶中部（图3-6），将双手指尖放在金属鼻夹上，从中间位置开始，用手指向内按鼻夹，并分别向两侧移动和按压，根据鼻梁的形状塑造鼻夹（图3-7）。

注意事项：进入工作区域之前，应进行密闭性检查。检查方法将双手完全覆盖住防护口罩，快速地呼气，若鼻夹附近有漏气应调整鼻夹，若漏气位于四周，应该调整到不漏气为止（图3-8）。

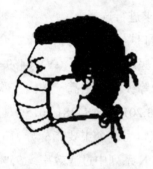

图3-2　外科口罩佩戴

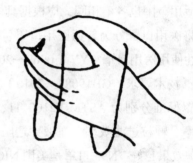

图3-3　托防护口罩

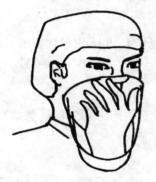

图3-4　贴近面部

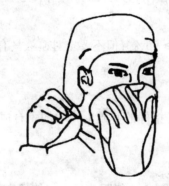

图3-5　佩戴下方系带

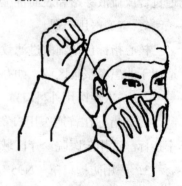

图3-6　佩戴上方系带

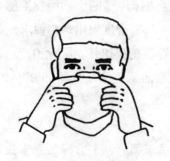

图3-7　塑造鼻夹

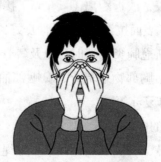

图3-8　密闭性试验

6. 摘口罩方法：

（1）医用外科口罩：不要接触口罩前面（污染面）。先摘除下面的系带，再摘除上面的系带（图3-9），用手捏住口罩的系带丢弃至医疗废物容器内（图3-10）。

（2）医用防护口罩：应首先取下头后部下方弹性系带（图3-11），再取下顶部弹性系带。摘脱动作应该缓慢进行，防止口罩从面部脱落。

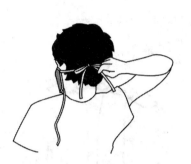 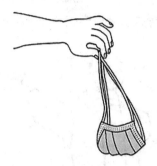 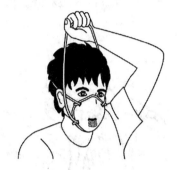

图3-9　外科口罩先摘除下系带　　图3-10　扔入医疗废物容器　　图3-11　防护口罩先摘除下系带

（二）防护服／隔离衣

防护服（protective clothing）/隔离衣（isolation gown）是临床医务人员在接触甲类或按甲类传染病管理的传染病患者时所穿的防护用品。医用防护服款式可分为连身式与分身式、连帽款与无帽款、有胶条款与无胶条款、一次性使用与可重复使用。医用防护服应符合《医用一次性防护服技术要求（GB 19082—2009）》的规定，防护服应具有良好的防水性、抗静电性、过滤效率和无皮肤刺激性等特点，应干燥、清洁、无霉斑，表面不允许有粘连、裂缝、孔洞等缺陷，应穿脱方便，结合部严密，袖口、脚踝口应为弹性收口。

我国医用防护服的主要评价指标包括过滤效率（防护服关键部位材料及接缝处对非油性颗粒的过滤效率应不小于70%）和液体阻隔性（分抗渗水性、透湿量、表面抗湿性、抗合成血液穿透性四个子指标），欧盟标准将防护服划分为6类（Type1～Type6），防护等级为Type3或Type4以上，适用于有体液和血液喷溅环境下使用，特别是气管切开、气管插管等有可能喷溅的高危操作；防护等级为Type5或Type6的防护服降级使用，适用于有可能被体液喷溅的风险环境中，如面向发热门诊患者等。其他不符合医用标准的工业和化学防护服，不能在医疗机构使用。

隔离衣：用于保护医务人员避免受到血液、体液和其他感染性物质污染，或用于保护患者避免感染的防护用品。一次性隔离衣通常由无纺布材料制成，应能遮住躯干和全部衣服，以构成微生物和其他物质传播的物理屏障。《医院隔离技术规范（WS/T 311—2009）》中对隔离衣的使用指征进行了归纳，包括以下情形：接触经接触传播的感染性疾病患者等；对患者实行保护性隔离时；可能受到患者血液、体液、分泌物、排泄物喷溅时。隔离衣被用作标准预防和接触预防措施的一部分，以保护医护人员的衣服和手臂。当采取标准预防措施时，仅在预期会接触血液／体液的情况下才穿隔离衣。

1. 隔离衣与防护服穿脱方法

（1）穿隔离衣方法：右手提衣领，左手伸入袖内，右手将衣领向上拉，露出左手（图3-12），换左手持衣领，右手伸入袖内，露出右手，勿触及内部（图3-13），两手持衣领，由领子中央顺着边缘向后系好颈带（图3-14），再扎好袖口（图3-15）将隔离衣一边（约在腰下5 cm处）渐向前拉，见到边缘捏住（图3-16），同法捏住另一侧边缘（图3-17），双手在背后将衣边对齐（图3-18）。向一侧折叠，一手按住折叠处，另一手将腰带拉至背后折叠处（图3-19）。将腰带在背后交叉，回到前面将带子系好（图3-20）。

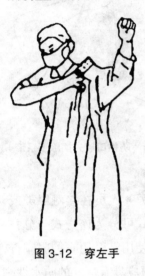 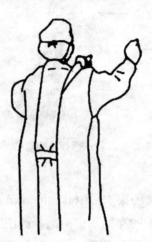 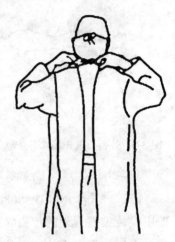

图 3-12　穿左手　　　　　　图 3-13　穿右手　　　　　　图 3-14　系带子

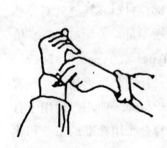 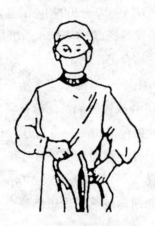 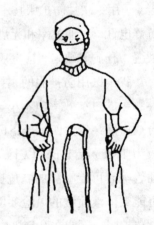

图 3-15　扎袖口　　　　　图 3-16　捏住一侧边缘　　　　图 3-17　捏住另一侧边缘

（2）穿防护服方法：应遵循先穿裤子，再穿袖子，然后戴好帽子，最后拉上拉锁的顺序。

（3）脱隔离衣方法：解开腰带活结（图3-21），充分暴露双手，进行手消毒（图3-22），解开颈后带子（图3-23），右手伸入左手腕部袖内，拉下袖子过手（图3-24），用遮盖着的左手握住右手隔离衣袖子的面，拉下右侧袖子（图3-25），双手转换逐渐从袖管中退出，脱下隔离衣（图3-26），左手握住领子，右手将隔离衣两边对齐，污染面向外悬挂污染区；如果悬挂污染区外，则污染面向里。不再使用时，将脱下的隔离衣污染面向内，卷成包裹状，丢至医疗废物容器内或放入回收袋中（图 3-27）。

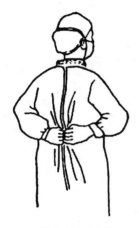

图 3-18 对齐

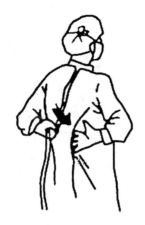

图 3-19 向一侧折叠

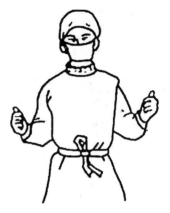

图 3-20 前面系带

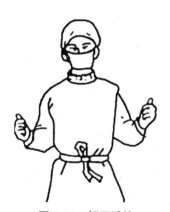

图 3-21 解开活结

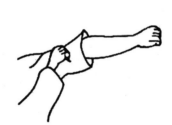

图 3-22 暴露双手

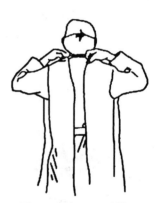

图 3-23 解开颈后带子

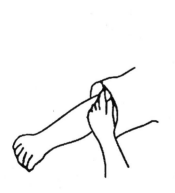

图 3-24 拉下左袖子

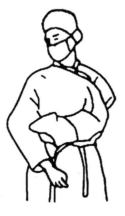

图 3-25 拉下右袖子

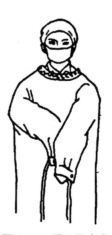

图 3-26 脱下隔离衣

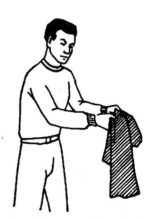

图 3-27 丢弃医疗服务袋

（4）脱连体防护服方法：先将拉链拉到底（图3-28），向上提拉帽子，使帽子脱离头部，脱袖子（图3-29、图3-30）；由上向下边脱边卷（图3-31），污染面向里直至全部脱下后放入医疗废物袋内（图3-32）。

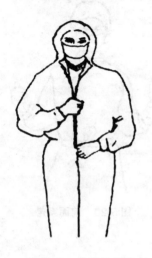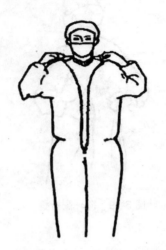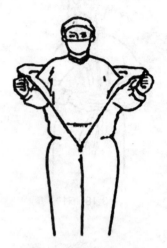

图 3-28　拉锁拉到底　　　　　　图 3-29　向上提拉　　　　　　图 3-30　帽子脱离头部

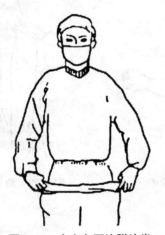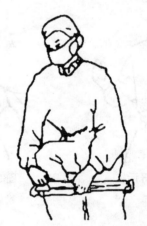

图 3-31　由上向下边脱边卷　　　　图 3-32　污染面朝里放入废物袋

（三）手套

手套（glove）是防止病原体通过医务人员的手传播疾病和污染环境的用品。手套可分为无菌手套和清洁手套两类。应正确戴脱无菌手套，一次性手套应一次性使用。接触患者的血液、体液、分泌物、排泄物、呕吐物及污染物品时，应戴清洁手套。进行无菌操作及接触患者破损皮肤、黏膜时，应戴无菌手套。

1. 佩戴无菌手套方法

一手掀开手套袋开口处，另一手捏住一只手套的反折部分取出手套，对准五指戴上（图3-33）。掀起另一只袋口，再以戴好手套的手指插入另一只手套的反折内面（图3-34）。用戴好手套的手指拉住另一只手套的反折内，同时另一手对准五指戴上（图3-35）。两只手套都戴好后，用一只手套捏住另一只手套的反折内面向上翻转（图3-36）。翻转的位置以盖住无菌衣袖口为标准，用同一方法翻转另一只手套（图3-37）。

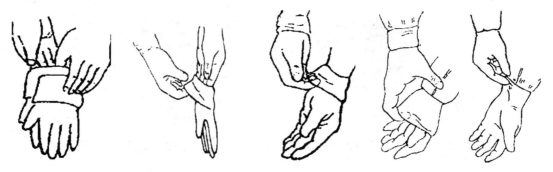

图 3-33 取出手套　图 3-34 戴一只手　图 3-35 戴另一只手　图 3-36/37 反转

2. 脱手套方法

用戴着手套的手捏住另一只手套污染面的边缘将第一只手套脱下（图3-38），戴着手套的手握住脱下的手套，用脱下手套的手捏住另一只手套清洁面（内面）的边缘，将手套脱下（图3-39），用手捏住手套的里面丢至医疗废物容器内（图3-40）。

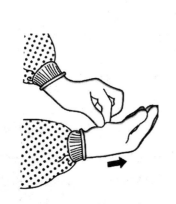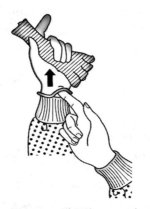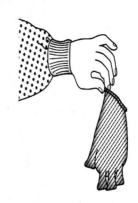

图 3-38 脱第一只手套　　图 3-39 脱另外一只手套　　图 3-40 丢弃

3. 注意事项

接触患者的血液、体液、分泌物、排泄物、呕吐物及污染物品后脱去手套，进行更换。应按规定程序与方法洗手，戴手套不能替代洗手，必要时进行手消毒。操作时发现手套破损应及时更换。戴无菌手套时，应防止手套污染。

（四）护目镜和防护面罩

护目镜和防护面罩：护目镜是防止患者的血液、体液等具有感染物质进入人体眼部的用品。防护面罩，防止患者的血液、体液等具有感染性的物质溅到人体面部的用品。以下情形应佩戴护目镜或防护面罩：在进行诊疗、护理操作，可能发生患者血液、体液、分泌物等喷溅时；近距离接触疑似确诊患者时；为疑似确诊患者进行气管切开、气管插管等近距离操作，可能发生患者血液、体液、分泌物喷溅时，应使用全面型防护面罩。一般情况下，护目镜和防护面罩不需同时使用。

1. 佩戴方法

戴上护目镜或防护面罩，调节舒适度。护目镜遮盖住双眼（图3-41）；防护面罩覆盖于面部，并调节舒适度（图 3-42）。

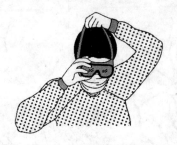

图 3-41　护目镜调节舒适度

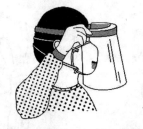

图 3-42　防护面罩调节舒适度

2. 摘脱方法

摘脱护目镜或防护面罩，抬起头带，从头后部摘脱（图 3-43、图 3-44）。

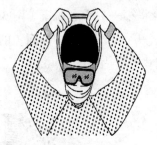

图 3-43　摘脱护目镜

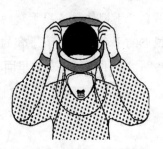

图 3-44　摘脱防护面罩

（五）一次性使用医用防护帽

一次性使用医用防护帽（disposable medical protective hood）：可防止微尘头屑以及发丝从头部逸出，也可防止外部尘埃等进入发层，是用于保护医务人员的头部直接接触含有潜在感染性污染物的一类医用防护产品。在接触含潜在感染性污染物时、进入污染区和洁净环境前、进行无菌操作等时应戴帽子，以预防医务人员受到感染性物质污染，预防微生物通过头发上的灰尘、头皮屑等途径污染环境和物体表面。一次性帽子应一次性使用。

（六）一次性使用医用防护靴

一次性使用医用防护靴（disposable medical protective shoecover）：是用于保护医务人员的足部、腿部，防止直接接触血液、体液、分泌物、排泄物、呕吐物等具有潜在感染性污染物的一类靴状保护套。靴套应具有良好的防水性能，并一次性应用。

（七）动力送风过滤式呼吸器

动力送风过滤式呼吸器（powered air-purifying respirator, PAPR）是靠电动风机提供气流克服部件阻力的过滤式呼吸器，适用于为疑似或确诊患者进行产生气溶胶操作时和进行核酸检测时。

## 二、穿脱防护用品流程图

见图 3-45、图 3-46。

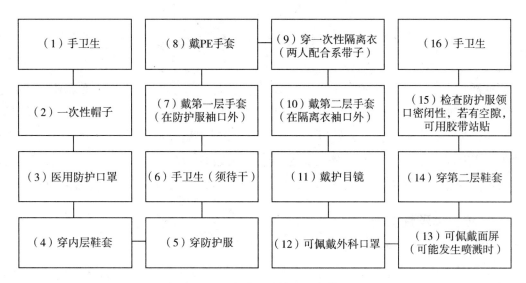

**图 3-45 医务人员防护用品穿戴流程**

注：①穿戴顺序可依据实际情况进行调整；②戴口罩时应检查佩戴的严密性；③手部可能被污染时，随时进行手卫生。

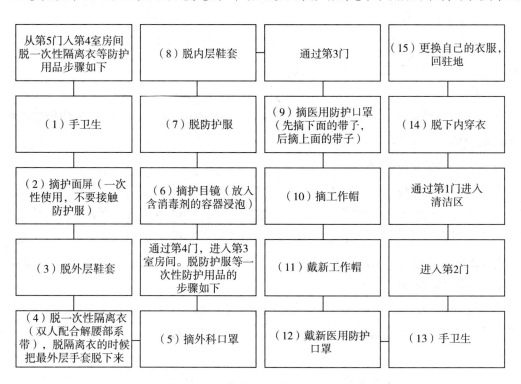

**图 3-46 医务人员防护用品摘脱流程**

注：①摘脱顺序可依据实际情况进行调整，原则为清洁部位不接触污染面；②手部可能被污染时，随时进行手卫生；③脱防护用品时，每一步骤后均应进行手卫生；④建议在穿隔离衣的房间、清洁办公区、第二室、脱防护用品的房间放置空气消毒设备；⑤清洁区休息室应开窗通风，减少病毒载量。

（苗 苗）

# 第三节　职业防护与健康监测

职业防护是指医务工作者在工作中采取多种有效措施,保证工作者免受职业损伤因素的侵袭或将其所受伤害降到最低程度。职业防护是保护医务人员工作安全的必备措施,在新冠肺炎疫情中的职业防护主要是为了防止医务人员感染新冠肺炎或其他血液性传染疾病,防止发生其他职业损伤,保证医务人员的安全。在疫情中做好职业防护至关重要,只有医务人员健康安全得到保障,才能提供战斗在疫情防控战线上的力量,保护患者生命安全。

## 一、防止物理性损伤

### (一)针刺伤的防护

针刺伤是指由注射针头、缝合针、各种穿刺针等医疗锐器导致的皮肤损伤,是当今医务人员面临的严重的职业危险因素之一,可引起血源性疾病的传播,直接威胁着医务人员的生命健康和职业安全。护理人员是针刺伤的高危人群。预防针刺伤的措施包括:

1. 职业安全意识培训

对临床一线的护理人员从预防针刺伤的重要性,正确、标准的安全工作流程以及安全性护理用具和工具的使用等方面开展培训。

2. 建立管理制度

建立职业安全和预防针刺伤发生的管理制度,制定各类预防针刺伤发生的管理机制和发生后的应急处理流程。

3. 创造适宜的操作环境

疫情期间由于床位紧张,男女患者混住一病室的情况时有发生,为了保护患者隐私,经常存在操作暴露视野不充分的情况。同时佩戴护目镜也会降低视野清晰度,增加了针刺伤暴露风险。各类穿刺操作的视野环境应保持光线充足、明亮、舒适。操作台面应平展、宽敞,物品有序放置便于操作。确保各种用具、工具在操作者可及范围,避免手持锐器远距离移动。

4. 操作对象的评估

为新冠肺炎患者执行各类穿刺操作时均应戴双层手套,并尽量保证双人操作。若遇患者不配合穿刺治疗,存在烦躁或抵抗情绪时,可寻求他人协助。

5. 工具的选择与使用

宜选择带自动激活装置的安全性针具,使用无针输液接头,建议使用带有保护套的针头、安全性采血针、带有尖峰保护器等安全装置的静脉输液器及有自动回缩功能的注射器等。宜建立静脉无针系统。条件允许的情况下,手术中使用钝针。

6. 操作规范与流程

护理人员应严格执行各项穿刺操作规范和流程,操作过程从容不迫。各类穿刺针具使用过程中,如必须回套针帽,应使用辅助工具单手回套针帽,禁止双手重新回套针帽。配备足量锐器桶，放置在护理人员操作可及区域。手术中传递锐器时应避免徒手传递，可将锐器置于碗盘、托盘中进行无接触式传递。

7. 医疗废物的处理

各类穿刺针用后不可故意弯曲、折断、分离注射器针头。严禁针头回套针帽、徒手分离和二次分拣使用后的注射器和针头。使用后的各类穿刺针应放入防刺破且防渗漏的锐器桶中，尺寸以能容纳各种锐器为宜并加盖管理。锐器桶若有发生穿透或渗漏可能，应放入第二层密闭、防穿刺、防渗漏的容器中。

（二）皮肤压力性损伤的防护

医疗器械相关压力性损伤是指由于使用用于诊断或治疗的医疗器械而导致的压力性损伤。新冠肺炎疫情期间，护理人员长时间佩戴医用防护口罩、护目镜、防护面罩，加之防护服里闷热潮湿的环境，易造成鼻梁、颧骨、耳郭等骨隆突部位的压力性损伤，这不仅增加了护理人员的工作负担，也增大了被感染的风险。护理人员发生医疗器械相关压力性损伤值得关注，一线护理人员在做好防护隔离的同时，也应做好皮肤防护，预防医疗器械压力性损伤的发生。预防医疗器械相关压力性损伤的措施包括：

1. 评估现有的防护用具类型及作用，结合工作需要和持续使用时间，选择合适型号、材质、软硬度、贴合性的防护用具。尽量选择宽沿口罩，有条件的可以交替使用不同规格、类型的口罩。出现过敏现象时，寻找过敏原因并更换相关用具。

2. 正确佩戴和固定防护用具，松紧度适宜，避免多层叠加和过度受压。

3. 在保证防护效果的前提下，建议每 $2 \sim 4\,h$ 变换防护用具位置或摘除，使压力重新分配。

4. 尽量保持局部皮肤清洁，适度保湿，避免使用碱性肥皂或清洁用品，避免用力擦拭和按揉处于压力性损伤危险处的皮肤，如局部红肿部位等。

5. 使用预防性敷料：在穿戴个人隔离防护用品前，清洁局部皮肤，将含有亚油酸、亚麻酸、维生素 E 等的液体敷料喷于鼻面部等易于受压部位，轻拍至皮肤吸收进行保护。使用预防性敷料如软聚硅酮多层泡沫敷料或水胶体敷料进行保护，可根据需求裁剪为合适的形状（对于局部发红或破损的区域，裁剪范围大于发红或破损区域 $1 \sim 2\,cm$），进行无张力粘贴。去除敷料时，一手压住敷料一端，另一只手以 $0°$ 或 $180°$ 方向揭除敷料。注意避免敷料层叠过多。

6. 定期自查和评估皮肤情况：建议所有穿戴二级、三级防护装备的医护人员每日在下班解除防护装备时进行自我皮肤检查，重点检查鼻梁、面颊、颧骨、耳郭等受压部位，以便及早发现压力性损伤，及时采取相应措施。

（三）职业性皮炎的防护

职业性皮炎是指在工作环境中接触有刺激和（或）致敏作用的职业性因素所致急慢性皮肤炎症性改变，主要是由化学因素所致，机械摩擦、环境温湿度有协同作用。护理人员由于长时间穿戴防护用品，机体皮肤汗腺和皮脂腺功能旺盛，通透性增强，易吸收化学物质，加之频繁洗手，易致职业性皮炎发生，表现为皮肤发红、烧灼痛、瘙痒、皲裂、红肿、丘疹等。职业性皮炎还会对心理健康造成伤害，使其受到抑郁症、情绪障碍和睡眠紊乱等情绪上的困扰。预防职业性皮炎的措施包括：

1. 戴手套前涂抹隔离性乳霜和润肤剂。

2. 穿戴防护用品前，可将含多聚化合物的皮肤保护膜以及复合氧化锌软膏提前涂抹于长期暴露在潮湿环境中的皮肤。

3. 避免皮肤与防护服直接接触，可在防护服内穿棉质、轻薄衣裤。

4. 穿防护服前，在腋下、腹股沟、足底等部位可使用吸湿垫加强汗液的吸收。

5. 脱掉防护服用品后及时用温水和少量温和型皮肤清洁剂洗手，洗手后轻柔擦干，使用润肤剂或保湿霜涂抹双手。

6. 减少手部与清洁剂等化学试剂直接接触。

7. 选择型号合适的一次性内裤或纸尿裤，穿戴舒适，及时更换。

8. 建议所有穿戴二级、三级防护装备的医护人员每日在下班解除防护装备时进行自我检查皮肤，检查腋下、腹股沟、双手、双足，男性增加阴囊、阴茎等部位皮肤的潮湿度和浸渍情况检查，以便及时发现皮肤损伤，及早采取措施。

（四）放射线的防护

X线在穿透人体时，会对人体产生轻度危害，引起人体生物大分子及水分子的电离和激发反应，产生有害效应，无任何防护的照射就会对人体造成射线损伤。新冠肺炎期间，为及时了解新冠肺炎患者肺部情况，医生需给患者行胸片检查。对于卧床、不便活动的重症患者来说只能在病房接受检查，在防护条件有限的情况下护理人员应做好自身防护。预防放射线损伤的措施包括：

1. 拍胸片时，病房里的医护人员都要避开，尽可能远离操作现场，防止辐射。

2. 尽量避免非受检者进入操作现场，对因病情需要必须护理人员协助患者行检查时，应采取必要的防护措施，如使用铅板屏障或穿铅衣、铅围裙等防护用品。

（五）气温变化的影响

热舒适性较差是各类医用一次性防护服普遍存在的不足。由于医务人员在防疫工作中需长时间穿着医用一次性防护服，闷热潮湿的穿着体验将对医护人员的正常工作造成负面影响。穿着防护服使医务人员行动不方便，还会让他们在治疗病患的过程中汗流浃背，随之湿透的衣服又会导致湿冷。气温的变化，对医务人员来讲，是一种毅力和体力的双重挑战。气温变化时的防护措施包括：

1. 气温偏低防护措施

（1）在防护服内穿着厚薄适宜的衣裤，气温低时可着长袖偏厚的衣裤。

（2）适当使用厚衣物或电取暖器保暖。

2. 气温偏高防护措施

（1）在防护服内穿着厚薄适宜的衣裤，气温高时选择轻薄短袖衣裤。

（2）结束污染区工作后，及时更换潮湿衣裤，以免受凉。

（3）病区可根据气温情况，适当使用冷风机。

（4）护理人员因闷热出现虚脱，眩晕等不适时，应先休息，若症状未得到缓解，必须有人陪同然后按流程脱防护服，返回清洁区。

（5）护理人员大量出汗，结束污染区工作后应立即补充水分或含电解质的饮料。

## 二、防止生物性损伤

相关研究提示新型冠状病毒的传播途径除了飞沫传播和接触传播以外，还存在气溶胶传播的可能性，因此对医务人员的防护提出了更高的要求，在一线工作中需要采取全立体、全方位的防护。预防生物性损伤的措施包括：

1. 严格执行消毒隔离制度，遵守标准预防原则。

2. 严格按照疫情防护标准，根据不同暴露风险级别进行相应防护。

3. 接触患者的血液、体液、分泌物、排泄物操作要点：

（1）能生活自理的患者到卫生间进行大小便，排入污水处理系统，冲马桶时盖上盖子，污水处理系统按国家相关规定处理后统一排放。

（2）不能自由活动，需使用便盆进行大小便的患者，在便盆上套双层黄色包装袋后排泄物扎紧封口，按照医疗废物处理。

（3）可能接触患者血液、体液、分泌物、排泄物操作时可在手套外加戴一层 PE 手套或橡胶手套，操作完毕后脱手套，使用快速手消液进行手卫生。

## 三、防止化学性损伤

疫情期间，医务工作者长期接触高浓度消毒剂，持续刺激皮肤、黏膜，会导致呼吸道损伤，降低机体免疫力，对机体造成一定程度的损伤。预防化学性损伤的措施包括：

1. 加强防范意识，接触刺激性化学消毒剂时应做好防护措施。

2. 刺激性强、具挥发性的消毒剂应放置在阴凉通风处，以防局部浓度过高。

3. 含氯消毒剂易受光、热和潮湿的影响，丧失其有效成分，因此应现用现配，盛装消毒剂的容器应加盖保存。

4. 按标准准确配置消毒剂浓度。消毒剂浓度并非越高消毒效果越好，大部分消毒剂在高浓度时是有腐蚀性的，对环境、物品、皮肤、黏膜等都具有损伤性。

5. 喷洒消毒剂与使用腐蚀性大的消毒剂时应佩戴防护用品。

6. 使用消毒剂消毒后及时开窗通风，降低空气中消毒液浓度。

7. 化学消毒剂的医疗废物应放于专用包装物或密闭容器内按医疗废物处理。

## 四、防止心理性损伤

医务人员奋战在抗击疫情第一线，面临着常人无法想象的挑战：担心自己随时会受到病毒感染，还要不顾家人的担心专心救治病患，要耐心安慰和开导患者及家属，还常因患者的病情加重、死亡而自责，身边战友被病毒感染却无能为力。医务人员面临着前所未有的压力和挑战，容易出现多种负性情绪，详细的心理防护与调适方法见本章第五节相关内容，这里仅简单介绍基本原则：

1. 医务人员应定期进行自我心理检测，要及时排解自己的负面情绪，学会接纳自己出现的负面情绪，学会自身调适，采取积极的方式应对。

2. 保持合理的工作时间，坚持必要的休息和放松，不要过度疲劳。采取适当的运动与体育锻炼。

3. 激活自己的社会支持系统，在工作之余可与家人、朋友、同事、领导互动，倾诉烦恼获得支持。

4. 建立相互信赖的医患关系，遇到患者不理解、不配合治疗时，医务人员可采用共情、反应性倾听方式与患者沟通，评估患者的心理状态。不要将患者的不满看作是对自己的不满，不要以此来责备自己，否定自己，增加心理压力。

5. 寻求专业帮助，根据医务人员的专业素养，如果感觉自己已不能实现自我调节，要尽快休息，必要时求助于专业心理人员获得心理防护技巧以及专业建议。

## 五、医务人员健康监测

新冠肺炎疫情蔓延全球，大量医务人员感染的问题引起社会关注。疫情中只有医务人员自身做好防控，保持身体健康，才能救治保护更多的人，医务人员的安危直接关系到疫情防控的成效。落实医务人员健康监测措施至关重要。医务人员健康监测措施包括：

1. 每天 2 次测量体温，并及时上报。

2. 监测是否有头痛、乏力、咽痛、咳嗽等新型冠状病毒感染的早期症状。

3. 监测是否有面部、手部皮肤损伤以及腹泻等其他可能易导致感染的情况。

4. 有不适症状时，一定要及时休息，切勿带病进病房，切勿带病坚持工作。

5. 对于有临床症状、有可能感染的医务人员，要立即进行病原学检测。

6. 医务人员在疫情防控中如发生疑似感染，医疗机构要立即按照新冠肺炎相关诊疗规范，对疑似感染的医务人员进行隔离。

7. 对于感染的医务人员要及时开展有关检验检查，组织专家组对病情进行评估会诊，明确诊断并制定具体救治方案。

（王　霞）

## 第四节　新冠肺炎职业暴露处理

职业暴露又称职业接触，指劳动者在职业活动中，眼、口、鼻及其他黏膜、破损皮肤或非胃肠道途径接触含有病原体的血液、体液或其他有潜在传染性物质的过程。医务人员职业暴露是指医务工作者在从事诊疗活动过程中，接触有毒有害物质或传染病病原体从而损害健康或危及生命的一类职业暴露。包括感染性、放射性、化学性职业暴露。

医院感染控制应严格执行标准预防，医务人员按照标准预防原则，根据医疗操作可能传播的风险，做好个人防护、手卫生、病区管理、环境通风、物体表面的清洁消毒和医疗废弃物管理等医院感染控制工作，尽最大可能避免医院感染发生。其次医务人员更应做好个人防护，严格按照穿脱流程进行个人穿脱防护装备，保证诊疗工作安全顺利进行。参与新冠肺炎临床救治的一线医务人员发生感染性职业暴露，应依据感染性疾病职业暴露法律规范与指南要求，对医务人员职业暴露风险与防控措施有效性进行系统评估，科学合理防护，采取有效的补救措施。

## 一、防护暴露

发生职业暴露后，当事人应在医院感染管理部门的督导下迅速撤离污染区，进入指定的隔离房间，按照要求进行补救措施，并报告医院感染管理部门。除完整皮肤暴露外，其余情况暴露者应单间隔离观察 14 天，如有症状及时上报相关部门。

皮肤暴露：被大量肉眼可见的患者体液、血液、分泌物或排泄物等污物直接污染皮肤；

黏膜暴露：被肉眼可见的患者体液、血液、分泌物或排泄物等污物直接污染黏膜（如眼睛、呼吸道）；

呼吸道暴露：在未戴口罩的确诊患者 1 m 范围内口罩脱落，暴露口或鼻。

（一）防护暴露的种类或表现

1. 防护服破损

（1）应评估防护服破损的程度，有无潮湿、有无污物、有无皮肤暴露。

（2）如破损处没有污物，用干净的纱布覆盖破损处，当事人在感控人员的督导下即刻离开污染区。若疑似破损处有污物应用干净且吸水性好的纸巾或纱布去除后撤离。

（3）严格按照脱防护用品的顺序撤出污染区，进入指定的隔离房间。

（4）暴露的皮肤用 0.5% 碘伏或 75% 乙醇擦拭消毒 3 min 以上，更换刷手服、防护服。

2. 口罩破损或脱卸

（1）评估口罩脱卸破损程度，确定是内层口罩/外层口罩，有无皮肤暴露/呼吸道直接暴露。

（2）严格执行手卫生。

（3）外层口罩脱卸破损，同伴执行手卫生后佩戴无菌手套，协助佩戴清洁口罩。

（4）内层口罩脱卸破损，严格按照脱防护用品的顺序撤出污染区，进入指定的隔离房间。严格执行手卫生后，用大量生理盐水或 0.05% 碘伏漱口，用 75% 乙醇棉签擦拭鼻腔。

3. 护目镜滑脱

（1）评估护目镜脱落程度，有无眼睛黏膜暴露。

（2）严格执行手卫生。

（3）严格按照脱防护用品的顺序撤出污染区，进入指定的缓冲区，脱面屏、隔离衣、鞋套、外层手套。

（4）眼睛黏膜没有暴露，手卫生后更换护目镜。

（5）眼睛黏膜有暴露，用大量生理盐水或 0.05% 碘伏冲洗消毒眼结膜。

4. 手套破损或脱卸

（1）评估手套破损程度，有无皮肤暴露。

（2）外层手套破损，按照脱防护用品的要求摘除外层破损手套，严格执行手卫生后，重新佩戴手套。

（3）多层手套破损，严格按照脱防护用品的顺序撤出污染区，进入指定的隔离房间，手卫生后重新穿戴防护用具。

（4）暴露的皮肤用 0.5% 碘伏或 75% 乙醇擦拭消毒 3 min 以上，流动水冲洗干净。

（二）发生职业防护暴露的应急流程

详见图 3-47。

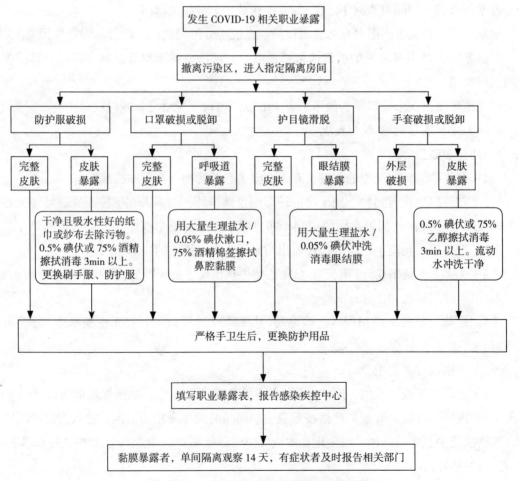

图 3-47　发生职业防护暴露的应急流程

## 二、针刺伤

1. 针刺伤定义

针刺伤是指由注射针头、缝合针、各种穿刺针等医疗锐器导致的皮肤损伤。

2. 针刺伤发生环节

注射过程、锐器处理过程、回套针帽、拔除注射针、静脉导管管理过程、采血、整理用过的针头等为针刺伤发生的主要环节；我国调研结果显示回套针帽、拔除注射针、整理用过的针头、采血等为发生针刺伤最常见环节。

3. 在新冠肺炎病房发生针刺伤的处理流程（图 3-48）

（1）立即摘掉最外层手套进行更换，并通知感控人员，在感控人员的监督协助下，按照"脱防护用品流程"迅速离开病房。受伤的部位尽量不要在污染区挤压，避免污染。

（2）进入指定的隔离房间，挤压伤口（伤口旁端，手指两侧，从近心端向远心端挤压，边挤压边用流动水冲洗至不出血）。

（3）用肥皂＋流动水反复冲洗（黏膜被污染时，用生理盐水反复冲洗）。

（4）0.5% 碘伏或 75% 乙醇消毒伤口，并进行包扎。

（5）即刻上报院感疾控中心负责人。当事人在 24 h 内填报针刺伤发生报告登记。

（6）针对每例针刺伤发生后的血源性检测结果，采取标准的针刺伤预防措施。遵循《中华人民共和国国家职业卫生标准》中关于血源性疾病职业接触防护要求，定期进行相关血清学检测，并根据实际情况进行疫苗接种。疑似被新冠肺炎患者的血液或体液污染时，应自行隔离 14 天，必要时做核酸检测。

（7）分析针刺伤原因，规避潜在危险，改进工作流程；由于设备或工具等原因造成的针刺伤，及时向相关部门反馈，减少或避免再次发生伤害。

## 三、血源性病原体职业接触

1. 血源性病原体

存在于血液和某些体液中能引起人体疾病的病原微生物，例如乙型肝炎病毒（HBV）、丙型肝炎病毒（HCV）和艾滋病病毒（HIV）等；职业接触：劳动者在从事职业活动中，通过眼、口、鼻及其他黏膜、破损皮肤或非胃肠道接触含血源性病原体的；非胃肠道接触：劳动者在职业活动中，通过针刺、咬伤、擦伤和割伤等途径穿透皮肤或黏膜屏障接触血源性病原体的状态。

2. 接触后的应急处理

发生血源性病原体意外职业接触后应立即进行局部处理，包括：

（1）用肥皂液和流动水清洗被污染的皮肤，用生理盐水冲洗被污染的黏膜。

（2）如有伤口，应当由近心端向远心端轻轻挤压，避免挤压伤口局部，尽可能挤出损伤处的血液，再用肥皂水和流动水进行冲洗。

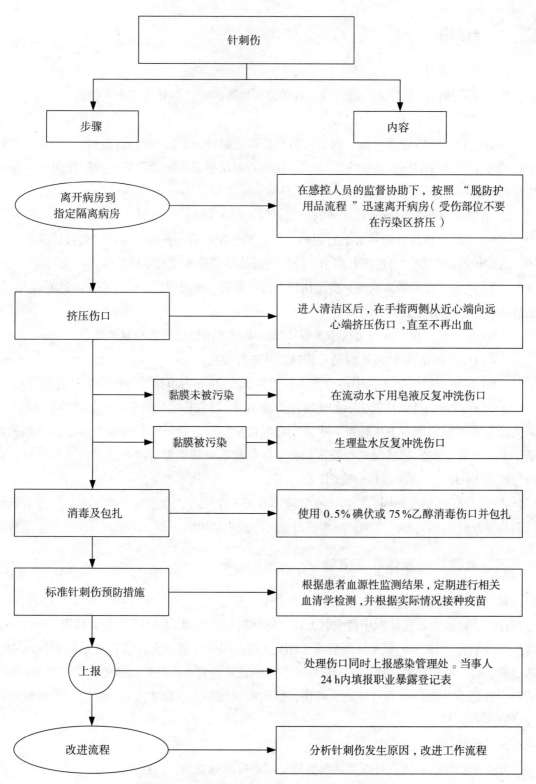

**图 3-48　新冠肺炎病房发生针刺伤的处理流程**

（3）受伤部位的伤口冲洗后，应当用消毒液，如 75% 乙醇溶液或者 0.5% 聚维酮碘溶液进行消毒，并包扎伤口；被接触的黏膜应当反复用生理盐水冲洗干净。

（4）发生职业暴露后，尽快落实紧急措施，并在 30 min 内向科室负责人报告，在 2 h 内上报医院感染管理部门，暴露源为 HIV 阳性或疑似患者，应当在暴露发生后 1 h 内上报。

（5）向上级部门报告的内容包括：损伤时间、地点、被何物损伤、伤口多大多深、现场处理措施、医疗处理措施、处理记录用药记录。

（6）进行职业暴露后登记，要求当事人立即向科室负责人报告，并填写职业暴露登记表，一式三份（所在科室、院感疾控中心、医务科或护理部）。

（7）检验科接到相应项目检验单后进行检验，迅速报告检验结果，并注意保存样本资料。

3．评价源患者

（1）根据现有信息评估被传染的风险，包括源患者的液体类型（例如血液、可见体液、其他潜在的传染性液体或组织和浓缩的病毒）和职业接触类型（即经皮伤害、经黏膜或破损皮肤）。

（2）对已知源患者进行乙肝病毒表面抗原、丙肝病毒抗体和艾滋病病毒检测。

（3）对于未知源患者，要评估接触者被 HBV、HCV 或 HIV 感染的风险。

（4）不应检测被废弃的针具或注射器的病毒污染情况。

4．评价接触者

通过乙肝疫苗接种史和接种效果评估接触者乙肝病毒感染的免疫状况，采取接触后预防措施。

5．采取接触后预防措施

（1）乙型肝炎病毒接触后预防措施与接种疫苗的状态紧密相关：未接种疫苗者，应采取注射乙肝免球蛋白和接种乙肝疫苗的措施；以前接种过疫苗，已知有保护性抗体者，无须处理；以前接种过疫苗，已知没有保护性抗体者，应采取注射乙肝免疫球蛋白和接种乙肝疫苗的措施。在当天、第 3 周、第 6 周随访。

（2）丙型肝炎病毒：不推荐采用接触后预防措施。在当天、第 1 个月、第 3 个月和第 6 个月随访。

（3）艾滋病病毒：尽快采取接触后预防措施，预防性用药应当在发生艾滋病病毒职业接触后 4 h 内实施，最迟不得超过 24 h。但即使超过 24 h，也应实施预防性用药。对所有不知是否怀孕的育龄妇女进行妊娠检测。育龄妇女在预防性用药期间，应避免或终止妊娠，预防用药。在当天、第 4 周、第 8 周、第 12 周和第 6 个月随访。

6．记录整个过程，分析原因并提出改进措施。

## 四、高效消毒剂职业暴露

在新冠肺炎防疫中必然会使用大量高效消毒剂。高效消毒剂指的是可以杀灭各种微生物（包括细菌芽孢）的消毒剂，包括含氯消毒剂、过氧化物消毒剂、醛类消毒剂、环氧乙烷等。目前使用较广泛的高效消毒剂主要有含氯消毒剂（如三氯异氰尿酸消毒片、84消毒液、漂白粉、次氯酸钠、液氯等）和过氧化物消毒剂（如过氧乙酸、双氧水等）两大类。高效消毒剂为氧化性消毒剂，亦称高氧化还原电位消毒剂，具有广谱和高效杀灭微生物的作用。它自中国2003年非典型性肺炎疫情以来使用广泛，使用时需注意其对皮肤、呼吸道、眼睛等黏膜组织的氧化性、腐蚀性、刺激性、致过敏性远大于碘伏、苯扎溴铵、氯己定等常规医用皮肤、黏膜消毒剂。高效消毒剂应在规定的适用范围内使用。针对相关职业暴露，主要应根据消毒剂的特点进行物理防护，化学防护的重点主要是在皮肤、黏膜、呼吸道表面中和、拮抗。

1. 对职业暴露的预防，首先应该采用物理预防手段，正确配制规范浓度的消毒液，优化操作流程，减少人员在挥发性氯气环境中的暴露时间。配置消毒液的容器应有遮盖，以减少挥发。残余消毒液应经管道排出并加以稀释，同时配备通风设备。消毒作业人员应佩戴密封护目镜，穿戴手套、橡胶靴、帽子、防护服，并佩戴有过滤酸性气体功能的呼吸道护具。

2. 对于成分为钢铁、不锈钢、铜类的金属制品以及带有电器的设备，可以采用喷涂油漆的方法加以保护。

3. 环境保护，剩余的少量戊二醛等消毒液应按照有关规定丢弃，如无丢弃限制，应把剩余消毒液用至少两倍量的冷水稀释后排入污水管道，排放过程中要充分通风。

## 五、新冠肺炎疫情下护理人员职业暴露的管理

（一）职业暴露的规范管理

1. 在医院感染管理部门的督导下，各科室应配备感染监控人员，定期督查医务人员日常职业暴露预防落实情况，分析职业暴露统计数据及发生原因。

2. 制定职业安全防护制度，建立完善的职业暴露报告登记制度及处理流程，严格按规范程序开展各种操作，配备安全防护用品。

3. 定期组织职业暴露相关知识培训，尤其要加强低年资医务人员的教育培训，提高其自我保护能力及意识，减少职业暴露机会。

4. 合理排班，降低医务人员工作压力，并定期检查工作环境中存在的安全隐患，以免造成不必要的伤害。

（二）职业暴露的原因分析

1. 生物性暴露发生原因可能是培训不到位，护士个人防护用具佩戴方法掌握不良，导致护镜佩戴不规范，工作中滑落。感染疾控中心的高资历护士对护士进行防护用具佩戴方法培训期间要求护士反复练习直至护目镜不滑落，有利于降低护士生物性职业暴露风险。

2. 针刺伤发生原因可能是护士佩戴双层手套后操作不灵活，长时间佩戴护目镜出现的水雾导致护士视线受阻。护士应通过专业知识的加强，在护目镜上涂抹碘伏或防雾剂，选

择合适的手套降低针刺伤发生风险。

3. 护士社会心理暴露原因可能为疫情防控期间，一线护士的职业角色与多种生活角色发生冲突，如新冠肺炎确诊患者和疑似患者人数增加及家人不理解等均可造成护士心理压力超负荷及护士焦虑心理。护士心理问题应得到重视，紧张、焦虑情绪通过积极的心理干预得以纾解，不良信息对其的影响减小，社会心理暴露风险下降。

（三）职业暴露的预防

科学开展院内感染防控。坚持科学合理开展感染防控，避免防控不足和防控过度。医疗机构要加强感染防控队伍建设，对重点部门、重点环节、重点人群以及防控的基础设施、基本流程进行逐一梳理，摸排风险，改进不足。严格落实医疗机构分区管理要求，避免交叉感染。

1. 制订、实施职业防护的安全操作和防护指南，建立职业暴露登记及上报制度。

2. 落实好各项防止职业暴露的安全操作和个人防护措施，加强职业防护的安全意识。规范医务人员操作行为。

3. 加强医务人员相关知识和技能的培训，提高自身防护能力和预警能力，并保持正确的态度，不恐慌，正确采取补救措施。

4. 应提前准备指定隔离缓冲房间，并备齐防护和补救物资，保证物品的完整有效性。

5. 医护人员操作前应备齐用物，锐器桶。操作空间应足够宽敞，各类有创穿刺操作的视野环境应保持光线充足、明亮、舒适，不遮挡操作者视野。

6. 高风险操作前应保证防护装备完善得当。全员实行标准预防措施，在此基础上，根据操作风险等级实施额外防护。

7. 宜选择带自动激活装置的安全型针具，宜使用无针输液接头，建议使用带有保护套的针头、安全型采血针、带有尖峰保护器等安全装置的静脉输液器及有自动回缩功能的注射器等。

8. 可利用远程 MDT 会诊，利用移动查房设备减少医务人员不必要的暴露风险，降低工作强度，节约防护物资。

（四）职业暴露的持续质量改进

针对职业暴露，了解医务人员职业暴露基本情况，分析发生原因，制定职业暴露防控方案，并实施持续质量改进，对比持续质量改进实施前、后医务人员对职业暴露认知度和防控行为监测指标（职业暴露认知度、职业暴露后正确处理、标准预防执行、正确消毒环境、手卫生）和医务人员安全满意度。实施持续质量改进可提高医务人员对职业暴露感染防控意识。

（富菊萍）

# 第五节　心理防护与调适

新冠肺炎疫情下一线医护人员所承受的不仅仅是工作压力，还有巨大的心理压力。2020年1月27日，国家卫生健康委员会印发了《新冠肺炎疫情紧急心理危机干预指导原则》，将一线医务人员列为重点干预的第一级人群。

因此，对一线医护人员加强心理危机干预和心理疏导势在必行，力争做到心理问题早发现、早干预、早疏导，既能有效保障医务人员的身心健康，预防心理创伤，也能让他们以轻松自信的心态抗击疫情，同时还能将这种正性情绪传导给周围的同事或患者，有助于共同打赢这场没有硝烟但又残酷危险的全民战争。

## 一、心理健康的定义

心理健康（mental health）是指人们在适应环境过程中的心理体验与行为模式的状态和水平。心理健康有狭义和广义之分。狭义的心理健康是指不具有某种心理疾病或病态心理，广义的心理健康是指一个人具有良好的心理品质和健全的人格，具体来说指个人心理发展健全、具有正常的智力、健全的人格和良好的社会适应能力和稳定的情绪。

## 二、心理防护

### （一）一线医护人员常见的心理问题

2003年暴发的严重急性呼吸综合征（severe acute respiratory syndrome，SARS）及2012年暴发的中东呼吸综合征（middle east respiratory syndrome，MERS）的相关研究显示，疫情暴发早期，人们容易出现抑郁、焦虑、惊恐发作、谵妄甚至自杀，对心理的影响甚至可能持续数年，幸存者的生活质量也会受到影响。医护人员，尤其是奋战在一线的医护人员，面对高感染风险，更容易出现、抑郁、焦虑、恐惧、沮丧等创伤后应激障碍（post-traumatic stress disorder，PTSD）相关症状。

1. 担心恐惧

个体感受到危险情境的强烈程度受个人对危险程度认知的影响。无论是在门诊还是在住院病房工作的一线医护人员，确实都存在感染的风险，属于高危易感人群。此次新型冠状病毒具有传播途径复杂、潜伏期较长、传染性强、致死率较高、防控难度大等特点，另外当前医护人员对该病原体的认识存在不足以及对其传播规律缺乏掌握，这些因素都会影响医护人员对当前疫情的不合理认知，尤其是疫情前期防护物资欠缺和工作场所防护条件有限时，这种问题更为突出，医护人员容易产生担心和恐惧情绪。

2. 过劳枯竭

面对突如其来的疫情，一线医护人员长时间参与高强度、高应激的工作，休息严重不足，甚至为了节约使用隔离衣而不敢吃饭喝水和上厕所。在巨大的应激和工作压力下，很多人可能已经濒临体力和心理的极限，容易产生过劳枯竭，感到精疲力竭、情绪低落或情感淡漠，宣泄不满情绪，产生无力和无助感等。

3．紧张焦虑

由于呼吸科和感染科医生缺乏，很多内科甚至外科医生也支援到一线抗击疫情。由于他们不太熟悉隔离病房环境及某些仪器设备的使用，加之新冠肺炎尚未找到特效药物和其他有效治疗方法，在病房或门诊遇到难治患者或危重患者时，会产生紧张焦虑感甚至手足无措。

4．委屈无助

由于疫情发展迅猛，发热患者太多，病床不能满足需求，只能安排居家隔离观察，当门诊医护人员遇到症状比较严重而无法住院的患者，或者患者对医院发泄不满时，医护人员容易产生委屈和无助的情绪。

5．挫败自责

一线医护人员面对患者治疗无效或者病情不断加重时，会感到内疚；当看到患者去世和家属悲痛时，会感到悲伤；当疫情发展迅猛，大量新的患者不断涌现，甚至眼看着身边的战友被病毒感染却无能为力时，觉得原本自己可以做得更好更多，但现在却帮不了他们，从而产生自责和无助，严重者甚至会对职业和自我的价值产生怀疑和否定。

6．激动亢奋

当外地援助医护人员到达疫区接替轮岗医护人员，或首次进入发热门诊或隔离病房时，由于看到大量患者需要救治，容易产生应激反应，激动亢奋，不能正常休息。

7．压抑愤怒

在疫情下的医疗救治过程中，患者或家属可能会因为暂时无法得到救助或对诊疗不满意而产生负面情绪，离他们最近的医护人员最容易受到影响，最容易成为这种不良情绪的宣泄对象。虽然这只是少数现象，但对冒着生命危险辛苦救治患者的医务人员的心理影响极大，难免会让他们产生委屈、愤怒和失望的情绪。压抑的情绪不能释放，就可能在某些情况下突然爆发和宣泄。

（二）一线医护人员常见的精神问题

1．急性应激反应

疫情高峰时期最易出现，平时正常的个体突然遇到应激事件或环境突然发生变化，可以表现为焦虑状态、抑郁状态或恐惧状态，往往伴有定向问题、身体不适和睡眠问题等。

2．急性应激障碍

这种应激障碍是在急剧、严重的精神打击下，在受刺激后立即（1 h之内）发病。表现为盲目、精神抑制、木僵、恐惧和精神运动兴奋。当应激源被解除，症状短暂，预后良好。突如其来的疫情会让部分医护人员警觉性增高，可以表现为过度防护，如反复洗手和消毒等。这种情况会随着疫情形势的逐渐转好而消除。

3．创伤后应激障碍

个体在亲历、目击或面临一件对自己和他人具有死亡威胁及严重伤害的创伤事件后的数天甚至数月后才出现，病程可长达数年。症状表现为分离、再历（闪回）、回避和过度警觉。疫情期间医护人员将所有的精力和能量集中在抢救患者上，没有时间考虑和顾及自己的情绪和体验，他们往往会把所有的难受、痛苦以及躯体的反应压抑到很深的潜意识中去。当疫情进入消退期后，放松下来的医护人员更可能体会到此前潜在的心理创伤而罹患创伤后应激障碍。黄继峥等对新冠肺炎疫情中某定点收治医院 246 名临床一线医护人员的心理健康状况调查后发现，PTSD 的发生率为 27.39%，略高于张克让等调查的 SARS 疫情中一线医护人员（25.8%）。其中女性医护人员的应激障碍评分高于男性，认为可能是治疗、护理等操作均由护士完成，在隔离病区持续上班时间更长，与患者接触更密切等原因所致。

（三）一线医护人员常见的心理和生理反应

当医护人员产生以上一系列心理变化时，势必会影响到身心健康，从而出现一些生理、情绪、认知及行为上的症状。

1. 生理反应

（1）休息严重不足，疲劳感明显，休息后也不能缓解。

（2）睡眠障碍：疫情早期或者刚刚到达疫区时，很多医务人员出现了睡眠波动的情况，具体表现为夜晚入睡困难、入睡后多梦、早醒等。

（3）消化功能衰退：无食欲，食量减少，恶心，呕吐。

（4）疼痛：由于高强度超负荷工作导致的肌肉疼痛。

（5）自主神经功能紊乱：头晕、头痛、心悸、呼吸不畅、气短、月经紊乱等。

2. 情绪反应

（1）由于持续高强度工作及近距离接触患者，出现恐惧、烦躁、委屈、压抑或过度敏感等不良情绪，还会出现悲伤沮丧、情绪低落等抑郁情绪，甚至出现冲动行为。

（2）担心害怕，缺乏安全感，为自己和家人担心，对疫情产生消极认识，悲观失望甚至绝望。

（3）容易烦躁、情绪不稳定、易生气发火。身处疫情暴发期，压抑的情绪难以释放，就可能在某些情况下突然爆发。

（4）丧失信心，自责，甚至产生绝望感。觉得自己帮不了他们，而怀疑自己的职业选择，无价值感；觉得自己本可以做得更好更多，而产生罪恶感，怀疑自己是否已经尽力。

（5）感觉精力枯竭且缺乏积极性。疫情暴发期间，医护人员紧缺，很难做到轮班休息，甚至为了节约使用隔离衣而长时间不吃饭、不喝水、不上厕所，容易感到精疲力竭。

3. 认知反应

（1）持续处于过度紧张和疲劳状态时，出现注意力不集中、记忆力减退、反应迟钝、判断及理解能力下降、自我评价降低、缺乏自信、决策困难、优柔寡断、沉浸于疫情无法自拔等。

（2）面对疫情的持续发展以及患者死亡病例的增加，出现挫败感和无助感，产生自责，自信心降低。

（3）面对同事感染或离世而产生"幸存者内疚"（survivor guilt）。

4．行为反应

（1）因过度紧张可能出现警惕性增高，并可有惊跳反应。

（2）高负荷高强度工作导致不愿说话，与人交往的主动性降低，容易抱怨。

（3）不良行为：采取吸烟、饮酒来缓解压力等。

（四）一线医护人员心理健康状态的基本评估

心理评估的主要目的是及时了解个体的心理状况，判断其是否有现存或潜在的心理健康问题，从而实现早期预防、早期发现和早期干预。

在面临压力时，不同人的表现和应对迥异，但仍然有迹可循。除了可能会出现长期失眠、持续情绪低落、无法适应新环境等一些生理、情绪、认知及行为方面的症状外，临床上还可以应用心理量表和筛查问卷等专业工具对目标人群进行测评，有效甄别普通人群和重点人群，以便对普通人群开展心理危机管理，对重点人群开展心理危机援助。

一线医护人员如果出现失眠、心理困扰、焦虑或抑郁等不适，为及时了解他们的心理需求和心理困惑，识别心理高危人群，可有针对性地应用心理健康自评问卷（SRQ-20）（表3-2）和职业倦怠量表（MBI-GS）（表3-3）等评价工具来快速评估心理健康状况，同时还能够动态评估干预的效果。

**表 3-2　心理健康自评量表（SRQ-20）**

以下问题与某些痛苦和问题有关，在过去 30 天内可能困扰您。如果您觉得问题适合您的情况，并在过去 30 天内存在，请回答"是"。另一方面，如果问题不适合您的情况或在过去 30 天内不存在，请回答"否"。在回答问卷时请不要与任何人讨论，如您不能确定该如何回答问题，请尽量给出您认为的最恰当回答。

| | | |
|---|---|---|
| 您是否经常头痛？ | 是（　　） | 否（　　） |
| 您是否食欲差？ | 是（　　） | 否（　　） |
| 您是否睡眠差？ | 是（　　） | 否（　　） |
| 您是否易受惊吓？ | 是（　　） | 否（　　） |
| 您是否手抖？ | 是（　　） | 否（　　） |
| 您是否感觉不安、紧张或担忧？ | 是（　　） | 否（　　） |
| 您是否消化不良？ | 是（　　） | 否（　　） |
| 您是否思维不清晰？ | 是（　　） | 否（　　） |
| 您是否感觉不快乐？ | 是（　　） | 否（　　） |
| 您是否比原来哭得多？ | 是（　　） | 否（　　） |
| 您是否发现很难从日常活动中得到乐趣？ | 是（　　） | 否（　　） |
| 您是否发现自己很难做决定？ | 是（　　） | 否（　　） |
| 日常工作学习是否令您感到痛苦？ | 是（　　） | 否（　　） |
| 您在生活中是否不能起到应起的作用？ | 是（　　） | 否（　　） |

| | | |
|---|---|---|
| 您是否丧失了对事物的兴趣？ | 是（　　） | 否（　　） |
| 您是否感到自己是个无价值的人？ | 是（　　） | 否（　　） |
| 您头脑中是否出现过结束自己生命的想法？ | 是（　　） | 否（　　） |
| 您是否什么时候都感到累？ | 是（　　） | 否（　　） |
| 您是否感到胃部不适？ | 是（　　） | 否（　　） |
| 您是否容易疲劳？ | 是（　　） | 否（　　） |

问卷共 20 题，"是"表示在过去的 1 个月内存在症状，计 1 分；"否"表示症状不存在，计 0 分。总分超过 7 分表明存在情感痛苦，建议进行自我调适，如果无法缓解请寻求专业帮助。

### 表 3-3　职业倦怠量表（MBI-GS）

该量表用于评估职业倦怠的程度，每个条目按 0 ~ 6 进行七级评分，包括：①情绪衰竭：1 ~ 5 题；②去个性化（玩世不恭）：6 ~ 9 题；③低成就感（反向计分）：10 ~ 15 题，共三个维度。每个维度的维度分 = 维度总分 / 项目数，中间分数为 3，3 分以下表示程度较轻，3 ~ 5 分表示程度较重，5 分以上表示程度严重。

下面列出一些问题，以了解您在实际工作中某些想法、感觉出现的频率。请您按照自己的真实情况，选择符合您的选项，在上面打"√"。

| 内容 | 从来没有 | 几乎没有 | 很少出现 | 有时出现 | 有点频繁 | 比较频繁 | 非常频繁 |
|---|---|---|---|---|---|---|---|
| 1. 工作让我感觉身心疲惫 | 0 | 1 | 2 | 3 | 4 | 5 | 6 |
| 2. 一天的工作结束后，我会感觉筋疲力尽 | 0 | 1 | 2 | 3 | 4 | 5 | 6 |
| 3. 想到要开始新的一天的工作，我就会有一种疲惫感 | 0 | 1 | 2 | 3 | 4 | 5 | 6 |
| 4. 工作真的是一件非常累的事情 | 0 | 1 | 2 | 3 | 4 | 5 | 6 |
| 5. 工作让我有快崩溃的感觉 | 0 | 1 | 2 | 3 | 4 | 5 | 6 |
| 6. 自从开始干这份工作，我对工作越来越不感兴趣 | 0 | 1 | 2 | 3 | 4 | 5 | 6 |
| 7. 我对工作不像以前那么热心了 | 0 | 1 | 2 | 3 | 4 | 5 | 6 |
| 8. 我怀疑自己所做的工作的意义 | 0 | 1 | 2 | 3 | 4 | 5 | 6 |
| 9. 我对自己所做的工作是否有贡献越来越不关心 | 0 | 1 | 2 | 3 | 4 | 5 | 6 |
| 10. 我能有效地解决我工作中出现的问题 | 6 | 5 | 4 | 3 | 2 | 1 | 0 |
| 11. 我觉得我在为单位作贡献 | 6 | 5 | 4 | 3 | 2 | 1 | 0 |
| 12. 我认为自己擅长自己的工作 | 6 | 5 | 4 | 3 | 2 | 1 | 0 |
| 13. 当完成工作上的一些事情时，我感到非常高兴 | 6 | 5 | 4 | 3 | 2 | 1 | 0 |
| 14. 我感到我完成了很多有价值的工作 | 6 | 5 | 4 | 3 | 2 | 1 | 0 |
| 15. 我自信自己能有效地完成各项工作 | 6 | 5 | 4 | 3 | 2 | 1 | 0 |

SRQ-20 是世界卫生组织（WHO）发布的简易快速筛查工具，在全球相应地区被翻译为十多种语言使用。该问卷被《灾难心理危机干预培训手册》收录，作为评估受灾群众心

理健康状况的专业工具。

心理量表能为临床诊疗活动提供量化的评估工具，能对心理状态以及心理问题的严重程度进行初步评价。但需要注意的是，心理测验本身存在着一定的局限性，量表的单一性和重复性是心理测验的最大缺陷，有偏向化的心理测量也存在着信效度方面的不足。因此，对于心理诊断的过程而言，在进行心理测验的同时，还应与研究对象进行适当的访谈了解其心理需求，并从访谈和观察过程中得出一些信息，实现诊断性的评价和综合性的处理。

### 三、心理调适

（一）心理调适的定义

心理调适（mental adjustment）即"心理调节"，是指用心理技巧改变个体心理活动绝对强度，减低或加强心理力量，改变心理状态性质的过程。

面对重大疫情，为了保持良好的心理及工作状态，医护人员应该接纳自身情绪反应，积极进行心理调适，管理好自己的情绪和压力。

（二）不同任务阶段的心理调适方法

1. 接受疫情一线工作任务前的预防性心理建设

对于即将进入疫情一线工作的医护人员，建议在其上岗前进行业务培训的同时，进行应激的预防性晤谈，目的是通过公开讨论内心的感受，对医护人员进行相应的支持和安慰；对资源进行动员；帮助当事人在心理上（认知上和感情上）对应激（疫情）有所准备。

2. 疫情一线的心理调适方法

（1）直面现实，合理认知。疫情已经发生，医护人员以救死扶伤为天职，有责任和义务服从组织安排，投身到疫情的防控工作中。

专业医务工作者应做到对疫情有正确认知，乐观看待疫情发展，熟练掌握防控知识。在治病救人的同时，准确及时地传递对疾病的正确认识。做到在疾病面前，不恐慌及不动摇。

（2）营造安全、放心、有保障的工作环境。加强科学管理，合理排班，让医护人员轮流承担不同应激水平的工作；限制承担高应激水平工作时间，例如直接接触危重患者。

规范工作行为，提高防护意识，充分保障防护设备和医疗设备的供应。

加强风险管理，如完善医院监控手段、对暴力事件进行风险评估、对高风险工作人员提供个人防护装备等，以保障医护人员人身安全。

实行轮休制度，安排适宜的放松和休息，保证充分的睡眠和饮食。为医护人员提供安静和便利的休息场所。

（3）建立积极的支持体系。一线医护人员尽可能做到团队作战，工作期间可以互相支持、互相鼓励、互相倾诉、互相帮助，增强团队凝聚力，发挥团队优势，共同对抗疫情。

医护人员在工作之余尽量保持与家人和外界的联络和交流，掌握家人和朋友的情况，减轻对家人和朋友的担忧，同时这种互动也能够提供情感支持和心理支持，便于及时调整心态更好地提供高效的医疗服务。

建立社区干部联系帮扶一线医护人员家庭制度，帮助解决老幼照护等实际困难，切实解决一线医务人员的后顾之忧。

建立并维持良好的人际关系，包括医护关系、医患关系、护患关系，和谐、融洽的工作氛围将有利于临床工作的健康有序开展。

（4）学会负性情绪的调节和管理。在面对如此重大的公共事件时，一线医护人员难免会产生不良情绪，包括对新冠肺炎疫情的焦虑紧张，对无法陪伴家人的惭愧内疚，对疾病发展的无助自责，对患者或家属情绪爆发时的委屈不满，对防护设施未到位时的愤怒急躁等，这些都是正常的，要学会接纳这些不良情绪。

工作之余尽量不接触有关疫情的信息，即便铺天盖地的疫情信息扑面而来时，选择关注一些积极的信息，带给自己一些正能量。

要善于寻找合适的方法宣泄不良情绪，例如可以通过纸笔来倾诉不愉快，或者进行适当的身体锻炼，必要的时候甚至可以找一个没人的地方好好哭一场，千万不要认为哭泣是懦弱的表现，流泪本身就是宣泄和放松的方式，有益于维护心理健康。

（5）适时寻求心理健康服务。当负面情绪难以控制并影响到工作状态时，如果有可能的话，建议暂时离开应激源，这将有助于情绪的快速平复，待情绪逐渐平复后可以重返工作岗位。当发现自身出现失眠、情绪低落、焦虑等症状，且症状持续2周不缓解影响工作等心理问题时，就应该寻求专业的精神心理医生进行干预或诊治。

（6）常用的心理干预技术：①安全岛技术。在内心构筑一个只属于自己的，不受任何外来人或生物打扰的地方，强调一定是只属于自己使用和支配的一个安全环境，可以是熟悉的床、一处小院、一间小屋等。借用自己的视、听、嗅、味、触等多个感觉通道去回忆那张床或那个安全的小屋。回忆的过程，就已经在感受休息和放松的感觉了。在这个过程中，我们可以在内心引导自己进行暗示："我在那个地方是特别舒服的、安全的，而且这个地方是有边界的、放松的"，去激发和唤起躯体感受，让身体充分放松休息后再重新恢复战斗。②呼吸放松法。用一个舒适的姿势平躺在床上，一只手放在腹部，另一只手放在胸部，注意先缓慢地呼气，感觉肺部有足够的空间进行深呼吸，然后用鼻子缓慢地进行吸气，直到无法再吸入为止，停留 1～2 s。再用嘴巴缓慢地把气体呼出，在呼气时心中暗示所有的烦恼压力随着污浊的废气都被呼出了，身体在慢慢地变轻松。同时用吸气时放在腹部的手感觉腹部的逐渐隆起，呼气时感觉腹部的逐渐放松，尽可能保证呼吸平缓和稳定。以上动作重复 3～5 次就可以体会到放松的效果。可以每天早晨起床前或晚上入睡前进行练习，每次练习时长 10 min 左右，还可以配合舒缓的音乐进行。

3. 后疫情时期医护人员的心理调适

（1）尽量恢复正常的生活节奏和安排松紧有度的生活内容，因为一旦睡眠和饮食出问题，就可能引发情绪问题。

（2）尽力保持镇定，允许情绪的表达和流动。亲密友好的沟通交流和倾诉倾听既能化解紧张的情绪，也能提高心理免疫力。

（3）可以通过听音乐或者进行体育锻炼等形式来转移注意力，让人紧绷的神经和身体得到舒缓，调节压力、改善情绪。

（4）加强对一线医护人员的心理干预和疏导，开展心理健康评估，强化心理援助措施，减轻医务人员心理压力，尽力避免创伤后应激障碍等心理问题可能带来的影响。例如，一线医护人员所在单位可以通过谈心谈话、关怀问候等方式，密切关注职工思想动态和情绪变化，做到心理问题早发现、早干预、早疏导。如发现一线医护人员出现言语不连贯或语速较快、缺乏耐心、不与他人交流、言语显著减少、无法控制哭泣或其他情感反应等异常表现，应立即安排其脱离工作岗位并寻求精神卫生专科人员的帮助。

## 四、结语

新冠肺炎疫情发生以来，奋战在抗击疫情最前线的医务人员承受着来自工作和心理方面的高强度压力，急需心理方面的疏导和积极情绪的应对。国家卫生健康委员会已经密切关注到医护人员这方面的心理需求，加大了对其心理援助的科普宣传力度，并积极采取一系列措施来加强医护人员心理危机干预和心理疏导，在很大程度上降低了心理健康风险，体现了对医护人员的保护和关爱。

寒冬终将过去，春天已经来临！过去的这个寒冬，众多医护人员不顾个人生命安危，纷纷加入"最美逆行者"的行列，谱写了一曲曲感人篇章。当前抗击疫情的战役已经取得了阶段性的胜利，但需要警惕的是疫情应激状态过后，一线医护人员心理问题集中暴发的风险。在国家卫生健康委员会的统一协调下，除了精神心理医生的医疗专业团队外，还有很多的社会力量（包括志愿者、心理援助热线以及心理行业协会）都已经投入疫情心理救助工作中，坚信医护人员在疫情期间以及疫情结束后的心理疏导一定会得到更好的照护和保障。

（李 磊）

## 参考文献

[1] 李春辉，黄勋，蔡虹，等.新冠肺炎疫情期间医疗机构不同区域工作岗位个人防护专家共识 [J]. 中国感染控制杂志，2020，19（3）：1-15.

[2] 中华人民共和国卫生和计划委员会.经空气传播疾病医疗机构感染预防与控制规范：WS/T511-2016[J]. 中国感染控制杂志，2017，16（5）：490-492.

[3] 吴欣娟，孙红.实用新型冠状病毒肺炎护理手册 [M]. 北京：人民卫生出版社，2020.

[4] 中华人民共和国国务院.医疗废物管理条例 [J]. 中国护理管理，2003,3（3）:30-33.

[5] 吴欣娟，孙红.实用新型冠状病毒肺炎护理手册 [M]. 北京：人民卫生出版社,2020.

[6] 翟介明，曹彬，陈荣昌.新冠肺炎防治精要 [M]. 上海：上海交大出版社，2020.

[7] 郑一宁，李映兰，吴欣娟.针刺伤防护的护理专家共识 [J]. 中华护理杂志,2018,53（12）:1434-1438.

[8] 靳英辉，蔡林，程真顺，等.新型冠状病毒（2019-nCoV）肺炎诊疗快速建议指南（标准版）专家与共识[J]. 解放军医学杂志，2020,45（1）:1-19.

[9] 郭小玲.SHEL 模式在新型冠状病毒肺炎疫情期间护士职业暴露防护中的应用 [J]. 护理研究，2020,

34（6）：943-944.

[10] 李平. 新型冠状病毒肺炎防疫中高效消毒剂的职业暴露风险和防护对策 [J]. 药学服务与研究，2020，20（1）：1-5.

[11] 孙建，徐华，顾安曼，等. 中国医务人员职业暴露与防护工作的调查分析 [J]. 中国感染控制杂志，2016, 15（9）:681-685.

[12] 刘铁榜，陈向一，苗国栋，等 . 关于 SARS 相关精神障碍诊断标准与防治的建议 [J]. 临床精神医学杂志，2003, 13（3）:188-191.

[13] MAUNDER R, HUNTER J, VINCENT L, et al. The immediate psychological and occupational impact of the 2003 SARS outbreak in a teaching hospital[J]. CMAJ, 2003,168（10）:1245-1251.

[14] BATAWI S, TARAZAN N, AL-RADDADI R, et al. Quality of life reported by survivors after hospitalization for Middle East respiratory syndrome （MERS）[J]. Health Qual Life Outcomes,2019,17（1）:101.

[15] WU P, FANG Y, GUAN Z, et al. The psychological impact of the SARS epidemic on hospital employees in China: exposure, risk perception, and altruistic acceptance of risk[J]. Can J Psychiatry, 2009,54（5）:302-311.

[16] MAUNDER R G, LANCEE W J, BALDERSON K E, et al. Long-term psychological and occupational effects of providing hospital healthcare during SARS outbreak[J]. Emerg Infect Dis, 2006,12（12）:1924-1932.

[17] SHINCHI K, MATSUNAGA H, FUKUYAMA Y. Proposal of a model of disaster medical education for practical risk management and disaster nursing: the SINCHI education model[J]. Prehosp Disaster Med, 2019,34（4）:438-441.

[18] 陆林 . 新冠肺炎疫情期间医护人员如何做好自我心理疏导 [M]. 北京：中国人口出版社，2020.

[19] 中国健康教育中心 . 新型冠状病毒肺炎心理健康指导手册 [M]. 北京：人民卫生出版社，2020.

[20] 张克让，徐勇，杨红，等 .SARS 患者、医务人员及疫区公众创伤后应激障碍的调查研究 [J]. 中国行为医学科学，2006,15（4）：358-360.

[21] 刘瑛 , 苗丹民 . 简析心理测量本身及其在应用中的问题 [J]. 医学信息，2015,（45）：248-249.

# 第2篇　综合医院管理

# 第四章 医院护理人力资源管理

## 第一节 新冠肺炎疫情下的医疗机构类型

《中华人民共和国传染病防治法》规定"县级以上人民政府应当加强和完善传染病医疗救治服务网络的建设，指定具备传染病救治条件和能力的医疗机构承担传染病救治任务，或者根据传染病救治需要设置传染病医院。"新冠肺炎疫情暴发后，因其传播速度快、感染范围广、防控难度大，迅速被国家列为乙类法定传染病，并按照甲类传染病进行管理。

面对此次重大突发的公共卫生事件，除了强有力的大规模公众防护措施外，各级政府还在辖区内统筹医疗资源，强化救治力量和收治能力，其中定点医院和发热门诊发挥了重要作用。截至 2020 年 1 月 27 日，国家卫生健康委联合腾讯健康发布的"新型冠状病毒肺炎医疗救治定点医院和发热门诊导航地图"显示，全国 363 个城市累计设有 1 512 家医疗救治定点医院和 11 594 家发热门诊，该数据还在随疫情变化随时更新。

在各类医疗机构中，护士是医疗专业技术队伍中规模最大、与患者接触最密切的群体，在此次新冠肺炎疫情防控和重症病例救治中发挥了重要作用，科学合理的人力调配无疑是完成各项疫情防控和病例救治任务的有力保障。要做好紧急状态下护理人力资源调配，必须了解不同的医疗机构在此次疫情防控中的任务定位与管理特点。

### 一、新冠肺炎医疗救治定点医院

新冠肺炎医疗救治定点医院是按照"集中资源、集中救治"原则设立的，重点做好确诊病例，尤其是危重症确诊病例的医疗救治工作。此次新冠肺炎疫情下，为确保定点医院的建设标准符合《传染病医院建设标准》，全国的定点医院一部分来源于原有的传染病专科医院，一部分来源于原有的综合医院传染病病区扩建，还有一部分是按照传染病医院标准改建的新建医院（病房）。不同地区的定点医院情况不同，医护人员的来源和管理方式也有所不同。

（一）病例高发地区医疗救治定点医院

1. 任务与定位

为使重症患者得到及时治疗，早期新冠肺炎病例高发地区从 2020 年 2 月开始，政府指定了当地多家综合医院和传染病专科医院为定点收治医院。同时，政府提供医院改建和改造的支持，并调集全国的医疗力量提供重症救治支援。

以湖北省武汉市为例，经扩建改造，全市 48 家定点收治医院可提供 > 2.3 万张新冠肺炎收治床位。截至 2020 年 2 月 20 日，全国累计派出 255 支医疗队共计 32 572 名医护人员支援武汉，其中护理人员占 60%～70%，有力地解决了当地自身救治力量严重不足的问题。

2. 管理特点

在各定点医院，当地医院与各地支援的医疗队联合开展工作。当地医院根据疫情发展情况成立了战时护理部，统筹协调护理管理和专科护理工作，实现同质化的护理与管理。各地支援医疗队在病区实施救治和管理工作时，引入部队作战的"整建制接管"模式，即援助医院派出多学科综合团队、护理团队，打包接管医院或者病区，实施全部医疗救治措施。

"整建制接管"模式的优势：①利于多学科综合治疗，为重症和复杂疾病患者提供多学科整体化治疗方案；②减少医护团队磨合时间，治疗理念相近，配合更加默契；③提高护理管理效率，充分发挥护理人员在重症监护、感染控制、物资和生活管理等方面的专业优势和管理职能；④增强责任感，支援的医疗队作为一个整体，将原单位的医疗技术、护理理念、管理方式等应用于所接管的病区，提高救治效率和治愈率。

（二）病例高发地区方舱医院

1. 任务与定位

方舱医院（mobile cabin hospital）是抽组特定相关专业的人员结构，在野战条件下，以医疗方舱、技术保障方舱、病房单元、生活保障单元及运力等为主要组成，依托成套的装备保障，完成伤员救治等任务的机构，是解放军野战机动医疗系统的一种。

以湖北省武汉市的方舱医院为例，从 2020 年 2 月 3 日开始启动建设，到 2 月 22 日，武汉共有 16 座方舱医院建成运行，来自全国支援武汉的 79 支医疗队的 8 212 名医护人员进驻，累计收治 1.2 万多人。

在新冠肺炎病例高发地区，"方舱医院"的大规模开展，是国家关键时期的关键之举。方舱医院的主要功能：①提高新冠肺炎的核酸检测量，提高检测率和确诊率；②对所有的确诊轻症患者统一集中收治隔离，给予医疗照护；③及时识别轻症进展为重症的患者，及时转诊到定点医院接受强化医疗；④切断传染源，解决新冠肺炎的社会传播和扩散问题，降低家族式聚集发病。

2. 管理特点

方舱医院的运行及管理是在国家和当地政府的协调支持下开展，临床救治则由多个省市的多家医疗队联合承担。各医疗队在管理方式上，实行分区划片管理；在临床救治和医疗照护上，实行统一标准、统一治疗要求，建立协同工作机制。

方舱医院的优势：①相比定点医院的隔离病房，方舱医院的病房为开放式，护理人员可以照护更多的患者，看护效率更高；②相比居家隔离，患者能够得到更好的医疗护理，除了口服药、肌内注射等必要的治疗，医疗队还会依托支援医院的网络医疗平台，提供疾病宣教、心理疏导等个性化护理；③确诊轻症患者的生活自理能力高，需要的医疗与专科护理较少，还可以实现患者之间的互助照护；④发挥中医特色，部分方舱医院还配备复方颗粒调剂车，根据患者实际情况，对中药方剂量个性化快速配置，医护人员还综合运用针灸、按摩、灸疗、太极、八段锦等中医特色疗法，对患者进行治疗。

（三）非病例高发地区医疗救治定点医院

1. 任务与定位

在非病例高发地区的全国其他省份，按照省级新冠肺炎医疗救治工作方案，均确定了一定数量的省级、市级、县（区）级医疗救治定点医院，其中上一级的定点医院不仅承担本辖区内患者救治任务，还接受下一级定点医院转诊的危重症患者以及发热门诊定点医疗机构转诊的确诊病例。

各级定点医院的救治任务略有不同：①省级定点医院更强调诊断、救治、防控多重任务，所以承担省级定点医院救治任务的，除了大型传染病专科医院外，还包括各省医教研防综合实力较强的三甲医院；②市级、县（区）级的定点医院一般由原来具备传染病收治能力的医院（病房）承担，收治辖区内的确诊病例，以轻症为主；③各省还根据实际情况组建了三级医疗救治专家组，专业涵盖呼吸重症、传染病、急诊、影像、临床检验、院感、重症护理等。

2. 管理特点

新冠肺炎疫情下，全国多数省份的省级定点医院由本院管理团队运行与管理。医疗救治任务超出本院负荷能力的，由省级卫生行政部门协调抽调部分其他医疗机构相关专科的医务人员支援。其中，支援人数最多的来自急危重症护理、呼吸科护理、医学影像、重症医学、呼吸与重症医学等专业。所以，除了临床重症救治，省级定点医院还需做好前来支援的不同单位、不同专业医务人员的管理。

也有个别省级定点医院是新建医院，例如北京的小汤山医院，护理管理主要由政府指定的护理管理团队负责，并从全市抽调多批次护理人员支援。护理工作的范畴除了患者救治，还包括施工建造期间病房功能、空间、设备、设施的沟通和验收。

对于市级、县（区）级的定点医院，部分省份通过协调高级别专家驻点对口医院，指导危重症救治、专科护理和医院感染控制工作，充实提升定点医院的医疗护理水平和救治力量。

## 二、发热门诊定点医疗机构

（一）发热门诊

1. 任务与定位

2003 年，在与 SARS 斗争的实践过程中，北京市政府率先提出并实施建立发热门诊（fever clinics）。SARS 疫情结束后，部分医疗机构在原有发热门诊的基础上成立"感染性疾病科"，或将发热门诊作为门诊常规保留，这成为一种疾病预防控制模式。近年来，随着甲型 H1N1 流感、人感染 H7N9 禽流感、埃博拉病毒、中东呼吸综合征等重大传染病不断发生，发热门诊的作用越发重要。通过发热门诊的"早发现、早诊断、早隔离、早治疗"，对有潜在社会公共危害的患者提前干预，是医院预防传染性疾病的第一道防线。

新冠肺炎疫情暴发后，设有发热门诊的定点医疗机构，不仅要收治疑似患者并有效控制疫情传播，更要通过规范的感染控制管理，阻断病原体在医疗机构内传播，降低感染发生风险，保障人民群众和医务人员生命健康安全。不具备确诊病例定点救治资质和能力的发热门诊定点医疗机构，经检测确诊后的疑似病例，需按照国家卫生健康委员会下发的《新型冠状病毒肺炎病例转运工作方案（试行）》，转运至定点医院集中救治。

另外，很多发热门诊定点医疗机构还同时承担着支援病例高发地区的临床救治任务，所以院内的临床护理力量面临一定的挑战。

2. 管理特点

发热门诊定点医疗机构的管理要点：①预检分诊能力建设，预检分诊是对就诊人员进行初筛、合理引导就医、及时发现传染病风险、有效利用医疗资源、提高工作效率的有效手段，医疗机构要通过完善预检分诊流程、配备专业医护力量、优化预检分诊与发热门诊的有效衔接等方式，加强门急诊预检分诊管理；②发热门诊管理，包括规范划定诊区、严格隔离留观病区（房）的管理、落实疑似病例轻症患者转移，以及加强医护、医疗辅助人员的培训管理等；③隔离病室管理，包括隔离病室的设置，疑似病例的治疗、护理与生活保障，诊疗物品和诊疗环境的院感管理等。

在发热门诊定点医疗机构中，无论是预检分诊能力建设还是发热门诊的规范管理，以及隔离病室的管理，护理人员的作用都不可忽视。护理部作为全院护理队伍的直接管理部门，在统筹人力、协调资源、专业支持、教学培训、后勤保障等方面，更是发挥了重要的领导作用。

（二）疑似病例轻症患者首诊隔离点

1. 任务与定位

首诊隔离点是医疗机构以外的其他场所，是地方政府为有效控制疫情，专门用于针对新冠肺炎轻症患者进行隔离观察的场所。2020 年 2 月 3 日，国家卫生健康委员会发布《首诊隔离点观察工作方案》，对首诊隔离点的收治对象、设置要求、物资保障与人员配备、转诊与接触隔离规定等内容，从操作层面上提供了具体指导。

2. 管理特点

国家卫生健康委员会发布的文件强调"在设有发热门诊的医疗机构周边就近选择场所作为首诊隔离点，原则上可步行前往"，并要求配备适当的急诊急救物资与医护人员。所以，原则上首诊隔离点的设置和管理，与设有发热门诊的医疗机构之间有一定联系。但是，通过各类途径，并未检索到各级政府、各级医疗机构有关设置首诊隔离点的具体做法和管理实际，且大多数发热门诊定点医疗机构内也设置有隔离病区（房），用于疑似病例确诊前的集中隔离观察，所以本书不再就首诊隔离点的相关内容进行深入探讨。

（王贞慧、孙　超）

## 第二节　新冠肺炎疫情下的医院护理人力资源管理

### 一、新冠肺炎疫情下的护理人力资源特点

当代经济学把资源分为物力、财力、信息和人力四大类，而医疗机构作为一个专业性极强的公益性服务单位，人力是最为关键与宝贵的资源，也是现代医疗机构管理中重要的环节。护理人力资源在医疗机构中占比最大，并与护理质量、护理效率、护理服务道德、护理成本消耗等密切相关。新冠肺炎疫情暴发以来，不论是对病例高发地区危重症患者的救治，还是非病例高发地区各医疗机构疫情防控措施的具体落实，护理队伍都发挥了不可替代的作用。护理人力资源是人力资源的一种，在疫情状态下的人力调配，必须考虑其特殊的生理和社会属性。

（一）生物性

护士是具有生命的"活"资源，与人的自然生理特征相联系，具有生物性。在参与新冠肺炎疫情防控工作时，生物性一方面代表了护理人力资源的可开发可能性，通过提高护士的身体素质和智力素质，可提高护理团队的战斗能力；另一方面还提醒护理管理者必须警惕，人力潜能的激发不能超越身心的极限。

（二）社会性

人是一切社会关系的总和，人的存在与发展受各种社会关系制约。新冠肺炎疫情状态下，社会性可以把个人的能力汇集成统一的力量。同时，护理管理者还必须考虑到，护士不仅拥有职业身份，也承担着家庭角色和社会角色。紧急状态下的护理人力调配，必须从群体和个体的角度，综合考虑护理人力资源的社会性做出决策。

（三）主观能动性

人在社会生产过程中的主体地位使得人力资源具有能动作用，并强调人能够有目的、有意识地认识和改造客观世界。虽然新冠肺炎是一种新发传染病，但在全球科学家和广大医务人员的共同努力下，针对新冠肺炎的基础科研攻关、临床救治、重症护理、人群防控等均取得了重大突破。紧急状态下，科学高效的人力调配可充分发挥护理人员思维能力和创造能力，挽救更多危重症患者的生命。

（四）时效性

人力资源的成长、开发和使用均受时间限制，护理人力资源是医学人才的一种，技术含量高、培养周期长。护士的职业发展周期包括培训期、成长期、成熟期和老化期，各阶段优势和劣势略有不同。培训期护士心理应激能力差但恢复能力强，成长期护士专业经验有限但学习能力强，成熟期护士专业经验和身心状态俱佳，老化期护士体力受限但应急处置经验丰富。紧急状态下护理人力调配，护理管理者必须综合考虑不同职业发展周期的护士特点，在全面评估任务需要后，做出最利于完成任务的人力结构搭配。

（五）再生性

人力资源是一种可再生性资源，各医疗机构的护理队伍都存在不断有人退出和加入，使护理人力不断得到更新和补充。但是，在新冠肺炎疫情下，由于护理人力的时效性，使离职、转岗、伤病、非战斗性减员等变动，在此时成为疫情防控工作部署的阻力或不利因素之一。除外紧急状态下的人力调配，护理管理者还必须思考如何通过合理的管理手段和人文关怀留住护士，以保存护理队伍的战斗能力。

## 二、新冠肺炎疫情下的护理应急管理

人力资源管理是组织管理活动的重要组成部分，有效的护理组织管理是护理人力资源管理的前提和保证。此次疫情，在医疗机构的应急管理面临着严峻挑战和考验的背景下，做好护理应急管理，确保组织管理效率和应急反应水平与战略任务相匹配，成为了护理管理部门和各级护理管理者的首要任务。

（一）成立护理应急管理小组

虽然各类医疗机构在新冠肺炎疫情防控中承担的任务各有不同，但传染病的防控没有局外人。各类医疗机构均应在医院领导小组指挥部的统一指挥下，构建护理防控管理体系，形成决策—控制—执行—监督反馈 - 调整决策的闭环管理。在医院的整体统筹下，成立护理应急管理小组，由分管护理的院长或护理部主任担任组长，统一部署分工，明确管理职责。

（二）设立专项工作组

根据各类医疗机构承担的战略任务不同，护理应急管理的工作重点不同，必要时需通过下设专项工作组整体推进。

1. 病例高发地区定点医院的护理应急管理专项

在病例高发地区定点医院，针对防护物资的供应与管理、改建病房的功能验收、危重症患者的临床救治、护理人员的可持续调配、病区重点环节监督管理、专科护理的教学培训、护理人员的磁性管理、设备 / 设施和生活的后勤保障、与支援医疗队的配合等，都需要设立专项工作组协调推进，必要时设专人专岗，并作动态调整。

2. 病例高发地区方舱医院的护理应急管理专项

在病例高发地区方舱医院，针对防护物资的供应与管理、与患者有关的保障性物资调拨与管理、人 / 物动线与院感分区管理、轻症患者的整体护理、护理人员的防护培训，以及与批量患者收治、取样、筛查、复核、转运等有关的流程与制度设计，都需要设立专项工作组完成。人力充足、有条件的支援医疗队，还可以设置院务办公室、院感办公室、医务部、护理部、物资保障部等，护理人员与其他医务人员分工协同，助力方舱医院的护理管理常态化。

3. 发热门诊定点医疗机构的护理应急管理专项

在发热门诊定点医疗机构，承担的任务可能涉及疑似病例筛查、院内重点感染防控、支援医疗队的后援保障等。对于前两项院内防控，要从护理管理的重点人群、重点部门、重点环节出发，梳理存量患者（现住院患者、规律来院透析患者、规律来院产检、规律来院取药等）、增量患者（各类门诊患者、急诊手术患者等）的院感防控关键点，以专项工作的形式整改推进。对于支援医疗队的后援保障，重点做好沟通协调，提供充分的后勤和专业支持。综上所述，护理部可在应急管理小组下设防护培训、预案演练、后勤保障、信息收集、宣传报道等专项工作组，并责任到人。

### 三、新冠肺炎疫情下的护理人力资源规划

面对新冠肺炎疫情在全球多国多点暴发的严峻形势，不管是宏观的政策协调，还是微观的措施执行，都进入"抗疫战时状态"。在这种背景下，护理人力资源作为重要的卫生资源，其规划也被赋予了战略性角色。作为一项系统性工程，紧急状态下的护理人力资源规划，不仅要服从护理应急管理的需要，还要遵循科学的方法与程序。推荐在护理应急管理专项工作组任务分析的基础上，从人力需求预测和人力供给预测两方面开展护理人力资源规划。

（一）人力需求预测

护理人力需求预测（requirement forecasting of human resources）是卫生人力需求预测的一种，尚无官方统一的概念。一般强调，卫生人力需求是根基于对卫生服务的需求之上，包括潜在的（未被认识的）健康需要和意识到的卫生服务需要，这是一个在人力数量和质量上都表现为动态的过程。准确的人力需求预测是组织人力资源战略和规划的核心内容，新冠肺炎疫情状态下，各类医疗机构护理管理部门需根据各自承担的任务和疫情发展阶段，采用合适的方法预测护理人力需求。

1. 现状规划法

（1）内涵：现状规划是一种最简单、易于操作的预测方法，通过分析当前的人力岗位设置和人员配置，预测未来（疫情发展阶段）没有较大变动，所以该方法又称为维持现状法。

（2）应用：新冠肺炎疫情发展初期，病例数量和防控策略不断变化，该方法的适用范围和适用时间窗口期很有限。在疫情稳定期，可应用该方法，相对固定护理人力岗位设置和人员配置，形成常态化人力调配机制。

2. 经验预测法

（1）内涵：经验预测是护理管理者根据以往的工作经验和对未来工作任务变动的估计，预测护理人力需求的方法，又称为管理估计法，经验预测的质量与管理者的个人素质和能力直接相关。

（2）应用：与新冠肺炎防控相关的护理管理经验包括抗击SARS、传染病医院（病房）的管理、自然灾害（地震、海啸等）应急救援、突发事件或多发伤应急救援、援外紧急医疗救援等。虽然经验预测没有明确、可靠的量化依据，但不可否认的是，此次新冠肺炎疫情防控初期，经验预测在护理人力资源规划中发挥了重要作用。护理管理者不仅要熟知传染病防控的专科护理与护理管理，还要结合医疗机构的战略任务，将"自上而下"和"自

下而上"有机结合，完成紧急状态下护理人力的经验预测。

3．趋势预测法

（1）内涵：趋势预测是一种基于统计资料的定量预测方法，根据对数据要求的程度，分为简单模型法、简单单变量预测模型法、复杂单变量预测模型法。趋势预测对护理管理者数据提取、分析与应用的能力要求较高，鉴于该方法对于人力短缺、紧急状态下的人力资源规划尤为重要，护理管理者应该掌握。

（2）应用：在病例高发区的定点医院和方舱医院，宏观的护理人力数量和支援单位，由国家卫生健康委员会统一调配；各支援医疗队的护理领队，需实时掌握所管辖病区的患者数量、病情、护理工作量指标，在接近负荷上限时及时求助医院，增派护理人力支援；当地医院则需通过成立战时护理部，统筹协调不同支援医疗队的工作进展，提前了解各支援医疗队在管理模式、护理工作流程、病区环境、信息系统使用等方面的需求，通过派驻本院护士的方式，协助其更好地适应。

在非病例高发地区的定点医院，护理部不仅要掌握本院收治患者相关信息，还要持续关注本地区的疫情进展，并注意阶段性总结科学有效的专科护理经验、防控部署经验，为后续危重症患者的救治提供借鉴。

在发热门诊定点医疗机构，护理部要准确掌握发热门诊接诊量、疑似患者人数、普通门诊接诊量，以及院内非发热门诊和隔离病区的重点人群、重点部门、重点环节的关键护理工作指标，与新冠肺炎疫情密切相关的数据要日统计、日汇报，以便为护理人力规划提供准确依据。

值得重视的是，此次新冠肺炎疫情防控部署中，大数据和各种创新科技手段在信息发布和预警监控起到重要作用。趋势预测作为一种科学、定量的人力需求预测方法，未来会得到更广泛的应用与发展，护理管理者应该重视护理工作量、护理人力资源相关的关键指标开发、标准化、提取与应用，充分利用信息技术，助力护理数据的挖掘与分析，促进护理管理的科学化发展。

4．德尔菲法

（1）内涵：德尔菲法又称专家会议预测法，通过召集专家开会、集体讨论、得出一致的人力需求预测意见。

（2）应用：①专家组级别的人力需求预测：各类医疗机构根据自身的任务要求和实际病例救治，可能在呼吸重症、传染病、急诊、影像、临床检验、院感、重症护理等专业方面有需求，可提请上级协助派专家给予指导。②特殊岗位、临时岗位的人力需求预测：在新冠肺炎疫情防控各阶段，可能会出现一些临时性过渡岗位，以及需要特殊能力、素质、资质、身份的岗位，尤其是与多部门协调沟通相关的岗位，护理部可在召开护理应急管理小组工作会议时，对人力需求预测进行集体决策。

（二）人力供给预测

人力供给预测（supply forecasting of human resources）是预测某一未来时期，组织内部

和外部所能供应的一定数量、质量和结构的人员。在应对新冠肺炎的各个阶段，各类医疗机构要根据自身承担的战略任务，评估本院护理人力资源的现状及发展趋势，收集并分析相关护理人力供给信息与资料，准确预测人力供给。同时，对于承担重点战略任务的医疗机构，外部人力供给预测也很重要。

1. 技能清单法

（1）内涵：技能清单法，顾名思义就是把反映护理人员能力特征的要素以清单方式列表呈现。

（2）应用：此次新冠肺炎的应对，各类医疗机构多采用技能清单法，组建各种形式的灾害救援机动护士库、护理应急医疗队、护理志愿服务队等人力资源贮备库。梳理人力资源贮备库中护理人员的年龄、职称、职务、学历、工作经历、专科背景、轮转学习与培训经历、家庭关系等信息，并遵循梯队递补的方式，进行分批次、有计划、有重点的人力配置与调度。除了常规的技能清单，在承担危重症患者救治任务的护理团队中，要重点梳理护理人员在呼吸重症护理、危重症护理、呼吸治疗、血液净化技术、心理护理等专科的资质与能力，为紧急状态下的人力调配提前做好准备。

2. 管理人员置换图

（1）内涵：管理人员置换图又称替换单法，重点针对护理管理岗位的人力供给预测。

（2）应用：为提高管理效能，新冠肺炎疫情期间，护理管理的方式趋于扁平化。不论是因组建支援医疗队导致的医疗机构内部护理管理者暂时空缺，还是在支援医疗队中进行临床护理工作分组分配，抑或是在新建医院临时组建的护理管理和临床护理团队工作分组分配中，均涉及护理管理者的战时任命。承担决策和控制职责的护理管理者，需要客观、清晰地掌握护理人员的管理能力和素质，挖掘其潜力，做到人尽其才，以科学的管理助力疫情防控部署工作。

3. 外部劳动力供给

（1）内涵：在常规的人力供给预测中，外部劳动力供给强调的是准确全面了解组织以外，社会中能够提供的劳动力供应。在新冠肺炎应对中，不同情境下护理人力外部供给情况不同。

（2）应用：在大多数定点医院或发热门诊，外部劳动力供给重点强调护理人力范畴以外，可提供非专业护理的医疗辅助人员，包括护理员、保洁员、保安、物流运送、后勤补给、志愿者等。根据隔离病房、发热门诊、门诊等重点部门的需要，由护理管理部门出面，加强多部门间的协调，完善后勤保障体系，为临床一线的护理人员开展专科护理创造更好的工作条件。

承担重点战略任务的医疗机构（病例高发区定点医院、非病例高发区省级定点医院），在本院护理人员无法完成全部任务时，需要调集院外团队支援。本院的护理管理部门需建立院外支援护士人力库，信息的重点包括护士个人的能力素质、护理团队的结构要素，尤其要重视院外支援人员对上岗前的个人防护、标准预防、工作流程、专科护理等关键内容的掌握情况，并做好动态跟踪反馈。

对于自身救治能力有限，需要引进小规模高级别专家团队给予专业指导的医疗机构，一般对护理外部劳动力供给的需求和依赖有限，护理管理部门的建立需通过建立培训机制，邀请院外专家为临床护士提供线上、线下的专业培训。

需要重视的是，不管是内部还是外部的人力供给，供给预测只是第一步，面对新发传染病，护理人力的培训与提升才是重中之重，有关内容详见规范化培训的相关章节。

### 四、新冠肺炎疫情下的护理人力资源应急调配的基本原理

护理人力资源管理的基本原理包括同素异构原理、互补优化原理、人岗匹配原理、动态适应原理、激励强化原理、文化凝聚原理、反馈控制原理、弹性冗余原理、能级层序原理、公平竞争原理、信息激励原理等。本书仅就新冠肺炎疫情下，探讨部分人力资源管理的基本原理在护理人力应急调配中的应用对策，仅供护理管理者提高护理人力资源的利用效率和组织的管理效能提供借鉴。

（一）同素异构

1. 内涵

在组织元素一定的情况下，不同的组织结构能够发挥不同的组织效力，具备不同的组织职能。在新冠肺炎疫情下，医疗机构传统的金字塔式护理管理组织架构传递信息慢，缺乏灵活性，难以适应外界的快速变化。所以应用同素异构原理，对于压缩管理层级、拓宽管理跨度、增强护理团队的适应性和灵活性显得尤为必要。

2. 应用

同素异构原理的基本内容和特点，在各类医疗机构的护理人力应急调配中都可应用。以支援医疗队整建制接管的危重症病区为例，根据所承担的临床护理、院感护理、驻地生活保障、管理协调等任务需求，护理领队要制定科学合理的人员数量配置标准，并根据具体任务进行合理的专业结构调整，实行分组管理，指定专人负责。不仅要满足危重症患者临床护理，还要确保感染管理自查、督查、互查执行到位，并安排专人承担驻地生活保障、管理协调等任务，团队协同合作，发挥最大的结构效益。

（二）互补优化

1. 内涵

互补优化即互补增值，是指充分发挥每个人特长，采用协调优化的方法扬长避短，从而形成整体优势，达到组织目标。在护理人力资源管理中，互补的内容可体现在护理人员的学历、年龄、职务、职称、工作年限、专科背景、性格特点、学习能力、业务优势等。

2. 应用

此次在新冠肺炎疫情防控中，互补优化原理在各类医疗机构中都得到了广泛应用。以病例高发地区支援医疗队的护理团队组建为例：①支援医院在接到国家卫生健康委的具体任务和人数指标要求后，以互补优化的原则，迅速从院内护理人力库中挑选符合资质的护

士组队，并在专业背景、年龄、知识结构、职称、职务、特长优势等方面合理搭配；②在医疗队内部分工，也按照类似的原则对护理人员进行分组管理，均衡每组人力配置，形成最优的护理人力梯队。

（三）人岗匹配

1. 内涵

人岗匹配即能位原理，是护理管理者根据护理人员的才能、素质、特长，把其安排到相应的岗位上，尽量保证工作岗位的要求与护士的实际能力相对应，尽量做到人尽其才、才尽其用。在护理人力资源管理中，提高能位适合度，不仅能提升团队的工作效率，还能促进护士能力的发展。

2. 应用

在应对新冠肺炎疫情的过程中，实现人岗匹配，需遵循一定的程序：①知岗。在新冠肺炎疫情应对中新出现的岗位，例如门诊预检分诊、发热门诊、隔离病区、住院患者排查、重症监护、其他重点部门关键岗位等，各级护理管理者要迅速梳理岗位职责与特点，明确护理人员的技能、心理、体力等素质的具体要求，必要时或时间允许时，还要制定岗位说明书。②知人。了解护理人员的能力素质、性格特点、可塑性、开发潜能等，特殊岗位需采取技能考核、心理应激测评等手段，例如咽拭子取样岗位需通过操作考核后上岗，重症监护岗位需具备相应的能力与资质。③匹配。作为护理管理者，知人善任是人岗匹配的重要一步，例如，体力不占优势但沟通能力较强的年资长的护士，可优先匹配门诊预检分诊岗位；不善沟通但业务能力较强的护士，可优先匹配隔离病区危重症患者专科护理岗位。

（四）动态适应

1. 内涵

在人员配备过程中，人与事、人与岗位的适应性是相对的，从不适应到适应是一个动态的过程。随着新冠肺炎疫情的发展，医务人员对疾病认知和疫情防控要求也在变化，所以此次护理人员配备和调整不是一次性的活动，而是经常性的工作。

2. 应用

动态适应原理应用在新冠肺炎疫情中护理人力紧急调配的情况下，主要体现在护理管理者和护理人员两个维度。①护理管理者的管理策略动态调整。随着疫情发展，不论是病例高发区的危重症护理任务，还是后方定点医院的预检分诊、隔离等具体要求，都在不断变化。某些定点医院，例如北京的小汤山医院，改建时按照接收危重症患者设置，改建后作为首诊隔离点使用。这就要求护理管理者要与时俱进，及时根据战略任务，调整护理管理策略，进而对护理人力资源的定位、规划、储备、调配等迅速做出响应。②护理人员的知识结构动态调整。此次针对新冠肺炎疫情防控，专科培训贯穿始终，根据护理人员承担的战略任务不同，培训重点略有不同。对于各类传染病管理知识、职业防护技能、专科护理操作、仪器设备使用、制度流程落实等，护理人员都要在实践中学习，在学习中实践，不断丰富知识储备，优化知识结构，提高实践应用能力。

（五）激励强化

1. 内涵

激励强化又称效率优先，是指通过奖励和惩罚，对护理人员的工作表现实现有效激励，在日常护理人力资源管理中该原理应用广泛。

2. 应用

新冠肺炎的高传染性和高风险性，决定了激励强化在护理人力紧急调配中更强调奖励的作用。护理管理者必须对护理人员，尤其是对工作在病例高发地区的护理人员，提供人文关怀，进行情感激励，对所有参与疫情防控的护理人员提供专业培训进行培训激励，对有个性化需求的护理人员提供针对性的支持或奖励。同时，护理管理者还要了解护理人员实际的工作能力、工作态度、工作数量与质量，通过客观适时的激励手段，达到预期的激励效果。

（六）文化凝聚

1. 内涵

文化凝聚是指组织文化是一种建立在组织成员信仰之上的共同价值观。组织文化对于组织的人力资源具有重要的凝聚功能和约束功能。在此次新冠肺炎疫情应对中，文化凝聚得到广泛应用，并取得了显著效果。

2. 应用

在此次全民抗疫行动中，全国护理人员发挥着举足轻重的作用，用实际行动践行了"敬佑生命、救死扶伤、甘于奉献、大爱无疆"的职业精神。从全社会舆论的广泛宣传，到每个医疗机构组织内部职业价值观的引导，甚至具体到每一名护理人员，强烈的使命感和责任感，都在激发护理人员职业忠诚度和能力潜能。同时，国家、政府和各级医疗机构也从物质、制度、精神三个层面提供了良好的支持，并在引导创建浓厚的文化氛围中发挥了积极的作用。

（七）反馈控制

1. 内涵

所谓控制是指衡量和纠正工作活动，使之按计划进行，进而确保实现组织目标。在护理人力紧急调配中应用反馈控制原理，重点是根据护理过程中反映出的问题与原计划相比较，调整行为或调整目标，从而保证护理质量。

2. 应用

此次新冠肺炎疫情中，在护理人力紧急调配中，反馈控制在不同的医疗机构都有体现。在支援医疗队中，多家医院在整建制接管危重症病区后，对护理人力配备数量和分组情况都做了调整，通过从原单位增派多批次人员支持，以满足实际人力需求；在出现危重症患者需实施 ECMO、CRRT、俯卧位通气等专科治疗时，会临时成立危重患者护理小组，保障患者安全；在临床护理小组内出现组员因各种原因无法上岗、救治任务有重大变化，以及临床护理班次由每 6 h 一班调整为每 4 h 一班等情况时，会对临床护理分组进行重新配置。

（八）弹性冗余

**1. 内涵**

弹性冗余强调在人力资源开发过程中，必须留有余地，不能超负荷或带病运行。护理人力资源的生物性、新冠肺炎重症患者护理工作的高体力负荷，决定了在护理人力紧急调配中，必须考虑护士的体质强弱，使劳动强度具有弹性。

**2. 应用**

新冠肺炎疫情下，弹性原理的应用不是凭护理管理者的主观感觉进行主观判断，而是要通过大量细致的调查研究和全面科学的分析来探究。在紧急状态下或不具备调查研究的条件和能力时，也必须以国家卫生健康委公布的政策文件为依据，满足最低的护理人力配置要求。对于长期承担危重症救治任务的护理团队，护理管理者必须创造条件，保证护理人员充足的休息和良好的生活保障，有条件的可以施行轮班一个月后，短暂休整 1 ~ 2 周，再进入下一轮班周期。每次人员轮换，仅更换一定比例的人员，确保护理工作平稳过渡。

## 五、后疫情状态下的护理人力资源建设

近年来各种灾害事件频发，由灾害引发的突发公共卫生事件也日趋增多，严重危害人类的生命和健康。目前在国内，与灾害医学救援相关的综合应急救援队伍建设，涉及国家应急管理部、国家卫生健康委员会、中国红十字会等多部门，除了承担援外医疗救援任务较多的军队医院外，其他各级医疗卫生机构并未将此纳入医院发展的战略重点。

此次新冠肺炎疫情暴发，一方面暴露出我国在传染病防治监控方面的不足，国家要加强对新发传染病的预计预测、防治整治水平和能力；另一方面，在灾害救援的灾前预防和灾后重建中，护理人员的作用凸显，也提示各级医疗机构可通过加强紧急救援护理人员的教育与培养，提高应急救援的水平和能力。

（一）紧急救援专业护理人员的教育和培养

各级医疗机构可结合自身的战略定位，以急诊、危重症、血液净化等科室护理骨干为基础，组建紧急救援专业护理人员梯队。平时在常规临床护理工作和轮转培训的基础上，强化急危重症护理、紧急救援专业培训，培训内容可从传染病管理、院前创伤生命支持、急救护理、危重症护理、应急救援现场管理、分级事件的管理与人力配置、心理应激、实际事件的典型案例教学等内容出发，并建立健全应急预案、落实应急物资的储备、开展日常应急预案演练。同时还要积极参与并主动承担各类突发事件的应急救援，在实战中锻炼队伍，并总结经验，打造一支专业可靠的紧急救援专业护理队伍。

（二）普通护理人员应急救援能力的教育和培养

突发公共卫生事件波及范围广，对专业技术、人力、物力、财力等的需求很大。为避免护理人员措手不及，除了紧急救援专业护理人员，医疗机构还应该加强对普通护理人员应急救援能力的教育和培养。平时多组织开展应急技能的培训，从理论讲解到模拟训练，再到应急演练考核等，潜移默化地提升护理人员在突发公共卫生事件中的反应能力、应急

沟通能力、判断能力和协调处置能力。同时也要重视建立健全应急预案管理机制，增强全员的心理素质，确保应急储备充足、科学有序。

（王贞慧、孙 超）

## 参考文献

[1] 国家卫生健康委员会 . 国家卫生健康委发布新型冠状病毒肺炎医疗救治定点医院和发热门诊导航地图 [EB/OL]. [2020-01-27][2020-4-20] http://www.xinhuanet.com/health/2020/01/27/c_1125505515.htm.

[2] 赫继梅 , 王桂生 . 应对突发公共事件紧急救援的人力资源建设 [J]. 现代护理 ,2007,13（1）:58-60.

[3] 叶文琴 , 王筱慧 , 张伟英 . 实用医院护理人力资源管理学 [M]. 北京：科学出版社 ,2014.

# 第五章　院内感染防控防护物资管理

在新冠肺炎疫情防控工作中，防护物资面临品种繁多、数量短缺、来源多样等问题，医院应对防控防护物资实施科学管理、合理分配、优化使用、严格监督，最大限度地发挥感染防控防护物资的作用，加强医院感染防控防护物资的管理是疫情防治工作的重中之重，这不仅关系到医护人员的安全，也是为患者及广大人民群众提供快速、高效、安全和优质医疗救护服务的需要。

## 一、院内感染防控防护物资管理特点

医院应充分认识到疫情防控工作中所面临的感染防控防护物资的管理特点，才能做到积极筹谋、有效应对，回顾疫情初始至今，物资管理大概具有如下几点特性：

1. 前瞻性

新冠肺炎疫情突如其来，随着全球疫情的不断变化，还存在很多的不确定性。医院应该在感染防控防护物资的管理方面具有前瞻性，为突发性和难以预测性做好物资储备。

2. 科学性

新冠肺炎疫情往往同时罹及多人，甚至波及整个工作或生活群体，跨地区、跨国界传播。应根据可能发生情况的性质、特点，在储备管理各个环节做到统筹规划和科学合理。

3. 动态性

新冠肺炎疫情具有公共危险性，严重影响社会经济秩序，要求根据事情的发展趋势、形态特点，进行动态管理。

## 二、建立院内感染防控防护物资管理组织体系

1. 构建组织体系

在医院防控领导组织的统一指导下，按照《医疗机构医用耗材管理办法（试行）》（国卫医发〔2019〕43号）要求，设立感染防控防护物资管理委员会，委员会下还可成立小组，分别负责遴选、采购、验收、存储、发放等工作，针对物资流向全过程进行管理。若接受社会捐赠的医院，还应配备专人做好相应的组织管理工作。

2. 制定工作职责

疫情防控时期虽然会面临诸如物资紧缺、物流不畅、人力匮乏、申领急迫等非常状况，但感染防控防护物资管理委员会仍应执行医疗卫生及医用耗材管理等有关法律、法规、规章、

制度，主要工作职责至少应包括：

（1）在以往工作基础上优化医用耗材遴选制度及流程，建立感染防控防护物资采购快速通道。

（2）确定纳入疫情防控管理体系的防护物资清单，按清单采购筹集，避免疏漏。

（3）分析评估不同时期物资需求品类及数量，进行动态调整，做到不囤积、不短缺。

（4）制定医用耗材临床应用指导原则，并根据该原则进行物资合理分配。

（5）分析、评估物资使用的不良反应、质量安全事件，并提供咨询与指导等。

3. 细化小组分工

疫情防控刻不容缓，为了尽快落实和推进物资管理的各项工作，在小组分工时，应根据医院内部实际情况进行，既可以遵循原有组织架构分工，又可以采取多部门合作的模式共同负责。可以是采购部负责物资的采购与发放，感控部确定每个病区防护物资使用级别和标准，护理部负责防护物资申领计划的确定和管理等；也可以是采购部、感控部、捐赠小组共同负责物资的采购与质量监督，感控部、医务部、护理部共同梳理物资申请流程并划分科室及岗位风险等级，最后由采购部和捐赠小组负责物资的发放，并联合护理部负责物资使用情况的监管与反馈。

总之，各小组分工应以快速、高效、准确的物资筹集、配置、调度为原则，最大限度地保证感染防控防护物资及时、优化的使用，保障医护人员和患者的生命安全。

### 三、优化物资管理制度及流程

《医疗机构医用耗材管理办法（试行）》（国卫医发〔2019〕43号）中第二十条要求：“遇有重大急救任务、突发公共卫生事件等紧急情况，以及需要紧急救治但缺乏必要医用耗材时，医疗机构可以不受供应目录及临时采购的限制。”因此，在新冠肺炎疫情防控期间，医院应在原有采购与招标管理办法或制度的基础上，根据实际情况调整日常的工作程序，尽快建立应急医疗物资采购管理体系和采购管理制度，使之适应疫情防控现阶段的迫切需求，既不违反原则又能在物资储备方面发挥重要作用。同时还应重视应急物流管理体系及管理制度的建立。

一些特殊科室或疗区，如感染症科、发热门诊、隔离病区、重症医学科等，对于仪器设备的需求更为迫切，在采购比较困难时，可以先以院内调拨为主、采购为辅的策略，在保证隔离区以外的普通疗区正常工作运转的前提下，进行院内各类设备的调拨，并通过制定采购绿色通道、调拨绿色流程等方案，提高工作效率。

疫情防控期间还会接收来自社会各界的物资捐赠，因此需要组建专门工作组制定工作制度，负责对物资的质量和用途等把关，根据物资的具体情况以及院内发放规则，对物资进行分发和登记，实现全流程管理，向感染防控防护物资管理委员会上报每日接收捐赠物资的具体名目和分发情况。

### 四、确定感染防控防护物资清单

工信部在新冠肺炎疫情发生后，确定了疫情防控重点保障物资清单。医院在进行防控防护物资储备时应充分考虑该清单中所列物资，同时结合所在地区的疫情防控形势，进行综合研判，以确定物资的种类和数量。建议医院的感染防控防护物资至少应包括药品、试剂、消杀用品、防护用品等类别。其中药品种类的选取、数量的补充应参考《新型冠状病毒肺炎诊疗方案》最新版本中的推荐用药，同时也可结合医院新冠肺炎患者医疗救治组专家的建议，由药品管理部负责采购、储备、发放等。药品以外的其他物资，由感染防控防护物资管理委员会确定清单及数量，并负责筹集、储备和发放。医院感染防控防护物资可参考但不限于下表（表 5-1）所列物品。

表 5-1　医院感染防控防护物资清单

| 序号 | 类别 | 物资名称 |
| --- | --- | --- |
| 1 | 检验检测用品 | 新型冠状病毒检测试剂盒等 |
| 2 | 消杀用品 | 75% 乙醇、84 消毒液、过氧乙酸消毒液、过氧化氢（3%）消毒液、含氯泡腾片、免洗手消毒液、速干手消毒剂等 |
| 3 | 防护用品 | 医用防护口罩、医用外科口罩、医用防护服、负压防护头罩、医用靴套、医用全面型呼吸防护机(器)、医用隔离眼罩/医用隔离面罩、一次性乳胶手套、手术服(衣)、隔离衣、一次性工作帽、一次性医用帽(患者用)等 |
| 4 | 车辆装备 | 负压救护车及其他类型救护车、专用作业车辆；负压隔离舱、可快速展开的负压隔离病房、负压隔离帐篷系统；车载负压系统、正压智能防护系统；CT、便携式DR、心电图机、彩超超声仪等；电子喉镜、纤支镜等；呼吸机、监护仪、除颤仪、高流量呼吸湿化治疗仪、医用电动病床；血色分析仪、PCR 仪、ACT 检测仪等；注射泵、输液泵、人工心肺（ECMO）、CRRT 等 |
| 5 | 消杀装备 | 背负式充电超低容量喷雾机、背负式充电超低容量喷雾器、过氧化氢消毒机、等离子空气消毒机、终末空气消毒机等 |
| 6 | 电子仪器仪表 | 全自动红外体温监测仪、门式体温监测仪、手持式红外测温仪等红外体温检测设备及其他智能监测检测系统 |

### 五、根据风险等级及防护级别配发防护物资

医院不同工作区域、不同岗位对于防控防护物资的需求不尽相同，应进行充分评估，并根据接触新冠肺炎患者可能性及暴露风险进行分级，即低风险进行一般防护或一级防护；中风险进行一级防护；高风险进行二级防护；极高风险进行最高级别的三级防护。

根据评估级别合理配发防控防护物资，同时也要根据所在地区的实际情况进行调整，做好相应暴露风险评估和防护措施。不同区域及岗位的个人防护级别建议，详见表 5-2。

表 5-2　不同区域及岗位个人防护级别

| 风险等级 | 防护级别 | 所在区域 | 岗位描述 |
|---|---|---|---|
| 极高风险 | 三级 | 隔离病区 | 对新冠肺炎患者实施产生气溶胶的操作 |
| | | 手术室 | 为新冠肺炎患者实施手术 |
| 极高风险~高风险 | 三~二级 | 隔离病区 | 污染区内的医生、护士、技术人员、护工、感控人员 |
| | | 检验科 | 新冠肺炎样本检测人员 |
| 高风险 | 二级 | 发热门诊 | 发热门诊医生、护士、护工 |
| | | 产房 | 新冠肺炎产房工作人员 |
| | | 血液透析 | 新冠肺炎患者血液透析工作人员 |
| | | 医学影像科 | 新冠肺炎检查室工作人员 |
| | | 其他 | 患者转运、尸体处理人员 |
| 高风险~中风险 | 二~一级 | 病理科 | 新冠肺炎样本检查人员 |
| | | 消毒供应中心 | 新冠肺炎器械处置工作人员 |
| | | 医疗废物处理 | 新冠肺炎医疗废物收集、转运人员 |
| | | 其他 | 流行病学调查人员 |
| 中风险 | 一级 | 预检分诊 | 预检分诊岗 |
| | | 隔离病区 | 仅进入潜在污染区的感控人员、巡回护士、普通护工 |
| | | 普通病区、普通门诊 | 接触有呼吸道症状的患者；接触呼吸道分泌物、操作时有气溶胶产生 |
| | | 急诊科 | 医生、护士、技术人员、护工 |
| | | 服务窗口 | 发热门诊、隔离病区所属药房、收费、出入院手续办理等窗口工作人员 |
| | | 重症监护病房（非隔离区） | 医生、护士、技术人员、护工 |
| | | 手术室 | 普通手术工作人员 |
| | | 产房 | 普通产房工作人员 |
| | | 血液透析 | 普通透析室工作人员 |
| | | 检验科 | 普通样本检测人员 |
| | | 病理科 | 普通样本检查人员 |
| | | 消毒供应中心 | 普通器械处置工作人员 |
| | | 医疗废物处理 | 普通病区医疗废物收集、转运 |
| | | 其他 | 新冠肺炎标本运送人员 |
| 中风险~低风险 | 一级 | 普通病区及门诊 | 医生、护士、技术人员、护工 |
| | | 其他 | 安保人员 |
| 低风险 | 一般或一级 | 服务窗口 | 普通门诊、普通病区、急诊所属药房、收费、出入院手续办理等窗口工作人员 |
| | | 医学影像科 | 普通检查室工作人员 |
| | | 其他 | 行政、后勤人员 |

## 六、制定防护物资临床使用及管理指导原则

### 1. 指导原则

各种防护用品的管理要结合各个岗位的实际需要，按照重点区域、重点岗位、重点操作优先调配发放，特别是新冠肺炎危重症隔离病区必须保证物资供应的原则，合理使用和管理防护用品（表5-3）。

表5-3 防控防护物质申领优先级别

| 优先调配程度 | 风险级别 | 可申领物资目录 |
| --- | --- | --- |
| 高度 | 极高风险 | 医用防护服、医用防护口罩、外科口罩、护目镜、防护面罩、隔离衣、工作帽、乳胶手套、鞋套等 |
| 中度 | 高风险 | 医用防护口罩、外科口罩、护目镜、防护面罩、普通医用口罩、隔离衣、工作帽、乳胶手套等 |
| 低度 | 中／低风险 | 外科口罩、护目镜、防护面罩、普通医用口罩、隔离衣、工作帽、乳胶手套等 |

### 2. 管理措施

（1）分级申领：根据风险等级对应的请领级别，由科室负责人如实申领、签字确认，并由物资管理委员会指定的专人进行审批，根据信息系统提供的患者实际收容情况、工作人员数量等按需配发。

（2）专人管理：疫情防控期间物资管理非常重要，科室应由专门人员进行管理，按照"5S"分类放置，申请、使用、余量必须详实登记、严格交接、每日清点。

（3）零库存管理：不允许病区囤货、压货，仅可保留一日使用量，便于释放存量，加快感染防控防护物资的高效使用、快速周转及统筹管理。

（4）加强培训：在全院范围内进行物资使用培训，积极倡议合理防护、适当节约、杜绝浪费。

## 七、防护物资临床使用的监管和反馈

### 1. 动态评估需求

根据疫情发展进程，及时评估防控防护物资的需求情况，动态调整防护物资清单中所列品种及数量。

### 2. 明确应急物资调配权限

物资管理委员会应指定专人负责物资的调配，且建议双人管理、双人签字确认，起到相互协商及监督的作用，特别是遇到特殊情况时，如仪器设备需要离院使用，需由物资管理委员会报告给院领导，获批后才可执行。

### 3. 院内综合调配

根据资产部或信息系统提供的台账，全面掌握医院救治患者所需仪器设备的分布及使用情况，特别是高级生命支持设备的数量及分布必须随时掌握，以便及时调配，保证院内

重点科室患者的救治顺利进行。

4. 分级监管

根据以往建立的质量控制体系，进行物资使用的分级监管，例如：科室自查、科系督查、医院抽查，以保证防护物资的合理、合规使用。

（丛　悦、殷　欣、王鹏举）

# 参考文献

[1] 国家卫生健康委办公厅. 关于印发医疗机构内新型冠状病毒肺炎预防与控制指南（第一版）的通知：国卫办医函〔2020〕65号 [EB/OL]. （2020-01-22）[2020-02-25]. http://www.gov.cn/zhengce/zhengceku/2020-01/23/content_5471857.htm.

[2] 中华人民共和国国家卫生和计划生育委员会. 经空气传播疾病医院感染预防与控制规范：WS/T 511-2016[J]. 中国感染控制杂志, 2017, 16（5）：490-492.

[3] 国家卫生健康委办公厅. 新型冠状病毒肺炎防控中常见医用防护用品使用范围指引（试行）的通知：国卫办医函〔2020〕75号 [EB/OL]. （2020-01-27）[2020-02-25]. http://www.nhc.gov.cn/yzygj/s7659/202001/e71c5de925a64eafbe1ce790debab5c6.shtml.

[4] 国家卫生健康委办公厅, 国家中医药管理局办公室. 关于印发新型冠状病毒肺炎诊疗方案（试行第七版）的通知：国卫办医函〔2020〕184号 [EB/OL]. （2020-03-03）[2020-03-04]. http://www.gov.cn/zhengce/zhengceku/2020-03/04/content_5486705.htm.

[5] 医政医管局. 关于加强重点地区重点医院发热门诊管理及医疗机构内感染防控工作的通知：国卫办医函〔2020〕102号 [EB/OL]. （2020-02-04）[2020-02-25]. http://www.nhc.gov.cn/yzygj/s7659/202002/485aac6af5d54788a05b3bcea5a22e34.shtml.

[6] 国家卫生健康委员会. 关于印发新型冠状病毒肺炎防控方案（第五版）的通知：国卫办疾控函〔2020〕156号 [EB/OL]. （2020-02-21）[2020-02-25]. http://www.nhc.gov.cn/jkj/s3577/202002/a5d6f7b8c48c451c87dba14889b30147.shtml.

[7] 中华人民共和国国家卫生健康委员会. 新型冠状病毒实验室生物安全指南(第二版)[EB/OL].（2020-01-23）[2020-02-25]. http://www.nhc.gov.cn/qjjys/s7948/202001/0909555408d842a58828611dde2e6a26.shtml.

[8] 吴安华, 黄勋, 李春辉, 等. 医疗机构新型冠状病毒肺炎防控中的若干问题 [J]. 中国感染控制杂志, 2020, 19（2）：99-104.

[9] 李六亿, 吴安华. 新型冠状病毒医院感染防控常见困惑探讨 [J]. 中国感染控制杂志, 2020, 19（2）：105-108.

[10] 国家卫生健康委员会. 关于加强疫情间医用防护用品管理工作的通知：国卫办医函〔2020〕98号 [EB/OL]. （2020-02-03）[2020-02-23]. http://www.gov.cn/zhengce/zhengceku/2020-02/04/content_5474521.htm.

# 第六章 院内感染防控规范化培训

## 第一节 概述

### 一、培训需求评估

培训需求评估是培训活动全流程的首要环节，是制订培训计划、设计培训方案、实施培训活动和评估培训效果的基础。由于新冠肺炎为新型传染病，病毒传染性强，人群普通易感，且无特异性治疗药物，也无疫苗可以预防，因此护士对新冠肺炎相关知识有较高的学习需求。

培训需求评估应根据培训对象的工作现状和将承担的工作内容，结合新冠肺炎防控工作的目标、任务和技术要求等规定，明确护理人员必须具备的知识、态度和技能，明确培训的目标、内容和使用的培训方法以及必需的客观物质条件和环境。在进行培训需求评估时，可以采用专题小组讨论法、问卷调查法、现场观察法等调查方法。

### 二、培训目标

对护士进行规范化培训的目的是提升护士对新冠肺炎的正确认知，掌握疾病相关知识与技能，提高护士应对突发公共卫生事件的能力，保障护理质量和护士的职业安全。

### 三、培训内容

（一）知识培训

包括新冠肺炎的疾病相关知识、院感知识、防护措施，以及相关的法律法规、规章制度和应急预案。

（二）技能培训

包括个人防护装备的作用及使用要点、相关的专科护理技能。

### 四、培训师资

（一）护理部层面培训

可根据培训内容遴选临床、护理、感控、管理等在本专业领域具有丰富经验，或参加过国家级、省市级相应培训的师资。

（二）科室层面培训

参加过院级或护理部层面的培训且熟练掌握培训领域相应内容的护士长、带教老师、专科护士、感控护士等可作为培训的主要师资。

## 五、培训对象

院内所有护理人员均需参加新冠肺炎的相关培训，包括临床护士和医辅人员。医辅人员包括护理员、保洁员、配餐员、运送人员、保安等后勤支持保障部门的人员。

## 六、培训时机

由于所有医务人员缺乏对新冠肺炎的认识，不熟悉防治措施，无论对于患者还是医务人员，都容易造成较大的危害，因此应急培训应尽早开展。另外，对于国家发布的新冠肺炎防控的通知要求、不断更新的诊疗方案和专家共识，应及时择期进行培训。

## 七、培训形式

根据国家政策要求、疫情情况和培训内容确定培训方式。有条件者推荐采用线上线下相结合的培训方式，操作示范、练习与演练以线下培训方式为主。

（一）线上培训

线上培训是新冠肺炎疫情下首选的培训方式，也是培训工作发展的必然趋势。线上培训避免了人员聚集，即新冠肺炎经呼吸道飞沫传播和接触传播带来感染的潜在风险，是符合国家政策、满足人民需求的一种培训方式；培训方式灵活，突破了时间和空间的限制，护士可以随时、随地、按需、反复开展学习，从而补充专业知识，提高专业技能。目前针对新冠肺炎的线上培训，开展形式主要有以下几种：①各省（直辖市、自治区）继续医学教育数字学习平台：纳入继续医学教育管理的全体卫生专业技术人员均需按时参加学习，培训内容主要为新冠肺炎的疾病知识、不断更新的新冠肺炎诊疗方案和院感防控的应急培训。②院内数字化学习平台：将授课录像、课件资料等上传至医院内部的学习平台，护士通过工号、姓名等个人身份识别信息登陆并完成学习的一种形式，适用于医院一些内部资料，如院内授课资料、规章制度、应急流程等的培训。③手机直播：是一种新型的培训方式，需要借助腾讯会议、钉钉等软件实现，能够方便用户在任何地点进行远程学习。这些软件通过采集摄像头等设备，将授课老师的声频、视频、课件等数据进行处理后通过互联网发送至直播服务器集群，直播服务器对这些信息进行一系列逻辑处理后，通过互联网将其发送至学员的智能手机中，智能手机通过 Wi-Fi、4G/5G 信号连接至互联网，接收该数据，并同授课老师进行文字、语音等形式的互动交流，从而完成授课。④其他线上培训形式：对授课老师的讲课过程进行全程录制，并将录像及相关资料通过邮箱、网络平台等下发至全体护士，供其下载学习。

### （二）线下培训

有条件者可以采用传统的线下培训的方式进行培训，主要包括以下几种形式：①讲座：可以在短时间内传递大量、系统的知识，面对面教学有利于教师和授课对象之间的交流、思想之间的碰撞。但在组织培训时，要注意空间足够大、环境通风，确保参加培训的护士戴好口罩，并分散就座，尽可能减少交叉感染。②操作示范与练习：新冠肺炎的防护涉及口罩、护目镜、防护服、隔离衣、鞋套等个人防护装备的穿戴，一旦穿脱流程不当，造成污染，极易使护士处于职业暴露的风险当中，因此护士需要反复练习，循序渐进，逐步提高，切实掌握防护要点；这种形式也便于授课老师规范大家的操作，进行严格要求，这是操作教学中使用最多的一种方法。③演练：对于新冠肺炎疑似、确诊病例的接诊流程、转运流程、外出检查流程、抢救流程等可进行演练，一方面可以帮助护士从直观上、感性上真正认识新冠肺炎的工作流程和应急预案，促使护士在院内尚未出现疑似或确诊病例时，增强应急意识，主动学习相关知识，掌握处置技能；另一方面也可检验工作流程、应急预案效果的可操作性，增强护士突发事件的应急反应能力。

### （三）线上＋线下

线上与线下相结合的培训形式可有效弥补单一培训形式的不足。对于新冠肺炎的相关理论知识可采取在线学习的形式。对于技能培训，尤其是个人防护装备的穿脱、情景模拟下护理技术操作、应急预案等可采用线下示范、练习、演练等形式，以提升培训效果。

## 八、新冠肺炎疫情不同阶段的培训重点

新冠肺炎疫情为突发公共卫生事件。突发公共卫生事件可分为间期、前期（酝酿期）、打击期（暴发期）、处理期和恢复期。新冠肺炎疫情所处的阶段不同，培训工作的重点也应有所不同。培训组织者应有针对性地制定培训工作方案，使培训工作能够满足新冠肺炎防治工作的需要。

### （一）间期

间期是指突发事件发生前的平常期。疫情的间期培训是基础性工作，除去应有的基础教育，必须加强日常与疫情相关的知识和技能培训，"养兵千日，用兵一时"，只有注重日常的培训工作，才能在疫情暴发时做到来之能战、战之能胜。培训的内容要结合实际、预测未来、抓住重点、点面结合，普及与提高相结合，在控制流行病及传染病上真正起到重要作用。间期培训既可以固定时间也可不固定时间，要根据实际情况来定。

### （二）前期／酝酿期

指事件的酝酿期和前兆期。所有医务人员缺乏对新冠肺炎的认识，不熟悉防治措施，此期无论是对患者还是医务人员都容易造成较大的危害，因此应急培训应尽早开展。新发传染病的应急培训一般以师资培训的形式逐级进行，即首先由省级卫生行政部门选拔相关医疗卫生机构的技术骨干参加全国师资培训，再组织本省地市级师资培训，最后对县级及医疗卫生机构技术骨干进行培训。师资培训结束后，技术骨干应及时在院内组织开展医务

人员的全员培训，普及新冠肺炎疾病的基本知识、防治知识、常见医用防护用品使用范围，有效开展防治工作。

（三）打击期／暴发期

指事件的作用和危害期。在新冠肺炎暴发时，新冠肺炎相关的防治措施和技术相对比较明确，因此培训工作的重点是对参与新冠肺炎防治的一线人员、应急处置人员进行强化培训。培训对象已具有一定的疾病防治理论知识，因此在培训内容的选择上一般侧重于现场操作技术的学习和演习，以提高实际工作能力。

（四）处理期

指灾害救援或暴发控制期。在新冠肺炎处理期，应对实际工作中可能遇到的问题，如各种规章制度和应急预案，重症、危重症患者的护理要点，高危人群的心理护理要点等开展培训。

（五）恢复期

指事件平息期。在新冠肺炎恢复期，要对普通病区和门诊进行再强化教育，加强警惕，继续绷紧防疫及院内感控的弦，管好进入医疗机构的各类人群，继续做好本病区新冠肺炎疫情防控工作，并提醒大家注意个人防护，保护好自己。

新冠肺炎疫情突然暴发时，由于时间紧迫，可能无法开展有效的师资培训和全员培训，因此要在最短的时间内对应急处理人员进行培训，迅速开展疫情报告、患者救治、流行病学调查、标本采集、消毒隔离等工作，确定传染病的种类及致病因素，并确定有效的治疗方法，为后续的防治工作做好准备。对于应急处置人员的培训，可能会在各种情况下进行，有些甚至不需要专门的场所，不需要培训主管人员的参与，如在前往援助医院的途中甚至在援助医院现场，都可以进行培训。培训教师可以是随队专家或业务熟练的技术人员，培训内容以现场操作技术及注意事项为主，如穿脱防护服、隔离衣的顺序，患者抢救，标本的采集，到达疫区后如何向群众解释，行动中应当注意的问题，如何配合管理部门维持疫区秩序等。

## 九、培训实施要点

1. 分级分类，限制现场培训人数。以学习平台为基础进行线上＋线下结合培训，一线抗疫人员、重点科室进行现场培训与实战演练，其他人员可通过线上直播或观看录像的形式学习，减少大规模培训人员聚集带来的感染风险。

2. 以点带面，各科室选派 1 ～ 2 名护理骨干参加培训，护理骨干接受护理部的培训考核合格后再培训所在科室的护士，达到全院培训的目的。

3. 结合新冠肺炎疫情期间遇到的问题，动态评估需求，不断修订培训方案，及时对不断更新的规范、标准、文件等进行持续强化培训。

4. 组织各种培训活动应有详细登记，如讲课内容、参加人员、学习时间等，务必做到不漏一人，确保培训率达到100%。

5. 注重培训效果：培训后应组织考核，确保人人过关，保证培训效果。

（王　蕾）

# 第二节　发热门诊/隔离病房护理人员培训

发热门诊是诊疗发热患者、排查疑似患者的最前沿阵地，隔离病房是抗击新型冠状病毒肺炎战役的核心战场。发热门诊/隔离病房环境、护理工作性质、感染防控等的特殊性，对护理人员的身心素质、消毒隔离、个人防护等方面都有比普通病区护士更高的要求，因此对发热门诊/隔离病房护理人员的培训也更加严格，更加重要。

## 一、培训内容

（一）发热门诊/隔离病房环境

发热门诊或隔离病房物理环境、三区两通道设置及使用规范。

（二）新冠肺炎护理相关知识

1. 新冠肺炎基本知识

包括新型冠状病毒的理化特性、新冠肺炎的相关定义、病原学特点、流行病学特征、病理改变、临床分型、临床表现、诊断标准、鉴别诊断、标本的采集、实验室检查与影像学检查、上报时间与流程、治疗方法、护理措施、解除隔离和出院标准。

2. 重型、危重型护理相关知识

包括重型、危重型患者的临床特点、诊治思维、病情监测与护理措施，如氧气疗法、无创机械通气患者的护理、有创机械通气患者的护理、人工气道的护理、俯卧位通气治疗的护理、镇静镇痛患者的护理、体外膜氧合治疗（ECMO）和一般护理措施等。

3. 针对特殊年龄阶段人群的新冠肺炎患者的护理要点

针对老年、孕产妇及新生儿、儿童新冠肺炎患者的不同患病特点，就相应的护理要点开展培训。

4. 针对不同并发症的新冠肺炎患者的护理要点

新冠肺炎的并发症涉及全身多个系统，是导致患者病情恶化的重要原因，主要包括急性心肌损伤、急性胃肠炎、急性肝损伤、急性脑炎、淋巴细胞减少和弥散性血管内凝血（DIC）、急性肾损伤、孕妇感染、横纹肌溶解症、营养不良、发热、心理异常及呼吸功能受损等。应就护士在并发症防治中的作用及不同并发症患者的护理要点进行培训。

5. 早期康复护理培训

包括康复功能评估方法与工具，康复目标的制定，如何依据评估结果拟定可行的、个性化的康复方案，体位管理、气道管理、呼吸训练、活动训练等康复措施的宣教方法、落实计划等。

（三）个人防护及专科操作技能

1. 个人防护技能

包括手卫生、一次性医用口罩、外科口罩、医用防护口罩、护目镜、防护面屏、一次性医用帽子、一次性防护服、隔离衣、鞋套、靴套等个人防护用品的选择原则、穿脱流程、使用方法及注意事项。

2. 专科操作技能

包括标本采集方法、各种仪器设备的使用，真实/模拟情境下静脉留置针穿刺、密闭式吸痰管吸痰、气管插管/气管切开患者吸痰、气管切开伤口换药、气管导管气囊压力监测、气道插管固定技术、气管切开固定、经口气管插管固定、气管导管囊上滞留物的清除技术、俯卧位通气技术、无创机械通气技术、经鼻高流量氧疗技术、中心静脉导管换药等。

3. 消毒隔离技能

一次性医疗物品的处理、非一次性医疗物品的消毒、终末消毒等。

（四）心理护理相关知识及能力

1. 针对确诊患者的心理护理

包括确诊患者常见的心理问题评估工具、诊治原则和主要的干预措施。

2. 自身心理调适

包括疫情期间护理人员常见的心理问题，及应对应激、调控情绪的方法。

3. 针对其他高危人群的心理护理

包括对疑似患者、确诊患者的密切接触者（家属、同事、朋友等）、不愿公开就医的人群、易感人群和大众的心理状况进行评估的方法及心理问题高危人群的识别标准、心理危机干预原则与策略。

（五）发热门诊/隔离病房的规章制度

包括发热门诊/隔离病房护士的岗位职责、工作流程，发热患者预检分诊原则，发热患者筛查就诊流程，确诊、疑似、密切接触者患者分区管理原则，护理人力紧急调配方案，发热门诊问诊清单，疑似病例处置流程图，疑似/确诊患者外出检查流程、日常消毒与终末消毒规范，标本保存及与实验室或CDC交接流程，普通、危重症患者转运交接流程，医疗废物管理要求，病历管理规定，解除隔离流程，疑似/确诊病例用物下收下送流程等。

（六）发热门诊/隔离病房特殊事件应急预案

包括疑似/确诊病例意外事件处理预案（污染物/标本洒溅），意外事件上报与紧急处理流程（自杀、患者突发病情变化等），护理人员发生不适、防护物品破损、职业暴露后应急预案等。

（七）其他内容

包括新冠肺炎疫情防控相关的法律法规、规章规范，院内规章制度以及公共防护内容，详见第六章第三节。

（八）针对赴病例高发地区支援医疗队的培训

1. 出发前的紧急培训

建议在出发前以最短的时间对全体医疗队员进行培训，尤其强调组织纪律、媒体宣传纪律等。专业培训内容以现场个人防护装备的穿脱流程及注意事项为主。如果时间允许，应确保人人有练习，确保所有成员掌握防护技能；如果无法在出发前进行紧急培训，可在前往援助医院的途中甚至在援助医院现场进行培训，培训教师可以是随队专家或业务熟练的技术人员，以确保医务人员零感染，安全防护。

2. 援助医院开展的相关培训

包括援助当地新冠肺炎疫情现状、医院及隔离病区的环境布局、仪器设备、各项规章制度和工作流程、驻地院感防控制度与要求、信息系统使用等。

3. 根据工作需要及时开展专科培训

在救援期间，及时培训新冠肺炎专科护理相关内容，如呼吸道标本采集方法、常规氧疗方式（储氧面罩、文丘里面罩、低流量吸氧、经鼻高流量吸氧等）的使用方法和相关注意事项、机械通气氧疗方式（无创、有创）的使用方法和相关注意事项、ECMO 治疗护理技术、床旁血液滤过技术、深静脉导管维护、肠内外营养支持治疗等，不断更新的《新冠肺炎相关诊疗指南》以及医疗队医务人员发生意外、防护用品失效及职业暴露等应急预案等；针对技能操作和应急预案进行演练，开展小范围、多批次的轮训，确保落实到每一位护理人员。

## 二、培训方式

在条件允许的情况下，推荐采用线上与线下培训相结合的方式。尤其是对于技能培训中的个人防护装备的穿戴流程，建议所有护士参加护理部层面组织的线下培训，可采用操作示范、练习的形式，要求人人有练习，人人有考核，考核合格后方可上岗，以切实保障护士的职业安全。

## 三、考核方式

理论考核以线上考核形式为主，考核内容包括新冠肺炎基本知识、防护、院感知识、各项规章制度等，发热门诊或隔离病房护士的理论考核内容应更具有针对性，所有护士均需参加考核，确保人人掌握新冠肺炎的相关知识。在技能考核方面，尤其是手卫生、个人防护装备的穿脱流程，所有护士均应参加护理部层面的考核，重点考核其防护技能的规范性和熟练度，考核合格后方可上岗；重症护理相关技术、职业暴露处置流程等可进行抽考。

（宋莉莉）

# 第三节　普通病区护理人员培训

在全国上下全力抗击新冠肺炎的关键时期，普通病区虽不像隔离病房、发热门诊的工作那样特殊，但也受到了不小的冲击。无论是科室护士，还是入住的患者及家属，面对新冠肺炎都存在不同程度的担忧、恐惧和紧张心理，负面情绪增长，给正常的护理工作带来很大的被动。此外，普通病区也不能排除处于潜伏期的型冠状病毒肺炎患者，因此也有受到感染的威胁。医院担负着普通患者和发热患者的预检分诊、新冠肺炎患者的救治等重要任务，医疗机构的人员变动很大，普通病区护理人员随时可能被抽调，为避免院内交叉感染，护理人员需要对发热患者进行强化管理，并做好患者与陪护的管理，病区管理难度加大。面对这些冲击，亟须对护理人员开展培训，提高其疫情应对能力。

## 一、培训内容

（一）有关卫生法规、标准规范

1. 法律法规

《中华人民共和国传染病防治法》《中华人民共和国刑法》《中华人民共和国突发事件应对法》《突发公共卫生事件应急条例》。

2. 标准规范

《医院感染管理办法》《医疗卫生机构医疗废物管理办法》《医院消毒卫生标准》《医疗机构消毒技术规范》（WS/T 367—2012）、《医院隔离技术规范》（WS/T 311—2009）、《医务人员手卫生规范》（WS/T 313—2019）、《经空气传播疾病医院感染预防与控制规范》（WS/T 511—2016）。

3. 文件要求

最高人民检察院下发的《关于认真贯彻落实中央疫情防控部署坚决做好检察机关疫情防控工作的通知》、两高两部联合印发的《关于依法惩治妨害新型冠状病毒肺炎疫情防控违法犯罪的意见》、最高人民法院和最高人民检察院《关于办理妨害预防、控制突发传染病疫情等灾害的刑事案件具体应用法律若干问题的解释》等相关文件要求。

（二）新冠肺炎基本知识

包括新型冠状病毒的理化特性，新冠肺炎的相关定义、病原学特点、流行病学特征、病理改变、临床分型、临床表现、诊断标准、鉴别诊断、标本的采集、实验室检查与影像学检查、上报时间与流程、治疗方法、护理措施、解除隔离和出院标准。

（三）院感相关知识

1. 区域划分及管理

清洁区、缓冲区/半污染区和隔离病房/污染区的划分、作用、物品配置及处置规范、管理要求、不同区域护理人员的个人防护要求。

2. 标准预防

包括一次性医用口罩、外科口罩、医用防护口罩、护目镜、一次性医用帽子、防护面屏、一次性防护服、乳胶手套、隔离衣、乳胶手套、鞋套、靴套、全面型正压式呼吸防护接头套等个人防护用品的作用及使用注意事项；一、二、三级防护标准及穿脱流程。

3. 手卫生

（四）技能培训

对于普通病区护士的技能培训以佩戴外科口罩、手卫生为主。同时进行个人防护装备穿脱流程的培训，时刻做好抗击疫情的准备。

（五）院内规章制度及流程

包括疫情期间护理人员管理规定、病房的管理规定、陪护／探视的管理规定、收住院管理规定、医疗废物管理规定、织物运送与处理要求、用物下收下送流程、疑似／确诊病例隔离规定、疑似病例处置流程、疑似／确诊病例标本采集送检规定、疑似／确诊患者院内检查流程、确诊病例转院或死亡后终末消毒管理规定等。

（六）公共防护培训

应对护理人员进行公共防护相关培训，一方面使其具备公共防护能力；另一方面使其能够对患者及其家属进行正确的健康教育。

1. 消毒剂的使用：包括醇类消毒剂、含氯消毒剂、二氧化氯消毒剂、过氧化物类消毒剂、含碘消毒剂、含溴消毒剂、酚类消毒剂、季铵盐类消毒剂等消毒剂的应用范围、使用方法与注意事项。

2. 不同场景的新冠肺炎防控方案：居家生活（包括家中消毒、饮食、处理快递等）、社区有患者（包括使用楼梯扶手、小区器械等公共设施，乘电梯等）、出行（包括乘坐公共交通工具，外出回家，户外健身，乘高铁、飞机等）、返岗、上班（包括乘电梯、文件传递、多人一室办公、参加会议、公务出行、接待来访人员等）、公共场所（包括商场、超市、影院、游泳馆、博物馆等）、就医（就诊、产检、接种疫苗）等的防护措施。

3. 居家隔离医学观察人员及家庭成员或室友感染防控要点。

4. 老人、儿童、孕产妇等特殊人群的防护要点。

## 二、培训形式

理论培训以线上培训为主，减少人员聚集。在技能培训方面，各科室可选派 1 ～ 2 名护理骨干参加护理部层面的培训，护理骨干考核合格后再培训所在科室的护士，达到全员培训的目的。

## 三、考核方式

理论考核以线上考核形式为主，考核内容包括新型冠状病毒肺炎的基本知识、防护知识、院感、医疗废物处置、管理规定等，所有护士均需参加考核，确保人人掌握新冠肺炎的相关知识。操作考核方面，护理部可成立考核小组，对考核科室范围、时间等提前进行安排部署，对相应科室和护士进行分片抽查式考核。

（聂圣肖）

## 第四节　医辅人员培训

### 一、培训内容

（一）新冠肺炎科普培训

包括新冠肺炎的传染源、传播途径、易感人群、常见临床症状、基本防护措施、环境清洁防护知识。

（二）技能培训

佩戴外科口罩、手卫生、垃圾处置，一、二级防护穿脱流程。

（三）规章制度

包括疫情期间不同岗位的职责及管理规定、健康状况日测日报制度、封闭式住宿管理规定、职业暴露应急预案等。此外，应根据不同岗位的工作职责开展相应的培训。

1. 护理员

探视陪护管理规定、垃圾分类管理规定、外来物品交接流程、患者及家属口罩佩戴和体温监测要求等。

2. 保洁员

消毒液的种类及配置规定、不同环境（医务人员区域、病区环境、隔离病房）的通风与消毒管理要求、电梯（包括发热患者专梯）清洁消毒规范、自助挂号机和自助报告打印机清洁消毒规范、垃圾分类管理规定等。

3. 配餐员

手卫生，疫情期间订餐、送餐、收发餐具、清洁消毒餐具管理规定，探视管理规定等。

4. 运送人员

疑似/确诊患者院内检查流程、疑似/确诊病例标本采集送检规定、疑似/确诊患者转运交接流程、织物运送与处理要求、用物下收下送流程等。

### 二、培训形式

对于新冠肺炎的基本知识以及各种规章制度建议采用线上学习的形式，对于各种消毒剂的配制方法、正确佩戴口罩及手卫生的方法等建议采用线下示范指导的形式。

医辅人员严格意义上不归医院所管，但因其为医院的患者服务，是医院工作的重要辅助力量，因此医院要加强对医辅人员的监管。由于医辅人员文化程度普遍偏低，且没有医学专业背景，在进行培训时要注意使用通俗易懂的语言，避免过多使用医学术语。对于医辅人员需要掌握的理论与技能，可根据不同岗位的工作职责，制作清晰明确的培训清单。医辅人员可对照清单，学习相关内容，并检查掌握情况。

（聂圣肖）

## 参考文献

[1] 崔力争，郭玉钗，侯雨丰，等．流行病传染病管理 [M].北京：艺术与科学电子出版社，2006.
[2] 高宏，王涛，李丰屹．线上培训模式研究及路径探索 [J].农银学刊，2019，（3）:72-75.
[3] 蒋艳，刘素珍，王颖．新冠肺炎防控医院护理工作指南 [M].成都：四川科学技术出版社，2020.
[4] 马又嘉，李霞，王俊莉，等．新冠肺炎时期医院普通病房护理管理策略 [J].现代医药卫生，2020，36（17）:52-54.
[5] 王霞，孙超，胡慧秀，等．老年重症新冠肺炎患者护理专家共识 [J].中华老年医学杂志，2020，39（3）:243-248.

# 第七章 预检分诊管理规范

## 第一节 普通门诊老年患者的管理规范

### 一、区域管理

医院门诊是集患者、易感人群、陪同人员和医护人员于一体的特殊场所，具有人流量大、流动性强、聚集时间集中、功能分区多、部分患者潜在传染性疾病不能及时诊断等特点，极易发生医院感染。而老年患者免疫功能减弱且多合并慢性基础疾病，是感染性疾病的高危人群、传染病的易感人群和高危易发人群，因此此次新冠肺炎疫情的危重症人群中老年人居多。新冠肺炎疫情期间，医院应充分考虑老年患者特点和就诊需求，构筑门诊管理防线，减少医院交叉感染，确保老年患者就医安全。

（一）门诊预检分诊区域

1. 门诊出入口管理

（1）所有门诊出入口实行封闭式管理，关闭包括所有门诊地下车库通道和电梯运行楼层在内的其余所有出入口，确保只开放一个入口和一个出口。在入口醒目处放置标识标牌，提示患者有发热（体温≥37.3℃）和（或）呼吸道症状、有流行病学史时主动告知预检分诊人员。地面粘贴间隔1m地标，提示进入门诊患者排队筛查时保持至少1m距离。安排工作人员全程值守，限制陪同人员数量，减少人员聚集，老年患者可有1名人员陪诊。

（2）门诊入口处设置体温测量点，配备足量工作人员，负责测量体温、引导测温后人员预检分诊、检查患者及陪同人员口罩佩戴情况等。

2. 门诊预检分诊处

（1）预检分诊处标识醒目，与测温点紧邻，配置必需防护用品。疫情期设置高发地区发热患者区域、普通发热患者区域。分诊台与患者椅之间设置1m间隔地标线，候诊区标识清晰，配置适当数量的候诊椅。如需等候，患者之间间隔就座，老年患者优先就座，并配置专用轮椅、平车，工作人员防护符合要求。

（2）优先为老年患者进行预检分诊初筛，指导并协助其正确佩戴口罩，减少老年患者在预检分诊处停留时间。

（3）对年老体弱、步态不稳、行动不便且无家属陪诊，至发热门诊就诊的老年患者，提供专用轮椅专人护送；至普通门诊就诊的老年患者，安排导诊人员全程陪诊，协助其尽快完成就诊。

（4）对行动自如的普通门诊就诊老年患者，导诊人员应引导其尽快到达就诊区域，减少在医院停留时间，降低交叉感染风险。

（5）门诊直梯专人管理，因直梯空间狭小，空气流通性差，应尽量减少直梯乘坐频次。老年患者需乘坐直梯时，专人控制乘坐人数，指导人与人之间间隔 1 m 以上安全距离。直梯内配备含醇类免洗手消毒剂，如接触电梯按键后嘱其及时进行手卫生。

（二）门诊诊区

1. 分诊台

（1）诊区分诊台处放置排队间隔 1 m 提示标牌，地面粘贴 1 m 间隔标识，就诊高峰期增派人员维护分诊挂号排队秩序，减少人员聚集。

（2）分诊护士优先筛查老年患者，指导并帮助其正确佩戴口罩，采取无接触挂号方式完成挂号，尽量减少接触患者物品如诊疗卡等，规范手卫生，减少交叉感染。

（3）在普通门诊就诊时，优先安排老年患者就诊，协助其尽快完成就诊，减少在医院停留时间，降低交叉感染风险。

2. 候诊区

（1）严格管控候诊区，限制候诊区人数，维护候诊区秩序，候诊时间隔就座，人员之间保持至少 1 m 距离，减少人员聚集。

（2）如老年患者确需候诊时，疫情期间可为老年患者单独设置候诊区，并尽量缩短候诊时间，减少交叉感染，减少人员聚集。

（3）及时巡视候诊区，关注老年患者病情变化，候诊过程中如出现心慌、胸闷、胸痛、呼吸困难、晕厥等意外情况，立即安排优先就诊，必要时采取急救措施，保障老年患者就医安全。

（4）针对老年患者采取个体指导、发放纸质宣传手册等便于接受的健康教育形式。告知老年患者可关注医院互联网门诊就诊咨询，减少至医院次数。如需就医，需做好防护，到就近医疗机构就诊。尽量不乘坐公共交通工具出行，减少路途风险。指导患者避免到人群密集的公共场所；与他人谈话时尽量保持 1 m 以上距离；避免接触呼吸道感染患者；居家时注意每日至少开窗通风 2 次，每次至少 30 min。

（5）为老年患者提供心理支持。老年患者易出现焦虑、恐惧、烦躁情绪，分诊护士需做好心理疏导工作，耐心讲解防护知识及注意事项，疏导其不良情绪。

3. 门诊诊室

（1）严格诊室管理，保持一医一患，老年患者可有 1 名陪同人员，方便采集病史。

（2）就诊时与医师保持至少 1 m 距离（体格检查时除外），减少交叉感染。

（3）对符合条件的老年慢性病患者处方量可以适当延长，不超过 3 个月，减少患者来院次数。

（4）鼓励老年慢性病患者开展互联网医院线上复诊、线上咨询和就医指导，并做好药品配送服务。

## 二、门诊预检分诊管理

### （一）一级预检分诊管理

在门诊入口处设立体温预检通道，患者及陪同人员到达门诊入口时，通过自动体温检测仪或额温枪测量体温（体温 ≥ 37.3℃时用水银体温计复核），并询问流行病学史，实施预检分诊初筛。对进入门诊的老年患者开辟绿色通道，优先筛查。

1. 当患者有发热（体温 ≥ 37.3℃）和（或）呼吸道症状、流行病学史时，工作人员为老年患者及陪同人员发放医用外科口罩，并指导或帮助其正确佩戴，优先完成预检分诊登记工作，然后由专人按专用路线护送至发热门诊就诊。

2. 当患者无发热和（或）呼吸道症状，无流行病学史，无家属陪同时，导诊人员主动提供帮助，引导其尽快到达普通就诊区域。

### （二）二级预检分诊管理

患者及陪同人员（限制 1 名）到达门诊各楼层分诊台时，分诊护士再次使用额温枪测量体温（体温 ≥ 37.3℃时用水银体温计复核），并详细询问有无发热和（或）呼吸道症状、流行病学史，老年患者优先筛查挂号。

1. 当患者有发热（体温 ≥ 37.3℃）和（或）呼吸道症状、流行病学史时，分诊护士为老年患者及陪同人员发放医用外科口罩，指导或帮助其正确佩戴，并与患者保持 1 m 以上距离将患者（含陪同人员）引导至一楼预检分诊处优先筛查登记。

2. 当患者无发热和（或）呼吸道症状、无流行病学史时，分诊护士为其选择合适医师挂号后，优先安排就诊；引导无家属陪诊的老年患者至诊室，尽量减少老年患者在候诊区等候时间，降低交叉感染风险。

### （三）三级预检分诊管理

门诊医师接诊老年患者时再次详细询问有无发热和（或）呼吸道症状、流行病学史，询问患者的流行病学史，重点询问聚集性情况。

1. 当患者有发热（体温 ≥ 37.3℃）和（或）呼吸道症状、流行病学史时，立即告知诊区护士，为老年患者及陪同人员发放外科口罩并正确佩戴，诊区护士与患者保持 1 m 以上距离，将患者引导至预检分诊处优先详细登记后，再由预检分诊处专人专线护送至发热门诊。

2. 当患者无发热和（或）呼吸道症状，无流行病学史时，门诊医师为患者开具相关检查，导诊人员主动提供帮助，使老年患者尽快完成就医。

## 三、环境管理

### （一）空气消毒

门诊公共区域、诊疗区域、办公室等区域应首选自然通风，保持空气流通，每日开窗通风 ≥ 2 次，每次 ≥ 30 min，温度许可时持续通风。必要时使用空气消毒设备进行空气消毒；

加大中央空调通风和清洗消毒工作，必要时暂停中央空调。

（二）地面消毒

1. 无明确污染时，使用有效氯 1 000 mg/L 的含氯消毒剂喷洒或湿式擦拭地面，每日 ≥ 2 次，作用 30 min 后清水擦拭。

2. 有明确污染时，如血液、体液等，应先用吸湿材料去除可见的污染，然后再清洁，接着采用有效氯 2 000 mg/L 的含氯消毒剂进行消毒，作用 30 min 以上，清水去除残留消毒剂。

（三）物体表面、设备消毒

1. 物体表面

（1）分诊台、诊疗桌面：使用 75% 乙醇或有效氯 1 000 mg/L 的含氯消毒剂擦拭或喷洒消毒，每日 ≥ 2 次，作用 30 min 后清水擦拭。

（2）电脑键盘、鼠标：使用 75% 乙醇清洁消毒，其他部件表面先用有效氯 1 000 mg/L 的含氯消毒剂擦拭，作用 30 min 后使用清洁湿抹布擦除残留消毒剂；显示屏幕使用含 75% 乙醇的消毒湿巾或布巾擦拭消毒；刷卡器、打印机等清洁消毒方法同上，每日 ≥ 2 次。

（3）平车、轮椅、候诊椅：表面使用有效氯 1 000 mg/L 的含氯消毒剂消毒处理，每日 ≥ 2 次；预检分诊处专用平车、轮椅一用一消毒。

（4）自助机表面使用有效氯 1 000 mg/L 的含氯消毒剂擦拭消毒 ≥ 30 min，每日 ≥ 2 次，自助机配备免洗手消毒剂。

（3）垃圾桶：垃圾做到日产日清，同时使用有效氯 1 000 mg/L 的含氯消毒剂对垃圾桶进行消毒处理，每日 ≥ 2 次。

2. 诊疗设备消毒

诊疗器具（如听诊器、血压计、体温计）一用一消毒。

（1）血压计表面、听诊器用 75% 乙醇擦拭消毒，血压计袖带用有效氯 1 000 mg/L 含氯消毒剂喷洒或擦拭消毒。

（2）体温计清洁消毒：体温计使用 75% 乙醇或有效氯 1 000 mg/L 的含氯消毒剂浸泡消毒 30 min，含氯消毒剂消毒后流动水清洗，干燥保存。

（3）重复使用护目镜或防护面屏清洁消毒：流动水下清洗去除表面污染，使用有效氯 1 000 mg/L 含氯消毒剂，浸泡消毒 ≥ 30 min，流动水清洗后干燥备用。

3. 门诊电梯管理

（1）门诊电梯分类管理：在疫情期间门诊固定专用电梯供留观、疑似或确诊新冠肺炎患者外出检查、转运等需求，需设警示标识，做好电梯清洁消毒管理。

（2）门诊就诊患者严格按照医院的警示标识搭乘电梯。乘坐电梯时，应采取防护措施，佩戴医用外科口罩，人与人之间间隔至少 1 m 距离，接触电梯按键或扶手后及时进行手卫生，电梯内配备含醇类免洗手消毒剂。

## 四、门诊相关流程管理

见图 7-1 ~ 图 7-3。

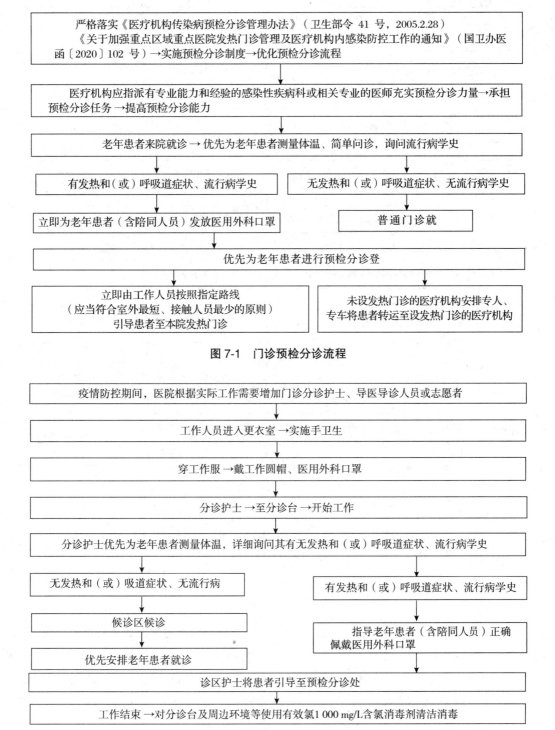

严格落实《医疗机构传染病预检分诊管理办法》（卫生部令 41 号，2005.2.28）《关于加强重点区域重点医院发热门诊管理及医疗机构内感染防控工作的通知》（国卫办医函〔2020〕102 号）→实施预检分诊制度→优化预检分诊流程

医疗机构应指派有专业能力和经验的感染性疾病科或相关专业的医师充实预检分诊力量→承担预检分诊任务 →提高预检分诊能力

老年患者来院就诊 → 优先为老年患者测量体温、简单问诊，询问流行病学史

有发热和（或）呼吸道症状、流行病学史

无发热和（或）呼吸道症状、无流行病学史

立即为老年患者（含陪同人员）发放医用外科口罩

普通门诊就

优先为老年患者进行预检分诊登

立即由工作人员按照指定路线（应当符合室外最短、接触人员最少的原则）引导患者至本院发热门诊

未设发热门诊的医疗机构安排专人、专车将患者转运至设发热门诊的医疗机构

**图 7-1　门诊预检分诊流程**

疫情防控期间，医院根据实际工作需要增加门诊分诊护士、导医导诊人员或志愿者

工作人员进入更衣室→实施手卫生

穿工作服 →戴工作圆帽、医用外科口罩

分诊护士 →至分诊台 →开始工作

分诊护士优先为老年患者测量体温，详细询问其有无发热和（或）呼吸道症状、流行病学史

无发热和（或）吸道症状、无流行病

有发热和（或）呼吸道症状、流行病学史

候诊区候诊

指导老年患者（含陪同人员）正确佩戴医用外科口罩

优先安排老年患者就诊

诊区护士将患者引导至预检分诊处

工作结束 →对分诊台及周边环境等使用有效氯1 000 mg/L含氯消毒剂清洁消毒

**图 7-2　门诊分诊感染防控流程**

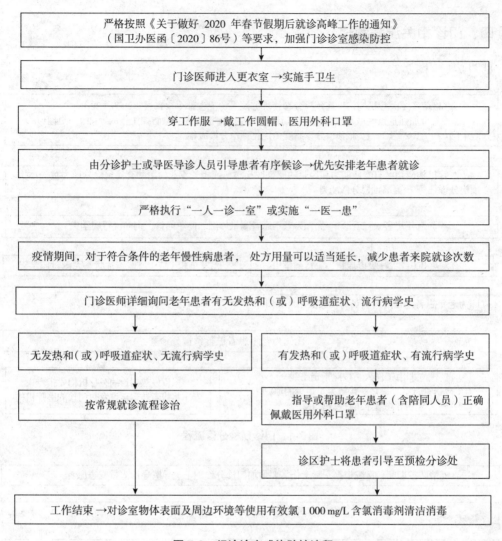

**图 7-3　门诊诊室感染防控流程**

（职志威）

# 第二节　急诊科老年患者的管理规范

## 一、区域管理

新冠肺炎疫情期间，急诊科在通道、区域设置和管理时应充分考虑老年患者特点和需求，根据急诊科区域功能性质和新冠肺炎疫情特点，主要在以下几个区域加强管理，防止出现医院交叉感染，保障患者及医务人员安全，确保老年患者得到及时、安全、有效的救治。

（一）急诊预检分诊区域

1. 急诊通道

急诊通道分为"普通急诊患者通道"和"救护车通道"，有条件的医院设置"危重伤病患者通道"，为行动不便的老人或残障人士设置"无障碍通道"，各入口处标识应醒目清晰，方便患者就诊。疫情期间：①老年急诊轻症患者由"普通急诊患者通道"进入；②重症患者由"危重伤病患者通道"或"救护车通道"进入。入口均要设置体温测量点，测量患者体温后方可进入急诊科。为行动不便的老年患者开通绿色通道，可从"无障碍通道"进入急诊科。

2. 急诊预检分诊处

（1）疫情期间，合理划分预检分诊通道。有流行病学史患者、发热患者、普通患者预检分诊时需设置不同通道，避免交叉感染。根据疫情发展和就诊患者数量，对通道进行动态调整。

（2）为老年患者安排座椅，位置与分诊护士保持 1 m 以上距离，为行动不便的老年患者提供轮椅、平车，并优先进行预检分诊。

（3）急诊科指派有经验的医生承担重症老年患者的预检分诊工作，提供准确快速的预检分诊。老年患者基础疾病多，病情复杂多变，如不能迅速准确地分诊，可能会导致新冠肺炎传播或延误患者抢救的情况发生。根据《国家卫生健康委办公厅关于加强重点地区重点医院发热门诊管理及医疗机构内感染防控工作的通知》（国卫办医函〔2020〕102 号）文件要求医疗机构指派有专业能力和经验的感染性疾病科或相关专业的医师，充实预检分诊力量，承担预检分诊任务，提高预检分诊能力。

（4）设置提示牌，提醒患者不要随意靠近分诊台或触摸分诊台物品。患者使用后物品、轮椅、平车一用一消毒。可选用 75% 乙醇或有效氯 1 000 mg/L 含氯消毒剂进行消毒处理。

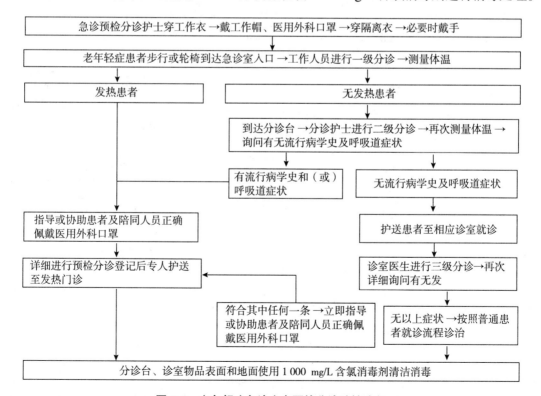

**图 7-4　老年轻症急诊患者预检分诊防控流程**

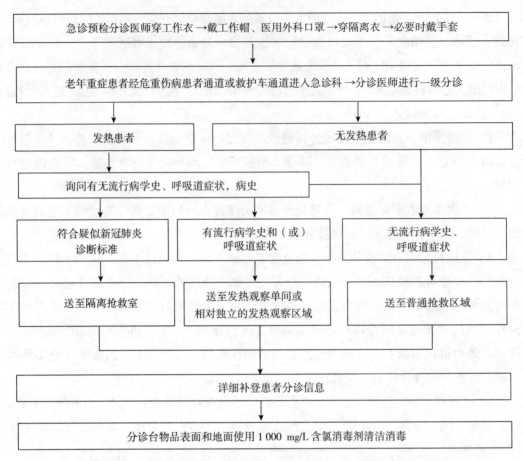

**图 7-5 老年重症急诊患者预检分诊防控流程**

（二）急诊候诊大厅

1. 派专人维持急诊候诊区域秩序，指导并检查候诊患者及家属是否正确佩戴口罩。候诊区避免人群聚集，人与人之间距离大于 1 m，避免闲杂人员长时间在候诊区停留。安排老年患者优先诊治。注意观察候诊区老年患者的病情变化，发现异常情况，及时通知医生进行处理。

2. 为行动不便有罹患新冠肺炎可能的老年患者设置专用区域，区域内设置专用座椅、轮椅和平车，为患者进行体温测量和预检分诊，并加强此区域的消毒隔离管理。

3. 候诊区域每天开窗通风至少 2 次，每次 30 min；有空调新风系统的加强清洗消毒，座椅和地面使用有效氯 1 000 mg/L 的含氯消毒剂每天至少 2 次清洁消毒。

（三）急诊诊室

1. 经过预检分诊的普通患者才能到急诊相应诊室就诊。一医一患一诊室，必要时允许 1 名家属陪同，患者和家属正确佩戴口罩。

2. 医生与患者或家属对话时尽量保持 1 m 以上距离（体格检查时除外），就诊患者较多时，优先为老年患者进行诊治，并及时采取措施分流患者。

3. 患者使用后的诊疗用品一用一消毒，诊室物品及地面每天至少 2 次进行清洁消毒处理。使用 75% 乙醇消毒电脑屏幕、键盘、听诊器等；使用有效氯 1 000 mg/L 含氯消毒剂消毒诊室门把手、桌椅、诊断床等物品表面和地面。

（四）急诊抢救室

1. 根据《国家卫生健康委办公厅关于进一步加强疫情期间医疗机构感染防控工作的通知》要求，医疗机构的急诊可设立缓冲区域，对需要急诊急救治疗且不能排除新冠肺炎的患者进行隔离收治。根据急诊科接诊发热患者情况，设置不同的发热患者抢救区域。①隔离抢救室：有条件的医院可设立负压隔离室或隔离室建筑布局和工作流程应符合《医院隔离技术规范》等有关要求；无条件的医院设置隔离单间或相对独立的隔离区域，用于疑似或确诊新冠肺炎患者的紧急抢救。②发热观察抢救室：设立发热观察单间或相对独立的发热观察区域，用于发热患者的紧急抢救及观察治疗。排除新冠肺炎可能的患者在普通抢救区域进行救治。

2. 隔离区和观察区原则上不设陪护，若老年患者病情危重或出现恐惧、焦虑、不配合治疗等情况时，医务人员对患者的心理状态要及时进行评估，实施心理疏导、沟通交流、舒缓压力等干预措施。对于沟通交流困难的老年患者，在病情允许的情况下，可允许 1 名家属进行探视、劝说或陪伴，探视者必须严格按照规定做好个人防护，必要时请心理科专业人员进行治疗。

## 二、预检分诊管理

（一）轻症老年患者急诊预检分诊管理

1. 一级预检分诊管理

轻症老年急诊患者由"普通急诊患者通道"进入急诊科，根据患者行走能力，必要时为患者提供轮椅或平车，工作人员通过自动体温检测仪或额温枪为患者及陪同人员测量体温。

（1）当患者体温 ≥ 37.3℃时，工作人员为患者和陪同人员发放医用外科口罩，并指导或帮助其正确佩戴，引领至急诊预检分诊处优先进行预检分诊、登记。按照指定路线由专人护送至发热门诊就诊。

（2）当患者体温正常且有家属陪同时，按照急诊患者就诊流程指引至急诊预检分诊处优先进行分诊；无家属陪同时，由工作人员引领至预检分诊处，交于分诊护士妥善安排后优先进行预检分诊。

2. 二级预检分诊管理

患者到达分诊台，分诊护士再次测量体温，询问流行病学史和呼吸道症状。根据患者体温、症状、流行病学史等结果进行初步分诊。

（1）体温 ≥ 37.3℃和（或）出现呼吸道症状、有流行病学史的重症老年患者，护士为患者和陪同人员发放医用外科口罩，并指导或帮助其正确佩戴，详细登记信息，按照指定路线由专人护送至发热门诊就诊。

（2）体温正常、无流行病学史、无呼吸道症状的普通老年患者，护士测量其生命体征，进一步询问病史，按照《医院急诊科规范化流程》规定，为患者进行分诊分级，根据分级结果引领或护送患者至相应的诊室或区域进行诊治。

3．三级预检分诊管理

患者到达诊室，诊室医生首先详细询问就诊患者有无发热、呼吸道症状、流行病学史等情况。

（1）如有以上任何一种情况，立即指导或协助患者及陪同人员正确佩戴医用外科口罩，安排专人详细登记患者信息后，按照指定路线护送至发热门诊就诊。

（2）如无以上症状，按普通患者诊治流程进行诊治。

（二）重症老年患者急诊预检分诊管理

1．一级预检分诊管理

重症老年患者一般由车辆送诊，可直接由危重伤病患者通道或救护车通道进入急诊科。预检分诊医生为患者和家属测量体温，同时详细询问患者流行病学史、呼吸道症状和病史。根据问诊结果，进行分诊分级，根据分级结果，到相应急诊抢救区域进行救治。

（1）无发热、无呼吸道症状、无流行病学史的重症老年患者，送至急诊抢救室普通区域救治。

（2）体温≥37.3℃和（或）出现呼吸道症状、有流行病学史的重症老年患者，送至发热观察抢救区域进行救治。

（3）符合新冠肺炎疑似诊断标准或确诊的重症老年患者，送至隔离抢救区域进行救治。

2．二级预检分诊管理

患者到达抢救室，根据患者病情进行救治，首先监测生命体征、处理危及患者生命的紧急情况，在生命体征平稳的基础上，再次询问患者流行病学史、症状、体征及病史等详细信息，根据患者情况进行下一步处理。

（1）普通抢救区域患者，当患者出现体温≥37.3℃和（或）出现呼吸道症状、有流行病学史任何一种情况时，将患者转移至发热观察抢救区域进行救治。

（2）发热观察抢救区域患者，行实验室和医学影像检查，排除新冠肺炎诊断的患者转移至普通抢救区域继续救治；符合疑似新冠肺炎诊断的患者，转移至隔离抢救室继续救治。

（3）隔离抢救室患者，请相关专科会诊，明确新冠肺炎诊断后，根据病情转运至本院隔离病区、隔离重症监护室或联系就近的定点医院，安排负压救护车转运患者。排除新冠肺炎诊断的患者转移至普通抢救区域继续救治。

（臧舒婷）

# 第三节　特殊（转诊）老年患者的管理规范

## 一、出诊要求

### （一）用物准备

1. 转运救护车应具备转运呼吸道传染病患者基本条件，尽可能地使用负压救护车进行转运。若无负压救护车，转运时应当在患者上车前关闭驾驶室与医疗舱之间的窗门，开启其他车窗通风或开启排风扇通风，注意给老年患者保暖。

2. 新冠肺炎疫情期间，转运救护车辆车载医疗设备专车专用，确诊病例、疑似病例一车一人隔离转运，考虑到老年患者多行动不便，建议有条件的医院增加下楼担架。

3. 转运救护车配备齐全的快速手消毒剂、急救药品、急救物品等一次性使用物品，配备防护用品包括：防护服/隔离衣、乳胶检查手套、医用防护口罩、防护面罩/防护面屏。

4. 急救药品及物品使用后及时补充，仪器设备使用后及时充电，保持备用状态。

### （二）人员准备

1. 人员配置：正常接诊时配备司机、医师、护士各1名。老年患者行动不便，可增加转运队员1名，协助搬运老年患者。

2. 人员防护：个人防护措施应始终贯穿于整个转运过程，直至按要求脱下防护装备。医务人员应根据接诊患者情况，按要求做好防护。在救护车转运过程中如接触患者进行相关操作后，使用免洗手消毒剂消毒。

### （三）老年患者的评估与指导

1. 医院急诊科/急救中心在接到院前急救任务时，出诊医师应提前与患者、患者家属或现场目击者取得联系。如果患者是独居老人/失独老人，要与其所在社区取得联系；如果患者在养老机构发病，则要联系养老机构负责人。确保老年患者在新冠肺炎疫情期间发病时能得到及时救治。

2. 出诊医师在了解患者病情后，要电话指导现场联系人将患者置于安全的环境中等待救援。老年患者易发生跌倒等外伤情况，医师要指导现场联系人不要移动患者，如果现场环境温度较低，可给老人加盖棉被。同时指导现场联系人要与患者保持1 m以上距离，并佩戴口罩。

3. 当患者发生呼吸心跳停止时，出诊医师在救护车到达前先电话指导现场联系人为患者行心肺复苏术，告知对方不要过度用力按压患者胸部，避免造成肋骨骨折。

4. 如果是院际间转运，救护车出发前，司机告知转出医院拟到达时间，出诊医师提前了解患者病情，配合做好相关准备工作。

## 二、老年患者的现场急救处置

（一）现场问诊

1. 到达现场后，医护人员协助患者正确佩戴一次性医用口罩。对于不配合的老年患者，医护人员要耐心讲解，告知其佩戴口罩的重要性，以取得患者同意。

2. 严格按照新冠肺炎诊疗方案的诊断标准询问患者的流行病学史，结合患者临床表现评估病情。

3. 问诊应详细，除询问与此次发病主诉相关的症状及鉴别诊断外，老年患者还应重点关注既往史以及在本地区的活动轨迹。老年人受衰老、免疫功能下降、多种慢性病共存等影响，感染风险更高。

4. 在问诊过程中，除详细了解患者病情，必要时了解家庭成员或养老机构照护者等密切接触者的活动轨迹及有无发热和（或）呼吸道相关症状。密切接触者如有确诊病例或疑似病例，应做好隔离防护，出诊人员详细登记，按要求上报疾控部门。

（二）现场体检

1. 依据问诊结果，医师应有针对性地进行重点查体及必要的辅助检查。护士对患者的体温、脉搏、心率、血压及血氧饱和度进行现场测量并记录。

2. 重点对肺部进行听诊，建议避免与患者面对面。

3. 长期卧床的老年患者，体检时护士要协助医师保护患者皮肤，翻身时注意保护患者，避免发生坠床等不良事件。

（三）现场处置

出诊医师对老年患者进行详细的问诊、查体、辅助检查及结合患者既往病史，得出初步诊断，给予必要的急救药物和对症支持治疗。

1. 摆放体位

能正常交流的老年患者，护士可协助患者取舒适体位；针对意识不清的老年患者，协助其采取平卧位进行搬抬和转运，搬运过程中确保患者呼吸道通畅，医护人员站在患者头位，观察患者病情变化；针对呼吸困难的患者，应采取半卧位或坐位，老年患者务必做好约束和固定，防止坠床；针对配合度差的老年患者，医护人员应耐心沟通并解释。

2. 呼吸支持

评估患者的缺氧程度及有无出现呼吸困难情况，给予合适的氧疗方式，必要时给予辅助通气治疗。

（1）鼻导管：适用于普通型，无明显呼吸困难的患者。一般给予 2 ~ 4 L/min 的低流量吸氧。

（2）普通面罩、储氧面罩或文丘里面罩：当患者出现呼吸困难，经鼻导管吸氧治疗症状改善不明显，脉搏血氧饱和度 ≤ 90% 的患者应及时更换为普通面罩（6 ~ 10 L/min）；当患者初始血氧饱和度 < 85% 或转运途中经鼻导管或普通面罩吸氧治疗后血氧饱和度仍

≤ 90% 时，应选用储氧面罩（氧流量 10 ～ 15 L/min）尽快纠正低氧状态；当患者尤其是老年患者既往合并慢性阻塞性肺疾病时应考虑使用文丘里面罩（4 ～ 10 L/min），避免引起二氧化碳潴留。

（3）无创通气：无创通气是重症患者重要的辅助治疗方法之一。无创正压通气可降低气管插管率，降低医务人员在为患者行气管插管和人工气道管理中的感染风险。

（4）有创通气：若上述呼吸支持不能改善患者低氧血症、呼吸窘迫、高碳酸血症以及血流动力学不稳定，应尽早行气管插管和有创通气。当患者需要行气管插管或吸痰等操作时，检查其是否有假牙，操作人员需进行三级防护，降低暴露风险。

3. 监护

对老年患者，应给予持续心电监护，根据病情变化调整治疗措施。

4. 建立静脉通路

根据患者初步诊断及病情，早期建立静脉通路，给予相应药物治疗。老年患者血管条件差且皮肤松弛，选择相对较粗的血管穿刺并固定好针头，输液速度根据患者病情进行调整。

5. 健康宣教

（1）对患者和陪同人员，应做好新冠肺炎相关知识及日常预防措施的健康宣教工作，缓解患者紧张情绪。

（2）嘱陪同人员带齐患者日常口服用药及生活用品，如假牙、助听器等。

### 三、老年患者的转运与交接

（一）患者评估

若是院际间转运，救护车到达医院后，尽快了解患者病情及转出医院给予的治疗措施。

1. 静脉输液治疗时，需了解药物名称、剂量、病情，合理调整输液速度。

2. 评估患者的意识状态、血压水平、呼吸频率及血氧饱和度，重点关注基础疾病，同时结合上述生命体征做出呼吸支持治疗决策。连接转运呼吸机后，观察 5 ～ 10 min，确保患者生命体征无明显变化后开始转运，老年患者应给予必要的约束固定，确保转运过程的安全。

（二）生命体征监测

转运途中医护人员密切观察患者病情变化，给予患者呼吸机、多参数监护仪等急救设备使用。根据实时监测数据调整呼吸支持方式，使用呼吸机辅助通气时，根据监测数据及时调整相关参数。

（三）心理护理

对患者及陪同家属做好心理疏导，消除其紧张心理。耐心解释，适时安慰患者，根据室外温度及时调整救护车内环境温度，使患者处于舒适状态。

（四）联系汇报

在转运途中出诊医师负责提前联系接收医院做好接诊准备，汇报患者抵达的时间、病情、生命体征、监测数据、途中有无病情变化、是否需要准备特殊器材等。对于活动受限的老年患者，必要时准备气垫床。

（五）患者交接

与接收医院详细交接患者病情、用药、治疗措施、呼吸机模式和参数等。对于长期卧床的老年患者，出诊护士要重点交接患者皮肤情况。

## 四、终末处置

在疫情期间，为防止交叉感染，应做好急救车的消毒管理。急救车每次出诊完毕后，停靠至指定地点，由专业人员进行终末消毒处置。救护车返回后需严格消毒方可再转运下一例患者。

1. 在接诊和转运日常急症患者而非明确传染病相关任务的急救车，做到随时消毒。在接诊、转运可疑或确诊患者的车辆，需严格执行消毒流程，实施终末消毒。

2. 急救车舱按照使用有效氯 1 000 mg/L 的含氯消毒剂喷洒消毒，先表面后空间均匀喷湿，空气用移动式紫外线灯照射 1 h 后，开门开窗通风 30 min；用清水擦拭车内仪器设备、内壁、座椅、担架等物体表面；用清水地巾湿式拖地，清洁车身，流动水冲洗车身、轮胎、车底，对于仪表盘、GPS 显示屏等特殊仪器使用 75% 乙醇溶液擦拭，避免损坏。

3. 各类针头、锐器放置防渗漏、防穿刺的利器盒，其他医疗垃圾、污染的一次性物品及传染病患者的生活垃圾均用双层黄色垃圾袋封闭，按医疗垃圾处理。根据《医疗废物管理条例》和《医疗卫生机构医疗废物管理办法》进行处置和管理。

## 五、转运工作流程

穿戴防护用品→出车至患者家中、养老机构或事故现场救治患者→协助老年患者佩戴口罩→现场处置→将患者安置于救护车上→转运至接收医疗机构→车辆及设备消毒→转运下一例患者。

（韩　旭）

## 参考文献

[1] 蒋艳，刘素珍，王颖．新冠肺炎防控医院护理工作指南 [M]．成都：四川科学技术出版社，2020.

[2] 王秀萍，吴睿．医疗机构内新型冠状病毒感染预防与控制相关流程 [M]．郑州：河南科学技术出版社，2020.

[3] 卫生部．卫生部关于印发急诊科建设与管理指南（试行）的通知 [EB/OL]．（2009-06-10）[2020-04-16]．http://www.nhc.gov.cn/bgt/s9509/200906/1239a65af0d04b64af703e9704cf856e.shtml.

[4] 医政医管局．国家卫生健康委办公厅关于加强重点地区重点医院发热门诊管理及医疗机构内感染防控工作的通知 [EB/OL]．（2020-02-04）[2020-04-15]．http://www.nhc.gov.cn/yzygj/s7659/202002/485aac6af5d54788a05b3bcea5a22e34.shtml.

[5] 医政医管局．国家卫生健康委办公厅关于印发新型冠状病毒肺炎病例转运工作方案（试行）的通知 [EB/

OL]. (2020-01-28) [2020-04-18]. http://www.nhc.gov.cn/yzygj/s7653p/202001/ccee6ec0942a42a18df8e5ce6 329b6f5.shtml.

[6] 医政医管局. 国家卫生健康委办公厅关于印发新型冠状病毒肺炎防控中常见医用防护用品使用范围指引 （试行）的通知 [EB/OL]. (2020-01-27) [2020-04-18] http://www.nhc.gov.cn/yzygj/s7659/202001/e71c5de 925a64eafbe1ce790debab5c6.shtml.

# 第八章 发热门诊老年患者的管理规范

## 一、发热门诊的职责和目标

发热门诊是由国家卫生部指示启动的预防、预警机构之一，担负着传染性疾病的筛查工作，对于潜在的社会公共危害的患者进行提前干预，是医院预防传染性疾病的第一道防线。发热门诊承担着防控和救治的双重职责。

依据《中华人民共和国传染病防治法（2013 修正）》，疾病预防控制机构要按照国家卫生行政部门规定的内容、程序、方式和时限进行传染病的报告，并通过传染病预检、分诊制度，为患者、病原携带者、疑似患者提供相应的接诊、隔离治疗、医学观察以及医疗救护等必要的医疗措施，以控制疾病的传播。

发热门诊要配合疾病预防控制机构，进行传染病预防工作的指导、考核，开展流行病学调查，按要求完成病历记录以及其他相关资料，并妥善保管。如医疗机构不具备救治能力的，应当协助、配合完成患者的转诊工作。并为传染病患者、病原携带者、疑似传染病患者、密切接触者涉及个人隐私的有关信息、资料实施保密。

设立发热门诊，使发热患者集中就诊、检查以及治疗。将发热患者和非发热患者分开诊治，避免非发热患者与传染性疾病患者的交叉感染，最大限度地减少医院内交叉感染的发生。同时也为防治传染病及烈性传染病，做到早发现、早报告，早隔离、早治疗奠定基础。

## 二、新冠肺炎疫情下发热门诊老年患者管理

### （一）管理目标

新冠肺炎疫情期间，医疗机构要充分发挥发热门诊疫情"前沿阵地"作用，基于发热门诊功能性质和新冠肺炎疫情特点，根据老年患者疾病特性，对老年患者的诊疗进行有效管理。

高度重视老年人重型和危重型的早期识别，提供初步的救治及病情监测，以保证老年病患就医过程的生命、健康安全，防止出现医院交叉感染，确保老年患者得到及时、安全、有效的救治。

### （二）管理内容

规章制度的完善和有效落实，可以更好地控制疫情、开展诊疗与救治。老年人因生理衰老和罹患多种基础疾病，于发热门诊就诊时，对其提供的护理与管理，要在发热门诊日常管理基础上略有侧重，具体要求总结如下。

1. 老年新冠肺炎患者的预检分诊

（1）老年患者基础疾病多，病情复杂多变，如不能迅速准确分诊，可能会导致新冠肺炎传播或患者抢救延误的情况发生。医疗机构要指派有专业能力和经验的感染性疾病科或相关专业的医护人员，充实预检分诊力量，承担预检分诊任务，提高预检分诊能力。

（2）预检分诊台位置有明确标识，便于老年人识别；对于由门诊一级预检分诊转入发热门诊的老年患者，设专人引导。预检分诊处应储备必要的防护用品，为没有佩戴口罩的老年患者及家属分发外科口罩，指导或帮助其正确佩戴。对配带有出气阀口罩的患者或家属解释并说明，指导患者更换为外科口罩或加戴外科口罩。告知患者及家属"一患一人陪"制度，减少人员聚集。

（3）为行动不便的老年患者，提供专用座椅、轮椅和平车，方便老年患者就诊。

（4）除规定的流行病学问诊外，对于老年患者应初步询问基础疾病，进行生命体征的测量，并详细登记相关信息。

（5）长期需要照护和有认知功能障碍的老年人，往往不能恰当表达不适，可能缺乏典型的临床表现或无法准确描述症状，需要医务人员向照护人员询问患者的日常症状和体征。由于老年人认知功能和对疾病自我感知能力的减退，发病时间可能不容易确定，因此在采集流行病学史时可适当放宽时限，并尽可能同时对患者本人、共同居住者或照护人员进行详细询问。

（6）预检分诊实施分级诊疗，合理安排就诊次序。如遇无家属陪同的老年患者，应由预检分诊护士进行挂号、缴费、候诊等指引。对于生命体征不平稳的老年患者应协助其尽快就诊。

2. 老年新冠肺炎患者的候诊及就诊

（1）发热门诊候诊区域应减少物品摆放，便于老年患者助步工具的使用，如轮椅、助步器、平床等。保证就诊患者及家属的候诊距离，候诊椅相隔距离大于1 m，防止人员聚集，加大感染风险。有效维护候诊及就诊秩序，对老年患者加强沟通与解释。可设置候诊室（负压房间最为理想）或区域，以解决老年患者在发热门诊区域候诊或等候辅助检验和检查结果时的空间问题，避免人员聚集，注意保持距离。并提供便于老年患者及家属使用的手卫生设施。

（2）加强巡视，注意观察老年患者是否出现病情进展。发现异常情况，及时通知医生进行处理。有条件的医疗机构，应设置发热门诊抢救室，并配备相应的抢救仪器、设备、药品等，针对急危重症的老年发热患者，以保障此类患者排查完成前的生命安全。

（3）诊室外使用叫号通知电子系统，保证"一医一患一诊室"，指导并协助老年患者进行就诊。严格按照新冠肺炎诊疗方案的诊断标准询问患者的流行病学史，结合患者临床表现评估病情。老年人受衰老、免疫功能下降、多种慢性病共存等影响，感染风险更高。

问诊应详细，除询问与此次发病主诉相关的症状及鉴别诊断外，老年患者还应重点关注既往史，以及在本地区的活动轨迹。

（4）高度防范不良事件的发生。尤其对于高热、呼吸困难、认知障碍、高龄、肢体活动障碍、无家属陪伴的老年患者，避免发生跌倒、坠床等不良事件。

（5）高龄及病情不平稳的老年患者，由医务人员引导优先进行缴费、化验及检查。

（6）如发现符合病例定义的新型冠状病毒肺炎疑似病例，在加强隔离疑似病例的同时，组织院内专家或主诊医师会诊，并结合老年患者疾病特点及其基础疾病进行诊疗。仍考虑疑似病例的，应当在 2 h 内进行网络直报，并采集呼吸道或血液标本进行新型冠状病毒核酸检测。针对老年患者咳痰能力差、取样配合差等情况，护士应协助医生进行标本的采集。

3. 老年新冠肺炎患者的隔离观察

（1）对于怀疑新冠肺炎感染者或确诊者应有医务人员陪同转至隔离室，陪同人员应转至观察室，并由接诊护士与隔离室护士进行交接记录。

（2）保证单人隔离，对于已确诊的新型冠状病毒肺炎患者可进行多人隔离，不得外出，不设陪护。向患者及家属告知拒绝探视要求。对老年患者做好隔离室内各项设施的使用方法介绍。

（3）对老年患者应加强巡视力度，加大患者基础疾病变化的观察，更要关注新冠肺炎老年患者危重型的早期识别。

（4）保证老年患者基本生活需求。对于活动障碍、部分障碍或卧床的老年患者定时协助更换体位，防止皮肤压力性损失的发生。对有需求的老年患者协助其大小便。对于大小便失禁的老年患者，给予及时清洁，更换纸尿裤或护理单。进食不能自理者，协助其进食，防止呛咳，避免发生误吸。

（5）注意识别老年患者的不良心理状态，稳定情绪。加强老年患者的心理护理，耐心沟通解释，给予积极处理，提供恰当的情感支持，鼓励患者树立战胜疾病的信心。对于认知障碍的老年患者，应加大对其心理应激反应及情绪波动的观察，并提供心理急救。

（6）防止卧床的老年患者坠床，防止可自主活动的老人跌倒，应注意防止情绪波动者自伤。对于较为躁动的老年患者，根据其疾病特点，必要时遵医嘱进行镇静治疗或肢体的保护性约束，以避免意外发生。

4. 老年新冠肺炎患者的病情处置

（1）一般处理：加强对症治疗，积极缓解患者不适。隔离观察室提供可转运平床，嘱患者卧床休息。对可正常交流的老年患者，护士可协助其取舒适体位；针对呼吸困难的患者应采取半卧位或坐位，同时保证患者安全，防止坠床。积极控制高热，高龄老人应用退热药物时应注意适当降低剂量，防止大量出汗引起血流动力学不稳定以及电解质的紊乱，同时注意保暖。

协助老年患者进食、饮水，如遇进食障碍的老年病患，应遵医嘱给予补液治疗，或放置胃管，鼻饲营养液，以保证热量摄入。

加强心理护理，耐心解释，取得老年患者配合。

（2）对于重症及危重症老年患者处理：给予相应的监护设备支持，加强监测，动态评估疾病严重程度，及时发现病情变化。加强对于生命体征监测的观察，包括体温、外周血氧饱和度、意识状态、呼吸频率和节律、心率和心律、血压和尿量等。及时进行常规器官功能的评估，结合相应的辅助检查指标，进行重点观察，保证生命安全。

根据老年患者体征、主诉、血氧饱和度、血气等相关指标提示，遵医嘱给予氧疗。对意识清楚的老年患者应做好沟通，取得配合。指导其使用鼻导管吸氧，协助其在鼻导管外佩戴一层外科口罩，以保持呼吸道通畅，改善缺氧状态。必要时给予呼吸机支持。使用无创呼吸机的患者，指导其正确使用。对使用有创机械通气的患者，应使用密闭式吸痰管，并做好相应记录。

建立静脉通道用药，观察用药效果。遵医嘱实施各类药物注射治疗时，严格执行查对制度；告知患者药物名称及注意事项。观察输液滴速、穿刺处有无肿胀、患者有无用药的不良反应；如发生恶心呕吐等不适，及时给予相应处理。

对于基础疾病较多的老年患者，应维持基础疾病治疗，预防并发症。对老年重症患者可进行多学科协作诊疗，以提供个性化，有针对性的诊疗措施，全面保障老年患者的生命安全。

5. 老年新冠肺炎患者的转诊

（1）根据《新型冠状病毒肺炎病例转运工作方案（试行）》要求，进行患者转运。不具备传染病诊疗条件的科室，在发现传染病患者或疑似病例时，要认真并详细地做好登记，及时填写传染病报告卡并转到本院的传染科或当地定点新冠肺炎收治专科医院。

（2）与转运及转诊接送人员进行妥善交接，包括老年患者的基础疾病、现病情、管道、特殊用药及治疗、皮肤、医疗文书、物品等。

（3）经由专家组会诊，排除"新冠肺炎"的患者，可转出。

（4）转诊期间做好患者防护，注意疏散人群，避免病毒传播。

6. 老年新冠肺炎患者的健康宣教

（1）使用多种方式宣传关于新冠肺炎疾病的相关知识，如发热门诊内海报、宣传栏、网络视频。

（2）针对老年人认知、接受能力、沟通能力、学历等实际情况，因人而异，进行个性化宣传，注意保持适当距离。

（3）宣传内容可针对患者疾病临床分型的不同从诊疗、护理、康复、防护等多方面进行开展。

（童 萍）

# 参考文献

[1] 国家卫生健康委办公厅 . 国家卫生健康委办公厅关于加强重点地区重点医院发热门诊管理及医疗机构内感染防控工作的通知：国卫办医函〔2020〕102 号 . [EB/OL].（2020-02-03）[2020-02-04]. http://www.nhc.gov.cn/yzygj/s7659/202002/485aac6af5d54788a05b3bcea5a22e34.shtml.

[2] 医政医管局 . 国家卫生健康委办公厅关于印发新型冠状病毒肺炎病例转运工作方案（试行）的通知 [EB/OL].（2020-01-28）[2020-04-18]. http://www.nhc.gov.cn/yzygj/s7653p/202001/ccee6ec0942a42a18df8e5ce6329b6f5.shtml.

[3] 中国老年医学学会精神医学与心理健康分会 , 中国老年保健协会阿尔茨海默病分会中华医学会精神医学分会老年精神病学组 , 中国医师协会精神科医师协会老年精神病学工作组 , 等 . 新冠肺炎防控期间认知障碍患者及其照护者精神卫生与心理社会支持专家建议 [J]. 中华精神科杂志 , 2020, 53（2）：89-94.

# 第九章　普通病房老年患者的管理规范

## 第一节　老年患者病房管理规范

### 一、普通病房老年患者的护理管理

（一）老年患者入院管理

1. 门诊医生对需入院的老年患者进行新冠肺炎排查，做好预检分诊工作，将暂时排除新冠肺炎的老年患者收住入院。

2. 患者、家属或陪护进入院区前，需佩戴口罩。接收入院的患者，护士首先测量其体温，询问有无发热、咳嗽、乏力、腹泻等新型冠状病毒感染症状，并仔细追查流行病学史。如果无上述情况可将患者安置于普通病房，如果有流行病学史或以上类似新型冠状病毒感染症状，启动普通病房待排查患者管理。

3. 严格限制陪护人员，如病情需要留陪护，坚持"一人一固定陪护"原则。

4. 做好入院评估，及时发现老年患者存在如营养不良、跌倒风险、压力性损伤风险、误吸风险、VTE 风险、焦虑等护理问题。

5. 落实入院宣教。介绍病区环境及医院的规章制度，讲解安全问题及注意事项，包括如何防止跌伤、坠床以及防火防盗等安全事项，提高患者、家属及陪护人员的安全意识和自我照顾能力。

（二）老年患者的住院管理

1. 如果条件允许，将老年患者优先安排在单人单间，或者同病种安排同房间，并尽量安排在人流通过较少的靠边病房。

2. 住院期间患者及陪护人员佩戴口罩。

3. 每日监测患者体温，观察有无呼吸道症状等。当患者体温高于 37.3℃时，再次询问其流行病学史，协助医生完善生化检查、影像学检查及新冠肺炎核酸检查。必要时启动普通病房待排查患者管理。

4. 除做好常规健康指导外，需加强新冠肺炎的防护指导，如正确佩戴口罩、注意咳嗽礼仪、做好手卫生等个人防护。并告知老年人切勿擅自服药。

5. 住院期间指导患者不得随意串门或离开病房，不得在公共区域逗留，与其他患者保持安全距离。

6. 指导患者做好垃圾分类处理，废弃口罩丢弃在指定位置。

7. 关注老年患者住院期间心理变化，及时发现患者因新冠疫情引起的恐慌、焦虑心理，加强与老年患者的沟通交流，及时疏导患者不良情绪。

8. 做好饮食宣教，根据老年患者病情需要，为患者选择营养丰富的合适饮食，并针对有营养不良风险老年患者，根据个人营养需求，联合营养师，加强营养管理。

9. 老年患者抵抗力低下，需严格掌握侵袭性操作的适应证，减少侵袭性操作。操作的过程中，动作尽量轻柔，坚持无菌原则，如果病情允许，尽早拔除各种留置管道，缩短插管时间。同时对老年患者实施保护性隔离，建议配备一套单独医疗用品如血压计、听诊器等供其使用，避免与其他患者共用。优先执行老年患者治疗护理，尽量集中操作。

10. 老年患者起病隐匿，长期需要照护、认知功能障碍的患者常常不能恰当表达不适，需要细心甄别老年患者呼吸道感染症状，如不明原因的呼吸急促和心律增快等。

11. 住院期间动态评估老年人安全危险因素，向患者、家属及陪伴人员做好防跌倒、防坠床、防误吸、防烫伤等安全宣教。病区物品固定放置，保证患者的行走安全；病房地面和走廊保持清洁、干燥，防止患者滑倒、跌伤；对于有误吸风险的患者，为其选择适宜的食物、舒适的进食体位，有效防止患者误吸发生。

12. 对于卧床、生活不能自理的老年患者，协助做好各项生活护理，保持患者舒适体位。动态评估患者压力性损伤风险，对于压力性损伤高风险患者，可实施预见性护理措施，如予气垫床、加强翻身等。

13. 加强病区环境管理，病房定时通风，每天 2 次，每次 30 min，做好环境消毒卫生。

（三）老年患者出院管理

1. 做好出院宣教。如药物、饮食、活动、疾病康复等常规出院宣教。

2. 指导老年患者疫情期间，注意手卫生，尽量减少外出。外出坚持佩戴口罩，避免参加聚集性活动。

3. 教会患者或家属自我识别新冠肺炎症状体征，出院后当体温大于 37.3℃，有咳嗽、乏力等症状时应及时到医院就诊。

4. 定时随访，关注患者出院后疾病康复情况，继续做好疾病相关宣教及新冠肺炎防护指导。

## 二、老年病房患者的护理管理

（一）避免接触传染源

1. 病区采取封闭式管理模式，在科室大门设置门禁和快速手消毒液，严禁外来人员进入。患者入院前，做好全面评估，详细询问流行病学史，同时开展新型冠状病毒核酸检测、血常规、CT 等检查。住院期间原则上不得离开病区，不串门、不聚集，外出检查时必须佩戴口罩，返回病房后及时进行手卫生、监测体温等措施。

2. 老年患者由于生活不能完全自理需留陪护的，最多留 1 名固定陪护人员。

3. 老年患者抵抗力低下，疫情防控期间谢绝探视，避免接触外来人员。家属送生活必需品时，需预约到院时间，戴好口罩，带来的物品需经消毒处理后由护士递交患者。

4. 指导患者正确佩戴口罩，落实手卫生、呼吸卫生和咳嗽礼仪，要求在医院开餐。

5. 排查病区工作人员近期有无疫区接触史，如有接触史应按要求进行居家隔离 14 天，后无异常者方可返回工作岗位；无疫区接触史，但体温大于 37.3℃、咳嗽等应立即上报并进行新冠排查。病区工作人员需每天上报健康状况。

（二）切断传播途径

1. 病区环境管理

（1）严格控制病区收治患者的数量，最好单人单间，避免交叉感染。

（2）加强病房内空气流通，能开窗通风的尽量开窗，每天开窗通风 30 min 以上，根据气候条件适时调节，但要注意避免通风引起室内温度变化过大，减少老年患者因受凉诱发呼吸道感染性疾病。

（3）病房无人时使用紫外线灯照射消毒，每天至少消毒 2 次，每次照射消毒 60 min 以上（从灯亮 5 min 起计算照射消毒时间）。病房所有物体表面及环境使用含氯消毒剂消毒，每天 2 次；对于高频接触的物体表面如门把手、水龙头等每 2 h 擦拭 1 次。

（4）办公区域、会议室、更衣室、休息室、值班房等病区公共区域的物表、地面使用 500 mg/L 的含氯消毒液拖拭（擦拭）消毒，每天 2 次。

（5）污物间门保持常闭状态，督促清洁工人及时清理污物间垃圾。污物间每天使用 2 000 mg/L 含氯消毒剂喷洒墙壁或拖地消毒 2 次。

2. 医护人员管理

（1）做好工作人员健康监测，每次接触患者前后应当严格执行手卫生，疫情防控期间每天更换工作服、值班室被服，工作服污染时随时更换。及时更换污染口罩，做好眼镜、手机等个人物品的消毒。

（2）责任制护理，相对固定的护士负责固定的患者，合理安排时间，集中护理操作。

（3）做好员工就餐管理，要求分批就餐，控制同时就餐人数，就餐饭桌增加距离（1 m）。尽量避免举办多人集中的会议、交班等，必须举办的要控制参加人数和缩短时间，保持环境通风并全程佩戴口罩，尽量通过视频、网络等形式进行。

3. 陪护管理

老年患者自理能力差，不可避免地需要陪护，难以实现绝对的自我隔离，为切断传播途径，务必确保陪护人员的健康，做好陪护人员管理。按要求佩戴口罩，并做好手卫生等个人防护。

（三）保护性日常护理

1. 积极治疗基础疾病

对于老年患者，需特别注意加强其基础疾病的观察与护理，如高血压、糖尿病、心血管疾病和脑血管疾病等，并做好相关指标的监测。指导其按时、规律、规范服用药物，送药到口，做好相关疾病的二级预防治疗。

2. 保证足够营养

根据患者病情制定详细的营养食谱，给予高热量、高蛋白、高维生素、易消化的饮食，多吃蔬菜、水果，勤喝水，避免进食油炸、辛辣食物。对于鼻饲的老年患者，由营养师调整营养餐单，必要时可进行肠外营养支持治疗。加强防误吸措施落实，进食过程中都应避免误吸而导致吸入性肺炎发生。落实口腔护理，保持口腔清洁卫生，增进患者食欲。

3. 养成良好习惯

保证足够睡眠，注意保暖。选择合理的锻炼方式，适度锻炼，保持健康的生活状态，提高抵抗力。对长期卧床、肢体活动受限的老年患者，应进行肢体康复训练，定期翻身，预防深静脉血栓及压力性损伤。勤开窗，常通风，定时消毒，不随地吐痰，保持手卫生，主动做好个人健康监测尤其是每天测体温。

4. 加强心理疏导

新冠肺炎疫情期间，患者不可随意离开病房。由于活动范围受限，加之家属不能探视，老年患者易出现焦虑、恐惧情绪，应做好心理疏导，协助患者与家属进行电话和视频交流，以缓解患者焦虑、恐惧情绪。倡导人文关怀，帮助患者正确认识病情及疫情，关注患者感受，尽可能为患者解决实际问题，满足其合理要求。

（四）加强全员培训

利用线上网络学习平台，组织医护人员进行新冠肺炎的相关知识的培训，做到人人应知应会。同时，向患者及陪护人员做好疫情防护相关知识宣教。

### 三、普通病房新冠待排患者的病房管理

（一）环境管理

1. 待排患者统一安排单间病房，并远离病区清洁区域。有条件的按照污染区、潜在污染区和清洁区设立，做好标识。配置有盖医疗垃圾桶，套双层黄色垃圾袋，快速手消毒液等。

2. 病房的日常空气消毒

（1）加强室内空气流通，能开窗通风的尽量开窗，但保持病房门常闭，停止使用中央空调。

（2）紫外线灯照射消毒，无人时持续用紫外线灯照射消毒，每天至少消毒 2 次，每次照射消毒 60 min 以上（从灯亮 5 min 起计算照射消毒时间）。

（3）采用空气消毒机进行空气消毒，建议持续开启空气消毒机。

3. 环境和物体表面的清洁消毒

（1）日常对病房所有物体表面及环境使用有效氯 1 000 ~ 2 000 mg/L 的含氯消毒剂消毒，每天 2 次，重点注意门把手、水龙头等高频接触的物体表面。

（2）病房床单位和卫生间每天至少清洁消毒 2 次，用有效氯 1 000 ~ 2 000 mg/L 的含氯消毒液擦拭，不留死角。

（3）监测含氯消毒液的浓度并登记，监控消毒的质量。

4. 病房的随时消毒

（1）如呕吐物、排泄物、分泌物等污染物直接污染地面，使用有效氯 5 000 ~

10 000 mg/L 的含氯消毒湿巾直接覆盖包裹污染物，作用 30 min，再用有效氯 2 000 mg/L 的含氯消毒剂的擦（拖）布擦（拖）拭可能接触到呕吐物的物体表面及周围（消毒范围为呕吐物周围 2 m，建议擦拭 2 遍）。

（2）患者排泄物、呕吐物等需经过消毒处理后方可倒入下水道。呕吐物、排泄物、分泌物应有专门的容器收集，用浓度为有效氯 20 000 mg/L 的消毒液作用 2 h。厕所配置 1 000 ～ 2 000 mg/L 的有效氯含氯消毒剂溶液，如厕后先用消毒液冲厕所，再用清水冲洗。

5. 诊疗用品的清洁消毒

（1）患者的诊疗和护理用品尽量采用一次性用品，使用后的物品按照感染性医疗废物进行处置。必须反复使用的诊疗器械、器具和物品如听诊器、温度计、血压计等应当专人专用，每次用后可用有效氯 1 000 ～ 2 000 mg/L 的含氯消毒剂擦拭消毒。

（2）反复使用的耐热、耐湿物品，统一送供应室灭菌。需要洗涤的物品须先用有效氯 1 000 ～ 2 000 mg/L 的含氯消毒剂浸泡 30 min 后洗涤，再按照常规程序进行处理。

（3）使用呼吸机支持治疗时，应采用一次性呼吸机管道，在呼吸机的呼气端和吸气端均加装过滤器。

（4）采用密闭式吸引装置，减少管路脱开致病原体外泄。

6. 终末消毒

疑似或确诊患者转感染科、转院或者死亡后，房间的环境和物品应进行终末消毒。空气消毒结束后，对椅子、诊台、诊床、听诊器、门把手等物体表面及地面再次用有效氯 1 000 ～ 2 000 mg/L 的含氯消毒液擦拭消毒。洁净系统的消毒，按要求更换过滤器；出风口用有效氯 1 000 ～ 2 000 mg/L 的含氯消毒剂喷雾消毒，作用 60 min，消毒后用清水擦拭干净。

（二）医护防护要求

1. 根据新型冠状病毒肺炎传播途径采取飞沫隔离、接触隔离的防护措施。

2. 每次接触患者前后应当严格执行手卫生。

3. 医务人员应当根据导致感染的风险程度采取相应的防护措施，防护用品：戴医用防护口罩、一次性帽子、护目镜或防护面罩（防护面屏）、穿隔离衣或医用防护服、戴医用乳胶手套、鞋套。

（三）病房患者管理

1. 追查流行病学史，认真询问患者及其他接触者起病前两周的旅游史、接触史等内容。有流行病学史的患者建议单间收治，如为肺炎患者建议做咽拭子筛查。

2. 患者的活动应尽量限制在病房内，外出检查时给予佩戴医用外科口罩，并预先电话联系检查科室做好相应准备与防护，由患者所在科室派人做好个人防护，护送患者到相应科室检查。

3. 严格探视制度，不设陪护，原则上不探视，若患者病情重必须探视时，必须严格按照规定做好个人防护。

4. 病房门必须随时保持关闭，病房门口放置速干手消毒剂，并放置有盖容器收集需要消毒的物品，设专用工作车或者工作台放置个人防护用品。

（四）对疑似病例或确诊病例的转运

1. 经专家会诊为疑似新型冠状病毒肺炎患者时，护送人员应做好防护：戴帽子、戴医用防护口罩、穿防护服、戴双层乳胶手套、戴面屏或护目镜、穿工作鞋和长筒鞋套，按指定路线转运至感染科或定点医院。

2. 患者防护：如病情允许应戴医用外科口罩。

3. 转运时需专车专运，陪同人员及医务人员按要求做好个人防护。

4. 转运结束后应对转运车辆及车上设备和电梯等路线进行终末消毒，同时，对患者行动轨迹进行及时消毒处理及登记。

（陈　凌、宋湘红、徐永能）

# 第二节　探视陪护管理

## 一、陪护人员的准入

1. 具有良好的沟通能力，身体健康，无疫区及相关流行病学接触史。

2. 新型冠状病毒核酸检测阴性。

3. 进行洗手、戴口罩、咳嗽礼仪等相关知识规范化培训，考试合格者。

4. 符合上述条件，发陪护证，登记姓名、性别、年龄、身份证号码、电话、同患者关系等信息。

## 二、陪护人员的管理

1. 实施门禁管理，病区只开放一个出入通道，24 h 处于封闭管理状态。

2. 根据患者病情需要按医嘱留陪护，实行"一人一固定陪护"。

3. 在责任护士指导下，配合医师、康复治疗师、营养师等协助监护患者，照顾患者生活起居、饮食和依时服药，帮助患者康复锻炼，及时将患者的病情变化及心理状况汇报给医生及护士，善用天然资源，每天通风 2 次，每次 30 min，晒太阳 30 min，睡前温水泡脚 20 min，确保适宜活动，营养足够，睡眠充足，注意保暖，确保患者清洁舒适和病区环境整洁。

4. 原则上不离开病房，佩戴口罩，注意个人卫生，使用马桶后，注意盖好马桶盖后再冲水，及时清理生活垃圾及污物，不集聚病室聊天，病房订餐，建议日常用物等通过医院后勤保障系统预定，相应人员每日根据需要下送到病房。

5. 责任护士对所管床位的陪护进行监督和管理，做好床边交接班，每班核实陪护身份，每天抽查洗手、戴口罩操作，陪护人员每天 2 次测量体温并做好登记，如有异常及时告知医生。对其定期进行考评，对违反规定、擅自离岗、态度恶劣的陪护，给予记录并扣除积分处理；护士长定期调查患者对陪护的满意度，听取患者的需求，并与家属交换意见，便于改进陪护管理工作。

6. 落实陪护外出管控措施，陪伴患者外出做检查时须戴口罩，返回后做好手卫生；对于进出时间较密集的时间段（出入院、外出检查及三餐时间）设置监控岗，防止外出。确因特殊情况必须外出，报告护士长，给予及时更换固定陪护。

### 三、探视管理

1. 严禁探视，做好患者及家属的解释工作，取得其理解与配合。

2. 充分利用信息科技，促进防控措施的落实，帮助患者使用电话、微信、QQ 视频与家人朋友联系，取得支持，减轻负性情绪。

3. 家属带来的物品经过严格消毒方能交给患者。

4. 当患者发生病情变化如病重、病危等，通知家属，预约探视时间，尽量减少探视人员，做好防护：戴外科口罩、帽子，必要时穿好防护服给予探视。

（卢少萍、徐永能）

## 参考文献

[1] 马又嘉，李霞，王俊莉，等 . 新冠肺炎时期医院普通病房护理管理策略 [J]. 现代医药卫生，2020, 36(17): 52-53.

[2] 徐彩娟，金静芬，宋剑平，等 . 综合性医院非隔离区域新冠肺炎疫情防控的精细化管理 [J]. 中华护理杂志，2020, 55(3): 351-354.

[3] 陈琼，余维巍，王丽静，等 . 老年人新冠肺炎防治要点（试行）[J]. 中华老年医学杂志，2020, 39(2): 113-118.

[4] 湖北省儿科医疗质量控制中心，《中华实用儿科临床杂志》编辑委员会 .COVID-19 疫情期间儿科病房管理与防控实践 [J]. 中华实用儿科临床杂志，2020, 35（2）：139-142.

# 第十章　重症监护室老年患者的管理规范

## 一、危重症老年患者的疾病特点

1. 多病共存，症状不典型。年龄大，基础疾病较多、较复杂，免疫力低，大多合并心脑血管疾病、糖尿病等。

2. 多因素诱发。老年人抵抗力差，易反复感染，发作期长。

3. 合并症及并发症多，病情变化较快。器官功能代偿空间小，手术打击或急性期易出现并发症，进而出现全身感染、休克、各器官功能衰竭，甚至死亡。

4. 预后不良。活动能力、自理能力、营养摄取能力均下降，压力性损伤发生率高。

5. 发病隐匿。老年人呼吸道感染发病进展快、症状多、不典型。长时间卧床，坠积性肺炎发生率高。

6. 独特的心理特点。大多呈现出焦虑、抑郁、烦躁等。多产生认知障碍，易出现错觉、幻觉、时间感觉障碍、谵妄等精神症状。

## 二、新入／转入危重症老年患者的评估要点

（一）常规评估要点

1. 病史评估

了解患者一般情况（性别、年龄、体重、身高），患病情况、既往史、流行病学史、居住史、用药史、吸烟史。

2. 身体评估

（1）密切监测生命体征、血糖、指氧饱和度等，评估呼吸型态，咳嗽及咳痰能力，观察痰液的颜色、性质、量。

（2）评估意识状态、活动能力、自理能力、营养摄取情况、皮肤情况及排泄情况。

（3）机械通气患者，评估气道顺应性及湿化程度。

（4）评估是否出现休克、多器官功能衰竭等并发症。

3. 专科评估

根据所患疾病特点评估各系统相关临床表现。

4. 管路评估

管路是否通畅，固定是否妥善，观察引流液的颜色、性质、量。

5. 心理评估

心理状况、社会支持情况及患者知识水平。

（二）常用评估工具

老年综合征评估参考量表、汉密顿抑郁量表、日常生活活动能力量表（Barthel 指数）、简易智力状态评估量表、混乱评估法 – 谵妄严重度（短表）（CAM-S）、老年抑郁量表、老人跌倒风险评估表、Wong-Baker 面部表情评估法、压力性损伤危险因素评估表 Braden 评分量表、营养风险筛查评分简表（NRS2002）。

### 三、危重症老年患者管理规范

（一）环境布局管理

1. 基本要求

（1）环境清洁、无污染源，各区域相对独立。

（2）区域设施必须遵循不产尘、不积尘、耐腐蚀、防潮防霉、防静电、容易清洁的原则。

（3）设立确诊后转阴的新冠肺炎患者专用区域，区域设置符合标准。

2. 房间及床单位

（1）每间病房使用面积 ≥ 15 m²，床间距 ≥ 1.5 m；单间病房使用面积 ≥ 18 m²。

（2）温度应维持在 22 ～ 25℃，湿度应维持在 50% ～ 60%。

（3）设立两间独立的负压病房作为新冠肺炎疫情期间的应急隔离病房，非特殊情况不得占用。

（4）设立 4 ～ 6 间独立病房，用于新冠肺炎疫情期间新收入患者过渡期使用。待诊断明确，排除新冠肺炎可能后，方可调出独立病房。

3. 清洁消毒

（1）患者周围物体表面：应使用含氯消毒剂进行擦拭消毒，每天至少 2 次，新冠疫情期间根据需要可增加消毒次数。有污染时，先去除污染，再清洁和消毒。

（2）地面：所有地面，包括医疗区域、医疗辅助用房区域、污物处理区域和医务人员生活辅助用房区域等，应使用清洁剂湿式擦拭，每天至少 2 次。有血液、体液、分泌物、排泄物、呕吐物污染时，先去除污染，再清洁和消毒。有多重耐药菌等医院感染暴发或流行时，应使用消毒剂擦拭，每班不少于 1 次。

4. 陪护人员等候区

（1）疫情期间，重症监护室禁止探视，仅限固定一人陪护，按照医院要求发放陪护证。

（2）每天由专人对陪护人员进行体温监测登记，发放医用外科口罩。对新入患者及家属进行筛查，发现下列情况之一者禁止在院留陪：① 14 天内发热 37.3℃ 及以上；② 14 天内有高发地区及周边地区，或其他有病例报告社区的旅行史或居住史；③ 14 天内曾接触过来自高发地区及周边地区，或来自有病例报告社区的发热或有呼吸道症状的患者；④ 身边人员有聚集性发病，或与新型冠状病毒感染者有流行病学关联；⑤ 其他可疑不适症状。

（3）陪护人员应遵守医院各项规章制度，必须佩戴口罩，使用过的口罩不得随意丢弃，应投入黄色医疗垃圾桶内，并主动配合每天筛查工作。

（4）在陪护人员等候区，不与其他人员交谈。必须交谈时，须保持一定距离（＞1 m）。禁止该区域吸烟、打牌、下棋等，不得大声喧哗。同时应注意手卫生，杜绝随地吐痰。

（5）保安负责陪护人员等候区开窗通风，每天上下午各1次，增加巡逻频次，避免人员聚集。保洁人员负责使用含氯消毒剂拖地，每天上下午各1次。

（6）尽量减少陪护人员往返医院、外出采购等人员流动及聚集情况。

（二）老年综合征管理

选择合适的工具及量表进行评估，遵医嘱采取治疗干预措施，并观察效果；以患者为中心，根据疾病严重程度制定个性化管理、照护模式。

1. ICU获得性衰弱

ICU获得性衰弱的危险因素复杂，应加强高危患者的早期干预，积极控制好血糖，减少制动时间和机械通气时间，预防ICU获得性衰弱的发生。

（1）参照评估量表判定衰弱程度，根据衰弱状况给予相应的生活照护。

（2）评估肌力、活动能力，根据患者耐受程度安排运动量和运动形式，训练过程中做好安全防护。

（3）加强营养，根据患者饮食状况给予合理膳食，避免糖代谢异常。

（4）长期制动是ICU获得性衰弱的重要要危险因素，加强评估，及时解除不必要的制动。

（5）每日进行床旁肺功能评定，进行肺功能康复训练，缩短机械通气时间。

（6）协助医生及康复师制订肢体康复功能训练计划，并协助执行。

2. 睡眠障碍

ICU老年患者睡眠障碍发生率高，与治疗环境、精神因素、身体不适等多种因素有关。评估患者病情，了解患者睡眠习惯，分析睡眠障碍发生原因，协助患者形成良好的睡眠习惯，改善睡眠质量。

（1）提供安静、整洁的睡眠环境，温湿度及光线适宜。

（2）合理安排各种治疗，减少白天睡眠时间。

（3）睡前避免兴奋、刺激，营造安静的睡眠氛围，按时关灯。

（4）治疗时间尽量安排在白天，晚间治疗护理尽可能集中进行。

（5）遵医嘱应用镇静催眠类药物，了解药物的种类、剂量，观察药物疗效及不良反应。

（6）对焦虑抑郁的患者，及时给予心理护理干预。

3. 谵妄

预防和治疗是ICU重症患者谵妄管理的核心，了解谵妄史、用药史，评估鉴别谵妄的3个亚型，预防管路滑脱等不良事件发生，有暴力躁动等精神症状倾向者，及时报告医生。

（1）评估意识状态、生命体征及精神状态，早期识别亚临床谵妄，及早干预，合理使用镇静药物，降低其发展为临床谵妄的风险。

（2）病情允许时进行早期适量活动降低谵妄发生率，缩短谵妄持续时间。

（3）改善 ICU 环境因素、提高患者舒适度。

（4）重视 ICU 患者睡眠紊乱，通过声光管控及放松疗法进行睡眠管理。

（5）合理安排探视时间，重视强化家属、医务人员与患者的沟通，减少疾病及治疗引起的精神创伤和心理应激。

（6）每日评估谵妄的严重程度，抑制型谵妄和混合型谵妄也要给予足够重视，重视谵妄与痴呆、抑郁的鉴别。

（7）遵医嘱进行药物预防和治疗，必要时使用床旁脑电监测，关注脑功能锻炼。

4. 尿失禁

测量膀胱容量及压力，评估尿失禁的严重程度。根据老年患者性别、病情选择合适的护理工具，做好会阴部及肛周皮肤的护理，预防失禁性皮炎的发生。

（1）观察尿液的颜色、量及透明度，必要时行实验室检查，判定有无尿路感染。

（2）根据医嘱执行饮水计划，保持会阴部清洁干燥，及时更换尿垫、护理垫。

（3）做好会阴部清洁，定时观察局部皮肤情况，涂抹皮肤保护剂。

（4）会阴部皮肤出现问题时，及时汇报医生，评估后对症处理，必要时留置尿管。

（5）留置尿管者，保持尿管通畅，防止尿路感染。

5. 腹泻

观察老年患者排便量、性状、间隔时间，与医生共同分析腹泻原因，采集标本送检，遵医嘱实施对症治疗，加强皮肤护理，预防失禁性皮炎。

（1）检查患者有无腹胀、腹部包块、压痛，肠鸣音有无异常。

（2）监测排便情况、伴随症状，腹泻发生的时间，分析起病原因及诱因、病程历时长短。

（3）观察患者生命体征、神志、尿量、皮肤弹性等，监测患者有无电解质紊乱、酸碱失衡、血容量减少，慢性腹泻时注意观察患者营养状况，有无消瘦、贫血体征。

（4）根据病情和医嘱给予合理的营养膳食，对于症状无缓解者，请营养科给予会诊配制营养餐。

（5）应用止泻药时，观察患者排便情况，腹泻得到控制时及时停药，注意观察药物副作用。

（6）排便频繁时告知家属失禁性皮炎发生风险，排便后温开水清洗肛周，保持干燥，预防性涂抹皮肤保护剂。

（7）发生失禁性皮炎后，及时评估，告知医生，必要时请造口伤口小组会诊，对症处理。

（三）呼吸支持管理

遵医嘱实施呼吸支持治疗，并观察治疗效果；治疗装置专人专用，防止交叉感染。

1. 鼻导管给氧、面罩给氧

（1）根据患者病情及医嘱调节合适的氧流量，密切观察患者胸闷、气喘、呼吸困难和发绀等情况及血氧饱和度。

（2）对吸入氧气进行湿化，妥善固定给氧装置。

（3）及时评估呼吸困难和（或）低氧血症是否缓解；如氧疗持续达不到既定目标，应及时告知医师，并全面分析原因。

2. 经鼻高流量氧疗

（1）选择合适型号的鼻塞。

（2）严密监测患者生命体征、呼吸频率、血氧饱和度及血气分析的变化。

（3）避免湿化过度或湿化不足，密切观察患者气道分泌物性状变化。

（4）调节患者鼻塞固定带的松紧，避免固定带过紧引起颜面部皮肤损伤，必要时应用减压贴。

（5）及时评估患者呼吸困难和（或）低氧血症是否缓解，必要时更换其他呼吸支持方式。

3. 呼吸机辅助通气

呼吸机使用前要做好自检，在无菌操作下连接好各个部件，保证机器性能良好；使用时应遵医嘱调节参数，设置各项报警参数，保证报警器处于开启状态；严密观察患者呼吸机使用的依从性，有无人机对抗，定时对生命体征、呼吸状况、血氧饱和度等进行评估，必要时汇报医师及时给予调整。

（1）无创机械通气：①选择合适的面罩，调整头带的松紧度。②预防鼻面部、口唇器械相关性压力性损伤，必要时应用减压贴。③监测患者气道压力、潮气量、通气量等，密切观察患者胸闷、呼吸困难情况。④及时评估呼吸困难和（或）低氧血症情况，停用呼吸机时，先将机器调整至待机状态，然后去除面罩。⑤若达不到治疗需要，及时通知医师，必要时行有创机械通气。

（2）有创机械通气：①妥善固定导管，确保人工气道位置正确。②每班测量气囊的压力，气囊压力维持在 25 ~ 30 cmH$_2$O。③采用密闭式吸痰装置，及时清除呼吸道分泌物，保持呼吸道通畅。④呼吸机的进气端和呼气端加装细菌过滤器，定时评估，及时更换。⑤注意人工气道的加温、加湿，关注湿化罐中水量，评估气道湿化程度。⑥密切观察患者呼吸频率、节律、深度，有无呼吸困难及人机对抗等。⑦若患者存在人机对抗现象，遵医嘱使用镇静及肌松剂，并定时监测镇痛、镇静效果。必要时联合俯卧位通气治疗。⑧做好集束化护理，预防呼吸机相关性肺炎的发生。

（四）用药管理

老年患者一体多病，用药种类多，需做好详细评估。用药前识别药物的相互作用，充分权衡利弊，遵循最佳受益原则。

（五）营养支持

对高风险重症老年患者实施营养支持，调节免疫功能，增强机体抗病能力，提高其对新冠肺炎的抵抗力。

1. 采用五阶梯营养干预。饮食＋营养教育、饮食＋口服营养补充、肠内营养、部分肠内营养＋部分肠外营养、全肠外营养。当下一阶梯不能满足60%目标能量3～5天需求时，应选择上一阶梯。

2. 危重症老年患者口服摄食少于推荐目标量热量和蛋白质的60%时，建议及时给予口服营养补充，其推荐剂量除日常饮食外每天额外补充400～600 kcal。

3. 如果肠内营养在48～72 h内无法达到60%目标能量及蛋白质需要量时，推荐尽早实施补充肠外营养。

4. 高风险患者如肠内营养失败，48 h内应启用肠外营养。

5. 机械通气危重症老年患者营养支持要循序渐进，待灌注氧合逐步改善才开始利用肠道，推荐采取五阶梯反向模式即肠外营养→部分肠外营养＋部分肠内营养→肠内营养的过渡形式，并适度加大水分的补充。

6. 肠内营养联合补充肠外营养或单独给予肠外营养，均能保障能量、蛋白质以及其他代谢底物的足量供给，改善患者的营养状况和临床结局。

（六）镇静镇痛管理

充分有效的镇痛，以目标为导向的镇静，是目前镇痛镇静应遵循的原则。

1. 实施镇痛镇静治疗前后应常规评估患者器官功能状态和器官储备能力。

2. 应常规进行疼痛评估，对于能自主表达的患者应用NRS评分，对于不能表达但具有躯体运动功能、行为可以观察的患者应用CPOT或BPS评分量表。

3. 在镇静治疗的同时或之前给予镇痛治疗。

4. 在可能导致疼痛的操作前，预先使用止痛药或非药物干预，以减轻疼痛。

5. 实施镇痛后，要对镇痛效果进行密切评估，并根据评估结果进一步调整治疗方案。

6. 根据患者器官功能状态个体化选择镇静深度，实施目标指导的镇静策略，根据RASS和SAS评分结果随时调整镇静深度，对于深度镇静患者宜实施每日镇静中断。

（七）康复护理

危重老年患者由于受病情及长期卧床等因素影响，活动受限，应根据患者意识状态及配合程度，为患者制定个性化的康复护理措施。

1. 根据患者的病情、治疗目的及舒适度的要求，护士应协助重症患者尽早的进行早期的康复运动。康复措施的实施应安排在白天，以符合正常生理作息时间为宜，活动强度宜根据患者的病情和耐受程度实时调整。

2. 实施康复护理措施之前应检查并妥善固定患者随身管路、监护仪器线路、为患者留出可供其移动、下床时的长度，必要时夹闭引流管。

3. 需鼻饲给予肠内营养支持的患者，在进行康复锻炼之前应暂停其肠内营养，评估患者的消化吸收情况，防止因康复活动导致误吸的发生。

4. 实施康复锻炼期间，应关注患者主诉，并注意观察、记录其反应，若出现异常表现，应立即暂停康复运动，以保证患者安全为主，并告知医生，协助其重新评估是否继续康复运动。

5. 在急性期时患者出现胸闷、乏力等，主要是以卧床为主，应在康复护士的辅助下进行肌肉被动运动、关节运动等为主，防止肌肉萎缩、关节僵硬和预防压力性损伤的产生。

6. 恢复期患者病情逐渐好转，增加力量的锻炼，逐渐辅助其在床旁坐起，并进行床旁站立锻炼。

7. 患者疾病明显好转，力量进一步恢复后，可协助其下床，可在病房内进行原地踏步、行走等轻体力活动，也可以利用小的重物配合抗阻运动等。

（八）心理干预

1. 评估危重症老年患者的心理反应和精神症状

老年人群易受生理、心理、社会等因素的影响，较年轻人更加敏感、脆弱，且老年患者多都伴有比如冠心病、高血压、糖尿病等身心疾病，危重症老年患者更容易出现懊悔自责、孤独无助、悲观抑郁、焦虑恐慌、烦躁失眠等心理、精神等健康问题。

2. 建立动态心理危机评估预警机制

在入院后、每周及出院前动态监测老年患者个体心理应激、情绪、睡眠、压力等精神状态的影响程度。指导清醒可配合的患者使用手机进行问卷自评，情况允许时也可以采用面对面或语音连线进行访谈和量表评估。进行他评时可使用肢体语言进行交流。

3. 基于评估结果进行相应的干预

支持、安慰为主。宽容对待患者，稳定患者情绪。积极沟通信息，安抚、镇静，注意情感交流，增强治疗信心。

（九）并发症管理

评估患者发生并发症的风险和高危因素；遵医嘱实施护理干预和治疗，并观察治疗效果；及时根据并发症形成的高危因素制定相应的预防措施。

1. 皮肤的管理

（1）入科时仔细交接，检查全身皮肤，护理记录单上详细记录，做好压力性损伤高危因素评估。

（2）预防发生压力性损伤，及时协助年老体弱患者翻身，加强受压部位及骨窿突部位皮肤的观察和护理。根据需要在受压部位皮肤涂抹皮肤保护剂，应用气垫床或海绵垫等。

（3）对已有压力性损伤的患者应及时请专业的压力性损伤干预小组会诊，给予干预和指导。日常护理中应针对压力性损伤的高危因素采取预防措施，记录预防措施，并与医生及患者家属沟通。

（4）预防发生失禁性皮炎，加强巡视，及时清除患者的汗渍、尿液和粪便等，减少污物对皮肤的刺激。

2. 深静脉血栓（DVT）的预防

（1）加强患者 DVT 的风险评估，识别高危患者及高危因素。

（2）加强病情的观察：观察记录双下肢的差异，对比肢体的肿胀程度、运动、感觉以及是否有条索状压痛物，是否有皮温升高，皮肤表面有无红肿；有无不明原因突发的腹痛；

有无突发的胸闷等。测量双下肢的周径来评价其差别。

（3）防止患者血液处于高凝状态：遵医嘱用药，加强出入量的管理，按需补充足够的液体，纠正脱水等，维持水电解质的平衡，防止血液浓缩。

（4）减少血管内膜损伤：提高静脉穿刺技能，减少同一静脉多次穿刺，避免下肢静脉的穿刺，采用留置针，避免注射或输注对血管有刺激性的药物，持续静脉滴注不能过长，定期更换输液通路，输液时加强巡视，防止发生回血凝固。

（5）促进血液回流：遵医嘱做好药物预防和物理预防，按需给予患者气压治疗及使用抗血栓弹力袜等，有效改善静脉循环，减少腿部静脉逆流和淤血等，积极预防和治疗静脉曲张。

（6）应协助卧床患者经常变换体位，做好体位的摆放，避免膝下垫枕，避免膝关节屈曲，以免深静脉回流受阻；应积极协助能主动运动的患者做好踝部运动，对于不能活动的也可根据病情给予适量被动运动；鼓励患者深呼吸，做有效咳嗽咳痰，能起床的鼓励早日离床站立和行走；保持患者大便通畅。

3．肢体功能位的护理

（1）遵医嘱根据患者的病情需要协助变换合适的体位，保护患者隐私，尽量少暴露患者皮肤，并注意保暖。

（2）保证床位的整洁和平整，根据患者病情允许，肢体尽可能处于功能位，患者皮肤不能直接与金属器械等坚硬物体接触受压。

（3）协助患者改变体位时，在患者骨骼突处应给予软垫衬托，防止皮肤受压、破损等。

（4）评估患者肢体活动能力，并告知医生，制订合理的康复训练计划，并积极进行主动和被动的康复训练。

4．相关感染的预防

（1）做好标准预防，严格执行手卫生，定时做好周围物品的清洁和消毒，保持室内通风，定期做好室内环境的消毒。

（2）每班次做好留置管路的观察、评估和记录，关注患者的主诉及与感染相关的检查结果，有异常及时汇报给医生，并遵医嘱做相应处理。

（3）加强气道管理，规范执行吸痰操作技术，定时更换人工气道固定装置。对于气管切开患者应遵医嘱定时消毒并更换气切纱布，对于使用呼吸机的患者应注意预防 VAP。

（4）遵医嘱加强患者的口腔护理，及时清除患者口腔分泌物及痰液等，保持口腔清洁。

（5）对于患者已有的皮肤破损及感染等，应及时告知医生，遵医嘱用药，并定期给予换药等干预措施。每班必须严格核对并记录损伤及感染的部位、大小、渗出情况及换药情况等，并及时反馈给医生。

（6）导管相关性血流感染的预防：穿刺时严格按照规范操作，严格执行手卫生和无菌操作原则；使用前必须评估管路的通畅、固定、穿刺点渗出及周围皮肤情况；按规定做好输液管路的日常维护，正确使用通路，定期更换敷贴等辅助固定装置；遇到异常情况及时告知医生，并遵医嘱给予相应处理。

（7）导尿管相关性尿路感染（CAUTI）的预防：严格掌握留置导尿的适应证，遵医嘱根据患者情况留置导尿，并选择合适的导尿管，选用封闭式导尿装置；置管时严格执行手卫生和无菌操作原则，动作轻柔，防止损伤尿道黏膜；置管后做好固定和记录，定期更换和维护，每班次做好尿道口及会阴部周围皮肤的清洁护理，保持会阴部清洁干燥，保持尿液引流通畅，定期更换集尿袋，做好尿液的颜色、性质和量记录；发现异常情况，及时汇报给医生，并遵遗嘱给予相应处理措施；定时评估患者自主排尿功能，若已恢复应尽早拔管，尽可能减少尿管的使用时间。

## 四、出院/转出危重症老年患者的交接要点

（一）交接对象

1. 出院患者转至其他医院继续治疗，需同该医院护理人员进行交接。

2. 出院患者居家康复，需同患者家属进行交接。

3. 转科患者，需同转入科室责任护士进行交接。

（二）交接内容

1. 出院患者转至其他医院继续治疗

（1）病史：患者一般情况（性别、年龄、体重、身高），既往史、居住史、用药史、吸烟史。疫情期间特别需要了解其流行病学史及接触史。

（2）病情：①一般生命体征：体温、脉搏、呼吸、血压、血氧饱和度等。②专科评估：根据不同病种，详细交接途中观察要点。③管路：置管时间、是否通畅、固定方式。④辅助检查：血标本结果、影响学检查（特别是肺部 CT）、动脉血气分析等。⑤转运途中所需要使用的药物（药名、浓度、有效期、使用方法、剂及效果、引流管是否通畅、引流液性质、颜色、量）。⑥患者皮肤状况。⑦患者物品的清点及交接。

2. 出院患者居家康复

（1）患者生命体征、诊断、阳性体征。

（2）如有出院带药，给予家属用药指导，并告知定期至医院复查。

（3）根据患者病情，给予饮食指导：可自行进食的患者，指导家属合理安排餐食，注重营养搭配；需鼻饲的患者，告知家属鼻饲方法、注意事项及胃管的常规护理。

（4）老年患者皮下脂肪减少，皮肤失去弹性，加之长期卧床，易造成压力性损伤。指导家属如何给予患者翻身、叩背，预防皮肤问题出现。

（5）老年患者心理问题较多，告知家属关注老年患者心理状况。

（6）加强老年患者安全管理，预防在家中发生坠床、烫伤、跌倒等意外。

（7）疫情期间，固定看护人员，减少家中人员流动。

3. 转科患者

（1）病史：患者一般情况（性别、年龄、体重、身高），既往史，居住史，用药史，

吸烟史。疫情期间特别需要了解其流行病学史及接触史。

（2）病情：①一般生命体征：体温、脉搏、呼吸、血压、血氧饱和度等。②专科评估：根据不同病种，详细交接具体观察要点。

（3）辅助检查：血标本结果、影响学检查（特别是肺部 CT）、动脉血气分析等。

（4）管路：置管时间、是否通畅、固定方式及效果、引流管是否通畅、引流液性质、颜色、量。

（5）核对带入药品名称、浓度、用法、剂量、有效期。

（6）患者皮肤情况。

（7）清醒患者注意动态观察其心理状况。

（8）清点患者带入的随身物品。

（王海播、夏　明、荆　婵）

# 第十一章　血液净化中心老年患者的管理规范

## 一、新冠肺炎疫情下血液净化中心的特殊性

### （一）群体特殊性

#### 1. 高危易感人群

新冠肺炎疫情下，医疗机构集中资源向新冠重症患者的救治和疫情防控倾斜，存在部分病房、门诊停诊或停止接收患者的情况，或者依靠移动医疗代替线下就诊。但是血液净化中心的血透患者因自身疾病的特殊性，需定期往返医院透析治疗，具有来源分散、治疗集中、流动性大及自身免疫力低下、并发症多、发热原因鉴别困难等特点，属于新型冠状病毒感染的高危易感人群。

#### 2. 老年患者比例高

随着老龄化社会的不断进展、血液净化技术的不断发展，血透患者生存时间不断延长，血液净化中心老年患者群体比例升高，而老年群体自身也是新冠肺炎的易感人群。

### （二）院感重点防控部门

血液净化中心为人群相对密集的场所，属于暴露风险极高的医疗场所。常规状态下，因环境相对封闭、人群集中、人流量大等环境特点，血液净化中心属于重点院感防控部门。近几年不同地区血液净化中心亦暴发多起院感恶性事件，因此疫情期间在诸多不利因素的影响下，血液净化中心老年患者新型冠状病毒肺炎的预防控制工作尤为重要。

## 二、预检分诊及流程管理

### （一）预检分诊

血液净化中心采取三级防控措施，预检分诊岗位前移，在候诊厅或接诊室门口进行体温筛查及流行病学调查。预检发现患者存在新冠肺炎可疑症状包括发热、干咳、乏力、鼻塞、流涕、咽痛、腹泻等，不排除有流行病学史的，应立即执行隔离观察，并及时送医疗机构排查。疑似病例或确诊病例立即送定点医疗机构就诊。老年人自身合并基础疾病，导致临床表现不典型，因此对老年患者进行预检分诊时需综合考虑全身状况。

#### 1. 一级防控

（1）地点：一般设置于医院入口处。

（2）要求：进行体温筛查及流行病学调查，有条件的医院可以开设血透患者特定候诊

区域单独候诊；如无此条件，叮嘱患者减少等候时间，分散就座，与门诊其他患者分开候诊，减少聚集机会。

2. 二级防控

（1）地点：设置于血液净化中心入口。

（2）要求：患者和家属按照要求正确佩戴口罩，再次进行体温筛查。额温枪测体温异常（体温 ≥ 37.3℃）者必须用水银温度计复测体温，正常者可进行常规透析诊疗流程。老年患者需要关注外界环境或穿着对体温的影响。每位患者及陪同家属在透析前必须向接诊医护人员提交真实、完整、签字的流行病学调查表。加强新型冠状病毒感染呼吸道症状监测，需特别警惕透析患者近期出现乏力、腹泻、结膜充血等其他可能感染的表现，必要时做相关检查排除。

3. 三级防控

（1）地点：设置于血液净化中心治疗区域。

（2）要求：治疗期间监测患者体温及有无异常体征及症状，若出现体温 ≥ 37.3℃，间隔10 min 后复测确认。对于可明确发热原因且无新冠肺炎流行病学和症状学表现的患者，按照常规处理方案处理；对于找不到明确的发热原因，尤其不能除新冠肺炎可能性的患者，应立即终止透析治疗，引导患者去发热门诊。主管医师负责追踪患者病情变化及诊治情况，重点关注血常规、肺部 CT 结果（交班本记录并进行交班）、C 反应蛋白等，根据不同结果采用不同的诊疗流程。参见文中"患者诊疗流程推荐"部分。

（二）新冠肺炎疫情下血液净化中心工作流程管理重点

根据各地血液净化中心规模及现况不同，因地制宜，修订并完善的工作流程，加强防控工作。可以采取错峰治疗、区域划分、人员管理等措施，减少人流聚集，避免交叉感染。下面将推荐部分具体防控措施仅供参考。

1. 加强人员管控

（1）错峰预诊限制人流量：根据血液净化中心候诊及就诊区域的大小，接诊医生、护士、医辅人员、患者数量的多少，患者自身状况（如需要轮椅、平车等协助转运等因素均需要考虑在内）等设计错峰预诊方案，可以为透析患者发放进门条，告知患者具体就诊时间，安排患者按预约时间分时段错峰预诊、就诊，延长诊疗时间间隔，保证就诊秩序，减少聚集机会，避免交叉感染。

（2）固定患者透析班次：严格执行每周一三五、二四六两组患者固定，互不交叉。

（3）规定工作人员班次：增加人力，把医护、医辅人员的班次根据患者进行固定，减少交叉感染，减少密接人群范围，保障突发事件后人员储备。

（4）增加岗位人员设置：如条件允许，可以设置医辅人员岗位，维持候诊及就诊秩序，接送转运患者。

（5）采取全程封闭管理：血液净化中心采取封闭管理，实行门禁管理或安排专人管理，杜绝未行预检分诊或者无关人员进入，避免交叉感染。患者的一切需要都由医护、医辅人员协助解决。

### 2. 强化区域划分

对于候诊区域狭小的血液净化中心，如果条件允许，可以将候诊区域前移，在门诊大厅或其他区域单独辟出透析患者候诊区，增加人员引导候诊，在患者上机期间开放专梯接送患者，避免与其他就诊患者聚集。对于无法采取上述措施的中心应该加强宣教，叮嘱患者减少等候时间，分散就座，设立 1 m 等待分割线，与门诊其他患者分开候诊，保证间隔，按预约时间就诊，减少聚集机会。

### 3. 完善信息登记制度

建立重点患者信息登记本，登记患者及其陪同人员体温及与确诊或疑似感染者、居家隔离或发热患者等的接触史。新冠肺炎高发地区透析中心需建立患者发热登记本，详细记录发热人员身份信息、体温数据、透析机号、责任护士、相邻机位患者信息以及本机位下一次透析患者信息、患者阳性体征等内容，做到每日总结报告。

## 二、患者评估及防护措施

### （一）安全评估

老年透析患者是易发生跌倒的高危人群，工作人员需对患者进行生命体征、危险因素等安全评估，指导其错峰进入，避免拥挤碰撞。行动不便患者由护理人员或医辅人员负责接送出入血液净化中心，避免不良事件的发生。

### （二）转运交接

老年患者反应迟钝，存在诉说障碍等问题，工作人员需要详细与陪同人员进行交接，包括使用药物、衣物是否有变化及随身携带物品等，转运过程中注意安全防护，转运人员与接诊医护进行有效交接，避免因交接不到位出现问题（如透析前后体重称量不准确等）。

### （三）消毒防护措施

所有患者在医辅人员协助下，完成手卫生（洗手或快速手消毒）后方可进入血液净化中心，患者乘坐的轮椅需要进行含氯消毒剂喷洒消毒。

## 三、患者诊疗流程推荐

老年人多合并慢性基础疾病，对疾病反应不敏感，容易忽视症状，需要详细考虑基础疾病对辅助检查的影响和干扰。如老年人可能更早出现合并细菌感染而导致血象升高，或因为表现不典型导致就诊延迟而不再具备典型的实验室检查早期表象；基础肺疾病可能导致肺部影像学初期表现不典型，此时借助过去的影像学资料或影像学表现进行动态观察更有意义，因此需要根据患者的病史、症状、体征、检查等情况综合评价决定肾脏替代治疗方式及流程。

### （一）正常患者诊疗流程

对于无发热（体温 < 37.3℃）、咳嗽、胸闷等症状且无接触史的患者，行常规透析诊疗流程。

（二）发热患者诊疗流程

1. 复测体温≥37.3℃的患者，需至医院发热门诊进行新型冠状病毒感染筛查，包括新型冠状病毒核酸检测、胸部 CT、血常规、C 反应蛋白（CRP）等。

2. 发热患者在没有排除新型冠状病毒感染之前，可由医护人员在隔离病房行床旁连续性肾脏替代治疗（CRRT）。无 CRRT 治疗条件的透析中心可在其他患者透析结束后再安排该患者单独进行透析治疗，医护人员按二级防护进行防护，透析结束后进行终末消毒。

3. 存在发热但已经在所在医疗机构发热门诊就诊，且在发热门诊筛查新冠肺炎阴性的透析患者，有条件可在透析中心的隔离治疗区进行透析治疗或行 CRRT 治疗。如果透析中心具备符合新冠肺炎防控要求的隔离透析区（保证一患一室，房间的通风、消毒与隔离设施需符合国家有关规定），可以为此类患者提供常规透析治疗，但应采用错峰上下机的方式管理透析患者（即正常透析患者上机结束后，方可引导医学观察者上机，避免医学观察患者集中到场及与其他正常患者同时到场，最大限度地减少与正常透析患者的接触）。

（三）疑似及确诊患者诊疗流程

建议疑似患者在隔离病房行床旁 CRRT 治疗，并按相应规定进行防护，或转诊至就近定点医院并做好隔离防护；确诊患者按规定及时报告，并转送至定点医院或定点科室治疗。

（四）居家隔离患者诊疗流程

需居家隔离或与居家隔离者有密切接触的患者，建议在隔离病房进行床旁 CRRT 治疗，无CRRT治疗条件的血液净化中心可在其他患者透析结束后安排该患者单独进行透析治疗，医护人员按二级防护进行防护，透析结束后进行终末消毒。

## 四、血液净化治疗期间管理规范

（一）治疗期间防护

血液净化中心人群密集，透析单元间隔有限，患者在血液净化中心进行集中治疗期间需全程佩戴医用外科口罩或 KN95 口罩。

（二）治疗期间禁食

呼吸道飞沫传播和接触传播是新冠肺炎的主要传播途径，气溶胶和消化道等传播途径待明确。建议治疗期间禁食，糖尿病患者注意监测血糖变化，对症处理。必要时可以准备糖果等简易食物防止发生低血糖等。需要注意的是，需关注老年患者进食糖果时的情况，避免出现窒息等安全问题。

（三）治疗过程中加强巡视

加强巡视，主动与患者进行沟通，询问有无不适症状。

## 五、疫情防控期间血液净化中心患者收治管理规范

（一）暂停接收转诊的透析患者

1. 疫情防控期间，需长期透析的患者尽可能避免变更血液净化中心。无特殊情况，建

议暂不新增外地患者临时性门诊透析，建议其在当地治疗，等疫情结束再联系。

2. 对于从外地返回的长期透析患者，需详细了解其有无与确诊或疑似感染病例、发热病例及其家属等接触史，有无居家隔离情况，并应按照相关隔离要求处置，做好相应的防护措施，同时进行症状、体温等相关指标的监测。

（二）新导入透析患者管理规范

1. 对新导入透析患者，建议优先选择腹膜透析。

2. 如需接纳本地区其他血液净化中心因疫情管控需要而分流的透析患者，除筛查其乙型和丙型病毒性肝炎、梅毒、HIV 指标外，还需提前调查其流行病学接触史及是否存在发热、咳嗽、胸闷、腹泻等症状，并参照"患者诊疗流程推荐"中相关原则安排透析治疗。

3. 对需要进行血管通路建立或修复的患者，术前应排查新型冠状病毒感染风险。对确诊或疑似新型冠状病毒感染患者的操作应在指定或专用手术室或操作间进行，操作人员做好相应的防护工作。

## 六、老年患者和陪同人员的防护管理

（一）加强新冠肺炎防治知识宣教

新冠肺炎疫情的防控关乎所有患者及家属的健康。面对大量难以辨别真伪的疫情信息，老年患者容易困惑。发放告知书让患者和家属明确当前疫情的特殊性，全力配合医护人员的安排。避免去人员密集场所，做到少出门、不聚会、培养良好手卫生习惯，牢记往返居家和血液净化中心途中的防护注意事项，正确佩戴符合要求的口罩，合理规范使用防护用品，避免交叉感染。

（二）加强透析专科健康宣教

疫情防控期间，患者治疗班次固定，加强饮食宣教，控制透析间期体重增长幅度。多数老年患者心脏功能欠佳，避免因饮水过多、饮食不当造成水负荷增加或高钾血症等情况，避免引起透析频次增加，增加感染机会。

（三）陪同人员管理

需要陪同接送的患者全部固定家属，再次确认联系方式，以备紧急情况所需。监测并登记陪同人员的体温及流行病学调查资料；疫情防控期间所有患者、家属及陪同人员，如有接触高发地区人员、接触过确诊或疑似感染患者后应及时主动上报并配合防疫人员的要求进行隔离观察。

## 七、心理疏导

（一）引发老年患者心理问题及原因

1. 老年患者记忆和理解能力下降，对防护工作不配合。防控疫情的重要举措之一是做好个人防护，勤洗手、少出门、外出戴口罩等，而老年患者往往记不住过多的细节，不能很好地理解防控要求，极易造成与照护者之间的冲突。

2．因透析治疗要求频繁出入医院，老年患者及陪护人员由于对疫情的紧张、担忧会出现焦虑、恐慌的表现，担心自身被感染。

3．因疫情原因，患者被限制外出，活动受限，家属与患者相处的时间增多，双方可能容易因生活起居、观点冲突等引发矛盾。

4．居家生活作息不规律引发行为问题。规律的生活作息对老年患者稳定情绪、改善睡眠、减少行为问题起到非常重要的作用。若照护者不能很好地安排居家活动，导致患者的睡眠节律紊乱，如白天打盹，晚上不睡觉、吵闹、影响家人睡眠等；活动的减少还会使患者进食不规律，导致营养不良、电解质紊乱等。

（二）干预措施

针对老年患者及家属，开展心理疏导及干预等心理服务，维护心理健康，促进社会和谐稳定。

1．个性化原则：关注老年心理健康状况，及时进行评估、干预，针对老年患者的个体需求，提供个性化干预，并保护患者个人隐私。

2．对老年患者及陪同人员开展形式多样的新冠肺炎相关知识培训，使其充分理解加强自我防护对防控疫情的重要性，引导患者及家属以积极的心态对待。

3．如果上述疏导方法无法缓解情绪，建议寻求专业治疗，必要时在专业医生的指导下，予以药物治疗。

## 八、血液净化中心感控管理

血液净化中心感控措施及具体细节的落实关系到新冠肺炎防控工作的成败，因此需要从以下几个方面进行强化落实。

（一）延长透析班次间的终末消毒时间

血液净化中心在实行封闭管理、错峰预诊等感控措施的基础上，需要延长两班透析患者时间间隔，保证清场消毒时间，强化落实感控措施。

（二）采用多种消毒方式相结合强化消毒措施

疫情防控期间，建议各中心根据实际情况在原有消毒规范基础上，将消毒浓度翻倍、增加空气净化器、空气消毒机、空气喷雾消毒、紫外线消毒等消毒方式，延长开窗通风时间，新风系统全程开放，增加消毒频次，为方便医辅人员切实落实各项消毒措施，可以设计详细明了的消毒登记表（表11-1仅供参考）。

1．每班透析患者上机后、两班次透析患者治疗中间对公共区域地面、物品表面进行含氯消毒剂消毒擦拭（浓度从原来的500 mg/L增加至1 000 mg/L）；每日透析结束后对血液净化中心整体环境进行终末消毒；如遇患者排泄物、分泌物、呕吐物等污染，先用吸湿材料如纸巾去除可见的污染，再用2 000 mg/L含氯消毒剂浸泡后的抹布覆盖30 min，再擦拭消毒，切实做好终末消毒并记录。

2．按照《医院空气净化管理规范》要求，加强开窗通风，保持空气流通，新风系统及空气净化系统、空气消毒机全程开启，循环消毒，每日两班透析患者治疗结束后可以在原有终末消毒基础上增加 3% ~ 6% 过氧化氢喷雾空气消毒及紫外线灯照射消毒（每次 1 h 以上，做好监测及消毒记录）。发生疑似或确诊病例后，应立即关闭空调通风系统，采取清洗、消毒措施，经检测合格后方可重新运行。

表 11-1　血液净化中心环境消毒登记表

| | 血液净化中心环境消毒登记表 | | | | | | | | | | | | | | | 日期_____ | |
|---|---|---|---|---|---|---|---|---|---|---|---|---|---|---|---|---|---|
| | 21:00-6:00 | 7:00 | 8:00 | 9:00 | 10:00 | 11:00 | 12:00 | 13:00 | 14:00 | 15:00 | 16:00 | 17:00 | 18:00 | 19:00 | 20:00 | 21:00 | 签字 |
| 透析大厅 | | | | 含氯消毒剂 | | | 含氯消毒剂 | | 含氯消毒剂 | | | | | 含氯消毒剂 | | 紫外线 | |
| | 新风 | | | | | | | | | | | | | | | | |
| | 空气消毒机 | | | | | | | | | | | | | | | | |
| 预诊室 | | | | 含氯消毒剂 | | 含氯消毒剂 | | 含氯消毒剂 | | 含氯消毒剂 | | | | | | | |
| | 开窗通风 | | | | | | | | | | | | | | | | |
| | 空气消毒机 | | | | | | | | | | | | | | 空气喷雾 | | |
| 透析室 | | | | 含氯消毒剂 | | 含氯消毒剂 | | 含氯消毒剂 | | 含氯消毒剂 | | | | | | | |
| | 开窗通风 | | | | | | | | | | | | | | | | |
| 治疗室 | | | | 含氯消毒剂 | | 含氯消毒剂 | | 含氯消毒剂 | | | | | | 含氯消毒剂 | | 紫外线 | |
| 生活区 | | | | | | | | | | | | | | 含氯消毒剂 | | | |
| | 空气消毒机 | | | | | | | | | | | | | | | | |
| | 开窗通风 | | | | | | | | | | | | | | | | |
| | | | | | | | | | | | | | | | 空气喷雾 | | |
| 候诊区 | | | | 含氯消毒剂 | | 含氯消毒剂 | | 含氯消毒剂 | | 含氯消毒剂 | | | | | | | |
| | | | | | | | | | | | | | | | 空气喷雾 | | |
| 其他公共区域 | | | | 含氯消毒剂 | | 含氯消毒剂 | | 含氯消毒剂 | | 含氯消毒剂 | | | | | | | |
| | | | | | | | | | | | | | | | 空气喷雾 | | |
| 透析单元物表 | | | | | | 含氯消毒剂 | | | | 含氯消毒剂 | | | | | | | |
| 图例： | | | | | | | | | | | | | | | | | |
| 空气消毒机 | | 紫外线 | | 新风 | | 开窗通风 | | | | 含氯消毒剂 | | 空气喷雾 | | | | | |

3. 严格按照《医疗机构消毒技术规范》进行环境物体表面和地面的消毒。机器、床、餐桌等物体表面和地面采用 1 000 ~ 2 000 mg/L 含氯消毒剂彻底擦拭消毒，并做好记录。

4. 血液净化中心出现新冠肺炎确诊或高度疑似病例，应立即在医院感控专家协助下进行终末消毒，经感控专家检查合格后方可再次启用。

5. 预检分诊结束后，对手持式测温枪用 75% 乙醇或 500 mg/L 含氯消毒剂擦拭消毒，对预检分诊区域紫外线灯照射或空气喷雾进行环境消毒。

（孙慧娟）

# 第十二章　老年手术患者的管理规范

新冠疫情背景下，对于老年手术患者而言，除了基础疾病和手术创伤，新冠疫情无疑是又一重打击。而医疗机构在救治老年手术患者时，既要保证患者得到有效治疗，又要保护医务人员的安全，严防新冠肺炎在医疗机构内播散。因此，做好老年手术患者围术期管理仍是一项非常艰巨的任务。

## 一、术前管理规范

综合医院老年手术患者数量大，病情复杂多变且存在多种基础性疾病。因此做好患者术前评估与筛查尤其重要。护士应仔细评估患者症状及流行病学史，对疑似/确诊病例做好相应防护，对确实需要手术患者，做好术前访视和评估。对可能发生严重危及生命的急症，如创伤、急腹症、大出血等情况采取急诊手术治疗，原则上不宜为新冠肺炎患者实施择期或限期手术。

（一）拟行手术患者的核查分诊策略

择期手术患者应核酸检测以排除感染，急诊手术患者也应以影像学资料作为重要的参考指标。可参照图 12-1 所示的流程实施感染控制管理。

（二）患者术前一般护理

对于确实需要行手术治疗的患者，责任护士应做好术前护理。疑似/确诊病例管理均由医院感染管理部及隔离病房统一负责，为降低交叉感染风险，术前准备均于隔离病区完成。

1. 遵医嘱完善术前检查

包括常规化验检查，监测生命体征，必要时复查肺部 CT 及血常规、凝血功能、C 反应蛋白（CRP）、红细胞沉降率（ESR）、降钙素原、D- 二聚体、生化、动脉血气分析、白细胞介素 –6（IL-6）和病毒全套，根据情况取咽拭子等标本做新冠肺炎核酸检测。对于伴有心肺疾病、机体功能衰退或阿尔茨海默病患者，常规进行动脉血气分析。

2. 术前积极控制合并症

对于伴有高血压、糖尿病等慢性疾病的患者，术前应充分评估，给予积极的干预，控制血压、血糖在目标范围内。

3. 指导患者床上活动

老年患者呼吸道黏膜纤毛细胞运动减弱，排痰能力及咳嗽反射减弱，呼吸道抵抗力差，加之术后卧床，易发生肺部感染。应指导患者床上活动，练习深呼吸及有效咳嗽、咳痰。

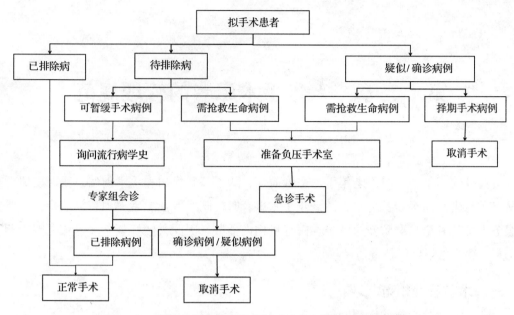

**图 12-1　新冠肺炎疫情期间拟行手术患者的核查及分诊流程**

4. 做好患者心理护理

向患者解释手术方法、目的等，鼓励患者表达内心感受，避免患者焦虑、恐惧。必要时向心理医生寻求帮助。向患者宣讲新冠肺炎相关知识，使其树立正确的认识。

5. 饮食护理

通知择期手术患者术前 8 ~ 12 h 禁食，4 h 禁饮。

6. 皮肤准备

根据手术类型，决定备皮范围。做好全身清洁，不能自理的老年患者由护士协助完成。

（三）急诊手术间的准备

1. 安排独立负压手术间（具有单独的进出通道），手术间处于高净化和负压状态（最小静压差绝对值应 ≥ 5Pa）。如果没有负压手术间，应选择独立净化机组且空间位置相对独立的手术间，手术中关闭净化系统，术后进行终末消毒处理；没有层流系统的普通手术室要尽量选择空间位置独立的手术间；在手术流程中尽量做到物理分隔，避免和其他患者交叉。

2. 手术室外设置清洁区、缓冲区。

3. 清空手术间内所有无关物品，移走术中不需要的仪器设备和物品，隔离手术间壁柜物品全部清空并用中单覆盖柜门。遮盖不易清洁的物面，用防渗透铺单保护手术床垫。

4. 手术间门外悬挂明显识牌（新冠肺炎疑似 / 确诊病例）。

（四）手术物品的准备

1. 防护用品

按照三级防护标准配备个人防护用品。

清洁区：包头拖鞋、洗手衣裤、一次性手术帽、医用防护口罩（N95 及以上）、护目镜、速干手消毒剂等。

缓冲区（潜在污染区）：一次性防渗隔离衣、一次性防护服、防护面屏、防水靴套、防水鞋套、医用外科口罩、外科手套、速干手消毒剂、避污纸等。

2．手术用物

按照手术类型备齐手术所需物品，包括常规仪器、器械和布类等。首选一次性诊疗用品、医疗器具和护理用品。所有诊疗用品应遵循专人专用的原则。

3．麻醉用物

由2位麻醉医生和麻醉护士按照新冠肺炎麻醉药品/物品准备清单进行麻醉设备、药品、耗材的准备。患者入室前由2位麻醉医生对照清单再次核查麻醉前准备情况。

4．终末处理物品

医疗废物专用包装袋（大、中），含氯消毒制剂、器械浸泡盆、感染标识贴、扎带、一次性消毒湿巾等。

## 二、术中管理规范

（一）患者及陪护人员管理

1．根据医院实际情况，患者进入手术室前必须佩戴外科口罩、测量体温。非全麻疑似/确诊病例全程戴医用防护口罩。

2．患者陪同家属人数限制1人。患者在手术期间，安排家属于指定位置等候，且间距＞1 m，严格控制等候区家属人数。非手术患者及家属禁止在手术等候区域聚集、逗留。

3．医院应通过医院信息平台及时发布手术信息，避免人员集中。

4．医院后勤保洁部门应定时对手术区域及家属等候区环境内的地面，空气，座椅、桌面等物体表面的消毒工作。

（二）疑似/确诊患者急诊手术术中防护措施

1．术中麻醉管理

已排除新冠肺炎的患者手术的麻醉方式按常规流程进行。待排除病例、疑似/确诊病例手术的麻醉方式须根据患者病情、手术种类及感染控制要求慎重选择。原则上对疑似/确诊患者的麻醉一律采用全身麻醉或监护麻醉。在气管插管与呼吸回路之间放置一次性过滤器，减少对呼吸回路污染。非全麻患者，术中应全程佩戴外科口罩。

2．术中防护要点

（1）手术间和缓冲间的门保持关闭状态，减少不必要的开门次数，以免影响手术室负压效能。

（2）精简参加手术人员，杜绝参观人员进入手术间。手术期间，手术人员不得离开手术间。

（3）设置内/外巡回，所需物资由外巡回送入。

（4）尽量减少各项操作对环境和物表的污染，一旦污染应随时处理。少量污染物可用一次性吸水材料（如纱布、抹布等）蘸取有效氯 5 000 ~ 10 000 mg/L 的含氯消毒液（或能达到高水平消毒的消毒湿巾 / 干巾）小心移除。大量污染物应使用含吸水成分的消毒粉或漂白粉完全覆盖，或用一次性吸水材料完全覆盖后用足量的 5 000 ~ 10 000 mg/L 的含氯消毒液浇在吸水材料上，作用 30 min 以上（或能达到高水平消毒的消毒干巾），小心清除干净。清除过程中避免接触污染物，清理的污染物按医疗废物集中处置。地面、墙面清除可见污物后用 1 000 mg/L 的含氯消毒液擦拭或喷洒消毒，至少作用 30 min；物表清除可见污物后用有效氯 1 000 mg/L 的含氯消毒液擦拭或喷洒消毒，至少作用 30 min 后清水擦拭干净。

（5）注意避免气管插管、吸痰、电外科等操作时气溶胶的产生。建议使用密闭式吸痰装置。使用手术电设备时，尽可能使用吸烟装置，或用吸引器，尽量减少气溶胶的扩散。

（6）手术团队应密切配合，动作准确、轻柔，切忌忙中出错，避免不必要的职业暴露。

3. 医务人员防护措施

参与手术的医生、护士，按照三级防护标准进行防护，并严格执行手卫生和防护用品穿脱流程。

### 三、术后管理规范

（一）物品处理

1. 手术产生的各种医疗废物，尤其是接触患者呼吸道和血液、体液、组织器官者，均使用双层黄色垃圾袋密封，贴上"新型冠状病毒"标识，按照感染性医疗废物处理。布类敷料使用后按照感染性织物进行处置。

2. 手术后麻醉机管路、面罩、气管插管等使用后按医疗垃圾处理，用麻醉机消毒机进行内部回路的消毒，更换钠石灰。

3. 注射泵、高频电刀等物表使用有效氯 2 000 mg/L 的含氯消毒剂（或 75% 乙醇）擦拭消毒，作用 30 min 后，清水擦拭，待干后使用。

4. 使用后手术器械避免转移造成二次污染，使用者应就地将器械、器具和物品套入第一层包装内，换手套后再套第二层包装袋，进行双层密闭封装，包外标明"特殊感染—新冠确诊"或"特殊感染—新冠疑似"字样，通知消毒供应中心集中回收，并有专项交接记录。

（二）疑似 / 确诊患者急诊手术后手术间的处理

1. 术后关闭层流和送风，床垫、被子等放在术间内，使用过氧乙酸熏蒸 2 h。

2. 熏蒸后密封 2 h，再对物表和地面进行消毒。地面使用有效氯 2 000 mg/L 的含氯消毒剂消毒；器械台、设备、操作台等使用有效氯 2 000 mg/L 的含氯消毒剂擦拭。

3. 通知后勤部层流设备管理人员，定期更换负压手术间高效过滤器、回风口过滤网。

4. 术后手术间进行消毒时，清洁人员必须穿隔离衣、戴一次性帽子、医用防护口罩、一次性手套进行消毒清洁工作。

（三）术毕人员管理

手术完成后，参与手术的医务人员应按感染防控流程脱掉防护用具，由专用通道离开手术间。脱防护用品过程中每接触一次防护用品需使用含醇快速手消毒剂做一次手卫生。清洁区及时沐浴更衣。

（四）患者的转运管理

1. 患者的麻醉复苏应在原手术间完成，术后转运沿原设定特定通道转运回隔离病房。

2. 转运疑似/确诊患者时，转运人员应培训合格，并做好三级防护。

3. 转运疑似/确诊病例的平车应专用，使用一次性床单，使用后平车用有效氯2 000 mg/L 的含氯消毒剂进行彻底擦拭消毒。如有条件，建议使用负压转运床。

4. 转运前充分评估患者状态、备好相应的监护和抢救设备、药品等。

（五）患者术后护理

1. 卧位与休息

根据麻醉方式、手术方式选择合适体位。全麻患者去枕平卧直至完全清醒，血压稳定。若无禁忌证，宜取半卧位。卧床休息，保证充足的睡眠。

2. 氧疗与呼吸支持

遵医嘱给予患者不同的氧疗方式，吸氧过程中密切观察患者意识状态、心率、呼吸及氧疗并发症，监测血氧饱和度或动脉血气结果，依据监测结果及时遵医嘱调节氧流量、给氧方式和呼吸机参数。

3. 气道护理

对于卧床老年患者，床头抬高30°，每2 h 翻身扣背，促进痰液排出。根据病情，指导患者掌握深呼吸和有效咳嗽的方法，保持呼吸道通畅。对于人工气道患者，气囊压力维持25 ~ 30 cmH$_2$O，及时清除声门下积聚的分泌物，预防呼吸机相关性肺炎，必要时可实施俯卧位通气。

4. 监测体温变化

患者术后若出现发热，应注意鉴别是新型冠状病毒感染还是创伤或手术所致。护士应遵医嘱给予物理或药物降温措施，观察患者体温波动情况。

5. 并发症预防

老年患者术后常见并发症有术后出血、切口感染、肺不张、尿路感染等，护士应做好预见性护理，及时评估并严密观察患者病情变化，及早处理。对于疑似/确诊病例，还需要注意以下几点。

（1）心肌损伤和心力衰竭：老年人多合并冠心病、高血压等心脏基础疾病，且缺氧和病毒造成的免疫损伤也会使心肌和心脏功能受损，表现为心律失常，严重者可以出现暴发性心肌炎、心力衰竭或心源性猝死。护士需要加强监测患者心电图情况，发现异常及时报告医生。

（2）静脉血栓栓塞症：老年新冠肺炎患者需注意评估静脉血栓栓塞症风险。对于出血风险高的患者首选机械性预防。护士可遵医嘱指导患者踝泵运动、下床活动等。

（3）消化道出血：老年患者胃黏膜屏障功能减弱、胃肠动力差，加上疾病应激状态、缺氧和（或）应用糖皮质激素等因素，易出现消化道出血，需早期预防，密切监测有无呕血、黑便等表现，及时给予保护胃黏膜、抑酸、止血等治疗。

（4）吸入性肺炎：新型冠状病毒感染、药物、无创机械通气、消化功能紊乱、吞咽、咳嗽反射功能减弱，这些因素均可导致老年患者发生误吸，出现吸入性肺炎。因此，对有误吸危险因素的老年患者需要加强观察。保持患者呼吸道通畅，及时清除口鼻腔分泌物，强化人工气道管理。管饲饮食患者注意监测胃残留量。

6. 营养支持

首选经口进食，不适合经口进食者可采用管饲营养。休克未控制、胃抽吸量 > 500 mL/6h、活动性消化道出血、危及生命的低氧血症等情况下延迟启动肠内营养。监测血糖、电解质（血钾、血镁、血磷等）水平。注意观察营养支持并发症情况，常见并发症有腹泻、便秘、腹胀等，应及早干预。

7. 管道护理

（1）每日评估管道留置的必要性、尽早拔管。

（2）保证各种管道通畅，连接紧密，固定完好，避免移位脱落。

（3）密切观察引流液的颜色、性状、量等。

（4）严格执行操作规范和消毒规范，避免继发感染等。

（5）使用一次性引流袋、引流瓶，更换过程中做好个人防护，动作轻柔，操作规范，避免造成继发感染等。

8. 用药观察与护理

（1）遵医嘱给药，严格执行查对制度。

（2）密切观察药物不良反应。抗病毒药物、抗菌药物需观察患者胃肠道反应，并定期监测肝、肾功能。

（3）观察患者药物治疗效果，密切监测患者体温、血氧饱和度及其他不适症状有无改善。

9. 心理护理

（1）向清醒患者介绍病房环境、新冠肺炎及自身疾病相关知识，消除患者不确定感和焦虑情绪。

（2）及时评估患者的心理状况，尤其是在隔离区老年患者，必要时请心理科会诊。

（3）护士在操作过程中，通过眼神、握手、点赞，提供恰当的情感支持，鼓励患者树立战胜疾病的信心。

（4）隔离区老年患者，可通过手机等与亲属保持联系，提供连续的信息支持，鼓励患者积极配合治疗。

10. 加强基础护理

（1）能自理患者鼓励自行口腔护理，不能自理者有护士协助口腔护理。

（2）观察全身皮肤情况，定时变换体位或使用防护用品，密切观察氧疗、管路等局部皮肤受压情况，预防压力性损伤。

（3）保持床单元清洁，促进患者舒适。

11．安全护理

术后返回，及时规范评估患者跌倒坠床、烫伤、非计划性拔管等护理风险，根据评估结果给予相应的护理措施。

12．康复训练

根据患者病情，及早开展康复训练，包括肺康复训练、四肢活动能力锻炼等。肺康复治疗以不引起患者血氧饱和度和血压下降为原则，循序渐进地开展。

（王鹏举、丛 悦、殷 欣）

# 参考文献

[1] 蒋艳，刘素珍，王颖．新冠肺炎防控医院护理工作指南 [M]．成都：四川科学技术出版社，2020．

[2] 乔杰，金昌晓．新冠肺炎相关专科问题的处理 [M]．北京：北京大学医学出版社，2020．

[3] 华中科技大学同济医学院附属同济医院护理部．重型危重型新冠肺炎患者整体护理专家共识 [J]．中华护理杂志，2020，55（3）：481-486．

[4] 李新营，王琦，何跃明，等．新冠肺炎患者围手术期处理及防护的认识与思考 [J]．中国普通外科杂志，2020，29（2）：142-146．

[5] 刘国辉，刘曦明，童晓玲，等．新冠肺炎疫情防控期间老年髋部骨折诊疗专家共识 [J]．中华创伤杂志，2020，36（2）：104-110．

[6] 中国医师协会老年医学科医师分会，国家老年医学中心．老年新冠肺炎诊断和治疗专家共识 [J]．中国医师杂志，2020，22（2）：161-165．

# 第十三章　隔离病区老年患者的管理规范

## 第一节　轻型老年新冠肺炎患者的护理

### 一、适用人群

1. 确诊为新冠肺炎的患者，且临床诊断分型为轻型或普通型新冠肺炎的患者。

2. 年龄≥60岁的患者。

### 二、轻型老年新冠肺炎患者的特点

（一）临床表现特点

目前，尚无针对老年人新型冠状病毒感染的临床研究数据，老年患者罹患肺炎后的临床症状常不典型，如果老年患者出现呼吸困难、急性呼吸窘迫综合征（acute respiratory distress syndrome，ARDS）或者乏力、休克、凝血障碍等不能解释的全身症状时，应该考虑新型冠状病毒感染的可能性。

1. 轻型老年新冠肺炎

临床症状轻微，可仅表现为低热、轻微乏力等，影像学无肺炎表现。应特别注意，发病初期的轻型可发展成普通型甚至重型，老年患者需要特别加强监测。

2. 普通型老年新冠肺炎

具有发热、呼吸道等症状，影像学可见肺炎表现，是新冠肺炎的最常见分型。

老年人多合并基础疾病，且老年人对疾病的反应不如年轻人灵敏，容易造成症状的忽视，新冠肺炎发病后生命体征与基础健康状态的对比尤为重要，需密切监测患者是否出现症状恶化的征象，加强重要体征的观察，特别是在发病的前一周，以及时采取支持干预措施。

（二）实验室检查特点

由于老年人常罹患慢性疾病，需要详细考虑其基础疾病对辅助检查的影响和干扰。

1. 病毒核酸检测阳性是确诊新冠肺炎的"金标准"。老年人存在咳嗽能力差、取样配合差等情况，因此对于临床高度怀疑，但呼吸道标本病毒核酸阴性者，建议隔离观察并多次病原学送检。

2. 老年人可能更早出现合并细菌感染而导致血象和降钙素原升高，或因为老年人表现不典型导致就诊延迟而不再具备典型的实验室检查早期表象。

（三）胸部影像学检查特点

1. 老年人合并肺部基础疾病者较多，如慢性阻塞性肺疾病、陈旧性肺结核等，X 线胸片检查有一定局限性，可能导致肺部影像学初期表现不典型，建议尽量行胸部 CT 检查。借助过去的影像学资料或影像学表现的动态观察更有意义。

2. 在疾病监测过程中，出现双肺多发磨玻璃影，需注意与心力衰竭等疾病鉴别。

## 三、观察要点

（一）病史评估

根据以往老年患者肺炎的护理经验，需要详细评估患者疫区生活史、既往史、治疗史、流行病史、合并症等，高度警惕老年轻型或普通型新冠肺炎患者转为重症患者。

1. 由于老年人认知功能和对疾病自我感知能力的减退，发病时间可能不容易确定，因此在采集流行病学史时可适当放宽时限，并尽可能同时对患者本人、共同居住者或照护人员进行详细询问。

2. 对于老年人，其活动范围和人员流动性较年轻人小，在询问流行病学史方面尤其要针对家庭聚集性发病进行详细询问。

3. 合并慢性基础疾病，如心脑血管疾病、糖尿病、慢性呼吸道疾病、癌症、慢性肾功能不全、营养不良等，特别是近期这些疾病症状进行性加重且原用药物控制不理想的情况。

4. 合并免疫功能缺陷的情况，如获得性免疫功能缺陷（AIDS）、器官移植术后、脾切除术后、90 天内曾接受肿瘤放化疗治疗或长期应用免疫抑制剂等。

5. 如无基础疾病，是否存在以下体征之一：心率 ≥ 120 次 /min；动脉收缩压 < 90 mmHg（1 mmHg = 0.133 kPa）；体温 > 40℃或 < 35℃；意识障碍。

（二）身体评估

1. 生命体征

评估患者体温、血压、脉搏、血氧饱和度以及呼吸频率、节律、深度等。老年人基础体温较低，监测体温时应注意与基础体温进行对比，而不是机械性的高于标准体温才认定为发热。

2. 临床症状

（1）是否出现肌肉疼痛、乏力、咳嗽、咳痰、胸闷、气促、腹泻等症状。老年轻型新冠肺炎患者起病可相对隐匿，发热和呼吸道症状可不明显，有时仅表现为食欲减退、精神和认知状态改变、体力下降等。

（2）是否出现意识状态改变。长期需要被照护和认知功能障碍的老年人往往不能恰当表达不适，如出现意识状态改变（嗜睡或烦躁）、呼吸状态改变（如呼吸频率增快或减慢、呼吸幅度改变、胸腹矛盾运动、辅助呼吸肌活动）、无特殊诱因下基础疾病恶化（如血压、血糖、心率波动和心律变化）等不典型症状。

### 3. 营养状况

老年人的味觉和（或）嗅觉下降，导致食欲降低，而且胃酸分泌可能减少铁和维生素 $B_{12}$ 的吸收，这些生理变化会对饮食产生很大影响，是"肌少症""营养风险""营养不良"的高危人群，感染新冠肺炎更会增加老年人营养不良的风险。

老年轻型新冠肺炎患者不仅需要进行营养评估，还需要确保进食足量的能量、蛋白质及微量营养素。微型营养评定法（short form mini nutritional assessment，MNA-SF）可作为老年人营养不良的初筛工具，该量表具有明确的衡量尺度，无须生化检测，并且可以在床旁检测，可简便快捷判断老年人的营养状态。其评分结果分为三个等级：12 ~ 14 分为正常营养状况；8 ~ 11 分说明有营养不良的风险；0 ~ 7 分说明存在营养不良。根据筛查结果及患者耐受情况选择合适的营养支持途径，尽早启动肠内营养。

### （三）心理评估

对于老年轻型新冠肺炎患者，除基本病情观察外，心理健康也是疾病恢复的重要保障之一，新冠肺炎对老年人的心理健康提出了巨大挑战，作为临床护士应特别注意关注患者的心理状况。

老年人的视觉、听觉逐渐下降，行动变得迟缓，特别是记忆力下降，导致其对突然变化的应对能力和适应能力明显下降，老年患者容易出现焦虑、愤怒、自卑、挫败感、孤独寂寞、无价值感、失眠等问题。由于个人在面临突发事件时，极易产生极端思维，同时新冠肺炎是一种新发的急性传染病，普通大众对于疾病了解较少，容易轻信谣言或负面信息，造成极大恐慌和紧张恐惧的心理。因患者进入隔离病区后需单间隔离，禁止家属陪住、照顾及探视，面对突发事件，又得不到家人的支持和陪伴，负性情绪和思维可能持续更久，更难以适应和应对疫情。有些患者由于担心家人、生活环境受限，对于隔离制度不理解、不适应，而产生焦躁不安的心理，情绪波动很大，医护人员应留心注意这些患者的心理状况，警惕患者自杀、自伤行为。

## 四、管理措施

### （一）专科护理

### 1. 氧疗及呼吸支持

老年患者常合并多种基础疾病，对缺氧耐受性差，对于老年轻型新冠肺炎患者根据呼吸及末梢血氧饱和度的情况，调节氧气的流量，应尽早给予有效氧疗，积极改善缺氧状态。

（1）及时评估呼吸情况及是否出现低氧血症。

（2）当血氧饱和度在 95% 以上时，给予患者持续低流量吸氧 2 ~ 3 L/min；当血氧低于 95% 时，应观察患者有无胸闷喘憋、呼吸困难等情况，适当调高氧流量，并及时通知医生进行观察处理。

（3）及时给予患者有效对症的氧疗措施，包括鼻导管、面罩给氧和经鼻高流量氧疗。

（4）应特别注意合并慢性阻塞性肺部疾病、肥胖低通气、睡眠呼吸障碍等基础疾病的老年患者，需个性化调节其吸氧浓度并加强监测观察，避免过高浓度的吸氧。

2．病情观察

（1）严密监测患者生命体征及意识变化，重点监测呼吸频率、节律、形态、深度等。

（2）观察氧疗的效果，患者有无呼吸困难，血氧饱和度及血气分析结果，动态调整氧疗方式及氧流量。

（3）观察患者的伴随症状，如有无全身肌肉疼痛、乏力、咳嗽、胸闷等。

（4）根据患者用药，监测肾功能的情况。遵医嘱记录 24 h 出入量，维持水、电解质及酸碱平衡。

（5）加强感染指标监测，正确及时地留取血液、痰液、尿液、大便等标本，并按要求双层隔离袋保护。

（6）加强基础疾病的观察与护理，如高血压、糖尿病、冠心病等。

（7）预防并及时发现并发症，当患者出现以下症状时，需警惕病情恶化，转为重型新冠肺炎：持续高热、呼吸衰竭、休克、合并其他器官衰竭等。积极控制高热，高龄老人应用退热药物时应注意适当降低剂量，防止大量出汗引起血流动力学不稳定。

3．呼吸康复治疗

对于轻型老年新冠肺炎患者的呼吸康复指导应遵循个性化原则，尤其是存在多种基础疾病的患者，可通过现场指导、使用教育视频或小册子等多种方式，评估和监测应该贯穿整个呼吸康复治疗的始终。

（1）体位管理：①为减轻平卧体位对肺通气和灌注的不利影响，推荐非睡眠时间内可采取靠坐位休息，如床头抬高 60°。②坐位或站立位身体前倾，有助于膈肌活动，降低呼吸做功和增加肺容量。③如有痰液潴留的问题，建议针对受累肺叶行体位引流（如疾病累及单侧肺时，健侧肺在下）。④适当的体位有助于优化动脉血的氧合和 V/Q 比。

（2）气道清洁：①清洁气道时可采用深吸气阶段扩张的方法帮助排痰，避免用力咳嗽，咳痰时应用密闭的塑料袋遮挡，避免造成病毒传播。②避免使用震动排痰机排痰，以免造成血氧饱和度下降和心律失常。

（3）呼吸控制训练：①腹式呼吸。患者取立位、平卧位或半卧位，两手分别放于前胸部和上腹部，用鼻缓慢吸气时，膈肌最大程度下降，腹肌松弛，腹部凸出，手感到腹部向上抬起。呼气时经口呼出，腹肌收缩，膈肌松弛，膈肌随腹腔内压增加而上抬，推动肺部气体排出，手感到腹部下降（图 13-1）。②缩唇呼吸。嘱患者闭嘴唇经鼻吸气，通过缩唇（吹口哨样）缓慢呼气（图 13-2），同时收缩腹部。吸气与呼气时间比为 1∶2 或 1∶3。缩唇的程度与呼气流量以能使据口唇 15 ~ 20 cm 处、与口唇等高水平的蜡烛火焰随气流倾斜又不至于熄灭为宜。

4．用药护理

遵医嘱给药，严格执行查对制度。用通俗易懂的语言，向老年患者讲解药物的作用及副作用，服药注意事项，亲视患者服药。

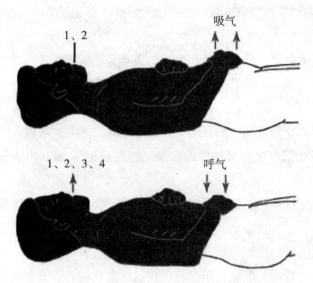

图 13-1　腹式呼吸［引自《内科护理学》（第六版）］

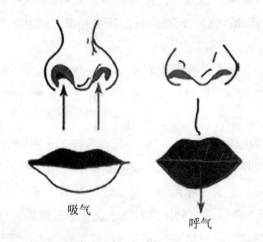

图 13-2　缩唇呼吸［引自《内科护理学》（第六版）］

（1）基础疾病用药观察：老年患者往往合并糖尿病、慢性阻塞性肺疾病、冠心病、高血压等慢性疾病，是老年轻型新冠肺炎发展为重型和危重型，甚至死亡的重要因素。需按时、规律、规范服用基础疾病治疗药物，并根据病情变化进行药物方案的合理调整。护理人员需要密切关注用药效果及有无药物不良反应。

（2）抗病毒药物及抗菌药物不良反应观察：对老年人使用抗病毒药物需充分考虑其药物动力学特征，选用副作用相对少的药物；关注药物的相互作用，对老年人使用抗菌药物时需观察患者胃肠道反应，并定期监测肝肾功能。使用糖皮质激素时需要注意补充钙剂和维生素 D，并定期检测血钙浓度。嘱患者按时按量服药，老年患者记忆力较差，应更加关注患者服药情况，观察患者用药后的效果及有无不良反应发生。例如：奥司他韦主要的不良反应为恶心、腹泻、咳嗽等；洛匹那韦 / 利托那韦容易引起腹泻症状；干扰素会出现发热、头痛等感冒症状以及骨髓抑制。应注意分辨用药不良反应和疾病本身导致的症状。

（3）中药治疗效果观察：对老年轻型、普通型新冠肺炎患者可结合"治未病"理念，参照诊疗方案，发挥中药的主导作用，突出中医药特点，对整体状态进行调理，尽快恢复和维护老年人的机体功能。遵医嘱服用中药的同时，护理人员需要密切观察治疗方案中某些药物可能对老年人出现的不耐受或不良反应。

（二）生活护理

1. 休息与活动

（1）在老年轻型新冠肺炎患者疾病的不同时期，应安排合理的休息与活动。尽量安置在单间，若无单间，床间距至少 1 m。

（2）应卧床休息，保存体力，保证充足睡眠。对睡眠障碍者遵医嘱给予药物治疗，以免加重缺氧程度。

（3）病情趋于稳定，指导患者由床上活动逐步过渡到下床活动，按照"起床三部曲"（躺 30 s 再起床，双腿下垂 30 s 再站立，站立 30 s 后再行走）指导患者在床边行坐、站、原地踏步等活动。

（4）卧床患者预防跌倒坠床，可根据耐受程度，指导患者在床上进行握拳、举臂、踝泵、足跟后滑、抬腿、股四头肌及臀肌等长收缩等活动，可使用弹力袜预防下肢静脉血栓形成。

（5）康复期患者应加强身体锻炼，适当做一些舒缓的运动，如八段锦、瑜伽等，增强机体免疫力。

2. 生活护理

（1）应为患者提供高蛋白、高热量、高维生素、清淡易消化的饮食，如鸡蛋、牛奶、瘦肉、新鲜的水果和蔬菜等，避免进食辛辣刺激的食物，注意荤素搭配，保证营养充足。同时嘱患者多饮水，提高机体免疫力。对于食欲不佳的患者可进食菜汤、瘦肉粥等流质饮食，方便患者进食，保证患者营养充足。如患者有腹泻症状，应提高饮用水的摄入。

（2）首选经口进食，不适合经口进食者可采用管饲营养。能量供给量 25 ~ 30 kcal/（kg·d）；为避免过度喂养，不建议过早给予危重患者全目标营养，可在 3 ~ 7 天内逐渐达标；推荐营养泵匀速输注，避免单次大量输注；蛋白质供给，目标蛋白供给量 1.2 ~ 1.5 g/（kg·d）；监测血糖、电解质（血钾、血镁、血磷等）水平。

（3）预防吸入性肺炎。老年人为吸入性肺炎的高发人群，新型冠状病毒感染可导致恶心、呕吐、腹胀、胃肠功能不全等消化功能紊乱，并影响老年患者吞咽、咳嗽反射功能，降低咳嗽和排痰能力，这些因素均可导致老年患者发生误吸、出现吸入性肺炎。因此，对于有误吸危险因素的老年患者需要加强护理，协助患者采用适当的进食体位。

3. 对症护理

老年轻型新冠肺炎患者虽然症状较轻，也要注意对症处理，以免病情加重。

（1）保证室内环境清洁，定时通风，维持室内温度 20 ~ 22℃，湿度 50% ~ 60%。

（2）对于发热患者，应嘱其多饮水、应用温水擦浴等物理降温，必要时应用药物，密切关注并记录体温变化。

（3）对于咳嗽、咳痰患者，指导其腹式呼吸及有效咳嗽的方法，必要时可协助拍背排痰，嘱其多饮水，稀释痰液，必要时遵医嘱应用雾化吸入治疗。

（4）患者有胸闷、憋气等症状时注意抬高床头，使其处于半坐卧位，适当增大氧流量，同时安慰患者，缓解紧张情绪。

4. 排泄护理

（1）预防便秘。排便时，可适当提高吸氧浓度，防止用力排便导致的缺氧。

（2）预防腹泻。若腹泻，遵医嘱给予药物治疗，同时注意预防失禁性皮炎。

（3）密切监测有无黑便。老年人胃黏膜屏障功能减弱，常应用一种或多种抗凝和抗聚的药物，易出现消化道出血，及时通知医生给予胃黏膜保护剂、抑酸等药物。

（4）便盆专人专用，用后及时用含有效氯 5 000 mg/L 的消毒剂溶液浸泡 30 min，清洗干净后备用。

（5）若医疗机构有污水处理系统，排泄物可直接排入污水池，若没有条件，按《医疗卫生机构消毒规范》对排泄物进行消毒处理。

5. 口腔护理

保持口腔卫生，降低口咽部细菌定植。

（1）鼓励能够自理的患者自行进行口腔护理。

（2）需协助不能自理的老年患者进行口腔护理，要防止分泌物喷溅。

（三）心理护理

1. 入院时向患者介绍病房环境和隔离相关规定。

（1）老年轻型新冠肺炎患者容易感到孤独、无助、焦躁不安，情绪波动很大，医护人员首先应给予患者合适恰当的称呼，令患者感到亲切。

（2）耐心向患者讲解新冠肺炎的相关知识，令患者了解并正确认识疾病，正确认识隔离治疗、隔离医学观察的意义，避免患者轻信网上的谣言而产生负面情绪。

（3）满足患者在隔离期间的生活物质需求，令患者具有安全感。

2. 及时评估患者的心理状况，必要时请精神科会诊。

（1）多观察患者，倾听患者的心理诉求，识别患者的不良心理状态，如回避、麻木、警觉、焦虑、抑郁、失眠等表现，进行有针对性的心理疏导，减轻患者的心理压力。

（2）应与患者建立融洽的关系，理解关心患者，态度和蔼、嘘寒问暖，减轻患者的孤独感，满足其归属感。

（3）提供恰当的情感支持，鼓励患者树立战胜疾病的信心，提供连续信息支持，消除不确定感和焦虑情绪。

3. 护理过程中与患者积极沟通

（1）在床边操作过程中通过眼神交流、触摸、点头、握手和点赞等，提供恰当的情感支持，鼓励患者树立战胜疾病的信心。

（2）乐观的心态有助于病情的恢复，鼓励患者保持积极乐观的状态。

（3）护理人员在沟通过程中要讲究方法技巧，善于发现患者的情绪变化及不良心理状态迹象，适时作出有针对性的心理疏导，使护理工作能够有效进行，必要时引导患者接受精神卫生专业人员的援助。

4. 协助与外界亲属的信息转达，提供连续的信息支持，鼓励患者积极配合治疗。

（1）鼓励患者与家人、朋友进行视频或电话交流问候，做好家属和患者的沟通工作，缓解患者的焦虑情绪。

（2）指导患者找到疏解压力的方式，如听音乐、看书等休闲娱乐活动。

（3）建立患者答疑群，提供患者与外界沟通的便利条件，鼓励患者多交流，缓解紧张情绪。

（四）出院指导

出院患者应注意与居住地基层医疗机构取得联系，保证患者的医疗信息能够准确传达和共享，保证隔离工作有效完成。出院患者仍处于恢复期，机体免疫功能低下，容易感染致病菌，建议进行 14 天自我健康状况监测，佩戴口罩，做好手卫生，减少与家人的近距离密切接触，尽量分餐饮食，单人单间，避免外出活动。内容详见第三十章及第三十三章。

1. 根据患者呼吸康复计划指导其进行呼吸康复训练。

2. 保障患者就医信息及时传递，告知患者出院后于指定地点集中隔离 14 天。

3. 告知患者出院第 2 周、第 4 周的跟踪随访事项，做好患者的随访、复诊工作。

4. 指导患者规律作息，保证充足睡眠，合理饮食和舒缓情绪。

5. 指导患者居家隔离注意事项。

（邓　颖）

## 第二节　重型、危重型老年新冠肺炎患者的护理

### 一、适用人群

参照国家卫健委《新冠肺炎诊疗方案（试行第七版）》，本节适合人群为根据流行病学史、临床表现和病原学证据，确定为新冠肺炎（coronavirus disease-19，COVID-19）诊断，且临床分型为重型、危重型的老年人（≥ 60 岁）。重型即符合以下任一条：①呼吸窘迫，RR ≥ 30 次 /min；②静息状态下，指氧饱和度 ≤ 93%；③动脉血氧分压（$PaO_2$）/ 吸氧浓度（$FiO_2$）≤ 300 mmHg（1 mmHg=0.133 kPa）。高海拔（海拔超过 1 000 m）地区应根据以下公式对 $PaO_2/FiO_2$ 进行校正：$PaO_2/FiO_2$ × [ 大气压（mmHg）/760]。肺部影像学显示 24 ~ 48 h 内病灶明显进展 > 50% 者按重型管理。危重型即符合以下任一条：①出现呼吸衰竭，且需要机械通气；②出现休克；③合并其他器官功能衰竭需 ICU 监护治疗。

## 二、重型、危重型老年新冠肺炎人群的特点

1. 基础疾病多

患者常合并有多种基础疾病，其中以高血压、冠心病和糖尿病等最为多见。研究显示，在死亡的重型老年患者中，合并有高血压者占 48%，合并有糖尿病者占 31%，合并有冠心病者占 24%。

2. 临床表现不典型

患者起病相对隐匿，临床表现不典型，如发热和呼吸道症状可不明显，有时仅表现为食欲减退、精神和认知状态改变、体力下降等；有些可能表现为原有基础疾病的恶化，容易漏诊和误诊；部分病例以肺外表现为首发症状，如乏力、腹泻、纳差、恶心、腹痛等。由于老年患者可能缺乏典型的临床表现或无法准确主诉症状，需要医护和照护人员密切观察患者的日常症状和体征，出现意识状态改变（嗜睡或烦躁）、呼吸状态改变（如呼吸频率增快或减慢，呼吸幅度改变、胸腹矛盾运动、辅助呼吸肌活动等）、无特殊诱因下基础疾病恶化（如血压、血糖、心率波动等）等不典型症状要考虑重型或危重型可能，需仔细观察和甄别。

3. 病情进展快

新冠肺炎的基本病理生理机制是 SARS-CoV-2 病毒与机体细胞膜上的血管紧张素转换酶 2（angiotensin-converting enzyme 2, ACE2）结合后，在进入细胞的同时，引起局部和全身的炎症反应、氧化应激、组织和细胞缺氧、水电解质酸碱平衡紊乱甚至休克等。老年人由于局部防御功能及全身免疫功能低下，生理储备功能减退，以及多种慢病共存等影响，在感染 SARS-CoV-2 后肺部症状更重，全身症状也更多，容易引发并发症导致病情迅速进展。

4. 预后较差

全国新冠肺炎死亡病例中约 81% 是老年人，$\geqslant$ 80 岁患者粗病死率最高达 14.8%。患者多在发病 1 周后出现呼吸困难和（或）低氧血症，严重者可快速进展为急性呼吸窘迫综合征（acute respiratory distress syndrome, ARDS）、脓毒性休克、难以纠正的代谢性酸中毒、凝血功能障碍和多器官功能衰竭。而新冠肺炎诱发的老年多器官功能衰竭是导致危重老年新冠肺炎患者预后不良甚至死亡的重要原因，也是临床救治的重点和难点。

5. 心理负担重

重型患者病情多危重、复杂，在面对诸多并发症时易产生焦虑、无助和愤怒情绪，表现为自我忽视、听天由命、被动行为状态，对治疗缺乏信心，不能客观看待疾病。甚至对医务人员产生敌对心理，不与医务人员合作，拒绝治疗，完全丧失康复信心。很多老年人认为自己年事已高，身患重病，不能为家人分忧解难，自认为是旁人的包袱，从而产生自暴自弃心理。

6. 易成为社会联结薄弱人群

重型患者因疾病、隔离治疗等原因社会参与和社交活动受到影响，且老年人由于听力、视力功能下降，通常更习惯近距离面对面沟通的方式，对新事物理解能力往往较差，多无

法利用现代网络社交方式与家人、亲朋好友保持联络，在新冠肺炎疫情下易成为社会联结薄弱人群。

### 三、观察要点

1. 严密监测患者意识与生命体征变化，重点监测体温、呼吸频率、节律、形态、深度及血氧饱和度波动情况等。对重型、危重型患者给予持续心电监护，合理设置报警范围及监测频率。

2. 观察氧疗的效果，根据患者呼吸困难程度、血氧饱和度、血气分析结果等，动态调整氧疗方式和氧浓度。

3. 患者存在休克或容量未知的情况下，可加强血流动力学监测。根据心功能及循环血量调节补液量及补液速度，预防休克、心律失常、心力衰竭等。

4. 监测并记录循环相关指标，如血压、心率、中心静脉压、尿量等。记录 24 h 出入量，维持水、电解质及酸碱平衡。

5. 观察患者伴随症状，如咳嗽、咳痰、胸闷、恶心、呕吐、腹泻、乏力及全身肌肉疼痛等。

6. 监测患者用药效果及不良反应。

7. 加强感染指标监测，正确及时留取痰、咽拭子、血液、尿液、大便等标本。

8. 加强基础疾病的观察与护理，如慢性阻塞性肺疾病、冠心病、高血压、糖尿病等。

9. 动态评估老年患者生活自理能力等级，提供合适的照护服务。

10. 评估老年患者发生误吸的风险，加强指导和护理。

11. 动态评估老年患者的营养风险，及时给予合理的营养支持。

12. 及时评估老年患者认知功能，精神心理状态，情绪反应和行为变化，社会支持等，提供适宜的情感支持。

13. 评估老年患者静脉血栓栓塞症（venous thromboembolism，VTE）发生风险，对突然出现的氧合恶化、呼吸窘迫、血压下降等临床表现，需警惕肺血栓栓塞症（pulmonary thromboembolism，PTE）的发生。

14. 预防并及时发现并发症，当老年患者出现以下症状应警惕病情恶化：持续高热、呼吸衰竭、休克、合并其他器官衰竭等。

### 四、管理措施

（一）氧疗与呼吸支持

氧疗与呼吸支持是重型、危重型老年新冠肺炎患者最重要的治疗手段之一，包括鼻导管或面罩给氧、经鼻高流量氧疗、无创机械通气、有创机械通气和俯卧位通气。治疗过程中应密切观察患者意识状态、心率、呼吸（节律、频率、深度、自主呼吸与呼吸机是否同步）、发绀改善程度及氧疗并发症，严密监测血氧饱和度或动脉血气分析结果，依据观察监测结果及时遵医嘱调节给氧方式和氧浓度。

1. 鼻导管或面罩给氧

使用一次性鼻氧管和湿化装置,并为患者在鼻导管外佩戴外科口罩,以减少气溶胶扩散。

2. 经鼻高流量氧疗

使用时按照开机-设置初始参数-戴鼻塞-送气的顺序操作,停用时,应先关机或下调气体流量至零,再取下鼻塞,以减少气溶胶的扩散和飞沫的产生。温度设置范围为31~37℃,根据患者舒适度、耐受度、痰液黏稠度适当调节。不可随意中断氧供,可根据病情需要,预先准备好要更换的呼吸支持装置。

3. 无创机械通气

(1)病情允许情况下可协助患者取半坐卧位,指导患者用鼻呼吸。

(2)尽可能使用一次性呼气阀,避免采用面罩一体阀和平台阀,面罩与呼气阀之间可增加过滤器。

(3)正确连接无创呼吸机氧气面罩,观察面罩有无漏气,及时调节头带、头罩的松紧度,注意观察患者是否存在皮肤过敏及压力性损伤情况,以便及时进行处理。

(4)及时倾倒并按照感染性废物处理呼吸机管路冷凝水,避免冷凝液意外喷溅污染医护人员或倒灌入患者气道。

(5)因进食或需要脱机时,必须先停机,再取下面罩或鼻罩,减少气溶胶传播。

4. 有创机械通气

(1)实施肺保护性机械通气策略,注意小潮气量(6~8 mL/kg 理想体重)和低吸气压力(平台压< 30 cmH$_2$O)进行机械通气,以减少呼吸机相关肺损伤。

(2)使用双加热导丝的加热湿化器主动湿化,呼吸机集水杯应处于管道最低位,冷凝液须及时按感染性废物处理。建议使用具有封闭式自动续水功能的湿化罐,也可采用自制的半自动湿化罐加水装置。

(3)避免断开呼吸机,如因更换密闭吸痰管等原因必须断开,在断开前设置待机模式。

(4)避免长时间镇静,深度镇静(RASS 评分≤ –3 分)患者应实施每日唤醒。

(5)预防呼吸机相关性肺炎:保持床头抬高30°~ 45°;人工气道的气囊压力应维持在25~30 cmH$_2$O,每4 h 检查气囊压力并记录,及时清除声门下积聚的分泌物。

5. 俯卧位通气

(1)指征:PaO$_2$/FiO$_2$持续低于150 mmHg 时可考虑实施每日12 h 以上俯卧位通气。

(2)及时吸净呼吸道及口咽部分泌物,保证人工气道通畅。

(3)俯卧位通气建议空肠营养管喂养,若为胃管喂养须在俯卧位前抽吸胃内容物,俯卧位时进行小剂量喂养。

(4)定期评估及改变卧位,避免同一个部位长时间持续受压,可在患者受压及骨突部位贴减压敷料,预防压力性损伤的发生。

(二)气道管理

重型、危重型新冠肺炎患者肺功能显著下降,加之老年患者呼吸道黏膜纤毛运动减弱、咳嗽无力、部分建立人工气道等因素，患者痰液易阻塞气道，排痰、雾化、湿化、吸痰等气道管理措施对治疗至关重要。由于新冠肺炎存在气溶胶传播的可能，在气道管理操作过程中医务人员应做好严密的个人防护，必要时实施三级防护，严格遵守各项操作规范及注意事项，避免医院内交叉感染。

1. 排痰

根据患者病情，指导其掌握正确有效的咳痰方法。对于咳痰困难的患者可采用体位引流、翻身拍背等方法进行协助，排痰过程中应关注患者主诉，密切监测生命体征和血氧饱和度。

2. 雾化

由于雾化吸入易产生气溶胶污染室内环境，增加院内交叉感染的风险，故应尽量避免使用。如必要，首选定量吸入装置结合储雾罐方式，雾化器及连接装置要求单人使用。有创机械通气采用定量吸入方式时，应取下储药罐连接专门适配器，首选腔式适配器。

3. 湿化

吸入气体的温湿化可以减少机械通气引起的炎症反应，降低病毒感染率。应合理选择湿化方式，避免湿化不足或湿化过度。

4. 吸痰

结合患者临床表现按需吸引，避免频繁吸引导致患者呛咳。采用密闭式吸痰方式，密闭式吸痰管无须常规更换，吸引前可给予患者 2 min 纯氧预吸氧。必要时在三级防护的基础上戴负压头罩行支气管镜吸痰。

（三）液体管理

老年患者各器官生理功能下降，多病共存，加之新冠肺炎攻击靶点包括肺部、心脏、肾脏等器官，过度补液会增加各器官组织负荷，加重损伤。因此，重型、危重型老年患者液体治疗应以组织灌注为导向，遵循限制性补液原则，同时根据心功能控制补液速度。

1. 动态评估患者容量状态及心功能

观察患者面色、皮肤弹性、意识状态，监测脉搏、心率、尿量、血压等；加强血流动力学监测，包括中心静脉压、有创动脉压、连续性脉搏指示的心输出量、肺水指数及床边 B 超等。

2. 保持满足组织灌注的最低血容量

准确记录患者 24 h 出入量，避免不必要的液体输入导致容量超负荷（如颈静脉扩张、肺部啰音、影像学显示肺水肿），从而加重肺损伤。

3. 抗休克治疗

一旦出现休克应尽早实施液体复苏，同时可采用补液实验或被动抬腿实验评估液体复苏效果，容量反应性较差的情况下避免大量快速补液，以免导致急性左心衰竭，加重肺损伤风险。若通过充分的液体复苏和使用血管活性药物后，仍存在灌注不良和心脏功能障碍，可遵医嘱使用正性肌力药物。

（四）特殊治疗管理

重型、危重型老年新冠肺炎患者的特殊治疗包括血液净化治疗，康复者血浆治疗和体外膜肺氧合治疗。

1. 血液净化治疗的护理

对存在"细胞因子风暴"的重型、危重型老年新冠肺炎患者，为清除炎症因子，阻断"细胞因子风暴"，在早中期的救治应增加血液净化治疗。治疗中应注意：

（1）进行中心静脉置管时双人操作，严格执行无菌技术和最大化无菌屏障。

（2）治疗初始阶段需合理设置治疗剂量并缓慢调整，避免引起较大的血流动力学改变。

（3）治疗过程中密切监测患者的生命体征、凝血功能、电解质变化及治疗效果等，及时发现并处理相关并发症，如低血压、电解质紊乱、血小板减少等。血液净化治疗时，需根据患者的凝血结果及是否伴有出血倾向，遵医嘱给予恰当的抗凝剂抗凝。

（4）保持血管通路通畅，避免拉扯、折叠及患者体位大幅度改变而影响血流量。

（5）废液管理　透析废液集中在一个卫生间处理，透析液废液袋悬挂于马桶旁，出液口置于马桶内，废液袋及马桶口用黄色医疗垃圾袋覆盖，避免溅洒。透析完成后，垃圾袋由外向内折叠连同废液袋丢入医疗垃圾桶，马桶内倒入 84 消毒液约 20 mL。

2. 康复者血浆治疗的护理

康复者血浆治疗适用于病情进展较快、病程不超过 3 周的重型、危重型新冠肺炎患者。治疗中应注意以下几点。

（1）向患者及其家属详细告知治疗的目的及风险，取得同意并签署知情同意书。

（2）输注康复者血浆前根据医嘱给予抗过敏药物。

（3）输注剂量根据临床状况、患者体重等决定。通常输注剂量为 200 ～ 500 mL（4 ～ 5 mL/kg）。

（4）输注起始的 15 min 应当慢速输注，严密监测不良反应，并注意重要脏器的功能情况。若无不良反应，遵医嘱根据患者病情调整输注速度。

（5）治疗结束后，血袋无须回收，弃于双层黄色医疗垃圾袋中。血浆输注前、中、后应当详细记录，保证捐赠者和接受者信息可溯。

3. 体外膜肺氧合治疗的护理

体外膜肺氧合治疗能够有效替代患者呼吸功能，维持机体各器官的供氧，实现对严重呼吸衰竭患者进行较长时间的呼吸支持。治疗中应注意：

（1）妥善固定导管，避免发生牵拉、移位、打折、渗漏和脱落等情况。定时检查管道连接是否紧密，保证管路的密闭性。

（2）严密观察患者意识、瞳孔、呼吸、血压、体温、血氧饱和度、中心静脉压、平均动脉压等，监测患者动脉血气分析和凝血功能等。

（3）体外膜肺氧合治疗运行中仪器监测：严密监测离心泵头转速和血流速度；监测氧合器出入口压力，判定氧合器有无阻塞，持续监测动脉管路压力，避免打折、灌注不畅；根据进入膜肺的血流量，对进入膜肺的气流量和氧浓度进行设定；密切监测和调节变温水箱温度。

（五）用药管理

重型、危重型老年新冠肺炎患者由于生理功能减退，常合并多种基础疾病，需多种药物联合应用。而由于老年患者的药物代谢动力学和效应动力学均有改变，药物耐受性降低，因而较其他患者而言，用药不良反应发生率高、严重程度高。用药过程中应密切观察并监测药物不良反应、药物间相互作用、用药后疗效，及时告知医生对症处理或调整治疗方案。

1. 用药前评估患者药物过敏史、有无用药禁忌证。

2. 条件许可情况下，集中配制药物，确保用药剂量准确。

3. 遵医嘱合理控制用药数量和种类，正确选择用药方式。按时、规律、规范给予患者基础疾病治疗药物，特别注意用药剂量、用药间隔的调整，监测基础疾病相关的重要脏器功能情况。

4. 密切观察用药后的不良反应，监测药物间相互作用。

（1）抗病毒药物：洛匹那韦／利托那韦常见腹泻、恶心呕吐、肝脏损伤、心肌损伤等不良反应，与芬太尼联用可致芬太尼血药浓度、呼吸抑制风险增加；磷酸氯喹不良反应可表现为头晕、头痛，甚至严重心脏症状。使用过程中应密切监测肝肾功能、心功能，观察患者胃肠道反应。

（2）抗菌药物：老年患者由于存在口腔卫生状况不佳、误吸、胃食道反流等因素，较其他患者易合并细菌感染。需遵医嘱加强对合并细菌感染的评估，观察有无肠道菌群紊乱、超敏反应、真菌感染等问题。

（3）糖皮质激素：观察有无继发感染、消化道出血、骨质疏松、兴奋和失眠等不良反应。作为雾化药物使用时，还应注意监测患者肺部感染情况，观察有无口腔溃疡症状。减量过快或突然停用患者可出现精神萎靡、乏力等停药反跳症状，应遵医嘱逐渐减量。

（4）中药：观察有无皮肤瘙痒、皮疹、寒战等症状，输注初始 30 min 应缓慢滴注。中药联合其他药品使用时，输注前后需用 0.9% 氯化钠注射液冲管，口服联合用药期间注意监测患者反应。如长期服用阿司匹林的冠心病患者在服用含麻黄的中药处方时，应注意观察患者有无胸闷、胸痛症状。

（5）丙种球蛋白：观察有无荨麻疹、喉头水肿等变态反应，预防过敏性休克。

（6）镇静镇痛药物：定期进行疼痛评估和镇静评分，密切监测呼吸、循环情况，根据镇痛效果、镇静程度遵医嘱及时调整药物种类及剂量。

（7）血管活性药物：休克患者进行充分的体液复苏，补充循环血量。在此基础上若无法纠正低血压，可辅助使用血管活性药物。大剂量应用血管活性药物时需建立中央静脉通道，同时应关注外周灌注情况，如末梢皮肤颜色、温度及血乳酸等。

（8）抗凝药物：动态评估出血风险，观察有无出血倾向，监测凝血功能。

5. 定期评估用药的治疗效果。密切观察患者发热、干咳、乏力、呼吸困难等不适症状有无改善。动态监测患者实验室检查结果，监测白细胞和淋巴细胞的变化、核酸结果是否转阴，观察肺部影像学结果是否改善。

（六）并发症管理

由于重型、危重型老年新冠肺炎患者病情较重，病情复杂，并发症较多。其常见的并发症有：急性呼吸窘迫综合征、心血管并发症、消化道出血、急性肾损伤、静脉血栓栓塞症、压力性损伤和意识障碍。

1. 急性呼吸窘迫综合征

重型、危重型老年新冠肺炎患者由于合并多种基础疾病，易快速进展为 ARDS。因此需密切观察患者呼吸节奏、频率、深度、血氧饱和度等症状；及时吸痰，保持呼吸畅通；限制液体输入量，实施保护性肺通气策略，采用压力控制通气模式进行间断肺复张；定期复查血常规、肝肾功能等，预防病情进一步恶化；若患者出现中重度 ARDS，需采取有创机械通气联合俯卧位治疗；效果不佳者尽快行 ECMO。

2. 心血管并发症

重型、危重型老年新冠肺炎患者应警惕在缺氧、血管紧张素转换酶（ACE）2 下降、炎症反应增强等多种因素下发生急性左心衰竭和心肌损伤。因此需要加强监测，早期发现异常情况；避免大量快速补液；密切关注老年患者的呼吸、血压、心率、心律等变化，及时发现呼吸困难、心律失常、血压下降等症状；根据患者病情监测心功能，进行 B 型脑钠肽等相关实验室检查；高危患者应床旁备齐抢救用品和药品。

3. 消化道出血

重型、危重型老年新冠肺炎患者因胃黏膜屏障功能减弱、胃肠动力差、疾病应激状态、应用糖皮质激素等因素极易出现消化道出血。因此需早期预防，密切监测患者症状，观察患者有无呕血、黑便等表现；合理安排休息，加强心理疏导，避免精神过度紧张；给予营养丰富、易消化的饮食。

4. 急性肾损伤

重型、危重型老年新冠肺炎患者因炎症状态、缺氧、体液失衡、脓毒性休克、高龄等因素增加了急性肾损伤的发生。因此需观察患者是否存在尿量减少、颜面及肢体水肿等早期肾损伤表现；控制输液滴速，维持出入量平衡，同时应注意高钾血症的发生；密切观察患者生命体征、意识、食欲、皮肤弹性等，可应用口服补液盐来维持电解质平衡；危重型新冠肺炎患者并发急性肾衰竭应及时应用连续性肾脏替代治疗。

5. 静脉血栓栓塞症

重型、危重型老年新冠肺炎患者由于大量炎性介质的释放，激素和免疫球蛋白的应用，住院时间延长、活动减少等因素，发生静脉血栓栓塞症的风险增高。因此应加强静脉血栓栓塞症风险的评估；若不存在禁忌证，均应进行静脉血栓栓塞症预防，方法包括皮下注射抗凝药物预防（低分子肝素）和机械性预防（间歇充气加压泵、分级加压弹力袜）；出血风险大的患者首选机械性预防。

6. 压力性损伤

重型、危重型老年新冠肺炎患者皮肤萎缩变薄、感觉迟钝，且因疾病、药物等原因导致局部氧供不足，易发生压力性损伤。因此须加强皮肤护理，做好压力性损伤的预防及护理。定期评估患者全身皮肤状况；避免局部组织长期受压，定时翻身；氧疗、无创通气患者应定时观察面罩或导管所接触面部的皮肤血运情况，必要时使用泡沫敷料等预防性敷料给予保护；腹泻、大便次数多或尿便失禁的患者需警惕发生失禁性皮炎以增加压力性损伤的风险，除每日常规用温水清洁会阴部皮肤外，建议使用皮肤保护剂预防；发热患者衣物潮湿时、腹泻患者出现床单位污染等情况时，及时更换；加强患者营养，并鼓励患者在不影响疾病治疗的情况下，进行适当的活动。

7. 意识障碍

部分重型、危重型老年新冠肺炎患者可出现头痛、癫痫、意识障碍等类似颅内感染症状。因此需密切观察患者神经系统症状，必要时遵医嘱给予镇静、镇痛药物；给予合理约束，并加床挡，保障患者生命及护理安全，避免发生坠床等意外；保持病室安静、避免强烈光线刺激，减少外界噪音等不良刺激。

（七）营养支持管理

科学合理的营养治疗对于重型、危重型新冠肺炎患者的恢复和预后至关重要。重型、危重型新冠肺炎患者在入院后应尽早进行营养评估，并根据评估结果制订营养支持计划。在营养治疗过程中护理人员要密切观察不良反应，同时监测营养干预效果。临床工作中注意患者反应与情绪、食欲、胃肠道症状、大小便、水肿或脱水情况，鼻饲管及肠外营养导管监测、注意心肺功能变化，及时发现可能出现的并发症，并予以积极处理。在营养参数方面，应密切关注患者的体重变化，定期测量小腿围等。在实验室检查方面，关注患者的血常规、血清蛋白、前蛋白、转铁蛋白、C反应蛋白、血糖、肝肾功能及电解质变化等情况，并依此及时调整营养方案。

1. 肠内营养

（1）经口进食：重型、危重型患者普遍存在恶心、呕吐等消化道症状，且使用呼吸机，情绪低落甚至抑郁等增加了经口进食的难度。重型、危重型老年新冠肺炎患者可能存在嗅觉、味觉和咀嚼能力减退，加之一些神经退化性疾病，如脑卒中、帕金森病、阿尔茨海默病等的影响，吞咽功能障碍的发生率很高。

对于原则上能够经口进食的重型、危重型患者，护理人员可用洼田饮水试验（kubota water swallowing test）或标准吞咽功能评定量表（standardized swallowing assessment, SSA）等来评估患者吞咽功能。若患者有吞咽功能障碍和高误吸风险，应采用其他途径进行营养支持。

可经口进食的重型、危重型患者，若患者认知功能正常，可进行营养教育，根据病情选用利于吞咽和消化的流质食物，随病情好转可摄入易于咀嚼和消化的半流质食物，逐步向普通膳食过渡，保证每天 150 ~ 200 g 优质蛋白质摄入以及不少于 1 500 mL 的饮水量。

经口进食不能满足能量和营养素需求总量 75% 的患者，应增加口服营养补充剂。对于早期和中期痴呆患者应尽早开始口服营养补充剂。有基础疾病（糖尿病、高血压、高尿酸血症）的患者需注意基础疾病的饮食限制，如对肾功能受损患者应适当减少其蛋白质的摄入，但需保证优质蛋白占 50% 以上。如患者存在液体潴留，应在控制饮水的基础上，限制钠的摄入量，每日钠摄入应低于 2 g。根据患者的自理能力，协助患者进行口腔护理。

（2）管饲：对于不能经口进食或经口进食不足目标量 60% 的重型、危重型患者可进行管饲。使用重力滴注或肠内营养输注泵泵入营养液，浓度由低到高，剂量从少到多，速度由慢到快。患者头部抬高 30° ~ 45°，以免发生呕吐、误吸导致吸入性肺炎。每次喂养前，应回抽胃液，观察患者有无胃潴留和应激性溃疡等情况。输注过程中密切观察患者有无发生反流、误吸等情况，以及是否出现肠内营养不耐受，如腹痛、腹胀、腹泻等情况。妥善固定管道，防止滑脱、盘绕，并加强对患者管道受压部位皮肤的观察。采取俯卧位通气时，在体位翻转前 0.5 ~ 1 h 应暂停肠内营养，并监测胃残留量，避免患者在翻转过程中因反流、呕吐等导致误吸、窒息等风险。使用氯己定溶液进行口腔护理，每天 2 ~ 3 次。部分新冠肺炎患者因疾病或肠内营养不耐受而发生腹泻，且排泄物具有传染性，需按感染性废物处理。

2. 肠外营养

对于肠内营养或管饲无法达到目标量的 60% 的患者可给予肠外营养。对于消化功能不良的患者，为减少肠道负担，可采用肠内外营养支持相结合的方式。对于有肠内营养禁忌证的重型及危重型患者，应采用全肠外营养。部分危重型新冠肺炎患者病情进展迅速，免疫力急剧下降，营养相关指标快速变化，应考虑直接开始全肠外营养，以快速满足患者营养需求。避免管饲后立即吸痰，以免引起患者呛咳，增加吸入性肺炎风险。

早期全肠外营养，不应过多补充目标热量和蛋白质，可给予需要量的 60% ~ 80%，病情减轻后再逐步补充能量及营养素，直至达到营养目标。营养液的配置及输注需严格无菌操作，避免感染。应使用静脉输液泵匀速输入营养液，严格控制输注速度并记录每小时实际输入量，加强对患者出入量的观察和记录。注意对穿刺点和导管的护理，妥善固定导管，定期更换敷贴。肠外营养通道需与药物通道分开，避免药物之间相互作用。

肠外营养较肠内营养更易导致电解质紊乱、肝功能异常、高血糖或低血糖、感染等问题，因此应密切监测患者各项生理生化指标，及时调整营养方案，尽早恢复肠内营养。

（八）呼吸康复管理

重型、危重型患者的早期呼吸康复有助于减少并发症，预防及改善呼吸功能障碍，提高患者生活质量。对于重型和危重型患者，在病情未稳定或者进行性加重期间，不建议过早介入呼吸康复。

1. 呼吸康复的时机

应以排除呼吸康复禁忌证，并不加重临床感染防护负担为基本原则。在对患者整体功能状态进行全面评估，对于符合呼吸康复标准者应尽早开始呼吸康复治疗。对于不符合呼吸康复介入标准的患者应每天进行复评，直至满足介入标准。

2. 呼吸康复的形式

若条件具备，可采用康复治疗师在床旁康复，也可采用视频、小册子、远程会诊等予以示范后，患者自主康复训练。

3．呼吸康复的内容

重型、危重型患者的呼吸康复治疗涵盖体位管理、早期活动和呼吸管理。呼吸康复应遵循个性化原则，尤其对于重型、危重型、高龄、肥胖、存在多种基础疾病及合并单一或多器官并发症的患者，呼吸康复团队需根据每一位患者的特殊问题为其制定个性化的呼吸康复计划。

（1）体位管理在生理状况允许的情况下，逐步增加模拟抗重力体位直至患者能保持直立体位，如床头抬高 60° 靠坐位。体位性治疗每次 30 min，每天 3 次。

（2）早期活动管理首先进行定期床上翻身和活动，从床上坐起，床椅转移，坐在椅子上，站立和原地踏步走，依此顺序逐步进阶；其次，主动或被动全关节范围内运动训练；对使用镇静剂、存在意识认知障碍或生理条件受限的患者，选取的治疗技术包括被动关节活动与牵伸、神经肌肉电刺激等。

（3）呼吸管理包括对患者进行呼吸模式训练和气道廓清训练。呼吸模式训练包括腹式呼吸训练、缩唇呼气训练、放松呼气训练，能有效改善患者的呼吸困难，增强呼吸肌力量。常规气道廓清技术如叩拍、震颤、体位引流、咳嗽等，可能会造成患者血氧饱和度下降和心律失常，且增加气溶胶扩散的风险。因此，重型、危重型新冠肺炎患者可采用高频胸壁振动（high frequency chest wall oscillation, HFCWO）或振动呼气正压（oscillatory positive expiratory pressure, OPEP）替代治疗。

4．呼吸康复的注意事项

（1）在整个呼吸康复治疗过程中必须密切观察患者，全程监测生命体征，保证管路、线路安全和设备正常运行。

（2）一旦发生生命体征不稳定、神经系统症状或不良事件，应立即终止康复治疗，并向主管医生汇报，明确原因，重新评估康复训练的安全性。

（3）重型、危重型老年新冠肺炎患者常伴有基础疾病，体质较差，对康复训练耐受能力较差，康复训练应从小剂量开始，循序渐进。

（4）呼吸康复治疗时可配合中医呼吸康复技术，如针灸疗法和呼吸导引等。

（九）心理支持

新冠肺炎患者在隔离治疗期内处于与外界完全封闭的状态，尤其是重型、危重型新冠肺炎患者的病情变化快，存在明显的孤独、焦虑和恐惧等心理问题，甚至因此会导致患者的不配合、放弃治疗、自伤、自杀等。观察和评估重型、危重型患者的精神和心理状态，及时进行心理干预，对疾病的转归起到非常重要的作用。

1．护理人员应加强对患者意识状态、认知功能、行为和情绪变化的评估，对每一位患者的精神和心理状况做到心中有数，以安慰和支持为原则，有针对性地开展心理疏导，稳定和安抚他们的情绪。

2．根据患者能接受的程度，客观如实地交代病情和外界疫情。

3. 重建患者的支持系统，帮助其建立与主要支持者，如家人、朋友等的联系。

4. 主动与患者交流，传达积极心态，增强患者信心，鼓励患者配合治疗的所有行为。

5. 若语言交流不便，在床边进行操作的过程中，可以通过眼神、触摸、点头、握手和点赞等方式为患者提供情感支持。

6. 尽量保证病房环境适宜患者的治疗。

7. 若患者精神心理问题严重，必要时应告知医生请精神心理科医生会诊，进行药物干预。

（十）睡眠管理

重型、危重型老年新冠肺炎患者的睡眠质量会受到病房环境、药物使用、治疗手段、病情及心理状况等因素影响。保障患者充足的休息和良好的睡眠质量，能增强患者免疫力，加快恢复。

1. 护理人员应对患者的睡眠质量进行评估，尽量减少或消除影响患者睡眠质量的因素，如降低病房夜间亮度、减少声源等。

2. 减少治疗及医疗操作对患者睡眠带来的影响，护理人员应在保证患者医疗和护理需求的情况下，尽量减少不必要的夜间照护活动，同时提倡更舒适的治疗，对于一些有创操作及时给予镇痛治疗。

3. 重型、危重型新冠肺炎患者大部分需要进行机械通气，临床工作中应结合患者实际情况进行合理、最优的模式及参数选择，并配以合理的镇痛、镇静治疗。

4. 适当对患者开展心理干预，如行为认知疗法、背景音乐放松等，以改善患者睡眠。

5. 必要时可使用药物性干预措施，以调整患者昼夜节律，保证睡眠质量。

6. 重型、危重型新冠肺炎患者在夜间应适当减少翻身次数，每 2～4 h 翻身一次，可使用气垫床等辅助器具，减轻患者受压部位压力，增加患者舒适度。

（十一）出院管理

重型、危重型老年新冠肺炎患者出院后可能仍存在一定程度的气促、憋喘等呼吸系统症状及一些认知、精神和躯体功能障碍。出院后仍需做好患者的健康监测、隔离管理、随访复诊、康复治疗等工作，以实现全流程管理，促进出院患者全面康复。

1. 出院前对患者的临床症状、影像学检查结果、营养状况、躯体功能等进行综合评估，明确后续跟踪随访事项。

2. 将出院患者的信息及时推送至患者所在辖区，指导患者及家属出院后按照辖区要求做好严格隔离和自我健康状况监测。告知患者及家属若出现发热、咳嗽、咳痰、气促、胸闷、活动耐力下降等情况，应尽快到定点医院进一步治疗。

3. 指导患者规律作息，保证充足睡眠，适当增加营养，平衡膳食。

4. 建议患者尽可能居住在通风良好的单人房间，减少与家人的密切接触，分餐饮食，做好手卫生和日常清洁，避免外出活动。

5. 告知患者及家属按照复诊计划在出院后第 2 周、第 4 周到定点医院进行复诊。

6. 根据患者认知和躯体功能障碍情况，为其制定长期的个性化康复方案，有条件者可建议其在康复医疗机构或基层医疗卫生机构进行出院后康复训练。

（曾铁英、王 玫）

# 第三节 老年慢性呼吸系统疾病合并新冠肺炎患者的管理规范

## 一、适用人群

适用于患有呼吸系统疾病，即主要诊断的国际疾病分类（international classification of diseases，ICD）编码为 J00-J99 之间、病程大于 3 个月、合并新冠肺炎且年龄 ≥ 65 岁的患者。

## 二、老年慢性呼吸系统疾病合并新冠肺炎患者的特点

呼吸系统疾病是临床上最常见的疾病，老年人由于胸肺部结构变化、生理功能退化、气道清除能力降低、肺储备量减少，导致呼吸道和全身防御功能均降低，更易出现呼吸系统疾病，例如肺部感染、慢性阻塞性肺疾病、哮喘等，使得已退化的呼吸功能进一步恶化。同时，除了与年龄有关的肺部结构变化外，随着增龄，老年人组织和循环中促炎细胞因子，特别是白细胞介素（IL）-1β、IL-6 和肿瘤坏死因子 -α（TNF-α）的基线水平升高，这种现象被称为"炎症衰老"。与炎症衰老相对应的是机体对致病性威胁或组织损伤的免疫反应迟钝，称为"免疫衰老"，导致老年人先天免疫和适应免疫的功能随增龄而降低。炎症衰老和免疫衰老使得个体对新型冠状病毒易感。老年慢性呼吸系统疾病状态下，慢性阻塞性肺疾病（COPD）会进一步增加患者发生严重呼吸道感染的可能性，导致老年新冠肺炎患者的病死率较高。截至 2020 年 2 月 11 日中国疾病预防控制中心的最新数据显示，我国 72 314 例新冠肺炎病例中，粗死亡率为 2.3%，60 ～ 69 岁患者粗死亡率为 3.6%，70 ～ 79 岁患者为 8.0%，≥ 80 岁患者达 14.8%，没有合并症患者的粗病死率为 0.9%，有合并症患者的病死率则高得多，其中慢性呼吸系统疾病为 6.3%。因此，老年慢性呼吸系统疾病合并新冠肺炎患者需要早发现、早隔离、早治疗，为避免其基础病急性发作和加重，务必要加强干预，规范管理。

## 三、观察要点

（一）病史

1. 患病及治疗经过

了解老年患者慢性呼吸系统疾病及新冠肺炎的患病经过、诊治经过、用药情况、疾病对其目前日常生活的影响及其他如心血管系统疾病等相关病史。

2. 心理 – 社会资料

患者对慢性呼吸系统疾病和新冠肺炎的发生、病程、预后及预防知识是否了解；是否

因持续存在的咳嗽、呼吸困难等症状产生不良情绪反应；了解患者的社会支持系统，如家庭成员新冠肺炎患病情况、主要照顾者对患者的关怀和支持程度、出院后继续就医的条件等。

（二）体征与症状

**1. 体征**

老年新冠肺炎患者合并慢性呼吸系统疾病时，应高度警惕其进展为重症，且老年人对疾病的反应不如年轻人灵敏，容易造成症状的忽视，因此应密切观察患者各项体征，体温每天至少测量 4 次，同时密切关注意识状态、外周氧饱和度、呼吸频率和节律、心率和心律、血压和尿量及全身皮肤情况。如出现呼吸频率 ≥ 25 次 /min、外周氧饱和度 ≤ 93%、持续发热、四肢厥冷或发绀等症状时，应及时采取支持干预措施。

**2. 症状**

（1）咳嗽与咳痰：观察患者咳嗽发生与持续的时间、规律、性质、程度、音色、伴随症状，新冠肺炎患者多数以干咳为主，当合并真菌或细菌感染时会伴咳痰，老年慢性呼吸系统疾病如慢性支气管炎、支气管扩张症患者往往在清晨或夜间咳嗽加剧并咳出较多的痰液。患者咳痰时注意观察痰液的颜色、性质、量、气味和有无肉眼可见的异物等。

（2）呼吸困难：可采用改良版英国医学研究委员会呼吸困难问卷（mMRC 问卷）进行评估（表 13-1），评估呼吸困难的缓急、诱因、伴随症状，观察有无神志改变、口唇发绀、张口呼吸等表现，注意鉴别新冠肺炎与慢性呼吸系统疾病如哮喘过敏原接触史、慢性肺源性心脏病和间质性肺病因劳累等因素诱发的呼吸困难。

表 13-1 mMRC 问卷

| mMRC 分级 | 呼吸困难症状 |
| --- | --- |
| 0 级 | 剧烈运动时出现呼吸困难 |
| 1 级 | 平地快步行走或上缓坡时出现呼吸困难 |
| 2 级 | 由于呼吸困难，平地行走比同龄人步行慢或需要停下来休息 |
| 3 级 | 平地行走 100 m 左右或数分钟后即需要停下来喘气 |
| 4 级 | 因严重呼吸困难而不能离开家或在穿脱衣服时即出现呼吸困难 |

## 四、管理措施

（一）生活护理

**1. 休息与体位**

新冠肺炎患者治疗初期以卧床休息为主，尽量减少不必要的护理操作，保持病室环境安静舒适。老年慢性呼吸系统疾病患者气道防御功能弱，应保持病室空气洁净、流通，通风扇维持运转状态，温湿度适宜，以保护气道的自然防御功能。哮喘患者室内避免存在过敏原，如尘螨、刺激性气体、花粉等。采取患者自觉舒适的体位，对于因呼吸困难或咳嗽不能平卧者可采取半卧位或坐位。疾病恢复期，可根据病情有计划地逐步增加每天活动量并鼓励患者尝试一些适宜的有氧运动，如室内走动、太极拳、八段锦等，促进呼吸功能和运动耐力的恢复。

2. 饮食

老年慢性呼吸系统疾病患者由于慢性咳嗽、喘息导致能量消耗增加，合并新冠肺炎时往往症状加剧，且全身抵抗力下降，应指导患者摄入高蛋白、高热量、含多种维生素和矿物质、易消化的食物，避免油腻、辛辣刺激的食物。如患者无心、肾功能障碍，应鼓励其多饮水，利于呼吸道黏膜的湿润，使痰液稀释易排出。对于进食困难、食欲较差、合并严重基础病的老年人，欧洲肠外肠内营养学会（European Society for Parenteral and Enteral Nutrition, ESPEN）建议按照"营养风险筛查 - 营养评定 - 营养干预"的步骤实施营养支持，给予富含膳食纤维的肠内营养制剂，以改善肠道功能。老年患者进食过程中应避免误吸而导致吸入性肺炎的发生。

（二）专科护理

1. 症状护理

（1）发热：老年患者体弱，因慢性呼吸系统疾病致各器官功能衰退，首选冰袋、温水擦浴等物理降温方式。体温下降不明显者，遵医嘱给予药物降温，密切关注降温效果，防止大量出汗引起虚脱。大量出汗时做好皮肤护理，及时更换衣服和被褥，鼓励其多饮水，进食高热量、易消化的流质或半流质饮食。对失水明显或不能进食者遵医嘱静脉补液，采取降温措施 30 min 后应再次测量体温，做好记录并交班。高热寒战时应注意保暖，保持口腔清洁，口唇干裂者涂以保护剂。

（2）呼吸困难：根据呼吸困难类型和严重程度，鉴别其诱发原因为原发呼吸系统疾病和（或）新冠肺炎，并采取相应干预措施。

①呼吸训练：呼气性呼吸困难多见于支气管哮喘和 COPD 患者，可指导其做腹式呼吸和缩唇呼吸训练（具体方法详见本章第一节），以提高呼气相支气管内压力，防止小气道过早陷闭，利于肺内气体排出。②氧疗护理：对存在低氧血症者遵医嘱立即给予氧疗，应特别注意合并有 COPD、肥胖低通气、睡眠呼吸障碍等基础疾病患者的氧疗目标，个体化调节吸氧浓度并加强监测，避免过高浓度的吸氧。对轻症患者初始给予普通鼻导管、面罩给氧。

老年患者心肺功能弱，应遵医嘱从低到高调节氧流量。向患者介绍用氧的重要性及注意事项，取得其配合；保持呼吸管路通畅，避免输氧管、面罩脱落、移位、反折；给予氧气湿化，避免气道干燥引起不适和症状加重。重症患者如呼吸窘迫加重或者标准氧疗无效时，可经鼻高流量氧疗（high-flow nasal cannula oxygen therapy, HFNC），流量以 20 L/min 起始逐步上调，同时依据氧合目标调整吸氧浓度；对于存在 COPD 的患者，应该在评估可能发生的二氧化碳潴留风险后，决定是否采用 HFNC；当 HFNC 不能达到预期治疗目标时，立即采用无创呼吸机。应指导患者放松并规律呼吸，做好人机配合，老年人面部皮肤松弛弹性差，注意面罩与患者脸型的适合度及松紧度，避免面部压伤，保持呼吸机管路通畅，床旁备好抢救用物。

对于无创机械通气 2 h 病情无改善，或不能耐受无创通气、气道分泌物增多、剧烈咳嗽，或血流动力学不稳定的患者，应及时过渡到有创机械通气，并尽快转运至有负压条件的 ICU 病房进行治疗。有创机械通气采取低潮气量（4 ~ 8 mL/kg 预测体重）低吸气压（平台压小于 30 cmH$_2$O）"肺保护性通气策略"，降低对老年人产生的呼吸机相关肺损伤；采用机械通气时，护理人员应做到完全防护，特殊情况下必须断开呼吸机进行气道操作时，应使用呼吸机的待机功能，避免呼吸机气流引起空气传播；如呼吸机无待机功能，应阻断呼吸机 Y 型管口，避免空气播散。危重型患者必要时采取俯卧位通气、肺复张或体外膜氧合（ECMO）。

（3）咳嗽咳痰：老年慢性呼吸系统疾病患者排痰能力下降，有时需要辅助排痰，可采取包括深呼吸、有效咳嗽、胸部叩击、振动排痰仪排痰、体位引流和机械吸痰等物理治疗方法。老年患者体弱，行物理治疗时可根据病情酌情减少强度和时长。咳嗽咳痰易产生大量飞沫，但老年患者佩戴 N95 口罩易致憋喘加重，所以建议其佩戴医用外科口罩。

①深呼吸和有效咳嗽：指导患者取坐位，进行 5 ~ 6 次深而慢的腹式呼吸，然后深吸气至膈肌完全下降，屏气 3 ~ 5 s，继而缓慢地缩唇呼气，再深吸一口气屏气 3 ~ 5 s，身体前倾，从胸腔进行 2 ~ 3 次短促有力的咳嗽，咳嗽的同时收缩腹肌，或用手按压上腹部，帮助痰液咳出。也可让患者取俯卧屈膝位，借助膈肌、腹肌收缩，增加腹压，咳出痰液。②胸部叩击：指导患者取侧卧位或坐位，叩击者手指弯曲并拢，掌侧呈杯状，见图 13-3。从肺底由下向上，由外向内，快速叩击背部，每次连续叩击 3 ~ 5 min。操作过程中鼓励患者咳嗽，密切监测其生命体征变化，如有异常立即停止叩击。老年患者常伴骨质疏松，叩击时注意控制力度，避开乳房、心脏、衣服拉链、纽扣等部位。③振动排痰仪排痰：确定排痰部位后，暴露振动部位，老年患者设定振动频率和时间值均不宜过大，治疗过程中密切监测其生命体征，关注其不适主诉，治疗结束后协助患者用力咳嗽，评估排痰效果。宜在餐前 1 ~ 2 h 或餐后 2 h 进行，注意避开胃肠、心脏部位。④体位引流：根据患者病灶部位和耐受程度选择合适的体位（图 13-4）。原则上病变部位位于高处，引流支气管开口向下，引流顺序：先上叶，后下叶；若有两个以上炎性部位，先引流痰液较多的部位。引流过程中若出现心律失常、血压异常等立即停止。宜在餐前 30 min 或餐后 2 h 进行。⑤机械吸痰：老年慢性呼吸系统疾病患者常痰液黏稠无力咳出，或疾病进展伴有意识不清、建立人工气道者，需机械吸痰。应采用密闭吸痰器吸痰，吸痰负压不宜过高，老年人血氧回升慢，每次在吸痰前后适当提高吸氧浓度，避免吸痰引起低氧血症，严格无菌操作，避免呼吸道交叉感染。

2. 用药护理

（1）慢性呼吸系统疾病用药：COPD、哮喘患者都需长期使用长效抗胆碱能拮抗剂（LAMA）、长效 β$_2$ 受体激动剂（LABA）等，以缓解病情、改善症状、预防急性加重。慢性肺栓塞患者需进行长期抗凝治疗，骤然停药可能导致血栓形成。各类抗结核病药物需长疗程持续服用，如果停药过早，不仅可导致复发、耐药，而且可能会转为晚期结核和播

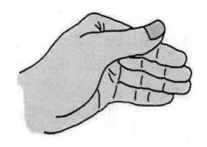

**图 13-3　胸部叩击手法**

（图片引用网址：https://m.sohu.com/?spm=smwp.404.0.0.158644063650476Z8TY3）

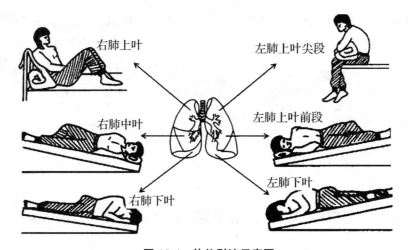

右肺上叶　　　左肺上叶尖段

右肺中叶　　　左肺上叶前段

右肺下叶　　　左肺下叶

**图 13-4　体位引流示意图**

（图片引用网址：https://m.sohu.com/a/274817388_100281680）

散性结核，给结核病的根治带来困难。因此，合并新冠肺炎时均应遵医嘱指导患者按时、规律、规范用药，不可自行停药换药。老年人身体功能减退，药品吸收代谢减慢，应根据病情变化进行药物方案的合理调整剂量，并密切观察用药后效果；老年患者常罹患多种疾病，须联用多种药物，更要考虑药物相互作用的问题。

（2）抗病毒药物：遵医嘱应用抗病毒药物，《新型冠状病毒肺炎诊疗方案（试行第七版）》推荐的抗病毒药物在老年人的用药安全性方面尚不明确，并严密观察药物不良反应，在应用时应严密观察可能出现的肝肾损伤等不良反应。

（3）抗菌药物：目前的临床资料显示，新冠肺炎患者合并细菌感染的比例相对较低，应避免盲目或不恰当使用抗菌药物。但老年人由于口腔卫生不良、误吸、胃食道反流等因素存在，较年轻人易合并细菌感染，应用时应关注患者的药物过敏史，观察有无药物不良反应。

（4）糖皮质激素：对于激素使用存在较大争议。对于病情进展快、高热、症状明显的重症患者，可酌情短期内使用糖皮质激素。对于老年患者，需要加强对应用糖皮质激素不良反应的观察，如二重感染、消化道出血、兴奋和失眠等。

（5）增强免疫力治疗：老年人普遍免疫功能比较低下，应增强免疫力，减少感染风险和增加抗病能力。老年患者不主张常规使用人免疫球蛋白，如果免疫球蛋白检测确实低下的老年患者可酌情使用。对于淋巴细胞计数低、细胞免疫功能低下的重型患者，建议考虑使用胸腺肽 $\alpha_1$，如患 COPD、支气管哮喘的患者，能增强其机体免疫防御能力，减少急性加重或发作。

（6）中医治疗：本病属于中医疫病范畴，根据《新型冠状病毒肺炎诊疗方案（试行第七版）》的中医治疗方案进行辨证论治施护。

（三）心理护理

新冠肺炎暴发正值寒冷冬季，原有 COPD、哮喘、慢性支气管炎、间质性肺病等慢性呼吸系统疾病的老年患者极易发生呼吸道感染，引起急性加重、急性发作，如咳嗽、咳痰加重，喘息症状加重等。这种症状不仅让老年患者痛苦难受，在疫情期间，也容易造成恐慌，加重患者的心理负担。应该对患者及其家属采取心理支持，可以按照国家卫健委疾病预防控制局 2020 年 1 月 27 日发布的《新型冠状病毒肺炎疫情紧急心理危机干预指导原则》的指导措施实施。

（王紫馨）

## 第四节　老年慢性心血管系统疾病合并新冠肺炎患者的管理规范

### 一、适用人群

本节内容适用于年龄 ≥ 60 岁，患有慢性心血管系统疾病并且合并新冠肺炎的确诊患者。慢性心血管系统疾病的患者主要包括诊断为冠心病、高血压、心律失常（主要指房颤）和慢性心力衰竭的患者。新型冠状病毒的确诊患者包括轻型、普通型、重型和危重型的患者。

### 二、老年慢性心血管系统疾病合并新冠肺炎患者的特点

《新型冠状病毒肺炎诊疗方案》中指出，人群普遍易感新型冠状病毒，但是患有基础疾病的老年人更加容易感染新冠肺炎，基础疾病以糖尿病、心血管疾病和脑血管疾病最为常见。由于老年人免疫力低下，感染后不典型症状更为多见，更易发生水、电解质及酸碱平衡紊乱，肺水肿，低氧血症及重要器官灌注不足，且合并慢性心血管系统疾病，使得该组人群感染后病情进展更快，严重程度更高，重症及危重症患者较多，病死率高。7 万余新冠肺炎患者的流行病学研究显示，合并心血管疾病的患者病死率高达 10.5%，比无合并症的患者增加了约 11 倍。同时在全国新冠肺炎死亡病例中，80% 以上为年龄 ≥ 60 岁老年人，75% 以上合并有心血管疾病等 1 种以上基础疾病。

除了呼吸系统表现，也有一定比例的新冠肺炎患者出现了心脏受累的临床表现，心肌损伤在新冠肺炎患者中比较常见，Huang 等报告的武汉最早确诊的 41 例新冠肺炎患者

中，有 5 例（12%）诊断为急性心肌损伤，主要表现为高敏肌钙蛋白 I（hs-cTnI）水平升高（> 28 pg/mL）。部分患者迅速发生急性左心衰竭或心源性休克，出现肺循环淤血或休克表现，可使原有心血管疾病加重，对于原有高血压的新冠肺炎患者由于紧张、焦虑的情绪等会导致血压升高，重症患者由于潜在的摄入不足、发热、出汗等，也会导致血压下降；对于原有冠心病的新冠肺炎患者，应激和炎症状态可导致斑块稳定性下降，减少供氧的同时增加耗氧量，从而加重心肌缺血，增加冠状动脉事件风险；对于原有慢性心力衰竭的新冠肺炎患者，发热、应激、感染都可致病情加重。合并有心血管基础疾病的老年患者心脏、肾脏等器官储备功能较低，本就对缺血缺氧较为敏感，感染新冠肺炎会对这类患者的心功能尤其是右心功能造成显著的影响，因此，我们需要警惕患者原有心血管疾病的恶化，同时心血管基础疾病的存在也会极大地影响新冠肺炎病情的发展，影响预后。

此外，新型冠状病毒进入人体是通过与肺泡上皮细胞表面的血管紧张素转换酶 2（ACE-2）结合，进而肺部受到损伤，引起肺功能衰竭。由于肾素 - 血管紧张素系统（RAS）在心血管疾病的发生和发展过程中起重要作用，RAS 抑制剂包括血管紧张素转换酶抑制剂（ACEI）和血管紧张素 Ⅱ 受体拮抗剂（ARB）在心血管疾病治疗中广泛使用，在药物的选择上需要更加关注。又由于新冠肺炎治疗用药与心血管疾病用药的药物相互作用，如利托那韦可与利伐沙班、阿托伐他汀、硝苯地平等药物合用时，会导致这些药品浓度增加、发生严重甚至致命事件。相较于其他新冠肺炎患者，合并心血管疾病的老年患者接受治疗时要面对更大的风险。

### 三、观察要点

老年人对疾病的反应不如年轻人灵敏，容易忽视症状，随着新冠肺炎确诊病例的不断上升，以心血管系统症状如心慌、胸闷等首发症状就诊的新冠肺炎患者也逐渐出现。慢性心血管系统疾病合并新冠肺炎的患者常常发生心脏不良急性事件，如果护士及早发现患者病情恶化的征象，并采取干预措施，这对于降低重型及危重型新冠肺炎患者的死亡率起着非常重要的作用。现将观察要点总结如下：

（一）体温的变化

发热是新冠肺炎患者常见症状，发热对患者心血管系统的影响主要表现为心率增快、心肌耗氧量增加、心排血量下降，更容易诱发老年心血管系统疾病。合并新冠肺炎患者缺血加重或心力衰竭，需要积极控制体温，因此护士要加强患者体温的监测并记录。

（二）血流动力学的变化

在一项 138 例新冠肺炎住院患者的研究中，16.7% 的患者发生心律失常，部分患者迅速发生急性左心衰竭或心源性休克。合并有基础心血管疾病的患者，恶性事件的发生率更高。血压、呼吸、心率等指标的异常提示血流动力学不稳定，也是病情严重程度的指标，在临床工作中需严密监测，尤其是早期、快速识别各种心律失常，对既往存在心血管疾病基础的患者更加需要提高警惕。

（三）胸闷及胸痛

部分新冠肺炎患者有不同程度的心肌损伤，老年心血管系统疾病的患者，在紧张、焦虑及应激状态下，会诱发及加重心肌缺血缺氧，常常会有胸闷、胸痛的表现。不同特点的胸痛，反应出的病因及处理方法也不同，临床中对胸闷、胸痛的观察显得格外重要。护士要及时倾听患者主诉，尤其是胸闷、胸痛的诱因、部位、性质、持续时间及剧烈程度，同时观察患者有无面色苍白、大汗、恶心等症状，尤其要注意，在冠状病毒感染的情况下，患者急性心肌梗死的典型症状和体征可能被掩盖。

（四）氧合状态

重症新冠肺炎患者多在发病一周后出现呼吸困难和（或）低氧血症，表现为呼吸急促、氧饱和度下降、氧合指数 ≤ 300 mmHg，危重型患者还会出现呼吸衰竭，需要立即进行机械通气治疗。老年心血管系统疾病患者因心力衰竭、心包积液等原因会同时合并心源性呼吸困难，缺氧加重。低氧血症者应及时纠正缺氧，这对缓解患者呼吸困难、保护心脏功能、减少缺氧性器官功能损害有重要的意义。氧疗方法包括鼻导管吸氧（氧流量一般为 2 ~ 4 L/min）、面罩吸氧、无创正压及有创机械通气等，在氧疗过程中护士需严密监测血氧饱和度及患者血气结果的变化，及时调整用氧治疗支持的参数和浓度。

（五）出血

抗血小板药物是老年慢性心血管疾病患者二级预防最重要的药物，其目的主要是减少血栓事件和降低死亡率。患者感染新型冠状病毒后，可造成严重的炎性风暴事件，可以促进血栓形成和心肌梗死发生，美国心脏病学院（ACC）及国内相关发布的新型冠状病毒对心脏影响及应对策略中指出：对于新冠肺炎合并冠心病，尤其是 6 个月内行冠脉介入及外科治疗的患者建议继续服用抗血小板药物，护士应密切观察有无出血情况，重点关注有无黑便、血便，警惕发生消化道出血，有无牙龈出血，皮肤、黏膜出血，皮肤瘀斑的情况，有无尿液、痰液颜色的改变等出血征象。对于出血较多的患者，需同时关注血红蛋白指标及凝血功能。

（六）排便的变化

新冠肺炎患者在应用抗病毒药物治疗时，常常出现腹泻的药物不良反应，而老年心血管系统疾病患者，常常因进食少、卧床、不习惯床上排便等原因，出现便秘的情况，因此护士要动态观察患者排便的问题。对于腹泻患者要评估排便次数、量、性状及颜色，及时留取便标本送检，密切观察患者有无脱水及电解质紊乱，必要时遵医嘱给予止泻剂治疗，同时对于老年患者还要预防失禁性皮炎的发生。对于 3 天未解大便或排便困难的患者，护士要及时通知医生，给予患者辅助排便药物，指导患者避免用力排便，以免增加心脏负担，诱发心血管不良事件。

（七）心肌损伤标志物

因患者肺部感染诱发的低氧血症、呼吸衰竭、休克或低血压等情况，导致心肌供氧不足，而感染后心脏负担增加，氧供需失衡引起心肌损伤，尤其对于患有心血管系统疾病的患者更加明显，更易发展为危重型。心肌损伤标志物的异常升高，与病情进展和预后密切相关。因此加强心肌损伤标志物（cTNI、NT-proBNP）的监测，及时干预，显得尤为重要。

## 四、管理措施

（一）老年慢性心血管系统疾病合并新冠肺炎的专科护理

1. 高热护理

与普通型新冠肺炎患者比较，重型患者更多表现为发热和呼吸困难，且体温 ≥ 39℃的患者比例更高，因此要严密监测患者体温的变化。而老年心血管系统疾病合并新冠肺炎的患者在处理高热问题时，需注意以下几点：

（1）对于合并心功能不全的患者，要严格限制入量，避免患者大量饮水。

（2）积极控制高热，遵医嘱给予患者物理或者药物降温，老人应用退热药物时应适当降低剂量，并观察用药后的反应，防止大量出汗引起血流动力学不稳定。

（3）严格无菌操作，避免出现导管相关性血流感染导致的高热。

2. 用药护理

老年慢性心血管疾病合并新冠肺炎患者并发症和死亡风险增加，患者除了抗病毒治疗外，还需服用多种治疗心血管疾病药物，由于共病患者服用药物种类多，还要注意观察所用药物间的相互作用，及时发现不良反应。

（1）需按时、规律、规范服用基础疾病治疗药物，并根据病情变化合理调整药物，心血管疾病患者更应严格接受指南指导的斑块稳定药物治疗，以提供额外的保护。

（2）对于血流动力学不稳定的患者，应用血管活性药物时，需双泵更换，以避免更换药物过程中出现血压波动。

（3）密切观察药物的不良反应。抗病毒药物需观察患者胃肠道反应及心率变化；抗菌药物需定期监测肝肾功能；糖皮质激素药物需注意补充钙剂和维生素 D，监测血钙浓度，同时观察有无二重感染、消化道出血等不良反应；抗凝抗血小板聚集药物需密切观察有无出血情况；他汀类药物需密切监测肝功能，必要时加用保肝药物；心功能不全患者应用利尿剂时，监测电解质情况；使用 β 受体拮抗剂时需密切观察肺部体征和外周血氧饱和度，若有缺氧或气道痉挛表现、心率 < 50 次 /min，建议停用；使用血管紧张素转换酶抑制剂（ACEI）时需监测血压，避免体位的突然改变，监测血钾水平和肾功能。

（4）密切观察药物间的相互作用。洛匹那韦和利托那韦与辛伐他汀、阿托伐他汀钙、洛伐他汀合用时，需密切观察患者的肝功能及心肌酶的变化；与 β 受体拮抗剂，钙通道阻滞药物合用，需密切观察血压和心率的变化；与华法林合用，可能影响华法林的血药浓度，应密切监测 INR；与胺碘酮合用，可引起致命性心律失常，禁止联合应用此药物。

3. 并发症护理

（1）心律失常：老年心血管系统疾病合并新冠肺炎患者可发生不同类型的心律失常，首先要治疗基础疾病，改善心功能，纠正神经内分泌过度激活，并纠正诱发因素。

①当患者发生心律失常导致胸闷、心悸、头晕等不适时，可采取高枕卧位、半卧位或其他舒适卧位，尽量避免左侧卧位，因左侧卧位时患者常能感觉到心脏的搏动而使不适感加重。②严重的快速或缓慢性心律失常患者，应卧床休息，减少心肌耗氧量，并给予持续心电监护，严密监测生命体征变化，备好抗心律失常药物及其他抢救药品、除颤器、临时起搏器等，一旦发生病情变化，立即配合抢救。③严格遵医嘱按时按量给予抗心律失常药物，必要时监测心电图，静脉滴注药物时用输液泵调节滴速，注意用药前、用药过程中、用药后的心率、心律、PR 间期、QT 间期等的变化，以判断疗效和有无不良反应，尤其对新冠肺炎患者使用磷酸氯喹时，建议密切关注 QT 间期。④同时注意是否存在电解质紊乱、低血钾、低血镁，影响室早、室速的纠正。

（2）心力衰竭和心源性休克：由于重型病毒感染患者容易引发多器官功能衰竭，包括心力衰竭及心源性休克。稳定血流动力学状态，纠正低氧，维护脏器灌注和功能，治疗原则为减轻心脏前后负荷、改善心脏收缩和舒张功能、积极治疗诱因和病因，在护理时需注意：

①急性期患者应严格卧床休息，协助呼吸困难严重者取坐位，双腿下垂，以减少静脉回流，减轻心脏负荷，避免情绪激动、饱餐、用力排便等可加重心脏负担的因素。②给予有效氧疗措施，及时评估患者呼吸窘迫和低氧血症是否缓解，外周血氧饱和度维持在 95%～98% 水平，以防出现脏器功能障碍甚至多器官功能衰竭。③严密观察患者生命体征及 B 型脑钠肽（BNP）等反映心功能的指标，对于应用利尿剂的患者，严密监测电解质，准确记录 24 h 出入量，有条件者，每日监测体重。④对于急性期患者，遵医嘱正确使用药物，观察疗效及不良反应，如使用吗啡镇静、减轻心脏负荷时，老年患者应减量，并观察患者有无呼吸抑制或心动过缓。应根据患者的耐受程度、心率、血压情况及时调整输液速度，避免增加心脏负荷，同时应当给予能够满足治疗及机体需求的最小液体输注量，做好容量管理，严格控制入量，避免容量过负荷，加重心力衰竭及肺水肿，影响呼吸功能改善。⑤对于短期应用体外膜肺氧合（ECMO）进行治疗的患者，护理时应注意：严密观察患者意识、瞳孔、体温、呼吸、血压、血氧饱和度、中心静脉压、平均动脉压、尿量等，监测患者电解质、血气分析和凝血功能等；根据指标调整水箱温度、泵转速和辅助流量。观察管路有无异常振动，有无移位、松脱、打折、牵拉以及管路中有无进气、血栓等情况。

（3）急性冠脉综合征（ACS）：合并急性冠脉综合征的新冠肺炎患者心脏储备功能较差，对重症肺炎的耐受力更低，在应激和炎症状态下可导致冠状动脉斑块不稳定，减少供氧的同时增加耗氧量，从而加重心肌缺血，更容易发生心功能不全，终致心脏急性不良事件发生。急性冠脉综合征包括 ST 段抬高型心肌梗死（STEMI）、非 ST 段抬高型心肌梗死（NSTEMI）和不稳定心绞痛。

①严格卧床休息，给予患者持续心电监护，电极片避开心电图导联的位置，严密监测生命体征，尤其心率、心律、血压及呼吸的变化，必要时进行血流动力学监测。②观

察患者疼痛的部位、性质、持续时间，描记疼痛发作时及缓解时的心电图，并标记导联位置，观察患者有无面色苍白、大汗、恶心、呕吐等症状。剧烈疼痛时遵医嘱给予吗啡或哌替啶治疗，注意有无呼吸抑制等不良反应。给予硝酸酯类药物时应随时监测血压的变化，维持收缩压在 100 mmHg 以上。③为最大程度地降低医患双方交叉感染的风险，最大程度地遵循"减少心肌缺血时间，挽救心肌，争分夺秒"的原则，对于 NSTEMI 患者，以强化抗栓治疗为主。对于 STEMI 患者，发病时间小于 12 h 且无禁忌证，首选静脉溶栓治疗，遵医嘱应用溶栓药物，观察有无不良反应：变态反应表现为寒战、发热、皮疹等；低血压（收缩压 < 90 mmHg）；出血，包括皮肤黏膜出血、血尿、便血、咯血、颅内出血等，一旦出血，应紧急处置。对于发病大于 12 h 且小于 24 h 的患者，如果仍有明显症状且 ST 段不回落，可酌情考虑实施溶栓。必要时不除外在严密防护下进行急诊 PCI 治疗。④溶栓疗效观察：胸痛 2 h 内症状基本消失；心电图 ST 段较前回落 ≥ 50%；2 h 内出现再灌注性心律失常；心肌坏死标志物峰值提前，如肌酸激酶同工酶 CK-MB 峰值提前至发病后 14 h 内。

（二）生活护理

住院期间，禁止探视和陪住，无必要情况，严禁出病房。护理人员需每日将餐食发放到患者床旁，协助不能自理的患者进食，按需求为患者打水。指导患者大小便后，盖上马桶盖，再进行冲水，并进行正确的手卫生。对于活动不便的患者，护士协助床上大小便，更换尿垫，并定时翻身，观察全身皮肤情况，预防皮肤压力性损伤，同时预防跌倒坠床，必要时给予合理约束。当患者症状消失，血液学指标等恢复正常后可循序渐进增加活动量，活动中应严密监测患者生命体征，所有活动以不引起血氧饱和度和血压下降为原则，当患者活动后出现胸闷、心悸、呼吸困难、心律失常等症状时，应立即停止活动，经休息后症状持续不缓解，应及时通知医生。

（三）心理护理

老年心血管系统疾病合并新冠肺炎患者由于病情变化快，易发展为重型及危重型，死亡率较高，因此患者的心理负担重，容易产生焦虑、恐惧、易激动等不良情绪，这些在应激状态下，会释放大量儿茶酚胺，其心脏毒性作用喝收缩血管作用会导致心律失常和血压升高等不良反应，在临床工作中护士要加强对患者的心理护理，具体措施为：

1. 患者进入病房时，医护人员需给予患者鼓励和安慰，并及时解答疑问，与其建立融洽关系。

2. 在床边操作过程中，通过眼神交流、点头、握手等，提供恰当的情感支持鼓励患者树立战胜疾病的信心。

3. 患者病情发生变化时，增强心理疏导，治疗过程中，及时讲解病情、治疗进展，并肯定患者取得的进步，给予希望和信心。

4. 随时评估患者心理状况，对于有心理问题的患者，如有回避、麻木、焦虑、抑郁、失眠等表现，在心理疏导的基础上适当应用镇定药物，但是避免使用中枢性镇定药物，防止呼吸抑制，必要时请神经科专业人员进行专业治疗。

（四）健康教育

有针对性地讲解心血管系统疾病相关的心内科专业知识，包括休息与活动、饮食、治疗等方面。教会患者准确记录出入量，做好血压与体重日记式记录。避免过劳、情绪激动、饱餐、寒冷刺激等加重心血管系统疾病的诱因。

（刘　娜）

## 第五节　老年慢性肾脏系统疾病合并新冠肺炎患者的管理规范

### 一、适用人群

本节内容适用于年龄 ≥ 60 岁、患有慢性肾脏系统疾病且合并新冠肺炎的患者。常见的慢性肾脏系统疾病有慢性肾小球疾病、慢性肾盂肾炎、慢性肾衰竭。慢性肾小球疾病按临床分型常见的有慢性肾小球肾炎、肾病综合征。本节将进一步阐述老年慢性肾脏系统疾病合并新冠肺炎患者的管理。

### 二、老年慢性肾脏系统疾病合并新冠肺炎患者的特点

（一）肺、肾功能储备下降

老年人肺部解剖结构改变和肌肉萎缩导致呼吸系统的生理功能变化，气道清除能力降低、肺储备减少、防御屏障功能降低。肾功能储备反映肾脏对各种病理或生理性打击的承受能力，随着年龄增长，肾小球滤过功能有所降低，肾脏疾病患者在各种应激情况下，承受能力下降。

（二）多病共存，并发症多，预后不良

老年慢性肾脏系统疾病患者常伴有高血压、糖尿病和心脏病等。肾脏疾病导致肾脏的排泄、内分泌功能受损，从而引起贫血、钙磷代谢紊乱、酸碱失衡、血清电解质异常、继发性甲状旁腺功能亢进症、心肌淀粉样变等并发症。肾病综合征患者深静脉血栓的发生率增加；慢性肾衰竭患者血小板功能障碍以及凝血因子减少，其出血的发生率较高。慢性肾衰竭患者易出现肾性骨病，发生骨痛、骨折。老年人在感染新冠肺炎后，除肺脏外的其他器官容易受累，严重的会导致凝血功能紊乱、多器官功能衰竭，严重影响疾病的预后。新冠肺炎患者发生急性肾损伤（acute kidney injury，AKI）的可能性高，其原因与病毒直接攻击肾脏；免疫介导；并发脓毒症相关性 AKI；低血容量导致肾脏低灌注性 AKI；抗生素等药物相关性 AKI 有关。

（三）用药的特殊性

患者存在老龄、肾功能不全、感染、并发症的多重风险，与成年人比较，药物的使用

更应谨慎。

## 三、观察要点

（一）生命体征

1. 密切观察体温

慢性肾盂肾炎患者可发生低热，重症新冠肺炎患者易出现高热，对于高热的患者应密切监测体温情况，观察大量出汗的患者是否出现血容量不足。

2. 观察心律（率）变化

肾脏病病患者常伴电解质紊乱，当患者出现脉率不齐，心电图 T 波高尖、S-T 段压低、PR 间期延长、房室传导阻滞、QRS 波宽大畸形、心室颤动甚至心脏骤停时应警惕高钾血症。患者心电图出现 QT 间期延长、ST 段延长时应警惕低钙血症。

3. 关注患者呼吸形态及缺氧情况

伴有水肿的患者易产生胸腔积液，出现呼吸急促、气短、发绀、低氧血症等，应注意观察相关症状，听诊肺部啰音，监测血氧饱和度或动脉血气分析结果。

4. 关注血压变化

肾脏疾病患者常伴肾性高血压，可分为肾血管性和肾实质性高血压。肾血管性高血压少见，多为单侧或双侧肾动脉狭窄所致，高血压程度高；肾实质性高血压较多见，主要由于急性或慢性肾小球肾炎、慢性肾盂肾炎、慢性肾衰竭等肾实质性疾病引起。重症新冠肺炎患者血压往往偏低，更应该关注患者血压的变化。

（二）评估疾病相关症状及体征

1. 水肿

肾脏疾病患者的水肿分为肾炎性水肿和肾病性水肿。肾炎患者由于 GFR 下降，而肾小管重吸收功能相对正常，导致水钠潴留而产生水肿，水肿多从眼睑、颜面部开始，重者可波及全身，血压多数升高。肾病性水肿一般比较严重，由于长期大量蛋白尿造成血浆蛋白减少，血浆胶体渗透压降低，液体从血管内进入组织间隙，产生水肿；此外，继发性血容量减少可激活肾素 – 血管紧张素 – 醛固酮系统，使抗利尿激素分泌增多，进一步增加水钠潴留，加重水肿；肾病性水肿多从下肢部位开始，常为全身性、体位性和凹陷性，可无高血压表现。

对于水肿的患者，应观察患者的尿量及体重改变，检查水肿的范围、程度、特点以及皮肤完整性；注意有无肺部啰音、有无腹部膨隆和移动性浊音，以尽早发现胸腔积液和腹腔积液。

2. 尿路刺激征

慢性肾盂肾炎患者常伴尿路刺激征，应观察患者每天排尿的次数、尿量，有无尿急、尿痛及其严重程度。

3．尿液异常

（1）观察患者的尿量变化。正常人每天平均尿量约为 1 500 mL，尿量取决于肾小球滤过率和肾小管重吸收量。当患者出现尿量急剧减少甚至少尿、无尿时，应积极寻找原因，警惕 AKI 的发生。

（2）观察尿蛋白的变化。每天尿蛋白含量持续超过 150 mg 或尿蛋白定性试验阳性即为蛋白尿，若每天持续超过 3.5 g 或 50 mg/kg 即为大量蛋白尿。长期大量蛋白尿易导致栓塞、营养不良等并发症，建议将患者的尿蛋白控制在 1 g/d 以下。

（3）血尿可由肾小球肾炎、肾盂肾炎等疾病引起，患者出现血尿时，应积极寻找原因。

（4）白细胞尿、脓尿和菌尿。慢性肾盂肾炎及肾小球肾炎等疾病均会导致尿中白细胞增多。慢性肾盂肾炎患者中段尿涂片镜检可见细菌。

4．出血与血栓

慢性肾衰竭患者有出血倾向，常表现为鼻出血、皮肤瘀斑、牙龈出血等，重者出现消化道出血、颅内出血等。肾病综合征患者存在血栓风险，应重点观察是否出现单侧下肢明显肿胀、疼痛等深静脉血栓相关症状及体征。重症新冠肺炎患者易并发多器官功能障碍综合征（multiple organ dysfunction syndrome, MODS）、弥散性血管内凝血（disseminated intravascular coagulation, DIC）等，在临床中应关注患者相关实验室指标。

5．观察有无电解质紊乱

监测血清钾、钠、钙等电解质的变化。密切观察有无高钾血症的征象，如脉律不齐、肌无力、感觉异常、恶心、腹泻、心电图改变等。观察有无低钙血症表现，如口唇麻木、肌肉痉挛、抽搐等。

（三）观察药物不良反应

在使用非甾体类抗炎药退热治疗时，观察患者是否出现胃肠道反应；观察丙氨酸氨基转移酶（ALT）的变化，及早发现肝功能异常；观察肌酐变化，警惕 AKI 的发生。使用糖皮质激素的患者，应观察其是否出现消化道出血、骨质疏松、新发感染、血糖升高等。使用免疫抑制剂的患者，注意观察其是否出现胃肠道反应及转氨酶、白细胞计数的变化。环磷酰胺能够刺激尿道导致出血性膀胱炎，患者可以表现为尿急、尿频、血尿等，严重时可发生癌变。

## 四、管理措施

（一）生活护理

1．休息与活动

患者的活动应该以不引起血氧饱和度和血压下降为原则。呼吸困难及水肿的患者应以卧床休息为主，佩戴口罩，开窗通风，保证充足、规律的睡眠，避免发生体位性低血压及跌倒。水肿患者应进行适度的床上及床旁活动，预防深静脉血栓的形成。

2. 饮食

给予患者充足热量、低盐、低脂、优质蛋白、富含维生素及可溶性纤维饮食，同时适当限制磷的摄入。肾病综合征患者给予正常量 0.8 ~ 1.0 g/（kg·d）的优质蛋白。低蛋白饮食可以延缓慢性肾小球肾炎的进展，但不建议患者过度限制，以免营养不良，推荐患者蛋白质摄入量为 0.8 g/（kg·d）；慢性肾衰竭患者在充分评估后应给予＜ 0.6 g/（kg·d）的低蛋白饮食治疗，其中优质蛋白应占摄入总量的 50% 以上，必要时遵医嘱补充 α- 酮酸制剂。高血钾者应限制钾的摄入，少用或忌用富含钾的食物，如紫菜、菠菜、薯类、山药、坚果、香蕉、榨菜等；低钙血症者可摄入含钙量较高的食物，如牛奶。对体弱、呼吸急促、血氧饱和度波动明显者协助其进食，进食期间加强血氧监测。对不能经口进食者应尽早开通肠内营养。

（二）老年慢性肾脏系统疾病合并新冠肺炎患者基础疾病的管理

1. 维持体液平衡

关注患者尿量、水肿、血压等情况，维持体液平衡，每天进液量可按前一天尿量加 500 mL 计算。只要发热患者体重不增加，可适当增加进液量；透析患者的进液量也可以适当增加。同时注意体液过多的表现：①皮肤、黏膜水肿；②体重每天增加＞ 0.5 kg；③无失盐基础上的血清钠浓度偏低；④中心静脉压高于 12 cmH$_2$O；⑤胸部 X 线显示肺充血征象；⑥排除感染因素新出现的心率增快、呼吸急促、血压升高、颈静脉怒张。

2. 纠正电解质紊乱，酸碱平衡失调

监测血清钾、钠、钙等电解质的变化，及时纠正电解质异常，急性低钙血症患者需经深静脉使用钙剂。纠正代谢性酸中毒，如 HCO$_3^-$ 低于 15 mmol/L，予 5% 碳酸氢钠 100 ~ 250 mL 静点，严重酸中毒者应立即开始透析。

3. 用药管理

（1）抗病毒药：目前针对新冠肺炎尚无有效的抗病毒药物，可能有效的是洛匹那韦、利托那韦等。洛匹那韦和利托那韦经肾脏清除率低，无须特殊调整剂量；两种药物均具有很强的蛋白结合能力，因此透析不会对清除有显著影响。此外，瑞德西韦作为一种新型核苷酸前体药物，能有效抑制冠状病毒复制，但其在新冠肺炎患者中的疗效尚不统一。老年患者不建议同时应用 3 种及以上抗病毒药物，且出现不可耐受的不良反应时应停止使用。

（2）对糖皮质激素及免疫抑制剂治疗肾脏病的患者进行治疗方案调整：①糖皮质激素。对于新型冠状病毒感染前因肾病综合征已经规律使用糖皮质激素的患者，经专科会诊后可继续使用，糖皮质激素的使用剂量应该结合患者基础病和感染严重程度个体化使用。对于重型和危重型新型冠状病毒感染的患者根据其全身炎性反应的程度、呼吸困难程度、是否合并急性呼吸窘迫综合征及胸部影像学情况，可短期内（3 ~ 5 天）使用糖皮质激素，剂量不超过相当于甲泼尼龙 1 ~ 2 mg/（kg·d）。②免疫抑制剂。危重型病例存在炎症风暴，导致病情急剧加重。免疫抑制剂对中东呼吸综合征冠状病毒、重症急性呼吸综合征冠状病毒的复制具有明显的抑制作用，但其对新型冠状病毒的复制及感染患者的治疗尚缺乏相关报道，使用该类免疫抑制剂的患者建议根据病情酌情处理。

4. 肾脏替代治疗的护理

（1）连续性肾替代治疗 CRRT（continuous renal replacement therapy, CRRT）：CRRT 对于 AKI 的治疗起着关键的作用。应根据患者的全身状况来选择老年患者的血管通路，通常动静脉内瘘仍为老年人血液透析最佳的血管通路，其次是颈内静脉置管，如同时有体外膜肺氧合（extracorporeal membrane oxygenation, ECMO）可经双人核对后，将 CRRT 整合入 ECMO 系统，建议 CRRT 的引出端及回输端均在氧合器后。治疗过程中，随时评估患者血管通路情况，有效处理报警，确保机器顺畅运转；遵医嘱予血气分析，注意电解质和酸碱平衡。治疗后应监测患者血常规、肝肾功能、凝血功能；持续进行治疗的机器每 24 h 擦拭消毒一次，耗材及废液按要求处置。仪器专病专用，治疗结束后，对机器进行擦拭消毒。

（2）腹膜透析（peritoneal dialysis, PD）：PD 更适用于有较好残余肾功能、老年、血管条件差、凝血功能障碍及有明显出血倾向的患者。进行 PD 治疗的场所应清洁、相对独立、光线充足，定期进行紫外线消毒；操作过程中严格无菌操作；每天记录体重、血压、出入量；观察透出液的颜色、性状等。对于因病情需要转为血液透析的 PD 患者，应定时给予腹透管路冲管。

（三）并发 AKI 患者的管理

新型冠状病毒感染后引起的 AKI 主要表现为肾小管损伤，可出现肾小球滤过功能受损。AKI 表现为血肌酐（serum creatinine, Scr）和（或）尿素氮升高，尿量减少。新冠肺炎并发 AKI 的诊断主要参考改善全球肾脏病预后组织（kidney disease:improving global outcomes, KDIGO）标准，符合以下情况之一即可诊断 AKI：即 48 h 内 Scr 升高 ≥ 0.3 mg/dL（≥ 26.5 μmol/L）；Scr 升高超过基线的 1.5 倍，确认或推测发生于 7 天内；尿量 < 0.5 mL/（kg·h），且持续 6 h 以上。根据血清肌酐和尿量可将 AKI 进一步分期（表 13-2），对 AKI 的管理如下。

表 13-2 AKI 的分期

| 分期 | 血清肌酐 | 尿量 |
| --- | --- | --- |
| 1 | 升高达基础值的 1.5~1.9 倍或升高 ≥ 0.3 mg/dL（≥ 26.5 μmol/L） | < 0.5 mL（kg·h），持续 6~12 h |
| 2 | 升高达基础值的 2.0~2.9 倍 | < 0.5 mL（kg·h），持续 ≥ 12 h |
| 3 | 升高达基础值的 ≥ 3.0 倍 或升高 ≥ 4.0 mg/dL（≥ 353.6 μmol/L） 或开始肾脏替代治疗 或年龄 < 18 岁，GFR < 35 mL/（min·1.73 m²） | < 0.3 mL（kg·h），持续 ≥ 24 h；或无尿 ≥ 12h |

1. 监测尿常规、肾功能、血肌酐，有条件进行肾损伤生物标志物检测，早期识别 AKI。

2. 对于发生 AKI 的患者，避免使用影响肾灌注或具有肾毒性的药物，如氨基糖苷类、糖肽类、一代头孢菌素、二性霉素 B、磺胺类等抗菌药物；肿瘤化疗药物；非甾体类抗炎药；含马兜铃酸类的中药等。

3. CRRT 的适应证：CRRT 主要应用在合并符合 KDIGO 标准 2 级及以上的 AKI 患者，如果存在危及生命的水和电解质及酸碱紊乱（如血钾 > 6 mmol/L 或严重代谢性酸中毒 pH < 7.15 者）、容量超负荷、怀疑累及相关终末器官时，宜紧急开始 CRRT。鉴于细胞因子风暴是引起新冠肺炎器官受损的主要因素，有专家强调了全方位血液净化治疗重症新冠肺炎的地位：针对未合并 AKI 的重症新冠肺炎患者，当出现严重的细胞因子风暴及多器官功能障碍综合征（MODS）时，也应尽早启动 CRRT。CRRT 患者的护理见上文。

4. AKI 恢复早期肾小球滤过功能尚未完全恢复，肾小管浓缩功能仍较差，每天尿量较多，管理的重点仍为维持水电解质和酸碱平衡，控制氮质血症，治疗原发病和防治各种并发症。已进行透析者应维持透析，直至血肌酐和尿素氮降至接近正常。

（三）心理护理

老年慢性肾脏系统疾病合并新冠肺炎患者多存在焦虑、恐惧、抑郁情绪，应及时评估患者心理状况，给予患者及时有效的心理干预，必要时请精神科会诊，以增强患者战胜疾病的信心。同时，鼓励患者参与康复训练，降低致残率，最大程度恢复日常生活活动能力、提高生活质量。

老年慢性肾脏系统疾病合并新冠肺炎患者需要多学科团队的管理，联合肾内科医生、老年科医生、护士、心理医师、临床药师、营养师、康复师等组成的团队，对患者的基础疾病、并发症以及功能状态进行全面评估，并给予早期干预，提高患者的生活质量。

（封艳超）

# 第六节　老年肿瘤患者合并新冠肺炎管理规范

## 一、适用人群

本节内容适用于年龄 ≥ 60 岁、患有肿瘤并且合并新冠肺炎的确诊病例。肿瘤患者指现在或曾经患有肿瘤，包括正在接受放化疗治疗、服用抗肿瘤药物、因肿瘤实施手术后以及诊断为肿瘤后还未给予治疗措施的患者。新型冠状病毒的确诊患者，包括轻型、普通型、重型和危重型的患者。符合以上条件的患者多数已住进隔离病房，因此本节内容主要针对隔离病房内的老年肿瘤合并新冠肺炎患者而编写。

## 二、老年肿瘤合并新冠肺炎人群的特点

随着年龄的增长，老年患者机体及脏器功能处于衰退状态，生理功能、器官形态等都发生了特征性的变化，例如胃肠道消化吸收功能、肝脏对药物的代谢功能、肾脏的滤过功能等都有了不同程度的降低和减弱。老年人为新冠肺炎的易感人群，有研究显示老年新冠肺炎患者占总确诊人数 31.2%。老年人的群体特征使老年人患新冠肺炎更容易转为重型和

危重型，也更容易出现呼吸困难，在患有肿瘤的基础上合并新型冠状病毒的感染将会导致更为严重的临床结局。

（一）老年肿瘤患者机体特征

1. 营养摄入不足和营养不良

老年患者是恶性肿瘤的主要群体，除恶性肿瘤本身因素外，由于自身代谢、机能老龄化等改变，更容易发生营养不良。肿瘤本身是一种消耗性疾病，患各类肿瘤的老年患者普遍存在不同程度的营养不良，尤其以胃肠道肿瘤为主。除了疾病本身会影响机体的食欲外，患者的心理变化，放疗、化疗、服用药物等治疗方法都可能产生消化系统的不良反应，从而影响患者的营养摄入和吸收。手术治疗也会带来创伤和出血，改变患者饮食和营养支持的方式。因此，营养摄入不足和营养不良是老年肿瘤患者较为普遍的特征。

2. 免疫功能降低

肿瘤的发生、发展与机体的免疫状态密切相关，与患者的免疫功能缺陷存在着千丝万缕的联系，导致患者抵抗疾病的能力下降。另外，恶性肿瘤的治疗是一个系统并长期的过程，肿瘤患者往往需要接受手术、放化疗、生物制剂、免疫、激素类药物等治疗。目前，在肿瘤的治疗过程中，无论是化疗还是放疗难免会产生不同程度的骨髓抑制，进一步对患者的免疫功能造成损伤。肿瘤免疫抑制剂主要作用是抑制机体免疫系统，使机体的免疫功能长期处于低下状态。在治疗肿瘤的同时，也会导致患者抵御各种病原体感染的防御能力显著降低。

3. 对于新型冠状病毒的易感性升高

由于年龄和疾病特点，老年恶性肿瘤患者是院内感染的高发群体。医院是人流的集散地，大多数肿瘤患者常需到医院进行常规化疗或随诊复查，加之肿瘤患者机体免疫力低下，可能具有更高感染新型冠状病毒的风险和较差的预后。有研究显示新冠肺炎重症患者的中位年龄为 52 岁，达到复合终点（入住重病监护房、使用人工呼吸机或死亡）患者的中位年龄为 63 岁。而 2014 年数据显示我国肿瘤平均发病年龄为 63.59 岁，正好处于这个年龄阶段。因此，新冠肺炎虽然人群普遍易感，但对于老年肿瘤患者来说可能更加易感。

（二）老年肿瘤患者合并新冠肺炎的人群特点

1. 发生严重事件风险高

老年肿瘤患者合并新冠肺炎，一方面会影响患者自身疾病的治疗；另一方面，由于高龄、基础疾病、免疫功能紊乱等特点导致新冠肺炎的病情发展迅速，机体各个系统和脏器容易受到损害，对整个机体产生巨大影响。2020 年 2 月 14 日，《柳叶刀·肿瘤》（The Lancet Oncology）在线发表了一项来自中国的新冠肺炎肿瘤患者的全国性研究，收集了 1 590 例新冠肺炎患者信息，调查结果显示与非肿瘤患者相比，肿瘤患者具有更高的严重事件（包括进重症监护室、有创通气或死亡）风险。并且，近期接受化疗/手术治疗的患者比未接受治疗的患者具有更高的临床严重事件风险。老年新冠患者合并慢性基础疾病应高度警示重症患者的出现。

2. 预后差

老年肿瘤患者合并新冠肺炎后，病情发展迅速，容易出现严重并发症威胁生命。而老年肿瘤患者本身机体各个系统已经处于功能减退的状态，对于疾病的抵抗能力大大减低，尤其是肺癌患者，合并肺部基础疾病多，肺功能差，导致治疗困难，预后较差。

### 三、观察要点

老年人对疾病的反应不如年轻人灵敏，容易忽视症状。新冠肺炎发病后生命体征与基础健康状态的对比尤为重要，需密切监测患者是否出现症状恶化的征象，以便及时采取支持干预措施。另外，对于肿瘤发展的观察也极为重要，警惕在患者治疗新冠肺炎的过程中发生因肿瘤导致的致命并发症。现将观察要点总结如下：

（一）体温变化

发热是新型冠状肺炎患者较为常见的临床表现，也是大部分患者的首发症状。有研究者回顾性分析新冠肺炎患者的临床资料中发现，与普通型患者比较，重型患者更多表现为发热和呼吸困难，且体温 $\geq 39℃$ 的患者比例更高。因此，对于患者体温的观察和监测格外重要。而老年肿瘤合并新型冠状肺炎患者出现发热，可能由多种原因导致，部分肿瘤患者可出现肿瘤热，是由于机体对肿瘤及由肿瘤细胞释放的致热因子的防御反应。需要做好新冠肺炎与其他感染性发热或肿瘤性发热等病因的鉴别，特别是重症患者可建立人工气道、留置中心静脉导管，发热有可能是呼吸机相关肺炎或导管相关性血流感染导致。应根据患者的病情需求，定时监测体温变化并记录。

（二）呼吸形态及氧合状态

轻型新冠肺炎患者临床症状相对轻微，普通型患者具有发热、呼吸道症状，但重症患者多在发病一周后出现呼吸困难和（或）低氧血症，表现为呼吸急促，氧饱和度下降，氧合指数 $\leq 300\,mmHg$，危重型患者还会出现呼吸衰竭，需要立即机械通气治疗。

患者呼吸和氧合状态的改变意味着病情发展趋势的改变，老年肿瘤患者应建立合理的氧合监测，及时给予有效氧疗。对于已建立相应氧疗措施的患者（如鼻导管吸氧、经鼻高流量吸氧、无创通气、有创通气等措施的患者），应严密监测血氧饱和度及血气结果的变化，及时调整用氧治疗支持的参数和浓度。特别应注意肺部原发肿瘤的患者，呼吸功能已经受到了肿瘤的影响，在此基础上合并新型冠状病毒感染会导致进一步损伤，应格外重视患者呼吸形态和氧合状态的变化。

（三）出血及凝血

对于肿瘤患者而言，可能会发生相关部位的出血，如发生大出血需紧急进行处理。肿瘤引起出血的主要原因包括：发生于自然腔道的恶性肿瘤，如鼻咽癌、肺癌、胃癌、直肠癌等，由于肿瘤生长侵蚀血管，引起局部出血；抗肿瘤治疗引起的出血，如大剂量和反复化疗导致骨髓内血小板生成抑制或急性白血病、淋巴瘤等对骨髓侵犯引起造血功能抑制而导致继发性出血；某些药物如肝素、非甾体抗炎药、长春新碱等，可诱发血小板功能障碍，导致出血；放疗可引起局部自然腔道内的肿瘤退缩，血管暴露，血管破裂导致出血；随着疾病的发展，一些肿瘤患者会诱发弥散性血管内凝血可导致重要脏器内出血。

隔离病房的护理人员应关注肿瘤患者潜在的出血风险，从而有针对性地监测患者是否有出血或者潜在出血的表现，如对呼吸系统肿瘤的患者，护理人员在吸痰过程中观察痰液的性质和颜色的改变；对于消化系统肿瘤的患者应关注其排便是否正常，有无黑便、血便的发生；对于泌尿系统肿瘤的患者应关注尿液颜色的变化等。还应在此基础上关注患者有无局部黏膜出血、皮下瘀斑等情况，以及血红蛋白及凝血功能是否正常。

（四）疼痛

疼痛是老年肿瘤患者最常见的症状之一，晚期肿瘤患者疼痛的发生率更高。老年肿瘤患者疼痛较复杂，其伤害性的刺激不仅造成患者强烈的机体不适，而且给患者带来巨大的心理压力。疼痛可能对患者生活质量、生存时间等方面有明显的影响。严重的疼痛会影响相关疾病的治疗，老年肿瘤患者合并新型冠状病毒感染如病情加重需建立人工气道进行机械通气，在进行各种有创操作的过程中也会增加疼痛。重症监护室的患者，由于过度或长时间的慢性疼痛，导致组织释放儿茶酚胺、压力激素等，引起心率加快、血管收缩及血压升高，氧耗量增加，延缓患者机体的恢复。

因此，疼痛的观察和评估非常重要，应针对患者自身情况和疼痛的程度给予相应的治疗。对于轻型或普通型的患者可使用视觉模拟量表（visual analogue scale, VAS）、数字评定量表（number rating scale, NRS）、词语描述量表（verbal description scale, VDS）、面部表情评定量表（faces pain scale, FPS）等评分工具进行疼痛的评估。对于重症患者，由于镇静药物的使用、机械通气、患者的意识水平低下等原因限制了交流水平，患者并不能提供主诉的疼痛程度得分。因行为疼痛评估被强烈推荐为可行的、有效的评估法，如危重症患者疼痛观察量表（critical pain observational tool, CPOT），可用于进行危重患者的疼痛评估以及对镇痛效果进行监测和管理。

（五）营养状态

老年肿瘤合并新型冠状肺炎的患者由于消耗增加、代谢紊乱、摄入不足等原因导致营养不良。新冠危重症患者如果出现营养不良，不仅会降低呼吸肌功能，出现呼吸肌无力，还会加重免疫功能障碍，使病情进一步恶化。对于老年肿瘤合并新冠肺炎的危重症患者建议进行动态营养风险筛查，可使用 NRS 2002 营养风险筛查表（表13-3）。充足的营养无论对于肿瘤患者还是新冠肺炎患者都是至关重要的，但由于疾病和放化疗等因素的影响，会导致患者食欲下降，甚至出现恶心、呕吐等表现，从而影响食物的摄入。护理人员应关注患者的进食情况，如出现摄入不足应及时查找原因，给予补充营养的措施。

（六）恶性积液

1. 恶性胸腔积液

恶性胸腔积液是一种常见的肿瘤并发症。在病理情况下，由于重吸收的动态衡被破坏，导致胸腔积液。最常见的原因是由于毛细血管内皮细胞炎症引起的毛细血管通透性增加以及因纵隔转移瘤或放疗所致纤维化引起的纵隔淋巴管梗阻造成的淋巴液流体静压增加。应关注胸腔积液所导致的相关临床表现，如患者出现呼吸困难、咳嗽和胸痛的症状，查体时可见胸腔积液水平以下叩诊浊音，呼吸音消失及语颤减低。

表 13-3　NRS 2002 营养风险筛查表

| 1.疾病严重程度评分 | |
| --- | --- |
| 一般恶性肿瘤 □髋部骨折 □长期血液透析 □糖尿病<br>慢性疾病（如肝硬化、慢性阻塞性肺病） | 1 分 |
| □血液恶性肿瘤 □重度肺炎 □腹部大手术 □脑卒中 | 2 分 |
| □颅脑损伤 □骨髓移植 □重症监护患者（APACHE Ⅱ > 10 分） | 3 分 |
| 2.营养受损状况评分 | |
| □近 3 个月体脂量下降 > 5%，或近 1 周内进食量减少 1/4 ~1/2 | 1 分 |
| □近 2 个月体脂量下降 > 5%，或近 1 周内进食量减少 1/2 ~3/4，或 BMI < 20.5 kg/m² 及一般情况差 | 2 分 |
| □近 1 个月体脂量下降 > 5%，或近 1 周内进食量减少 3/4 以上，或 BMI < 18.5 kg/m² 及一般情况差 | 3 分 |
| 3.年龄评分 | |
| □年龄 > 70 岁 | 1 分 |
| 总分 = 疾病严重程度评分 + 营养受损状况评分 + 年龄评分，满分为 7 分 | |

**2. 恶性腹腔积液**

恶性腹腔积液通常是肿瘤的晚期表现。肿瘤分泌的某些递质导致腹膜血管的通透性增强，以及液体产生过多、营养不良、低蛋白血症所致的流体动力学失衡、门静脉阻塞、肝转移、淋巴及静脉回流受阻可能是形成腹腔积液的主要原因。应关注腹腔积液所导致的临床表现，如患者出现腹胀、足部水肿、呼吸短促、腹围增加等表现，查体时可见腹部膨隆、叩诊浊音，亦可有腹部肿块、腹部压痛及反跳痛，腹部 B 超可对腹腔积液的情况进行深入的评估。

## 四、管理措施

**（一）疫情期间老年肿瘤群体的防控**

**1. 老年肿瘤患者是易感群体，如出现异常应及时排查**

作为新冠肺炎的弱势群体，老年肿瘤患者和处于肿瘤康复期患者的防护应给予高度关注，不容忽视。老年肿瘤患者如果出现发热、咳嗽、乏力等症状，建议及时就近到当地发热门诊进行新型冠状病毒感染的排查。

**2. 老年肿瘤患者的化疗原则**

化疗遵从就近原则，外地患者新冠肺炎防控期间首选在当地治疗。对于更容易感染新冠肺炎的老年肿瘤患者，应给予更严密的观察或化疗前充分评估，避免不必要的化疗。在疾病流行地区，肿瘤处于稳定期的患者可考虑推迟辅助化疗。治疗方案应选用患者药物可及、高效、低毒的方案，首选居家完成的治疗方案，对于需要住院治疗的患者，需要严格筛选，并根据住院的必要性、急迫性进行安排。

3. 老年肿瘤患者的手术原则

对于已经完成术前辅助治疗拟行手术治疗的肿瘤患者，在确保无相关疫区接触史和发热的情况下，建议与专科医生沟通，充分评估患者免疫状态和手术风险后再开展手术治疗，并于治疗期间加强传染病防护，确保患者围术期安全。

4. 老年肿瘤患者的复查随访原则

定期复查的肿瘤患者，已完成一定阶段抗肿瘤治疗、遵医嘱需要定期复查随访的患者，或已预约异地治疗患者，建议减少人员流动，并于当地肿瘤专科进行就诊，必要时与异地主管肿瘤专科医生进行具体治疗方案协商。

（二）老年肿瘤患者合并新型冠状肺炎的专科护理

1. 抗肿瘤的治疗

老年肿瘤患者如果确诊感染新冠肺炎，应立即在定点医院住院隔离治疗。治疗方面应以新冠肺炎为重点。由于目前抗病毒药物与抗肿瘤药物合用将产生何种作用的资料有限，无法推测，合用是否会增加患者脏器负担，可能对后续原发肿瘤的治疗产生影响。因此，除非必要，抗病毒药物与抗肿瘤药不必合用。

2. 营养支持管理

（1）营养教育：对于清醒的患者实施营养教育有助于丰富患者营养知识、科学平衡膳食、提高进食总量，从而增加患者能量、蛋白质及其他营养素的摄入。一方面通过教育让患者建立正确的营养观念，获得必要的营养知识；另一方面让患者认识到营养治疗对疾病康复的重要性，更好地配合临床医生和护士的工作。

（2）经口饮食：对于能够自主进食且无呕吐或误吸风险的患者应鼓励进食，必要时可采取少量多餐，如果经口饮食不能达到热量目标，应优先考虑口服营养补充（oral nutritional supplement, ONS）其次再考虑肠内营养（enteral nutrition, EN）。

（3）肠内营养（EN）：对于无法经口进食且无 EN 禁忌证的患者实施早期肠内营养，除了为危重患者提供营养支持以外还可保护肠屏障功能。鼻胃管应作为启动的标准途径，如出现喂养不耐受症状且在使用胃动力药物后仍无法改善时应采用幽门后喂养（鼻十二指肠管、鼻空肠管）。如存在高误吸风险的情况，可直接考虑给予幽门后喂养。但在隔离病房内，由于环境特殊，为感染患者床旁盲置鼻肠管存在一定的难度，在患者无置管禁忌证的情况下由技术娴熟的专科护士完成操作，同时做好多方协调工作，尽量减少操作时间，提高操作的成功率。肠内营养期间给予监测胃肠道耐受性，做好患者安全管理，保持床头抬高 30° ~ 45°。

（4）肠外营养（parenteral nutrition, PN）：当患者肠内营养不充分或者不可实施时，应联合部分或全肠外营养。对于需要较长时间 PN 支持或机体对营养物质需求大为增加的患者，宜选用中心静脉输入。在营养输入期间应监测患者的血糖变化。

3．PICC 管理

肿瘤患者治疗手段多样，治疗周期长，为减少反复穿刺、化学药物对患者外周血管的损害以及治疗方案的实施，经外周置入中心静脉导管（peripherally inserted central catheter，PICC）在肿瘤患者中广泛应用。在隔离病房中留置、使用及维护 PICC 应严格执行手卫生和无菌技术，避免导管相关感染的发生，加强穿刺点及周围皮肤观察，如发现有红肿、渗血、渗液等情况应及时处理。导管维护和使用过程中采用正确的脉冲式冲管，正压封管。正确处理导管相关并发症，提高患者对导管的保护意识。

4．手术管理

（1）手术指征：如果患者在住院期间发生紧急情况（例如胃癌患者合并消化道出血、幽门梗阻或穿孔等急症，直结肠肿瘤患者发生穿孔、梗阻）时，严重者可能会危及生命，应结合患者自身的机体状况和急症类型尽快决定是否采取相关手术治疗。轻型和普通型新冠肺炎患者没有肺炎表现或仅有轻度肺炎表现，呼吸功能尚可以耐受较大型或较长时间的手术。重型和危重型新冠肺炎患者由于肺功能已经发生衰竭且存在病情进一步恶化的可能，因此在选择治疗方案时需要考虑患者肺炎严重程度结合临床情况而决定。

（2）手术防控管理：依据新冠肺炎相关防控指南和医院感染防控相关规范，制定出新冠肺炎患者手术医院感染防控体系。术前建议医院手术人员、麻醉人员及手术室成立专门小组，并对相关人员进行防护培训。手术间应首选在负压手术间进行，准备一次性手术衣、防护服、护目镜、N95 口罩等防护设备，以及必备的手术器械和设备。术中严格限制手术无关人员出入，尽量限制手术参与人员数量，术中采取三级防护。术前、术后转运人员在三级防护下转运患者，采用专用通道转运。围手术期加强防护，确保患者及医护人员围手术期安全。

（三）生活护理

1．日常生活护理

为了减少交叉感染，建议患者在隔离病房内活动，避免走出房间。护理人员需每日将餐食发放到患者床旁，协助不能自理的患者进食，按需求为患者打水。对于不能更换体位的患者，护理人员需定时协助其翻身，更换尿垫、清洁大小便。满足患者日常生活需求，关注重症患者的基础护理。保证患者床单位的整齐清洁，为患者提供干净合适的衣服。

2．皮肤管理

肿瘤患者如使用化疗药物会引起皮肤不良反应，包括手足皮肤反应、皮疹、色素沉着及减退、毛发脱落等，放疗患者也会出现局部皮肤损伤的不良反应。对于恶性肿瘤晚期的患者还可能因各种原因导致水肿的发生。对于有损伤的皮肤应避免使用刺激性消毒液，寻求伤口护士进行伤口的治疗和处理。在患者入院时，应充分评估患者皮肤的完整性，是否为压力性损伤的高危患者，有针对性地实施预防压力性损伤的措施。

### （四）心理护理

老年人群因疾病带来的心理障碍更敏感，新型冠状病毒传播迅速、传染性强、合并新型冠状病毒肺炎的老年肿瘤患者身处隔离病房中会产生各种不良情绪，出现烦躁、抑郁、焦虑、恐惧、绝望等心理问题。治疗期间需注意识别患者的不良心理状态，提供恰当的情感支持，加强隔离病区环境的讲解，建立平稳、坚实的护患关系，消除老年肿瘤患者对陌生人员及环境的产生的恐惧。多与患者沟通，鼓励患者树立战胜疾病的信心。如发现患者存在不良的心理状态迹象，应及时引导其接受精神卫生专业人员的援助。

（韩媛媛）

## 第七节　认知障碍合并新冠肺炎老年患者的管理规范

### 一、适用人群

神经系统退行性疾病、心脑血管疾病、营养代谢障碍、肿瘤、感染、外伤、药物滥用等多种原因均可导致认知功能障碍，按严重程度分为轻度认知功能障碍（mild cognitive impairment, MCI）和痴呆。MCI 是指个体表现出认知功能损伤，且他们的工具性日常生活能力（instrumental activities of daily living, IADL）轻微受损。MCI 是认知功能处于正常与痴呆之间的一种过渡状态。痴呆是以认知障碍为核心，同时伴有精神行为症状，导致日常生活能力下降的一组疾病。在老年人中，痴呆的主要原因包括阿尔茨海默病（Alzheimer disease, AD）、血管性痴呆（vascular dementia, VaD）、路易体痴呆（dementia with Lewy bodies, DLB）和额颞叶痴呆（frontotemporal dementia, FTD）等。相对少见的还包括亨廷顿病、Wilson 病等。其中，最常见的痴呆为 AD，约占所有痴呆患者的 60%。

本章适用于已被诊断为轻度认知功能障碍、痴呆，且同时合并新冠肺炎的老年患者。

### 二、人群特点

MCI 患者存在认知功能减退症状，尚具有独立的功能性活动，无明显社会或职业功能损害。痴呆患者认知功能损害可划分为 5 个主要认知领域：记忆、执行功能、语言、视空间能力、性格和行为。

认知障碍是与学习、记忆以及思维判断、解决问题等有关的大脑高级智能加工过程出现异常，任何引起大脑皮质功能和结果异常的因素均可导致认知障碍。患者可表现出记忆下降，容易出现焦虑消极情绪，还可表现出暴躁、易怒等人格方面的障碍，随着病情持续性发展，患者的记忆障碍持续加重，并出现思维和判断力障碍、情感障碍和性格改变，学习新知识和社会接触能力减退，到了疾病晚期多数患者终日卧床，穿衣、进食、如厕等日常生活无法自理，常并发全身多个系统的感染、压力性损伤、全身衰竭症状等。

认知障碍合并新冠肺炎的老年患者起病可相对隐匿，临床表现常不典型。发热和呼吸道症状可不明显，有时仅表现为食欲减退、精神和认知状态改变、体力下降等；有些可能表现为原有基础疾病的恶化，容易漏诊和误诊。认知障碍的老人往往不能正确描述自己的病情，这也会影响到疾病的诊断。老年人和有慢性基础疾病者一旦罹患新冠肺炎容易发展为重型和危重型，预后较差，病死率高。

### 三、新冠肺炎对认知障碍老年患者的影响

（一）新冠肺炎会加重患者认知障碍的程度

新冠肺炎影响了患者的肺脏、心脏、血管、肝、肾等器官，患者会出现心输出量下降、脑灌注不足、组织缺血缺氧、水电解质紊乱等情况，高血压、糖尿病、冠心病等基础疾病，间接导致患者认知功能障碍加重。该病毒除了累及肺部，还会累及神经系统且部分以神经系统症状为首发症状。

（二）新冠肺炎会加重有认知障碍的老年患者抑郁、焦虑等心理问题

新冠肺炎已经成为国际关注的突发公共卫生事件，传播速度快，传染性强，尚无特异性治疗方法，给人们的生命健康带来了巨大的威胁，并易使人们产生恐慌、紧张的心理反应。而认知障碍合并新冠肺炎的老年患者在疫情期间，因居住环境改变、照护者更换、新冠肺炎感染症状导致躯体不适、活动受限、不能对疫情进行理性分析等因素影响，较普通新冠肺炎患者更易产生心理应激反应和病情波动，加重精神行为等症状。

（三）新冠肺炎对存在认知障碍的老年人影响更严重

由于自我防控行为减弱、抵抗力低下且合并基础疾病较多，使得该组人群较普通患者更易感染病毒，一旦被感染后病情进展更快、严重程度更高。

（四）认知障碍合并新冠肺炎的老年患者在疫情管控方面难度更大

新冠肺炎的老年患者合并存在认知障碍时，独立生活能力下降或丧失，学习、记忆、思维判断、执行等方面存在异常，往往不能配合医护人员，在治疗和护理方面照护负担重，病房管理难度大，甚至会加重医护人员已有的疫情心理应激反应。

（五）认知障碍合并新冠肺炎老年患者的护理观察要点

老年患者常合并基础疾病，有些症状会与原有基础疾病的症状混淆。认知功能障碍的老年患者往往不能准确描述症状、表达不适，对疾病的反应不如普通患者灵敏，会造成症状忽视。因此对此类患者护理时要注意以下方面：

1. 专科病情

包括密切监测患者意识状态、体温、血氧饱和度、呼吸频率与节律、血压以及全身症状如发热、咳嗽咳痰、胸闷、乏力、腹泻等，还需动态监测相关生化指标、影像学检查，加强基础疾病的观察与护理，如高血压、糖尿病、心脑血管疾病等。

2. 认知功能与日常生活活动能力

评估患者的认知功能障碍及严重程度，了解患者的饮食、睡眠、排泄、运动、心理、

社会支持、个人防护、个人清洁卫生等。评估患者生活自理能力，根据评估结果提供相应的护理措施。

3. 患者安全

包括用药安全、跌倒坠床、意外拔管、走失、误吸、烫伤、伤人、自伤等意外伤害。

4. 精神心理状态

在护理时需注意患者是否出现幻觉、错觉、妄想、焦虑、抑郁、淡漠、易激惹、冲动行为等行为，应用神经精神问卷（NPI）、老年抑郁量表（GDS）等评估工具正确识别患者的精神心理问题，予以干预，避免不良事件发生。

5. 潜在并发症

患者入院后 8 h 内完成压力性损伤、静脉血栓栓塞症、跌倒、吞咽功能等的评估，重点关注高危患者，予以相应的健康指导和干预，积极预防压力性损伤、静脉血栓栓塞症、误吸、便秘、失禁等并发症的发生。

## 四、管理措施

（一）病情观察与护理

1. 密切观察患者生命体征变化，重点监测体温、呼吸、血氧饱和度、神志等并做好相关护理记录；发热患者遵医嘱给予退热处理，做好发热的常规护理；注意患者的心功能，监测 24 h 出入量，维持水、电解质和酸碱平衡；呼吸困难患者需保持呼吸道通畅，根据呼吸形态和血气分析结果，遵医嘱实施氧疗，治疗期间要耐心做好解释工作，取得患者配合，观察氧疗效果；指导患者有效咳嗽咳痰，协助拍背，遵医嘱给予雾化治疗、机械辅助排痰。患者呼吸频率、节律变化，$SPO_2$ 降低时，及时查找变化原因。痰液堵塞致通气不足者，快速清除呼吸道分泌物。呼吸机辅助呼吸患者根据生命体征和呼吸机报警原因，调节呼吸机各参数，予以对症处理，确保患者生命体征的稳定。

2. 遵医嘱正确采集、监测患者的血常规、肝肾功能、心肌酶、凝血功能、血气分析等实验室指标，操作前耐心做好解释工作，安抚患者，取得其配合。

3. 观察并评估患者认知功能和生活自理能力、睡眠状况、有无神经精神症状及严重程度。

4. 监测血糖、血压，积极治疗基础疾病，对轻、中度认知障碍患者进行疾病的相关健康宣教，并根据病情变化进行治疗和护理方案的调整。

（二）个人防护管理

加强对患者的疫情防控知识宣教，传播权威疫情信息，让患者充分认识新型冠状病毒肺炎疫情的危害性，提高防范意识和自我保护能力。指导患者做好个人防护，正确佩戴口罩并定期更换、勤洗手、咳嗽打喷嚏时需用纸巾遮挡口鼻，保持良好的卫生和健康习惯。告知患者活动范围限于病房及病房门口，不可在走廊散步或与他人聚集聊天。对有认知障碍不配合的患者需加强监管，协助其做好个人防护。

（三）日常生活管理

1. 隔离病区禁止家属探视及陪护，患者物品做到专人专用，外带物品由医院统一进行接收消毒，再统一放置各病区污染通道口，由本病区护士接收转交给患者。

2. 饮食由护士统一发放，使用一次性餐具，加强营养支持，鼓励优质蛋白、清淡易消化饮食；对无法自行进食患者，协助其进食；或根据医嘱给予静脉或肠内营养治疗。对生活不能自理的患者予以口腔护理。

3. 帮助患者建立规律的生活作息，养成良好的睡眠习惯；出现睡眠倒置者，尽量让其白天不睡觉或少睡觉，增加活动，以使他们能在夜间休息。患者存在睡眠障碍时，遵医嘱使用改善睡眠的药物。

4. 老年痴呆患者大小便失禁的原因包括患者不能认识到什么时候需要去卫生间、忘记哪里是卫生间，或者身体本身的原因导致失禁。日常护理中需观察患者非言语的细节，了解其大小便前的习惯性表现如坐立不安、做出不寻常的脸部表情、踱来踱去或突然沉默，这些细节都表示患者可能需要如厕。定时提醒中重度认知障碍的患者如厕，避免失禁的发生。必要时考虑使用失禁产品。定期清洗患者的敏感部位，保持局部皮肤的清洁，预防并发症。由于患者肌肉力量减弱，在进行大小便护理时，比普通患者需要更多的时间。患者的各种活动都有可能诱发呼吸困难加重，因此在进行生活护理时，也需密切观察病情变化。

（四）用药管理

根据医嘱正确进行抗病毒治疗、免疫治疗、中医治疗等对症支持治疗，管理好患者的口服药，责任护士需全程协助患者定时定量遵医嘱服药，避免过量或误服。当患者拒绝服药时，需查找原因，必要时与负责医生沟通。对伴有严重精神症状的患者，不能将药品直接交予患者，需看服到口。密切观察用药后疗效，特别注意用药后的不良反应，出现异常情况及时报告医生。

（五）安全管理

老年痴呆患者由于记忆力减退、认知功能障碍、感觉迟钝、步态不稳等问题，常可发生走失、跌倒、烫伤、烧伤、误服、自伤或伤人等意外，因此，安全护理极为重要。

1. 对患者进行动态评估，识别跌倒坠床的高危患者并予以重点防护；保持地面干燥，卫生间使用防滑垫，正确使用床栏；及时给予患者生活协助，将患者的生活物品放置在便于取放的地方，指导患者使用扶手、坐式马桶，穿防滑鞋，合适大小衣裤；对于轻中度认知障碍患者，进行防跌倒坠床宣教。

2. 患者相关检查尽可能在床旁完成，外出 CT 检查时需专人全程陪同，根据患者病情正确选择轮椅、平车等，做好隔离措施同时做好病房与检查科室无缝交接班，病区设立门禁。

3. 对患者加强巡视，妥善固定各类管道，班班交接，患者躁动不配合时需稳定患者情绪，加强看护，必要时合理选择保护性约束并做好保护性约束护理常规。患者洗澡或喝水时注意试好水温，防止烫伤。责任护士应将锐器、利器统一放在隐蔽处，以免患者自伤或伤人。当患者出现情绪不稳或暴力行为时，应冷静对待，避免正面冲突，找出出现暴力行为的原因，采取针对性的措施。

（六）心理与精神行为管理

隔离期间需关心患者，协助患者与家人电话保持联系，尽可能满足患者的基本需求。护士需要评估患者的认知改变、情绪反应和行为变化，细心识别患者的不良心理状态，提供适当的情感支持，并提供连续的信息支持，以消除患者的不确定感、被隔离感和焦虑情绪，鼓励患者树立战胜疾病的信心。指导患者尝试不同形式的放松训练，丰富隔离生活，如看书、绘画、听音乐等，分散患者注意力。

痴呆的精神行为症状（behavioral and psychological symptoms of dementia, BPSD）指痴呆患者除了记忆等认知功能损害之外，常常会出现感知觉、情感及思维行为的异常或紊乱，包括妄想、幻觉、错觉、焦虑、抑郁、淡漠、易激惹、冲动行为等。隔离期间，需正确识别与评估患者的精神行为症状，详细记录症状出现的诱发因素、表现形式、持续时间、频率和强度。保管好刀、剪等危险物品，关闭门窗，防范意外。视听觉障碍者应佩戴眼镜和助听器。温和对待患者，转移其注意力，减少敌对和不信任感。遵医嘱予以药物治疗。当患者可能对自己或他人造成伤害时，可使用躯体约束或寻求精神专科帮助。

（七）肺功能与认知功能康复训练

重型、危重型患者在急性期和恢复期，均表现有不同程度的功能损害。其中以呼吸功能障碍、躯体运动功能障碍、认知功能障碍尤为明显。需评估患者的呼吸、心脏、运动、ADL 功能障碍及严重程度。重点关注呼吸功能，通过体位管理、呼吸功能训练、物理治疗促进患者呼吸功能的恢复。根据评估结果和患者的自身条件，予以个性化的认知训练，尽可能维持患者目前的认知状态，促进认知功能的恢复，延缓疾病的临床进展。具体训练内容包括：记忆力训练、定向力训练、语言沟通能力训练、计算能力训练、日常生活能力训练等。建议每周 5 ~ 6 次，每次 1 h。训练强调以患者为主体，时间和强度遵循个体化原则。

（八）并发症管理

1. 压力性损伤

氧疗、无创通气患者应定时观察面罩或导管所接触的皮肤血运情况、有无压迫，必要时使用预防性敷料给予保护。督促或协助卧床患者定期翻身，使患者处于舒适体位，正确选用气垫床、三角枕等支撑面。大小便失禁患者需积极遵医嘱治疗，保持局部皮肤清洁干燥，预防失禁性皮炎；保持床单位清洁平整。

2. 深静脉血栓

评估患者静脉血栓栓塞症的风险，根据风险程度给予相应健康指导和预防措施。指导患者多喝水，每天 2 000 mL。鼓励患者在隔离区域内适当活动。指导或协助卧床患者床上进行主动或被动活动，如踝泵运动、拳泵运动等；中高危患者予以机械性物理预防；高危患者遵医嘱使用抗凝药物。每天观察患者有无肢体肿胀、疼痛、发热及 Homan 征阳性等下肢深静脉形成的症状和体征；有无呼吸困难、胸痛、咯血、血氧饱和度降低等肺栓塞症状。一旦发生肺栓塞积极配合医生进行抢救。在预防用药物过程中，注意观察是否有出血倾向或凝血功能异常，一旦出现立即报告医生并进行相应处理。

3．误吸

根据患者病情和吞咽功能选择合适饮食。保证患者有充足的时间进食，提醒患者要细嚼慢咽。患者不能自行进餐时，应注意喂饭的速度不宜过快，应给予患者足够的咀嚼时间，待一口完全咽下后再喂下一口；对伴有吞咽困难的患者，宜选择黏稠、糊状、冻状的软食或半流食物，避免粗糙、干硬、辛辣刺激性食物；饮水呛咳时注意尽量减少单纯的饮水，而以水泡食物或食物裹汤、汁的形式保证进水量；使用抗精神病药和镇静催眠药物治疗的患者，需在完全清醒的状态下进食，必要时可留置胃管；卧床患者进食时抬高床头30°~45°，进食后 30 min 再放平床头，以防食物反流引起误吸。喂食时注意观察患者的面色及进食情况，发现有呛咳要立即停止喂食，发现患者面色紫绀时立即抢救；不能经口进食患者需留置胃管。保持口腔卫生，预防感染。

（郑悦平、赵　双）

# 第八节　糖尿病合并新冠肺炎老年患者的管理规范

伴随生活水平的提升，老年潜在的慢性代谢性疾病的发病率逐年上升。糖尿病是老年人常见的慢性代谢性疾病。新冠肺炎重症、死亡患者大部分是合并多种基础疾病的中老年患者，而糖尿病就是其中常见的基础疾病。据文献报道，10.1%~20.0% 的新冠肺炎患者患有糖尿病。在重症监护病房接受治疗的新冠肺炎患者中合并糖尿病的比例为 22.2%。因老年患者机体免疫力更弱，更有可能是新型冠状病毒感染的高危人群。因此，针对糖尿病合并新冠肺炎老年患者的疾病特点，在对老年新冠肺炎患者做好常规护理的同时，关注糖尿病的护理及管理，对于提高新冠肺炎的治愈率、防止其向重症肺炎发展、提高患者远期预后具有重要意义。

## 一、适用人群

本管理规范适用于在隔离病区接受隔离治疗的年龄 ≥ 60 岁新冠肺炎患者，且入院诊断合并糖尿病的人群。

## 二、老年糖尿病合并新型冠状肺炎人群特点

老年糖尿病是指老年人由于体内胰岛素分泌不足或胰岛素作用障碍，引起内分泌失调，从而导致物质代谢紊乱，出现高血糖、高血脂，蛋白质、水与电解质等紊乱的代谢病，老年糖尿病 95% 以上是 2 型糖尿病。老年糖尿病与其他人群相比，其临床特点表现为以下几方面。

1．起病隐匿且症状不典型

仅有 1/4 或 1/5 的老年患者有多饮、多尿、多食及体重减轻的症状，多数患者是在查体或治疗其他疾病时发现有糖尿病。因此，部分老年患者因新冠肺炎入院时通过系列检查才发现患有糖尿病。

2．并发症多

常并发皮肤及呼吸、消化、泌尿生殖等各系统的感染，且感染可作为疾病的首发症状出现。此外，老年糖尿病患者更易发生高渗性非酮症糖尿病昏迷和乳酸性酸中毒。老年糖尿病患者易出现各种大血管或微血管症状，如高血压、冠心病、脑卒中、肾脏病变、糖尿病视网膜病变、皮肤瘙痒等。

3．多种老年病并存

易并存各种慢性非感染性疾病，如心脑血管疾病、缺血性肾病、白内障等。老年糖尿病患者常合并多种慢性病，机体免疫力更弱，是病毒感染的高危人群。

4．易发生低血糖

自身保健能力及依从性差，可使血糖控制不良或用药不当，引起低血糖的发生。

5．糖尿病和新冠肺炎相互影响

糖尿病患者常存在 $CD3^+T$ 细胞减少、$CD4^+/CD8^+T$ 细胞比例失调、NK 细胞活性下降等免疫功能异常，机体免疫应答能力下降，故糖尿病患者是病毒感染的高危人群。而病毒感染后糖尿病病情可能进一步加重，如血糖控制不佳会导致糖尿病患者易发生各种细菌、真菌等感染，一旦发生肺部感染多为重症病例，这时血糖更难控制，导致病情加重甚至恶化，形成恶性循环。在此基础上易发生多器官功能障碍，更易发生重症感染和死亡。

## 三、观察要点

除常规监测新冠肺炎相关的症状体征外，还需结合糖尿病的特点对患者的血糖水平、糖尿病相关的症状体征以及相关并发症进行观察。

1．生命体征观察

严密监测患者体温、呼吸、脉搏、血压等生命体征情况，发热患者根据医嘱给予退热处理，用药后密切监测体温变化和出汗情况。

2．呼吸系统观察

关注呼吸节律、频率、深度及指氧饱和度等，观察患者咳嗽、咳痰、胸闷、呼吸困难及紫绀情况。发现呼吸异常，及时上报医生并遵医嘱采取适当的呼吸支持措施。

3．一般状态及病情观察

注意观察患者的意识及全身症状，关注肌肉疼痛、乏力、腹泻情况。观察有无泌尿道、皮肤、肺部等感染，女性有无外阴部皮肤痛痒；有无四肢麻木等周围神经炎表现。警惕严重并发症的发生，注意观察患者有无食欲减退、恶心、呕吐、嗜睡、呼吸加快、加深，呼气呈烂苹果气味及脱水等酮症酸中毒表现；有无交感神经兴奋（如心悸、焦虑、出汗、饥饿感、皮肤感觉异常等）和中枢神经症状（如神志改变、认知障碍、抽搐和昏迷）等低血糖表现，部分老年患者发生低血糖时可表现为行为异常或其他非典型症状，应注意观察和识别。

4. 血糖观察

血糖控制不佳的糖尿病患者抵抗力相对较差，容易并发感染性疾病，因此积极控制好血糖非常重要。住院合并新冠肺炎糖尿病患者可根据病情制定相应的个体化血糖控制目标和治疗策略，并进行动态监测。轻型和普通型患者，设定严格或一般的血糖控制目标；高龄、无法耐受低血糖、存在器官功能不全或严重心脑血管疾病的患者，控制目标可适当宽松；重型或危重型患者，采取相对宽松的血糖控制目标（表 13-4）。若糖尿病病程 ≥ 15 年、存在无感知性低血糖病史、全天血糖波动大并反复出现低血糖、有严重并发症或伴发病（如肝肾功能不全）的患者为低血糖高危人群，应采用宽松的血糖控制目标。如发现血糖波动过大或持续高血糖，应及时通知医生。

表 13-4 住院患者血糖控制分层目标

| 组别 | 严格 | 一般 | 宽松 |
| --- | --- | --- | --- |
| 空腹或餐前血糖 / ($mmol \cdot L^{-1}$) | 4.4 ~ 6.1 | 6.1 ~ 7.8 | 7.8 ~ 10.0 |
| 餐后 2 h 或随机血糖 / ($mmol \cdot L^{-1}$) | 6.1 ~ 7.8 | 7.8 ~ 10.0 | 1.8 ~ 13.9 |

5. 皮肤情况观察

当血糖控制不良时患者的皮肤状况会发生改变。主要的改变包括：因皮肤缺水引起的干燥、脱屑、皲裂、瘙痒、细菌感染引起毛囊炎、疖、痈，真菌感染引起皮肤红斑、水疱并伴严重瘙痒等，末梢神经病变、下肢供血不足等引起糖尿病足。一旦出现皮肤破溃，伤口不易愈合。因此，应注意密切关注皮肤状况，警惕有无上述皮肤症状改变。

6. 药物不良反应观察

使用降糖药，容易出现胃肠道反应、低血糖、水肿、体重增加、生殖泌尿道感、皮疹等不良反应，应注意观察并给予对应处理。

## 四、管理措施

（一）生活护理

1. 饮食护理

科学饮食能有效改善营养状况、有助于新冠肺炎的防控及糖尿病患者血糖的管理。

（1）饮食种类：应注意充分摄入蛋白质和适当的碳水化合物，进食清淡、少盐、易消化食物，饭菜要做熟，不食用野生动物。多食新鲜蔬菜，多饮水，兼食鱼、蛋、奶类，补充大豆、坚果等，适当补充复合维生素制剂。

（2）注意事项：饮食治疗是老年糖尿病患者的基本疗法，方法和原则与其他年龄组无异，需注意少量多餐。护理人员应定时定量协助患者用餐。当患者高热食欲不佳时，条件允许时为患者准备菜汤、稀饭、牛奶等流质食物果，既能补充水分，又能补充维生素、蛋白质等，保证患者营养，促进机体早日康复。

### 2. 休息与运动

在新冠肺炎急性期，嘱患者卧床休息，减少耗氧，保存体力；当患者病情趋于稳定时，嘱其下床活动，循序渐进；当患者处于康复期，嘱其加强身体锻炼，增强机体抵抗力。

（1）运动的方式：有氧运动为主。

（2）最佳运动时间是餐后 1 h（以进食开始计时），若有心、脑血管疾病或严重微血管病变者，应按具体情况选择运动方式。

（3）运动量的选择：合适的运动强度为活动时患者的心率达到个体60%的最大耗氧量（心率 =170- 年龄）。每次30 ~ 40 min，包括运动前准备活动和运动结束整理运动时间，可根据患者具体情况逐渐延长。肥胖患者可适当增加活动次数。用胰岛素或口服降糖药者最好每天定时活动。

（4）注意事项：①运动前评估糖尿病的控制情况，根据患者具体情况决定运动方式、时间以及运动量。②运动中需注意补充水分。③在运动中若出现胸闷、胸痛、视力模糊等应立即停止运动，并及时处理。④运动后应做好运动日记，以便观察疗效和不良反应。⑤运动前后要加强血糖监测。⑥患者如有血糖 ≤ 3.9 mmol/L 或血糖 > 16.7 mmol/L，指导患者禁止运动，病情稳定后方可逐步恢复运动。

### 3. 皮肤护理

（1）预防外伤：病床床单坚持每天一换，以避免床上有轻微碎屑、杂物划伤患者皮肤黏膜。叮嘱患者需选择柔软、宽松的衣物，坚决避免紧身衣服。在患者卧床休息期间，应将防护栏放开，以防止患者发生坠床等情况。在运动时，要严格限制活动区域和运动强度，以避免跌倒、滑倒等意外事件。若使用电热毯、暖水袋等保暖措施，护理人员需加强巡视强度，以防患者烫伤皮肤。

（2）糖尿病足护理：在对老年糖尿病患者的诊治、护理过程中须严密观察患者是否出现糖尿病足。护理人员在对患者进行每日巡视时，应详细询问患者足部是否出现麻木、疼痛等情况，密切观察患者足部的颜色变化，叮嘱和指导患者每日睡前用温水洗脚，保持足部清洁，以防止糖尿病足感染情况发生。

（二）专科护理

### 1. 呼吸道症状管理

（1）根据患者疾病程度，遵医嘱给予适当的呼吸支持措施。使用呼吸机辅助通气患者，按医嘱调节呼吸机参数；气管切开及气管插管患者，原则上采用密闭式吸痰，做好人工气道护理。

（2）观察患者咳嗽咳痰症状有无减轻，痰液的颜色，性、质、量；观察大便次数、性质、量，并做好记录。

（3）患者咳嗽咳痰时，嘱其多饮水，稀释痰液，指导其有效咳嗽，必要时协助拍背，促进痰液排出。患者胸闷时，摇高床头，使其处于半卧位，适当调节氧流量，安慰患者，避免恐惧加重患者胸闷症状。

**2. 给药护理**

为预防新冠肺炎，需指导糖尿病患者按医嘱进行治疗，尽量达到或维持相对理想的血糖水平。遵医嘱指导患者按时、按剂量、按要求正确用药，并随时观察用药效果、有无不良反应。合并新冠肺炎糖尿病患者治疗首选胰岛素，使用胰岛素需注意以下几点。

（1）准确用药：熟悉各种胰岛素的名称、剂型及作用特点。准确执行医嘱，按时注射。使用时应注意注射器与胰岛素浓度的匹配。使用胰岛素笔时要注意笔与笔芯相互匹配，每次注射前确认笔内是否有足够剂量，药液是否变质等。

（2）胰岛素的保存：未开封的胰岛素放于冰箱 2 ~ 8℃冷藏保存，正在使用的胰岛素在常温下（不超过 25 ~ 30℃）可使用 28 ~ 30 天，无须放入冰箱，但应避免过冷、过热、太阳直晒、剧烈晃动等，否则可因蛋白质凝固变性而失效。

（3）注射部位的选择与轮换：采用皮下注射胰岛素时，宜选择皮肤疏松部位，如上臂三角肌、臀大肌、大腿前侧、腹部等。腹部吸收胰岛素最快，其次分别为上臂、大腿和臀部，注射部位要经常轮换，长期注射同部位可能导致局部皮下脂肪萎缩或增生、局部硬结。尽量每天同一时间在同一部位注射，选择无硬结的部位；如产生硬结，可热敷，但要避免烫伤。

（4）监测血糖：注射胰岛素的患者一般常规监测血糖每天 2 ~ 4 次，防止感染。注射胰岛素时应严格无菌操作，针头一次性使用。使用胰岛素泵时应定期更换导管和注射部位以避免感染及针头堵塞。一定要鉴别患者的临床表现是属于病情变化还是药物不良反应。

**3. 常见并发症的预防及处理**

（1）低血糖的预防及处理：作为最常见且最严重的并发症，低血糖严重影响着糖尿病患者，尤其在老年患者中难识别。若不能及时诊治，严重者可能诱发不可逆的脑损伤，甚至死亡。平时给患者床旁及身边准备一些糖块等食品，作为应急之用。当血糖 ≤ 3.9 mmol/L 时，可参照《中国 2 型糖尿病防治指南》（2017 年版）中低血糖应急处理流程进行应急处理。重点根据患者意识状态不同，遵医嘱给予患者口服糖类食品或 50% 葡萄糖液静脉注射，每 15 min 监测血糖 1 次。护士注意了解发生低血糖的原因，必要时遵医嘱协助患者调整用药，对患者进行健康教育，确保服药依从性。

（2）酮症酸中毒的应急处理：①嘱患者卧床休息，给予氧气吸入，立即通知医生；②迅速建立有效的静脉通路，遵医嘱给予胰岛素泵入；③给予多功能监护，监测血糖；④密切观测患者的生命体征及出入量，并详细记录；⑤病情逐渐好转稳定后，向患者及家属了解发生酮症中毒的诱因，协助制定有效的预防措施；⑥认真做好护理，加强巡视及交班。

**（三）心理护理**

在治疗初期，老年人会表现为精神高度紧张；在治疗阶段，患者会因为症状较轻而对诊断持怀疑态度，拒绝配合治疗和护理；随着各种严重并发症的出现，有些患者会自暴自弃，甚至悲观厌世。老年糖尿病患者的注意力、对新知识的回忆能力和想象力均较同龄组非糖尿病患者差，因此需要耐心细致地予以帮助和支持。

1. 建立良好沟通

给予亲切感，满足患者生活物质需求；与患者建立融洽关系，多关爱患者，满足其归属感。

2. 做好解释宣教

考虑到老年人理解力差、记忆力减退的特点，应注意用通俗易懂的语言耐心细致地向患者讲解糖尿病及新冠肺炎的病因、临床表现、治疗方案及注意事项；向患者及家属详细讲解口服降糖药的种类、计量、给药时间和方法，教会观察药物的不良反应；使用胰岛素者，应配合各种教学辅助工具，教会患者正确的注射方法；指导患者掌握血糖、血压、体重指数的监测方法。

3. 增强自护能力

增强患者的自护能力是提高治疗信心和生活质量的关键。教会患者饮食与运动治疗的原则和方法；教会患者足部护理的方法和技巧；指导患者正确处理精神压力，保持平和的心态。

4. 做好心理疏导

患者病情有所好转时，多给予鼓励，增强患者战胜疾病的信心。患者处于隔离状态，无家人陪伴，难免出现孤独情绪，嘱其多与家人进行视频聊天以沟通感情；多听音乐放松心情；采用放松技术分散注意力；护士进入患者病房时给予鼓励安慰，及时解答疑惑。

（殷　欣、丛　悦、王鹏举）

# 参考文献

[1] 中国健康教育中心组织编写 . 新冠肺炎心理健康指导手册 [M]. 北京：人民卫生出版社 , 2020.

[2] 中华预防医学会新冠肺炎防控专家组 , 中华预防医学会 . 新冠肺炎流行病学特征的最新认识 [J]. 中华流行病学杂志 , 2020, 41（2）：139-144.

[3] 中国疾病预防控制中心新冠肺炎应急响应机制流行病学组 . 新冠肺炎流行病学特征分析 [J]. 中华流行病学杂志 , 2020, 41（2）：145-151.

[4] 华中科技大学同济医学院附属同济医院护理部 , 中国医学科学院北京协和医院护理部 , 中华护理学会重症护理专业委员会 , 等 . 重症危重型新冠肺炎患者整体护理专家共识 [J]. 中华护理杂志 , 2020, 55（3）：481-486.

[5] 王霞 , 孙超 , 胡慧秀 , 等 . 老年重症新冠肺炎患者护理专家共识 [J]. 中华老年医学杂志 , 2020, 39（3）：243-247.

[6] 范利 , 曹丰 , 刘宏斌 , 等 . 新冠肺炎诱发的老年多器官功能障碍综合征诊疗专家建议（试行第 1 版）[J]. 中华老年多器官疾病杂志 , 2020, 19（3）：161-173.

[7] 高钰琪 . 基于新冠肺炎病理生理机制的治疗策略 [J]. 中国病理生理杂志 , 2020, 36（3）：568-572, 576.

[8] 国家老年疾病临床医学研究中心（解放军总医院）, 中国老年医学学会 , 解放军老新型年医学专业委员会 . 新型冠状病毒肺炎诱发的老年多器官功能障碍综合征诊疗专家建议（试行第 1 版）[J]. 中华老年多器官疾病杂志 , 2020, 19（3）：161-173.

[9] 陈思峰 . 2019 新型冠状病毒导致的致命肺渗漏的病理生理学机制和防治策略：兼论血透的应用与依据 [J].

中国病理生理杂志, 2020, 36（3）: 562-567.

[10] 王威, 张颖倩, 李中轩, 等. 合并心血管基础疾病的新冠肺炎老年患者的临床特点与管理 [J]. 中华老年多器官疾病杂志, 2020, 19（3）: 195-198.

[11] 吴小平, 王培利, 王承龙. 新冠肺炎的心脏损害及对策探析 [J]. 中国中西医结合杂志, 2020, 40（3）: 275-278.

[12] 深圳市医师协会神经内科医师分会, 深圳市医师协会神经内科分会中枢神经系统感染与免疫学组. 新冠肺炎疫情时期中枢神经系统感染与免疫相关疾病诊疗预案（试行第一版）[J]. 广东医学. 2020, 41（6）: 549-554.

[13] HUANG C, WANG Y, LI X, et al. Clinical features of patients infected with 2019 novel coronavirus in Wuhan, China[J]. Lancet, 2020, 395（10223）: 497-506.

[14] WANG D, HU B, HU C, et al. Clinical characteristics of 138 hospitalized patients with 2019 novel coronavirus-infected pneumonia in Wuhan, China[J]. JAMA, 2020, 323（11）: 1061-1069.

[15] CHEN N, ZHOU M, DONG X, et al. Epidemiological and clinical characteristics of 99 cases of 2019 novel coronavirus pneumonia in Wuhan, China: a descriptive study[J]. Lancet, 2020, 395（10223）: 507-513.

[16] TALBOT H K. Influenza in older adults[J]. Infect Dis Clin North Am, 2017, 31（4）: 757-766.

[17] WILHELM M. Influenza in older patients: a call to action and recent updates for vaccinations[J]. Am J Manag Care, 2018, 24（2）: S.15-24.l.

[18] 倪忠, 秦浩, 李洁, 等. 新冠肺炎患者经鼻高流量氧疗使用管理专家共识 [J]. 中国呼吸与危重监护杂志, 2020, 19（2）: 110-115.

[19] 葛慧青, 代冰, 徐培峰, 等. 新冠肺炎患者呼吸机使用感控管理专家共识 [J]. 中国呼吸与危重监护杂志, 2020, 19（2）: 1-4.

[20] RHODES A, EVANS L E, ALHAZZANI W, et al. Surviving sepsis campaign: international guidelines for management of sepsis and septic shock: 2016[J].Intensive Care Med, 2017, 43（3）: 304-377.

[21] 中国医师协会呼吸医师分会危重症医学专业委员会, 中华医学会呼吸病学分会危重症医学学组. 体外膜式氧合治疗成人重症呼吸衰竭推荐意见 [J]. 中华结核和呼吸杂志, 2019, 42（9）: 660-684.

[22] 曾聪彦, 曹海丽, 梅全喜.《新冠肺炎诊疗方案（试行第七版）》中的中药注射剂合理使用及用药监护要点 [J]. 中国药师, 2020, 23（5）: 1-6.

[23] 曹俊, 唐佩军, 朱烽烽, 等. 糖皮质激素在新冠肺炎治疗中的药学监护 [J]. 江苏大学学报（医学版）, 2020, 30（2）: 1-5.

[24] 中国康复医学会, 中国康复医学会呼吸康复专委会, 中华医学会物理医学与康复学分会心肺康复学组.2019 新冠肺炎呼吸康复指导意见（第二版）[J]. 中华结核和呼吸杂志, 2020, 43（4）: 308-314.

[25] 王晓芝, 孙婷, 韩芳. 危重症患者的睡眠障碍 [J]. 中华医学杂志, 2018, 98（44）: 3553-3555.

[26] SALANDIN A, KORNADT O.Noise in an intensive care unit[J].J Acoust Soc Am, 2011, 130（6）:3754-3760.

[27] ANDERSEN J H, BOESEN H C, Skovgaard O K.Sleep in the Intensive Care Unit measured by polysomnography[J].Minerva Anestesiol, 2013, 79（7）: 804-815.

[28] KAMDAR B B, NEEDHAM D M, COLLOP N A. Sleep deprivation in critical illness: its role in physical and psychological recovery[J]. J Intensive Care Med, 2012, 27（2）: 97-111.

[29] 吴欣娟, 孙红. 实用新冠肺炎护理手册 [M]. 北京: 人民卫生出版社, 2020.

[30] 乔杰, 金昌晓. 新冠肺炎相关专科问题的处理 [M]. 北京: 北京大学医学出版社, 2020.

[31] 蒋艳, 刘素珍, 王颖. 新冠肺炎防控医院护理工作指南 [M]. 成都: 四川科学技术出版社, 2020.

[32] 李晓寒, 尚少梅. 内科护理学 [M]. 6 版. 北京: 人民卫生出版社, 2017.

[33] 李雅萍, 王燕庆. 某院呼吸系统疾病老年住院患者结构分析 [J]. 中国病案, 2019, 20（8）: 52-55.

[34] MUELLER C, COMPHER C, ELLEN D M, et al. A.S.P.E.N. clinical guidelines: Nutrition screening, assessment, and intervention in adults[J]. JPEN J Parenter Enteral Nutr, 2011, 35（1）: 16-24.

[35] SINGER P, BLASER A R, BERGER M M, et al. ESPEN guideline on clinical nutrition in the intensive care unit[J]. Clin Nutr, 2019, 38（1）: 48-79.

[36] GOMES F, SCHUETZ P, BOUNOURE L, et al. ESPEN guidelines on nutritional support for polymorbid

internal medicine patients[J]. Clin Nutr, 2018, 37（1）：336-353.

[37] 乔杰．新冠肺炎疑似和确诊患者的心血管急症如何处理 [M]// 新冠肺炎相关专科问题的处理．北京：北京大学医学出版社，2020．

[38] 陈韵岱，薛浩．新冠肺炎合并心血管疾病的临床问题探讨 [J]．中国介入心脏病学杂志，2020，28（2）:107-109．

[39] 李娟．暴发性病毒性心肌炎并心源性休克患者的护理 [J]．现代实用医学，2012，24（9）:1063-1064．

[40] 王威，李中轩．合并心血管基础疾病的新冠肺炎老年患者的临床特点与管理 [J]．中华老年多器官疾病杂志，2020,19（3）：195-197．

[41] 杨爱平，阳成英．新型冠状病毒肺炎患者的护理管理 [J]．护理研究，2020，34（4）:563-564．

[42] 中国疾病预防控制中心新型冠状病毒应急响应机制流行病学组．新冠肺炎流行病学特征分析 [J]．中华流行病学杂志，2020，41（2）:145-151．

[43] 中华医学会心血管病学分会．新冠肺炎疫情防控期间心血管急危重症患者临床处理原则的专家共识 [J]．中华心血管病杂志，2020,48（3）：189-192．

[44] HUANG C, WANG Y, LI X, et al. Clinical features of patients infected with 2019 novel coronavirus in Wuhan, China [J]. Lancet, 2020, 1-10.

[45] 尤黎明，吴瑛．内科护理学 [M]. 6 版．北京：人民卫生出版社，2018．

[46] 陈靖，张倩．老年慢性肾脏病患者营养管理 [J]．肾脏病与透析肾移植杂志，2019，28（6）：548-549．

[47] 陈琼，王丽静，余维巍，等．老年人新冠肺炎防治要点（试行）（诊疗方案）[J]．中华老年医学杂志，2020，39（2）:113-118．

[48] 孙红，汪晖，吴欣娟，等．重型危重型新冠肺炎患者整体护理专家共识[J]．中华护理杂志，2020，55（3）：481-486．

[49] 杨向红，孙仁华，陈德昌．新冠肺炎诊治：急性肾损伤不容忽视 [J]．中华医学杂志，2020，100（16）:1205-1208．

[50] 赵建平，胡轶，杜荣辉，等．新冠肺炎糖皮质激素使用的建议 [J]．中华结核和呼吸杂志，2020，43（3）：183-184．

[51] 中国老年学和老年医学学会心脑血管病专业委员会，中国医师协会心血管内科医师分会．老年高血压的诊断与治疗中国专家共识（2017 版）[J]．中华内科杂志，2017，56（11）：885-892．

[52] 中华医学会老年医学分会肾病学组，国家老年疾病临床医学研究中心．老年慢性肾脏病诊治中国专家共识（2018 版）[J]．中华老年医学杂志，2018，37（7）：725-731．

[53] 中华医学会肾脏病学分会专家组．新型冠状病毒感染合并急性肾损伤诊治专家共识 [J]．中华肾脏病杂志，2020，36（3）:242-246．

[54] 李燕明，施红．老年新冠肺炎诊断和治疗专家共识 [J]．中国医师杂志,2020,22（2）:161-165．

[55] 徐燕，刘洪生，胡克，等．新冠肺炎疫情期间肺癌患者临床管理 [J]．中国肺癌杂志,2020,23（3）:136-141．

[56] 郑荣寿，顾秀瑛，李雪婷，等．2000—2014 年中国肿瘤登记地区癌症发病趋势及年龄变化分析 [J]．中华预防医学杂志，2018，52（6）：593-600．

[57] 中国疾病预防控制中心新型冠状病毒肺炎应急响应机制流行病学组，中国疾病预防控制中心．新冠肺炎流行病学特征分析 [J]．中华流行病学杂志，2020，41（2）：145-151．

[58] 何昊，关青，张浩波，等．新版轻度认知障碍临床指南概要 [J]．中华诊断学电子杂志,2018,（6）3：145-150．

[59] 贾建军．老年认知功能障碍的筛查与诊断 [J]．中华老年心脑血管病杂志,2016，18（4）：337-338．

[60] 李燕明，施红．老年新冠肺炎诊断和治疗专家共识 [J]．中国医师杂志，2020，22（2）：161-165．

[61] 张红鸭，陈涓涓，周艳霞，等．新冠肺炎疫情时期中枢神经系统感染与免疫相关疾病诊疗预案（试行第一版）[J]．广东医学,2020,41（6）:549-553．

[62] 龚燕平，马丽超，李春霖．新冠肺炎疫情下老年糖尿病患者的管理 [J]．中华老年多器官疾病杂志,2020,19（3）：208-211．

[63] 中华医学会糖尿病学分会．中国 2 型糖尿病防治指南（2017 年版）[J]．中华糖尿病杂志，2018，10（1）：4-67．

[64] 中国老年保健医学研究会老年内分泌与代谢病分会 . 新冠肺炎疫情期间老年糖尿病患者疾病管理与应急指引 [J]. 中国糖尿病杂志，2020, 28（1）：1-6.

[65] 龚晓明，宋璐，李航，等 . 2 型糖尿病合并新冠肺炎患者临床及 CT 影像特点分析 [J]. 中国糖尿病杂志，2020, 28（3）：167-171.

[66] 中国医师协会内分泌代谢科医师分会，中国住院患者血糖管理专家组 . 中国住院患者血糖管理专家共识 [J]. 中国内分泌代谢杂志，2017（33）1：1-10.

[67] 中华护理学会糖尿病护理专业委员会 . 住院成人高血糖患者血糖监测医护协议处方共识 [J]. 中华护理杂志，2019（54）8：1-10.

[68] 孙玉梅，张立力 . 健康评估 [ M ]. 4 版 . 北京：人民卫生出版社，2017.

[69] 化钱珍，胡秀英 . 老年护理学 [M]. 4 版 . 北京：人民卫生出版社，2017.

[70] 纪立农，郭晓蕙，黄金，等 . 中国糖尿病药物注射技术指南 [J]. 中国糖尿病杂志，2017, 9（2）:79-105.

[71] 中华糖尿病杂志指南与共识编写委员会 . 中国糖尿病药物注射技术指南（2016 年版）[J]. 中国糖尿病杂志，2017, 9（2）：79-105.

# 第十四章 老年新冠肺炎患者的院内转运规范

新冠肺炎主要通过呼吸道飞沫和密切接触传播，传染性强，人群普遍易感。患者在住院期间应尽量减少与外界的接触，尽量在隔离病区内完成各类检查、治疗。如因病情需要外出检查或转换科室，应提前与相应检查室和转换科室联系，做好转运期间各类评估、防护与消毒工作，确保转运安全。

## 一、转运前准备

### （一）人员准备

1. 人员资质

转运护送人员资质与数量需根据患者病情合理配备。病情稳定、生活自理的患者可由陪检员陪同外出检查；行动不便或生活部分自理患者由医护人员陪同外出检查；生活完全不能自理、病情危重患者根据需要可安排多名医护人员陪同外出检查。

2. 人员防护

（1）工作人员防护：转运工作人员按二级防护要求做好自身防护，如配备一次性工作帽、医用防护口罩（N95）、防护服、一次性鞋套、一次性乳胶手套、快速手消毒剂、防护眼镜或面屏。患者在转运中进行气管插管、气管切开等有可能发生呼吸道分泌物、体内物质的喷射或飞溅的操作时，需做好三级防护。防护要求：在二级防护的基础上加戴头罩，或将医用防护口罩、护目镜或防护面罩换为全面具或更高级别带电动送风过滤式呼吸器；严格执行手卫生；穿脱个人防护物品时要严格按照操作规范。

（2）患者防护：患者佩戴一次性外科口罩。气管插管、气管切开的患者，可佩戴负压隔离头罩确保内部病原微生物不泄漏。

### （二）仪器/设备准备

根据患者病情准备适宜的转运设备，包括转运床、平车、轮椅、保护用具如约束带、输液泵、输氧装备、监护仪、急救盒、呼吸机等。转运前检查设备的安全性能和运行是否正常，包括电量充足、显示正常、显示参数与患者病情相符。吸氧管道与氧气装置连接紧密，妥善固定吸氧管于面部，携带氧气充足。输液泵妥善固定于输液架上，输液泵显示速度与实际流速相符；监护仪妥善放置于转运床空隙处，心电导联、血压计袖带、血氧探头连接完好，监护仪警报参数设置正常，各参数显示正常。便携式呼吸机管路各处连接紧密，调节好呼吸机参数，检查气道高压、管路脱开、氧气不足、电量不足等报警正常，患者生命体征稳定。

### （三）患者准备

转运前评估患者病情并记录其神志、瞳孔、生命体征、血氧饱和度、活动能力，管道、皮肤、静脉通路及用药情况。无法清理呼吸道的患者予以吸痰；躁动、抽搐的患者遵医嘱予以镇静剂或约束带。自上到下的顺序仔细检查患者留置的管道，妥善固定，确保管道连接处紧实。将尿管、腹部伤口引流管等可暂时关闭的引流管道夹闭并与引流袋固定到患者的腹部；将需持续引流的管道妥善固定和放置，避免出现压迫、变形、脱离。保证危重患者静脉输液顺畅，有利于急救时用药；与清醒患者沟通，告知检查的名称、目的、部位、时间及注意事项，取得患者的配合；告知患者转换科室的原因，安慰患者，取得理解与配合；家属知情同意；危重型患者需待其生命体征平稳、具有转运指征时方可转运。根据患者病情准备好急救药品和急救箱。

### （四）转运路线

新冠肺炎属于呼吸道传染病，患者转运需走专用通道。需根据病房和医院布局，预先安排好转运电梯、路线，避免交叉感染。

### （五）与接收部门沟通

转运前与检查室或接收部门沟通，告知患者的基本情况及特殊注意事项，包括特殊设备的准备如呼吸机。转运前需要确认接收部门已做好接收准备。

## 二、转运途中

### （一）体位

转运过程中患者体位需与病情相符，要保证患者生命体征的平稳；不能因为转运加重患者的病情或者二次损伤器官或组织，确保骨折无错位，神经及血管无挤压；尽量减轻患者的不适和疼痛；体位的采用应简单、容易摆放；转运时使用护栏或使用约束带妥善固定，确保患者安全。

### （二）管道

妥善固定，位置正确。关注管道情况，避免出现压迫、变形、脱出。输液架固定，高度合适；输液管路长度合适；禁止将输液瓶放置在病床上；保证静脉输液的通畅和滴速的准确；支持呼吸和循环的药物必须使用输液泵输注，不得随意停止中断药物输注；必须携带足够的液体和静脉输注药物。

### （三）仪器设备

携带的仪器设备运转正常。生命体征监测设备屏幕显示正常，心率、呼吸、血压、氧饱和度实时监测。呼吸支持设备：简易呼吸器使用正确；氧气能满足转运途中所需；呼吸机工作正常。新冠肺炎属烈性呼吸道传染病，应尽量避免患者呼吸道的开放。转运过程中应有专人看管呼吸机管路，尤其是上下搬运时。不能用胶带固定各接口，以免牵拉伤及患者或损坏设备。

（四）患者

意识障碍、呕吐的患者保持头偏向一侧。转运中防止剧烈震动，确保头部朝前，上下坡时选择头高位。注意保暖，避免受凉。护士应走在靠近患者头部两侧，密切观察患者病情变化。对危重患者实时监测血氧饱和度、血压、心率、呼吸频率与节律，对有呼吸机辅助呼吸的患者根据其生命体征调节呼吸机参数和吸氧浓度，必要时给予急救药品。与意识清醒的患者进行积极的交流，评估其病情。对有意识障碍的患者需密切观察神志、瞳孔变化，做好应急准备，一旦出现紧急情况应立即进行有效的救治。对心跳呼吸骤停的患者实施紧急心肺复苏术，遵医嘱应用抢救药物；呼吸频率、节律变化，$SpO_2$ 降低时及时查找变化原因。对有痰液堵塞致通气不足者，快速清除呼吸道分泌物。对有呼吸机辅助呼吸患者根据呼吸机报警原因，正确调节呼吸机各参数，适当调高呼吸机氧浓度。对有颅内压升高患者遵医嘱使用 20% 甘露醇快速静脉滴注，降低颅内压，缓解脑水肿，将头偏向一侧，确保呼吸道通畅。

（五）风险与应急处理

评估转运途中风险，知晓途中异常事件的判断与处置措施及流程，并能做出正确处置。

（六）防护

医护人员在转运过程中需注意自身防护，转运生活不能自理或危重患者时必须至少两人同行，互相检查监督。穿戴个人防护物品时应将手套与防护服袖口处、鞋套口上端扎紧，必要时用胶带固定，以免搬运患者过程中因动作幅度较大导致防护服松动、脱落或互相踩踏，增加感染机会。穿戴个人防护用品导致医务人员行动不便，听觉、视觉、触觉敏感性降低，汗液蒸发、呼气等原因导致护目镜或面屏起雾，因此建议转运危重患者时，配置 4 名医护人员协同完成转运任务。

## 三、转运后

（一）交接

外出检查的患者，需提前电话联系病区值班护士，告知患者预计返回病区的时间并做好接应的准备。将患者送回房间后，妥善安置患者，取舒适体位，将转运设备连接回主电源，确保设备工作正常。测量患者生命体征，书写相关记录。

患者转运至其他科室后，转运护士对接收护士交接患者基本信息：姓名、诊断、入院主诉、手术名称与部位、转科原因、生命体征、治疗用药与静脉通路、重要的检查结果、管道、皮肤情况、心理状况、患者的病历、影像资料、药物等。如遇患者病情变化，双方共同实施抢救。交接完成后，双方在交接卡上规范签名。

（二）消毒

1. 物体表面的消毒

诊疗设施、设备表面以及高频接触的物体表面，如转运床、病床、床边桌、呼叫按钮、门把手、监护仪、输液泵、呼吸机主机等物体表面首选有效氯 500 ～ 1 000 mg/L 的含氯消毒液擦拭消毒，不耐腐蚀的物品使用 2% 双链季铵盐或 75% 的乙醇擦拭消毒两遍。有肉眼可见污染物时应先使用一次性吸水材料清除污染物，然后常规消毒。清理的污染物可按新冠医疗废物集中处置。

2. 地面的消毒

有肉眼可见污染物时应先使用一次性吸水材料完全清除污染物后消毒。无明显污染物时可用有效氯 500 ~ 1 000 mg/L 的含氯消毒液擦拭消毒，每天 1 ~ 2 次。遇污染随时消毒。

3. 被服等的消毒

患者用过的床单、被套、衣物等用特殊标记的专用垃圾袋双层密封打包送洗衣房进行清洗、消毒，送消毒供应中心高压蒸汽灭菌处理。

4. 空气消毒

房间、转运车辆或其他密闭场所的空气终末消毒可采用空气净化设备如空气消毒机，操作方法、注意事项等应遵循产品的使用说明。

5. 医疗废物的管理

患者所有的废弃物应当视为感染性医疗废物，严格依照《医疗废物管理条例》和《医疗卫生机构医疗废物管理办法》管理，要求双层封扎、标识清楚、密闭转运。转运返回后当班转运护士及时补充用物，保证所有物品处于备用状态。

患者外出检查完毕，仪器设备、设施及环境消毒。检查完毕，对转运工具及携带的仪器设备按要求进行处理，通知物业人员对专用通道及电梯进行消毒，专用通道消毒后关闭。检查期间所产生的医疗废物均按要求进行处置。

（郑悦平、赵　双）

# 参考文献

[1] 衣颖，吴金辉，张宗兴，等．新冠肺炎病员的隔离转运 [J]．医疗卫生装备，2020，41（2）：6-10.

[2] 张建军，孙振卿，王静，等．不同体位在住宅电梯中转运危重患者的探讨 [J]．创伤与急诊电子杂志，2015，3（1）：33-35.

[3] 魏磊，闫涛，高旭东，等．新冠肺炎病例转运工作流程与实践——以某定点收治传染病医院为例 [J]．传染病信息，2020，33（1）：75-77.

# 第十五章  老年新冠肺炎患者院外随访的管理规范

## 一、随访制度

为做好老年新冠肺炎患者治愈出院后的跟踪随访工作，实现全流程管理，更好地促进其恢复健康，使其院外治疗和康复能得到科学、专业、便捷的技术服务和指导，特制定老年新冠肺炎患者院外随访制度。

（一）随访前

1. 建立出院患者住院信息登记电子档案，内容包括：姓名、年龄、单位、住址、联系电话、住院治疗结果、出院诊断和随访情况等，由患者出院时的责任护士负责填写。

2. 责任护士对出院患者发放告知书，开具康复处方并预约第一次复诊时间。告知书内容包括：健康监测、症状观察、手卫生防护、咳嗽礼仪、饮食运动、用药指导、随访复诊等。

3. 医院和各科室向社会公布医疗和咨询电话，接受健康咨询，预约专家，预约检查。

（二）随访要求

1. 所有出院后需院外继续治疗、康复和定期复诊的老年新冠肺炎患者均在随访范围。

2. 随访内容包括：居家隔离要点、用药情况、康复指导、病情变化及处理、心理状况、健康宣教、定期复诊。

3. 对确诊患者出院后第1周、第2周、第4周各随访一次，此后每月随访一次，随访至出院后3个月。

（三）随访人员要求

1. 随访医护人员包括主管医师、护士长和责任护士。责任护士为第一责任人，按要求将随访内容记录于出院患者信息档案内。并根据随访情况决定主管医师、护士长是否共同参与。

2. 随访人员应耐心解答患者及家属的有关咨询，必要时引导患者找相关科室或专家咨询，并告知联系方式。

3. 随访人员记录患者体温、呼吸道等症状，加强对患有高血压、糖尿病等慢性基础疾病的老年患者的相关监测。一旦发现发热、咽痛、胸闷等不适症状，指导患者尽快到定点医院就医。

（四）质控与管理

1. 老年新冠肺炎患者信息登记电子存档率要求达100%，随访患者做到全覆盖。

2. 护士长每月至少检查一次随访工作，对未按要求执行者，督促责任护士落实。

3. 护理部应对各临床科室的出院患者信息登记和随访情况定期检查指导。

## 二、随访流程

第一步：建立出院患者住院信息登记电子档案。

第二步：随访人员登记和确认出院患者联系方式，告知患者随访者的联系方式和随访方式。

第三步：发放告知书，开具康复处方并预约好第一次随访时间。

第四步：患者出院后第1周，由随访人员对患者进行第一次随访，询问患者用药情况、康复情况、病情变化、心理状况等，确定下次随访及复诊的时间和项目，做好随访记录。

第五步：按照随访要求进行定期随访并做好随访记录，提醒患者及时复诊，协助随访患者门诊预约挂号及检查。

第六步：定期整理、统计随访信息并反馈（图15-1）。

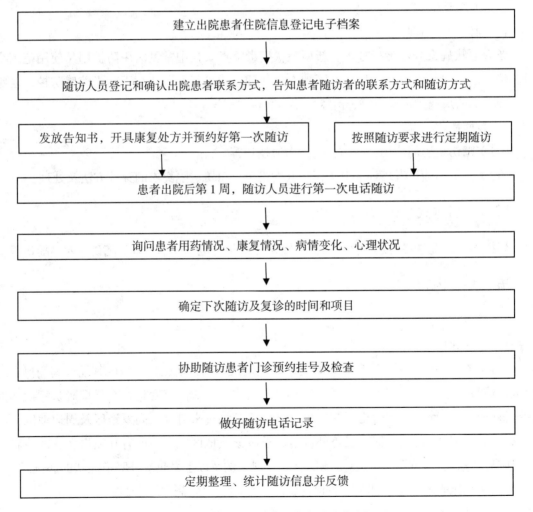

**图 15-1 老年新冠肺炎患者出院随访流程**

### 三、随访前准备

（一）建立电子档案

1. 患者信息档案

出院时建立出院患者住院信息登记电子档案，内容应包括：姓名、年龄、单位、住址、联系电话、住院治疗结果、出院诊断和随访情况等内容。

2. 评估档案

包括患者的医学评估、生活能力评估、家庭评估、居家环境评估。

3. 随访档案

记录随访时间、随访人、随访内容、随访方式。

4. 复查档案

记录复查时间、复查结果。

（二）人员培训

1. 理论知识培训

新型冠状病毒肺炎诊疗方案、新型冠状病毒肺炎防控中常见医用防护用品使用范围指引、接触新型冠状病毒肺炎患者的医护人员处理流程、新型冠状病毒肺炎院感防控，老年常见慢性病的疾病护理、康复、治疗、监测等相关知识。

2. 技能操作

（1）随访系统的使用，随访流程，沟通技巧等。

（2）对上门随访者培训手卫生；一次性帽子、口罩、隔离衣的穿戴方法及处理。

### 四、随访方式

根据患者情况选择合适的随访方式。随访方式包括电话随访、微信随访、入户随访等。

### 五、随访内容

（一）综合评估

1. 医学评估

（1）流行病史：①出院后是否有疫情高发地区及周边地区，或境内其他有病例报告的社区，或境外疫情严重国家或地区的旅行史或居住史。②出院后是否有新型冠状病毒感染者（核酸检测阳性者）接触史。③出院后是否曾接触过来自疫情高发地区及周边地区，或境内其他有病例报告的社区，或境外疫情严重国家或地区的发热或有呼吸道症状的患者。④出院后在家庭、社区、隔离区等场所有无出现2例及以上发热或呼吸道症状的病例。

（2）临床表现：①发热或呼吸道症状。②CT影像学特征是否改善。

2. 生活能力评估

老年人的日常生活活动能力受年龄、视力、运动功能、疾病因素、情绪因素等的影响，基本日常生活活动能力是个人为维持基本生活所需要的自我照顾能力和最基本的自理能力，不仅是评估老年人的功能状态，也是评估老年人是否需要补偿服务的指标（表 15-1）。

表 15-1 基本日常生活活动能力评估表（Barthel 指数量表）

| 项目 | 分值 |
| --- | --- |
| 1.进食，指用合适的餐具将食物由容器送到口中，包括用筷子、勺子或叉子取食物、对碗/碟的把持、咀嚼、吞咽等过程 | 10 分：可独立进食（在合理的时间内独立进食准备好的食物）<br>5 分：需部分帮助（前述某个步骤需要一定帮助）<br>0 分：需极大帮助或完全依赖他人 |
| 2.洗澡 | 5 分：准备好洗澡水后，可自己独立完成<br>0 分：在洗澡过程中需他人帮助 |
| 3.修饰，包括洗脸、刷牙、梳头、刮脸等 | 5 分：可自己独立完成<br>0 分：需他人帮助 |
| 4.穿衣，包括穿/脱衣服、系扣子、拉拉链、穿/脱鞋袜、系鞋带等 | 10 分：可独立完成<br>5 分：需部分帮助（能自己穿或脱，但需他人帮助整理衣物、系扣子、拉拉链、系鞋带等）<br>0 分：需极大帮助或完全依赖他人 |
| 5.大便控制 | 10 分：可控制大便<br>5 分：偶尔失控（＜1 次/周）<br>0 分：完全失控 |
| 6.小便控制 | 10 分：可控制小便<br>5 分：偶尔失控（＜1 次/24 h，＞1 次/周）<br>0 分：完全失控 |
| 7.如厕，包括擦净、整理衣裤、冲水等过程 | 10 分：可独立完成<br>5 分：需部分帮助（需他人搀扶、需他人帮忙冲水或整理衣裤等）<br>0 分：需极大帮助或完全依赖他人 |
| 8.床椅转移 | 15 分：可独立完成<br>10 分：需部分帮助（需他人搀扶或使用拐杖）<br>5 分：需极大帮助（较大程度上依赖他人搀扶和帮助）<br>0 分：完全依赖他人 |
| 9.平地行走 | 15 分：可独立在平地上行走 45 m<br>10 分：需部分帮助（需他人搀扶，或使用拐杖、助行器等辅助用具）<br>5 分：需极大帮助（行走时较大程度上依赖他人搀扶，或坐在轮椅上自行在平地上移动）<br>0 分：完全依赖他人 |
| 10.上下楼梯 | 10 分：可独立上下楼梯<br>5 分：需部分帮助（需扶楼梯、他人搀扶，或使用拐杖等）<br>0 分：需极大帮助或完全依赖他人 |

评分标准：生活自理：100 分，日常生活活动能力良好，不需他人帮助

　　　　　轻度功能障碍：61~99 分，能独立完成部分日常活动，但需一定帮助

　　　　　中度功能障碍：41~60 分，需要极大帮助才能完成日常生活活动

　　　　　重度功能障碍：≤ 40 分，大部分日常生活活动不能完成或完全需人照料

3. 家庭评估

家庭是老年人主要的生活环境场所，融洽的家庭关系、良好的家庭环境有助于老年人

的身心健康。家庭评估的内容主要包括家庭成员的基本资料、家庭类型和结构、成员之间的关系及角色作用、经济状况、家庭功能、压力、对老年人生活和健康状况的认知等。

### 4. 居家环境评估

评估居家环境是否有妨碍和不安全因素，如地面是否平坦，有无台阶等障碍，有无管线或杂物放置，厨房设备是否安全，煤气灶旁有无易燃物品，浴室是否有防滑措施，电源是否妥当，居室空气质量、温度、湿度，居室噪声，气候条件等。

### （二）随访指导

#### 1. 居家隔离要点

老年新冠肺炎患者出院后需居家或社区单独隔离 14 天，隔离期间患者及照护者必须遵守以下要求。

（1）患者要求：①建议居家隔离条件。患者应居住在通风良好的单人房间，有独立的生活区，确保共用区域（厨房、浴室等）通风良好（开窗）。需勤通风、勤消毒。消毒方式不建议选择酒精喷洒消毒，酒精属于易燃易爆化学物品，老年人可能有记忆力减退、反应迟缓等问题，使用酒精消毒存在安全隐患。②避免与家中的婴幼儿、孕产妇及免疫功能低下者接触。③隔离人员及患者的家属须佩戴口罩，勤洗手。④每日测量体温 2 次（早晚），密切关注机体的变化。⑤生活用品与其他家人完全分开，避免交叉感染，避免使用中央空调。⑥隔离人员用过的纸巾、口罩及生活废弃物丢入专用带盖垃圾桶内。

（2）照护者要求：①家庭成员或家庭照护者应住在不同房间，若条件不允许，应与患者保持 1 m 以上距离。②家庭成员或照护者尽量减少与患者共用一个区域，尤其避免一起用餐。不共用牙刷、毛巾、餐具、厕所、被服等。③固定一名身体健康且无慢性病者进行陪护。拒绝一切探访。④家庭成员或密切接触者与患者共处一室时，应佩戴口罩。⑤与患者有任何直接接触后，应做好手卫生，如果双手无明显污物，可用含酒精的免洗液清洁；如果双手有明显污物，则用肥皂和清水清洗。⑥每天用含氯消毒剂清洁卧室家具、卫生间台面，用 60～90℃热水及普通家用洗衣液清洗患者衣物及床上用品，避免污染被服与清洁被服接触。以上操作应佩戴一次性手套进行，操作前后进行手部清洗。⑦所有人咳嗽、打喷嚏时，需戴医用口罩，或用纸巾及衣袖掩住，咳嗽和打喷嚏后立即清洁双手。将捂住口鼻的纸巾或毛巾直接丢弃，或使用后正确清洗（如用普通肥皂/洗涤剂及清水清洗）。⑧接触患者口腔、呼吸道分泌物、尿液、粪便时，需佩戴一次性手套。患者的排泄物应密封后丢弃至专用带盖垃圾桶内，冲厕所马桶时应盖上马桶盖。⑨应将手套、纸巾、口罩等患者的污染物集中放置于患者房间，标记后单独丢弃。⑩患者使用过的餐具，应煮沸消毒或消毒柜消毒后再用洗涤剂和清水清洗，不需丢弃。

#### 2. 用药情况

（1）建立患者用药情况记录：鼓励患者及时记录用药情况（品种、剂量、频率等）、不适或不良反应、健康指标（如血压、血糖、血脂等），这些信息有助于就诊或随访时医生或药师对患者当前药物治疗方案做一个全面、准确、快速地评估。推荐慢性疾病患者建立自己的用药记录。

（2）关注药品与药品、保健品、食品、饮料、运动的相互作用：①出院后，老年慢病患者仍需长期规律服用药物，不可自行减量或停药。很多老年患者在出院后，可能需要服用其他药物，但新增的药物可能会与长期服用的慢病治疗药物存在相互作用，导致药物疗效的降低或不良反应的增加。慢病患者居家期间若要加用其他药物，建议通过互联网医院就诊咨询医师或药师，不可自行服用。②保健品可能有一定的功效，但其成分复杂，可能与药物产生不良的相互作用，从而影响药物的吸收和代谢。因此，建议患者不要自行加服保健品，若要使用，及时咨询药师。③疫情期间，有些痊愈患者可能会进行一定的饮食结构调整。然而有些药物可能会与某些食物发生相互作用，不能一起服用。

3. 康复指导

（1）呼吸功能训练：①主动循环呼吸技术（ACBT）。一个循环周期由呼吸控制、胸廓扩张运动和用力呼气技术三个部分组成。呼吸控制阶段指导患者用放松的方法以正常的潮气量进行呼吸，鼓励肩部及上胸部保持放松，下胸部及腹部主动收缩，以膈肌呼吸模式完成呼吸，该阶段持续时间应与患者对放松的需求相适应。胸廓扩张阶段强调吸气，指导患者深吸气到吸气储备量，屏息 1 ~ 2 s，然后被动而轻松地呼气。用力呼气阶段为穿插呼吸控制及呵气。呵气是一种快速但不用最大努力的呼气，过程中声门应保持开放。利用呵气技巧进行排痰，代替咳嗽降低呼吸肌做功。注意在呵气过程中用口罩遮挡。②呼吸模式训练。包括调整呼吸节奏（吸∶呼 =1∶2）、腹式呼吸训练、缩唇呼吸训练等。③呼吸康复操。根据患者体力情况进行卧位、坐位及站立位的颈屈伸、扩胸、转身、旋腰、侧躯、蹲起、抬腿、开腿、踝泵等系列运动。

（2）躯体功能训练：①有氧运动。针对患者合并的基础疾病和遗留功能障碍问题制订有氧运动处方。包括踏步、慢走、快走、慢跑、游泳、太极拳、八段锦等运动形式。以运动后第二天不出现疲劳的运动强度为宜，从低强度开始，循序渐进，每次 20 ~ 30 min，每周 3 ~ 5 次。对于容易疲劳的患者可采取间歇运动形式进行。餐后 1 h 后开始。②力量训练。使用沙袋、哑铃、弹力带或瓶装水等进行渐进抗阻训练，每组 15 ~ 20 个动作，每天 1 ~ 2 组，每周 3 ~ 5 天。

（3）日常生活活动能力训练：对患者进行日常生活活动指导。主要是节能技术指导，将穿脱衣、如厕、洗澡等日常生活活动动作分解成小节间歇进行，随着体力恢复再连贯完成，逐步恢复至正常。

4. 合并常见慢性病突发情况指导

居家防疫期间出现以下情况时须引起注意，应立即就诊处理。

（1）冠心病患者：若有胸闷、胸痛、呼吸困难，或前述症状伴有恶心、呕吐、心悸等不适，尤其是含服硝酸甘油之类药物不能缓解胸痛的情况下，可能怀疑急性心肌梗死，需要拨打 120 紧急就医。

（2）脑卒中康复期患者：若患者出现嘴歪眼斜、无法微笑、肢体麻木、言语不清等情况，可能怀疑再发脑梗死，需立即前往医院就诊。

（3）高血压患者：血压骤然升到 180 ~ 200/120 mmHg 以上，同时出现心、脑、肾、大血管的急性损害表现，比如患者感到突然头痛、头晕、视物不清、恶心、呕吐、胸闷、胸痛、心慌、气促、不能平卧、烦躁不安、大汗淋漓、面色苍白或潮红、两手抖动、暂时性肢体麻木运动障碍、失语甚至抽搐昏迷。遇到以上情况时，立即送医院紧急抢救。

（4）糖尿病患者：糖尿病的急性并发症主要有糖尿病酮症酸中毒、糖尿病乳酸酸中毒、糖尿病高渗综合征，这些急性并发症出现之前都会有明显的口干、多饮、多尿、消瘦、乏力等症状。有的甚至会出现恶心、不欲饮食、呕吐等情况，或者腹部疼痛，出现这种情况需要及时就诊，以免导致昏迷。患者因某些原因进食少而未调整降糖药时易导致低血糖，如进食含糖食物不能缓解或出现意识改变时也需及时到医院就诊，以免出现严重后果。

（5）出现发热、咳嗽、胸闷等情况时，立即就医。

5. 心理状况

（1）注意老年人负性心理问题的筛查、评估与干预。

（2）鼓励子女及家人及时为老年人提供情感关怀、精神鼓励和心理安慰，每天可通过电话、视频等进行信息交流，缓解老年人的不良情绪。

（3）通过专业心理学培训的护理人员和康复治疗师可以开展专业的心理咨询，包括正念放松治疗和认知行为治疗。注意慎用让患者重复叙述创伤经历的方法，以免造成重复伤害。如出现精神障碍，建议精神专科介入。

6. 居家生活指导要点

（1）保持良好的生活习惯，规律作息，饭前便后洗手。

（2）家庭备体温计、口罩、家庭消毒用品等物资。

（3）个人防护知识宣教，正确洗手，戴口罩等。

（4）注意营养平衡，老年人应特别注意营养平衡：①营养不良是影响老年患者疾病预后的重要负面因素之一，建议老年人意平衡饮食，均衡地摄入热量、蛋白质、维生素、矿物质等，荤素搭配，保证充足营养。②应进食容易消化的食品，多吃蔬菜、水果，勤喝水，不要食用野生动物及腐烂、过期食品，应从正规渠道购买冰鲜禽肉，食用禽肉蛋奶时要充分煮熟。③食欲较差进食不足的老年人可通过营养强化食品、特殊医学用途配方食品或者营养素补充剂，适量补充蛋白质及微量元素。④对于所有的老年人，进食过程中还要注意避免因误吸而导致吸入性肺炎的发生。

（5）养成良好的睡眠习惯：①提供安静、整洁的睡眠环境，温湿度及光线适宜。②协助采取非药物措施改善睡眠，如睡前饮温牛奶，不宜喝浓茶、咖啡及含酒精类饮品等；睡前用温水泡脚，温水泡脚时水温不应超过 40℃，避免烫伤；避免兴奋及刺激，营造安静的睡眠氛围；安排规律的日间活动，减少白天睡眠时间；可使用眼罩、耳塞辅助睡眠。

## 六、复诊

患者出院后第2周及第4周应到属地定点医院进行复诊。复诊时重点复查血常规、生化、氧饱和度，必要时复查新型冠状病毒病原学检测。有肺炎的患者，复查胸部CT影像学检查，了解肺部炎症吸收情况。

（路俊英、李　珍、王淑粉）

## 参考文献

[1] 李长宁, 陆林. 新冠肺炎心理健康指导手册 [M]. 北京：人民卫生出版社,2020.

[2] 宋岳涛. 老年综合评估 [M]. 北京：中国协和医科大学出版社,2012.

[3] 蒋艳, 刘素珍, 王颖. 新冠肺炎防控医院护理工作指南 [M]. 成都：四川科学技术出版社,2020.

[4] 中国营养学会. 中国居民膳食指南（2016）[M]. 北京：人民卫生出版社, 2016.

[5] 张文宏. 张文宏教授支招防控新型冠状病毒 [M]. 上海：上海科学技术出版社,2020.

[6] 陈琼, 余维巍, 王丽静, 等. 老年人新冠肺炎防治要点（试行）[J]. 中华老年医学杂志,2020,39（2）:113-118.

[8] 医政医管局. 国家卫生健康委办公厅关于印发新冠肺炎出院患者康复方案（试行）的通知 [EB/OL]. （2020-03-04）[2020-04-18]. http://www.nhc.gov.cn/yzygj/s7653pd/202003/d4558d2cc35e44d5b9adba7c911e0b4c.shtml.

[9] CHOI J G, EOM S M, KIM J, et al. A comprehensive review of recent studies on herb-drug interaction: a focus on pharmacodynamic interaction[J]. J Altern Complement Med, 2016, 22（4）：262-279.

# 第十六章　工作人员行为管理规范

医务人员在疫情防控中起着至关重要的作用，在疫情防控的关键期，需要针对各部门各类人员制定合理可行的工作流程，保障医疗工作有条不紊地进行。在三级防控体系下，形成人人防控、防控人人、主动跟进、主动作为的联防联控机制是保障医疗安全的必要条件。

## 一、通科护理人员行为管理规范

护理人员保持对疫情发展态势的了解，关注疫情的发展。为了有效防控新冠肺炎感染，护理人员需服从护理部的紧急人力调度，全面落实各项紧急救治任务，同时保证普通患者救治的质量与安全，确保双轨治疗高效有效。管理者在人力资源的紧急管理上需做到统筹兼顾、动态调整、保证安全及兼顾效率。管理者要科学管理卫生应急物资，保障防护物资的按需分配、高效使用，护理人员需根据工作区域的风险程度做好自身防护。护理部及科室应采用各种培训方式组织新冠肺炎相关培训，提升护理人员对新冠肺炎的正确认知，提高护理人员应对公共卫生事件的能力，并动态考核、及时落实培训效果。

## 二、特殊岗位护理人员行为管理规范

（一）预检分诊

1. 重视疫情发展，迅速组织行动

预检分诊是医院防控传染病的第一站，快速排查、严防漏诊、及时疏导发热患者至发热门诊就诊、第一时间隔离疑似患者，对预防院内传播起着重要的作用。面对新冠肺炎这种新发的传染病，医务人员对疾病的流行病学、发病特征及主要的临床表现认识不足，易产生恐慌心理。医院感染管理部门应针对国家发布的诊疗及防护指南规范及时对分诊台的人员做专题培训，将疾病的发病特征、患者病情变化观察、隔离防护、消毒隔离措施等作为重点培训内容。在医院门诊大厅、电梯处放置关于新冠肺炎的宣传材料，将相关流行病学特征、常见症状、体征及防控措施等，编写成通俗易懂的健康教育宣传材料，分发给患者及家属阅读。

2. 严格落实预检分诊工作流程

迅速成立三级筛查体系。一级设置在门诊入口处，要求进入门诊大楼者必须戴合格的口罩并进行初步发热排查，体温≥37.3℃的患者不论是否来自疫区，均应由专人引导并按照指定路线前往发热门诊。指定路线的划定应当符合室外距离最短、接触人员最少的原则。

体温＜37.3℃的患者进入二级筛查体系。为避免人群聚集，二级筛查设置在楼内各候诊区，由门诊的分诊护士进行发热及流行病学史的二次排查，体温＜37.3℃且无流行病学史的患者可进入诊室候诊，体温≥37.3℃或有流行病学史的患者由专人做好防护后引导至发热门诊排查。三级筛查设置在诊室内，要求接诊医生进行流行病学史的二次调查，期间执行"一医一患一诊室"，避免患者二次聚集，严格管控门诊候诊区域，优先接诊急危重症患者，如发现有流行病学史的患者，及时上报感染管理部门并引导至发热门诊排查，接诊该患者的诊室停诊，终末消毒后方可接诊下一位患者，必要时全诊区进行封闭管理。

3. 科学防护、有效消毒

新型冠状病毒主要是近距离飞沫传播，因此戴口罩、保持1 m距离、避免人群聚集、加强手卫生及环境消毒是防控的重点。预检分诊人员要求穿戴一次性工作帽、工作服、医用外科口罩、一次性隔离衣，必要时戴护目镜或防护面屏、一次性乳胶手套。医用外科口罩每隔4 h或潮湿、污染时及时更换。要求分诊护士每次接触患者后用快速手消剂消毒双手，接触疑似新型冠状病毒感染患者后应首先用流动水洗手，及时消毒体温仪。应注意分诊大厅通风良好，尽量避免人群聚集，每天至少2次用有效氯1 000 mg/L的含氯消毒剂擦拭分诊台桌面和地面，遇明显污染随时消毒。接诊疑似患者诊室的终末消毒可采用3%过氧化氢喷雾、紫外线灯照射等方法进行空气消毒。

（二）发热门诊

1. 重点加强防护培训

发热门诊医务人员作为高暴露一线人员，有效的防护最为重要。医务人员开展诊疗工作应当执行标准预防。要正确佩戴医用外科口罩或医用防护口罩，戴口罩前和摘口罩后应当进行洗手或手卫生消毒。进出发热门诊和留观病房，根据国家卫健委于2020年1月22日组织制定的《医疗机构内新型冠状病毒肺炎预防与控制技术指南（第一版）》中相关附件《医务人员穿脱防护用品的流程》要求，正确穿脱防护用品。医务人员根据不同的岗位特点、暴露风险选择合适的防护用品，按一级防护着装进入半污染区，由半污染区进入污染区按二级防护着装，为疑似或确诊病例实施可能产生气溶胶或吸痰、呼吸道标本采样、气管插管和器官切开等有可能发生患者呼吸道分泌物、其他体液的喷溅或飞溅的工作时，按三级防护着装。有关防护用品使用规范详见医务人员防护章节的相关内容。

与重视穿防护用品相比，更应该重视正确脱除防护用品，脱除时要特别注意防止自身污染同时减少对环境的污染。因此，特别强调严格采取手卫生措施，脱卸防护装备的每一步均应进行手消毒，所有防护装备全部脱完后再次洗手、手消毒。应加强穿脱防护用品的实际操作及进入感染区的模拟演练；进行应急防控实战演练，进一步达到熟悉预检分诊流程和提高应急处置能力的目的。发热门诊标识明显，独立设区，"三区二通道"划分规范。

2. 严格落实患者处置流程

医务人员应当掌握新型冠状病毒肺炎的流行病学特点与临床特征，按照诊疗规范进行患者筛查，对疑似或确诊患者立即采取隔离措施并及时报告。患者进入发热门诊后，预检分诊护士应给未佩戴口罩或口罩不合格的发热患者及家属发放医用外科口罩,由护士先测量体温,接诊医生详细询问流行病学史,查体后开具相应检查检验单,至指定的检查室进行检查。结果回报后组织专家会诊,按照国家"新型冠状病毒肺炎"病例定义,将疑似病例或确诊病例立即转入隔离留观病房单间隔离进行治疗,并上报感染管理科,同时采集患者两份呼吸道标本,配合疾控中心人员进行流行病学调查及核酸检验。核酸检查结果反馈后第一时间通知发热门诊,如为确诊病例,需在 2 h 内上报传染病报卡,并联系医疗值班员转至定点医院进行治疗。患者转出后按《医疗机构消毒技术规范》进行终末处理。

3. 加强环境消毒

对护理人员加强环境消毒相关的培训,监督护理人员在日常诊疗活动结束后、遇明显污染时、疑似或确诊病例转出后、解除隔离后对空气、物品表面及地面进行及时消毒,并随时检测消毒效果。复用物品遵循先消毒 – 再清洗 – 再消毒或灭菌的原则,可采用有效氯1 000 ~ 2 000 mg/L 的含氯消毒剂浸泡消毒 30 ~ 45 min,处理后物品应双层黄色垃圾袋密闭包装,标明感染源(标为新冠以备区分)。提前电话通知消毒供应中心,做好回收人员的个人防护工作。

4. 关注医护人员身心健康

管理者应关注护理人员的身心健康状况,建立科学合理的管理体系,及时发现护士的身心健康问题,并协助予以解决。如为缓解急诊科医护人员紧缺现状、避免医护人员过度疲劳,必要时可由其他科室紧急调配人员到急诊科辅助工作;为急诊科人员提供专门的营养膳食,增强医护人员免疫力;由医院专科医师对急诊科一线医护人员进行心理健康状况评估,并根据评估结果制订针对性的医护人员心理辅导方案,保障一线医护人员心理健康。

(三)住院病区工作人员管理

1. 严格落实病区管理

工作人员防护:穿戴一次性工作帽、医用外科口罩,在工作过程中严格执行手卫生,每天测量一次体温并登记,不得带病上岗。凡未经发热门诊排查的发热患者一律不得收入院,排查后的患者收入院前由住院管理科窗口工作人员再次进行患者及家属发热及流行病学史的排查,体温 < 37.3℃、无流行病学史的患者方可办理入院手续。病区设置过渡病房,做好过渡病房患者的观察、护理工作,观察期间如无发热伴呼吸道症状,再安排其转入普通病房。病房加强门禁 24 h 管理,护士要按照相应规章制度做好患者的管理工作,要求其住院期间原则上不得离开病房,确需陪护的患者只安排 1 名固定人员,并做好个人信息登记及发热、流行病学史的排查。疑似或确诊患者宜专人诊疗与护理,限制无关医务人员的出入,原则上不探视;有条件的可以安置在负压病房。探视、陪护、会诊、保洁、外送等人员进入病区前必须监测体温、佩戴口罩,并做好手卫生。

2. 执行发热患者应急处置流程

病区若发现不明原因发热伴呼吸道症状患者,主管医师应根据患者流行病学史和临床特征等结果进行综合判断,不能排除新冠感染时,第一时间单间隔离,为患者佩戴医用外科口罩，关闭房间空调，并及时请发热门诊会诊。经发热门诊会诊后，若排除新冠感染，按照正常患者处理；若无法排除，立即报告医疗值班员和感染管理科，并联系发热门诊护士采集疑似患者标本。要求发热门诊采样人员在三级防护基础上，通过指定的专用电梯，到达患者所在病房，采集标本后放生物安全转运箱送至检验科，期间避免对人员及环境的污染。标本采集人员离开后，病房立即执行有效消毒。等待新型冠状病毒核酸检测结果期间，医务人员为患者进行必要诊疗操作时，采取二级防护；紧急抢救时，采取三级防护。患者标本的新型冠状病毒核酸检测结果若为阳性，上报并将患者按指定路线转至发热门诊隔离留观病房封闭管理 14 天，对密切接触者隔离医学观察 14 天。

3. 严格环境消毒制度

对护理人员加强环境消毒相关的培训，监督护理人员在日常诊疗活动结束后、遇明显污染时、疑似或确诊病例转出后、解除隔离后对空气、物品表面及地面进行及时消毒，并随时检测消毒效果。

（四）收治疑似或确诊新型冠状病毒肺炎患者的病区

在实施标准预防的基础上，采取接触隔离、飞沫隔离和空气隔离等措施。具体措施包括：①管理者应当制定医务人员穿脱防护用品的流程；制作流程图和配置穿衣镜。配备熟练感染防控技术的人员督导医务人员防护用品的穿脱，防止污染。②医护人员进出隔离病房，应当严格执行《医院隔离技术规范》《医务人员穿脱防护用品的流程》，正确实施手卫生及穿脱防护用品。③用于诊疗疑似或确诊患者的听诊器、体温计、血压计等医疗器具及护理物品应当专人专用。若条件有限，不能保障医疗器具专人专用时，每次使用后应当进行规范的清洁和消毒。

（五）血液透析室

1. 加强管理

建立血液净化中心（室）新冠肺炎感染防控工作组，负责防控工作。应由血液净化中心（室）负责人作为组长，成员最少应包括骨干医生、护士长、工程师及感控护士。其中血液净化中心（室）负责人为第一负责人。尽量减少聚集性医疗活动，包括集体大交班、集中业务学习、病例讨论等，可采用电话、微信群聊等在线方式进行。必须聚集时应规范佩戴防护用品，以最大程度地保证工作人员的安全。

2. 培训考核

透析室医护人员全员通过线上、线下联合形式参与新冠肺炎感染防控知识培训，同时参与线上考试、线下手卫生、口罩佩戴以及穿脱防护服等专项考核，通过后安排上岗。

3. 轮岗排班

合理安排医护人员值班，调集肾脏内科门诊、病房人员加入晚班和备班工作，保障足够的工作人员在岗。同时保障透析室在岗人员相对固定，避免门诊、病房、血液透析室等工作区域人员流动。工作人员在休息期间尽量以居家为主；在疫情较严重地区，应尽量与家人隔离，居家戴好口罩；如有接触疫区人员或接触过确诊、疑似感染患者后应及时、主动上报并配合防疫人员进行隔离观察。

4. 感染监测

加强工作人员体温监测和呼吸道症状管理，建立工作人员每日主动报告制度。要求所有工作人员均应每日自测体温，并由专人记录。体温≥37.3℃者需及时并主动上报血液净化中心（室）负责人并及时按相关流程予以干预处理；若工作人员或其家属有发热、咳嗽等症状应如实上报，必要时对相关工作人员进行隔离观察。

5. 区域管理

开放示教室等公共区域供在岗医护人员办公、就餐使用，减少人员聚集。

6. 防护标准

在岗工作期间佩戴符合要求的口罩和帽子，应严格执行手卫生，注意戴手套不能替代洗手。并在以下情况下做好佩戴护目镜或面屏、穿防护隔离衣等标准预防：①预检接诊；②有创操作；③连接血管通路；④扎针、抽血等可能接触到患者血液、体液的操作等。穿戴防护用品前和脱/摘防护用品后应当进行洗手或手卫生消毒。

7. 非医护等辅助人员管理

加强区域内非临床诊疗人员管理。透析室保洁员、保安员以及运送等医疗辅助人员纳入属地化管理，按照医护人员管理标准，培训考核通过、体温监测合格、防护用品配置后方可上岗，同时固定各岗位人员，减少流动，降低交叉感染风险。

（六）消毒供应中心

1. 各级人员防控要求

①人员进入科室前，询问流行病史和呼吸道症状并测量体温，确保工作人员健康安全。②办公室人员：更换工作服、戴外科口罩、帽子，更换护士鞋或工作拖鞋。③烘干整理及折叠区的工作人员：穿洗手衣裤，戴外科口罩、帽子，换工作拖鞋。④洗涤组人员：着工作服、戴外科口罩、帽子，换护士鞋或工作拖鞋。处理特殊感染医用织物人员穿防水围裙、佩戴护目镜或面罩、着防水鞋。⑤下收人员佩戴一次性圆帽、一次性医用外科口罩，穿一次性隔离衣，戴双层手套，密闭转运车相对固定且清污分开。

2. 操作人员防控要求

①下收人员回收完毕，脱掉隔离衣和第一层手套，快速手消液擦拭进行手卫生。②下收人员回到去污区，与去污人员进行物品交接，告知感染类型。立即对转运车辆进行2遍擦拭消毒（可选用有效氯1 000～2 000 mg/L的含氯消毒剂），再脱掉防护用品，同时做好手卫生。③下送人员：穿工作服、戴口罩帽子，用清洁转运车按专用路线给隔离病区配送物资，并在指定的清洁区域交接，下送结束后，按相同路线返回。④工作结束后，进行手卫生，做好自身防护措施，例如消毒手机等随身物品、佩戴外科口罩离开医院。

（七）各级护理管理者

护理管理者应建立有效的应急指挥系统，在分管护理院长的领导下，由护理部主任担任组长并全面负责疫情期间的工作部署与落实；在梳理重点疫情防控岗位、评估人力资源配置需求的基础上合理进行护理人力资源的调配；有序对护理人员进行防控知识及疫情下基础操作的培训；在医院感染管理办公室的指导下根据各科室实际工作情况制定操作性强的制度、流程，提高护理工作效率，并监督护理人员按照规则执行。

### 三、病例高发地区支援医疗队护理人员行为管理规范

承担新冠肺炎救治的医务人员同样是感染的高危人群，因此需对医疗队驻地进行科学管理，确保医疗队员在紧张繁重的抗击新冠肺炎工作后得到好的休息，同时做好医务人员之间的感染防控，避免新冠肺炎在医疗队护理人员之间出现传播。

（一）医疗队员驻地感染防控要求

1. 为提升医疗队员驻地感染防控各项工作开展和落实，要明确管理组织，建立感染防控管理小组，小组成员包括医疗队队长、医疗组组长、护理组组长和感染防控的专业人员，由医疗队员担任组长，感染防控的专业人员负责感染防控相关制度的制定与培训。小组成员负责制度的落实、日常监督与定期检查。

2. 在驻地开展感染防控制度与相关知识的培训，培训内容不仅包括工作中的医院感染防控要求，还要包括驻地生活中的感染防控内容。

3. 对各项制度的落实情况定期开展督导检查，发现问题及时调整与改进，定期总结分析与反馈，以保障医务人员的健康与安全。

4. 公共区域适当配置速干手消剂和医用外科口罩或医用口罩，方便取用。

（二）医疗队员往返于医院与驻地的注意事项

1. 医务人员离开新冠肺炎病区前，应按照新冠肺炎病区流程脱摘相应的防护用品，洗手，戴医用外科口罩。若有沐浴条件，沐浴后乘车回到驻地。若没有沐浴条件，返回驻地宾馆房间后规范洗手、开窗通风、及时沐浴。沐浴后更换干净衣服和鞋袜。及时清洗更换后的衣物，若发现有可疑污染，采用消毒剂浸泡消毒后再行清洗。

2. 从驻地出发至医院之前应做好相应的准备，包括更换上班时内穿的衣服和外出的外衣。同时换穿外出鞋袜，戴医用外科口罩，搭乘专用车辆抵达援助医院，从医务人员专用通道进入清洁区。

（三）加强对医务人员感染相关事项的监测

1. 每日两次监测医疗队员的体温情况，超过37.3℃及时报告，监测医疗队员的呼吸道感染症状，及时发现新冠肺炎的早期症状。

2. 监测医疗队员职业暴露情况，如工作中口罩的滑脱、防护服的破裂，皮肤与黏膜的血液、体液暴露，锐器伤等，做好相应的记录，最好开展追溯和心理疏导工作。

（四）医疗队员驻地生活要求

1. 注意生活中的个人防护，加强医护人员做好个人防护的意识，在公共区域活动时戴好医用外科口罩，与人交流时保持1 m以上的距离；勤洗手，如外出进入房间后、进食饮水前等应洗手或采用速干手消毒剂消毒双手。

2. 做好驻地消毒工作，房间内勤通风，对房间内物品及个人用品及时消毒。

（杨　雪、孙　超）

## 参考文献

[1] 姜艳，刘素珍，王颖 . 新冠肺炎防控医院护理工作指南 [M]. 成都：四川科学技术出版社，2020.

[2] 白艳玲，刘运喜，冯丹，等 . 大型综合医院新冠肺炎流行期间门急诊与住院患者的管理实践 [J]. 中华医院感染学杂志，2020，30（8）：1-6.

[3] 刘小琴，雷铖，江畅，等 . 急诊科新冠肺炎疫情防控工作的组织与管理 [J]. 护理研究，2020，34（5）：756-758.

[4] 中华医学会肾脏病学分会专家组 . 中华医学会肾脏病学分会关于血液净化中心（室）新型冠状病毒感染的防控建议 [J]. 中华肾脏病杂志，2020，36（2）：82-84.

[5] 李六亿，吴安华，姚希 . 新冠肺炎医疗队驻地感染防控探讨 [J]. 中国感染控制杂志，2020，19（2）：123-125.

# 第十七章  消毒与隔离管理规范

## 第一节  环境设施的清洁消毒管理规范

### 一、概述

医疗机构保证安全饮用水、卫生设施和卫生条件对于包括新冠肺炎疫情在内的所有传染病暴发期间保障医护人员、患者至关重要。确保在社区、家庭、学校、市场和医疗机构中合理的废物管理方法，将有助于防止新型冠状病毒在人与人之间的传播。环境污染是病原传播，特别是院内感染暴发的主要因素，如耐甲氧西林、耐药金黄色葡萄球菌（MRSA）、耐万古霉素的肠球菌（VRE）以及鲍曼不动杆菌感染暴发等，目前认为患者密切接触的用物表面是多种传染源，并且环境污染是多途径的。环境的清洁消毒对于切断病原的传播至关重要。关于新型冠状病毒的环境管理需要强调的几点是：

1. 经常和正确的手卫生是预防新型冠状病毒感染的最重要措施之一。WASH 从业人员应该通过改善设施和使用行之有效的行为改变技术，努力使手卫生更加频繁且标准。

2. WHO 关于饮用水和卫生设施安全管理的指南适用于新冠肺炎疫情，不需要额外的措施。消毒将有助于更快速地消灭新型冠状病毒。

3. 通过安全管理水和卫生设施并应用良好的卫生习惯，将实现许多共同利益。

目前，尚无证据表明新型冠状病毒可在饮用水或污水中存活。新型冠状病毒的形态和化学结构与其他人类冠状病毒的相似，关于其他人类冠状病毒，有其在环境中存活和有效灭活的数据。本文件借鉴了证据基础和 WHO 指南中关于如何防止污水和饮用水中的病毒。本文件将随着新信息的获取而进行更新。

### 二、人员配备

（一）清洁人员配置

各临床科室护理管理人员应该对清洁人员的工作效果进行监督，并与清洁人员所属的管理部门进行沟通，明确清洁人员的工作职责，提供有针对性的培训，并进行必要的健康检测。

清洁人员应熟悉本医疗机构新冠疫情防控的相关要求，履行工作内容和绩效标准，了解可能接触到的化学品的身份和危害，并按照要求配备个人防护装备。

（二）人员配备水平

足够的人员配置是决定环境清洁计划有效性的最重要因素之一。在住院服务有限的小型基层医疗机构中，清洁人员可能会兼职和（或）承担其他职责，例如洗衣服务，但是大多数医院需要专职的清洁人员。人员配备与病床数、入住率、清洁类型（如常规清洁或终端清洁）、患者护理区的类型（如 ICU 和 OR 等专业护理区）相关。人员配备水平应考虑合理的轮班时间、休息的必要性、突发事件（如暴发和其他紧急情况）所需的额外人员。可利用时间研究或工作量软件，估算所需清洁人员的数量。

（三）培训教育

清洁人员的培训应基于医疗机构的环境清洁政策或国家指南。员工在医疗机构内独立工作之前，应以正确的方式进行结构化，针对性，正确的培训。

1. 培训内容

（1）病原体的传播，清洁人员在确保患者，工作人员和访客安全方面的关键作用以及清洁人员如何保护自己免受病原体侵害。

（2）对他们负责的特定环境清洁任务的核查，包括对 SOP，清单和其他工作辅助工具的检查。

（3）何时以及如何安全地准备和使用不同的清洁剂，消毒剂和清洁溶液。

（4）如何准备，使用，再处理和存储清洁用品和设备（包括个人防护设备）。

（5）实践与示范。

（6）清洁程序用图片展示（无须大量阅读）。

（7）设施布局的方向以及清洁的关键区域（如环境清洁服务区域）。

2. 特殊部门需要专门的培训要求

（1）高危区域，如 ICU，手术室的清洁程序的清洁人员应制定专门的培训内容。

（2）应选择参与过专门培训的培训师进行培训。

（3）根据需要进行定期的能力评估和进修培训（如至少每年在引入新的环境清洁用品或设备之前）。

（4）培训的重点应放在能力评估和例行检查中发现的不当或不足之处。

## 三、基础设施和供应

环境清洁需要大量的水并产生几乎相同的废水，必须安全适当地处理这些废水，以防止污染环境和周围社区。

医疗机构中的用水及水处理应满足以下需求：

1. 在机构使用改良的水源通常可以满足环境清洁的水质需求。清洁用水无须饮用水或经过饮用水标准处理，但应避免混浊，以避免由于悬浮颗粒或污垢产生的混浊降低清洁剂和消毒液的功效。某些非混浊的水中有机物含量较高，因此在使用含氯消毒剂时，应监测其浓度以确保达到目标。

2. 应从水源和（或）现场存储中不断获得供水，可用的每日数量（即产量）应足以满足机构的清洁需求。世卫组织《卫生保健机构基本环境卫生标准》规定了用于普通住院患者（包括清洁）的用水量为每人每天 40 ~ 60 L。

3. 清洁人员应在清洁和消毒液的准备、设备后处理、在患者护理区进行环境清洁以及穿脱个人防护装备（PPE）等操作前后到专用的手卫生站使用肥皂和水进行手卫生（不用于清洁设备）。

4. 设施内应在指定的环境清洁服务区域和水闸区域内提供水槽或排水沟（即非用于手卫生的水槽）。排水应通向现场废水系统（如索道系统）或通向污水系统的功能。

### 四、环保清洁用品及设备

选择和适当使用供应品理的整体最佳实践，包括清洁和消毒产品、可重复使用 / 一次性用品和设备，以及清洁人员执行清洁程序和设备对于有效的环境清洁至关重要。本节对环保清洁用品和清洁设备的选择、准备和防护时使用的个人防护装备进行介绍。

（一）清洁产品

清洁产品包括液体肥皂、酶清洁剂和洗涤剂。清洁用品可通过结合清洁产品与水、使用机械作用（即擦洗和摩擦）去除有机物质（如污垢、体液）及悬浮的油脂或油。大多数环境清洁程序均可以选择中性洗涤剂（pH 6 ~ 8），易于溶解（在温水和冷水中）。

（二）消毒剂

消毒剂仅用于清洁后的消毒，不能代替清洁，除非是清洁剂 - 消毒剂组合产品（参见清洁剂 – 消毒剂组合部分）。消毒前，使用清洁产品清除所有有机物质和泥土 / 灰尘。低水平的消毒一般适用于环境清洁程序，但也有特定的情况，需要具有杀灭孢子特性（如艰难梭菌）的中等水平的消毒（见基于传播的预防 / 隔离病房部分）。

表 17-1 列出了每种消毒剂的主要优点和缺点。在实践中，每种产品的优点和缺点必须与其他因素进行权衡，包括可用性和成本。

（三）进行环境清洁的个人防护

在所有环境清洁程序中，应为清洁人员提供适当的个人防护装备，并适当使用，以减少对患者和工作人员的风险（表 17-2）。当清洁人员可能暴露于微生物或暴露于清洁的化学制品（如消毒剂）情况下应督促清洁人员使用个人防护用品，减少微生物从一个患者护理区域传播到设施内的另一个区域（正确使用时）。

清洁人员使用个人防护用品时应遵循：

1. 在戴手套（戴上）之前和脱下手套（脱下）之后都要直接进行手部卫生。

2. 对清洁人员进行培训，使他们能正确使用、应用和清除所需要的个人防护装备，完成他们所负责的所有环境清洁程序和任务。

3. 在进入患者护理区之前，穿戴好所有必需的个人防护用品，在离开患者护理区之前，将其脱掉（如果可以重复使用，可用于处置或再处理）。例外：在需要使用口罩（如 N95）的空气传播的预防区域（如结核病病房），在离开隔离区之前，不得脱下个人防护装备。

4. 包括标准操作程序中特定任务所需的个人防护用品和其他可视化的辅助工作（如隔

表 17-1　常用医疗消毒剂的优缺点

| 消毒剂级别 | 常用消毒剂 | 消毒范围 | 优点 | 缺点 |
|---|---|---|---|---|
| 低级 | 季铵化合物：烷基二甲基苄基氯化铵，烷基二甲基乙基苄基氯化铵 | 细菌、病毒（仅限有包膜病毒）、真菌 | ①可用于食品接触面<br>②材料兼容性好，无腐蚀性<br>③清洗剂性能好，清洗能力强<br>④成本低 | ①对皮肤有刺激性，也可引起呼吸道刺激<br>②不杀灭分枝杆菌或孢子，只对非包膜病毒有有限的活性；稀释的溶液可以支持微生物的生长，特别是革兰阴性菌<br>③受环境因素的影响<br>④活性降低的各种材料（如棉花，水硬度，超细纤维布，有机材料）<br>⑤可引起与抗生素的交叉耐药<br>⑥在环境和水道依然存在 |
| 中级 | 醇类（60%～80%）：异丙醇、乙醇、甲基化酒精 | 细菌、病毒、真菌、分枝杆菌 | ①广谱（但不杀芽孢）<br>②起效快<br>③无毒<br>④不着色，无残留<br>⑤无腐蚀性<br>⑥低成本<br>⑦适用于小型设备或可浸没装置的消毒 | ①对无包膜病毒反应缓慢<br>②不会保持湿润，快速蒸发使接触时间难以符合要求（在大的环境表面上）<br>③受环境因素影响：被有机物灭活的<br>④材料兼容性：可损坏材料（塑料管、硅胶、橡胶、胶等）<br>⑤易燃 |
| | 含氯消毒剂：漂白剂/次氯酸钠或次氯酸钙、二氯异氰尿酸钠（NaDCC） | 细菌、病毒、真菌、分枝杆菌、孢子（次氯酸盐浓度为 5 000 mg/L 或 0.5%） | ①广谱<br>②起效快<br>③不易燃<br>④低成本<br>⑤易得到<br>⑥可减少生物膜 | ①受环境因素影响：被有机物灭活<br>②毒性大：与酸或氨混合可释放有毒氯。皮肤及黏膜刺激性<br>③材料相容性：破坏纤维织物，地毯；腐蚀性<br>④留下残留，需要冲洗或中和<br>⑤气味刺鼻<br>⑥稳定性差：如果暴露在高温和紫外线下会变质 |
| | 改良的过氧化氢：0.5% 增强型双氧水、3% 双氧水 | 细菌、病毒、真菌、分枝杆菌、孢子（只在 4%～5%） | ①起效快<br>②无毒性<br>③清洗剂性能好，清洗能力强<br>④不受环境因素影响在有机物质存在时活跃<br>⑤对于环境安全 | ①材料兼容性：禁止用于铜、黄铜、锌、铝<br>②成本高 |

离区域的标识、溶液的准备）。

5. 使用安全数据表（SDS）确定准备环境清洁产品和溶液（如手动稀释）所需的个人防护用品。

6. 所有的个人防护用品（可重复使用的和一次性的）都应准备充足，且储存适当，在使用前进行清洁，并进行维护。

7. 每天至少一次清洁和消毒所有可重复使用的个人防护装备（参见用品、设备和个人防护装备的保管和储存部分）。

表 17-2 推荐的个人防护设备用于环境清洁任务 / 特定患者区域的清洁

| 清洁工作的类型 | 清洁人员需要的个人防护装备 |
| --- | --- |
| 常规清洁（标准防范） | 无 |
| 终末清洁（标准防范） | 重复使用的橡胶手套 |
| 血液、体液喷溅和高污染风险的地方（例如：清洁失禁患者的床，分娩病房） | ①长袍和（或）塑料围裙<br>②可重复使用的橡胶手套<br>③面罩或面屏和护目镜（如有喷溅危险或飞溅较大） |
| 液体预防措施（常规和终末清洁） | ①长袍和（或）塑料围裙<br>②可重复使用的橡胶手套<br>③面罩或面屏和护目镜 |
| 接触预防措施（常规和终末清洁） | ①长袍和（或）塑料围裙<br>②可重复使用的橡胶手套 |
| 空气传播预防措施（常规和终末清洁） | ① N95 口罩，符合测试标准<br>②可重复使用的橡胶手套 |
| 配制消毒产品和消毒液时 | ①根据安全数据表（SDS）规范（制造商说明）<br>②选择耐化学腐蚀的手套（如丁腈橡胶）<br>③长袍和（或）围裙<br>④面罩或面屏和护目镜 |

8. 清洁时使用可重复使用的橡胶手套。

9. 使用耐化学品手套（如丁腈、乳胶）来准备清洁的化学品。

## 五、环境清洁流程的决定因素

患者区域的环境清洁频率、方法和步骤的确定是根据病原体传播的风险而决定的。病原体传播风险的决定因素如下。

1. 污染概率：与中度污染的表面相比，重度污染的表面和物品需要更频繁和严格的环境清洁，而中度污染的表面和物品又比轻度污染或未污染的表面和物品需要更频繁和严格的环境清洁。

2. 患者易感程度：与不易感染患者的护理区域的表面和物品相比，易受感染患者的护理区域（如免疫抑制）需要更频繁和严格的环境清洁。

3. 潜在的暴露（即高接触面与低接触面）：接触面的频率取决于物体表面与手接触的频率，即高接触表面是指手经常触摸的表面。高接触表面比低接触表面（如墙壁）需要更频繁和严格的环境清洁。高接触表面包括床轨、门把手、床头柜、呼叫器、开关、厕所周围的墙壁区、监护设备、转运设备、输液架等；低接触表面包括墙壁、天花板、镜子。

## 六、一般环境清洁技术的基本原则

（一）实施环境清洁程序，应遵循以下原则

1. 遵循在实施清洁前均应进行初步评估的原则

在任何清洁程序开始前均应进行现场评估，以确定患者的状况是否对安全清洁构成挑战，是否需要额外的个人防护装备和（或）用品（如如果有任何血液／体液暴露，或患者正在采取基于传播的预防措施），有无可能对安全清洁构成挑战的障碍物（如杂物）。

2．遵循从较清洁的地方进入污染区域的原则，以避免传播灰尘和微生物

清洁顺序应为：①在终末清洁时，先清洁低接触表面，再清洁高接触表面。②在患者如厕前清洁患者区域（如病区）。③在指定的病房内，终末清洁应该从共享的设备和公用的表面开始，然后到患者护理期间在病区外接触到的表面和物品，最后是患者在病区内直接接触到的表面和物品。

3．遵循从高到低的原则

从位置高的位置到位置低（从上到下）进行，防止灰尘和微生物滴落／掉落，污染已清洁的区域。常用的顺序为：①先清洁床栏再清洁床脚；②先清洁环境表面再清洁地板；③最后清洁地板，以处理可能掉落的污垢和微生物。

4．遵循立即处理体液暴露的原则

如在所需清洁区域出现体液暴露，应立即清洁暴露的血液或体液。

（二）环境清洁技术操作实施细则

1．清洁程序开始前、实施中的具体要求

（1）在每次清洁开始时使用新（干净）的清洁布。

（2）当清洁布不能再浸湿时，更换新的湿布，脏布应储存起来后回收。

（3）对于高风险区域，每个区域之间更换清洁布（即每个病床使用新的清洁布），如重症监护病房，每个床位都需要用一块干净的布。

（4）应准备充足的清洁布来完成所需的清洁工作。

2．常规的表面清洁步骤

（1）用环境清洁剂浸湿（浸泡）新的清洁布。

（2）将清洁布对折，直到约同于清洁人员手的大小，这样可以有效地利用所有表面积（一般来说，对折，然后再对折，这样会得到8个面）。

（3）使用上述的常规策略擦拭表面（如从清洁到污染，从高到低，系统地擦拭），充分应用机械动作（用于清洁步骤），并确保表面彻底浸湿，以留出所需的接触时间（用于消毒步骤）。

（4）定期翻转清洁布以能利用所有面。

（5）用完布的所有面或不再浸有液体时，将清洁布丢弃或储存起来后回收。

（6）禁止将清洁布浸入用于干净的清洁产品（或溶液）的容器（如瓶子，小桶）中。

（7）禁止摇晃拖把头和清洁布，以减少微生物、灰尘或飞沫的播散。

（8）禁止将弄脏的拖把头和清洁布浸入桶中。

（三）血液或体液溢出的处理

如果发生血液、体液溢出或污染（如走廊中的呕吐物，血液溢出），应立即使用中级消毒剂进行消毒，避免使用清洁剂－消毒剂组合产品，并按以下步骤处理。

1. 穿戴适当的个人防护装备。

2. 限制溢出物，立即用吸附剂（纸）毛巾、抹布或吸附剂颗粒（如果有的话）将其涂抹在溢出物上，使血液或体液凝固（所有这些都应作为传染性废物处理）。

3. 使用中性清洁剂和温水彻底清洁。

4. 通常，游离氯浓度为 500～5 000 ppm（5% 氯漂白剂的稀释倍数为 1∶100 或 1∶10;取决于泄漏的面积）的氯基消毒剂足以对泄漏物进行消毒（但是，请勿对泄漏的尿液使用氯基消毒剂）。

5. 应保证所需的接触时间（如 10 min）表面的消毒剂要保持湿润，然后用清水冲洗该区域以除去消毒剂残留物（如果需要）。

6. 清理溢出物后，立即将所有可重复使用的耗材和设备（如清洁布，拖把）送去再处理（清洁和消毒）。

### 七、一般患者区域的清洁和消毒的类型

一般患者区域包括门诊或门诊病房、普通住院部，患者因医疗程序而入院，但没有接受紧急护理（即突然的、紧急的或突发的伤害和疾病发作，需要迅速干预）的区域。通常，污染的可能性和（或）患者易感的程度较低，因此与特定的患者区域相比，这些区域可能需要的频率和严格性（如方法、步骤）更低。上述区域需要常规清洁、终末清洁和定期清洁三种清洁类型。

（一）住院患者病房的常规清洁

住院区域的常规清洁是在患者入院时进行的，重点在患者区域，旨在去除有机物质和尽量减少微生物污染，从而达到视觉上清洁的环境。因是在房间有人居住时的情况，应保障清洁人员有合理的通道进行常规清洁。常规清洁要求对高接触面、地板、洗手池至少24 h 清洁一次，对低接触表面每周进行清洁，在表面有明显的污渍时进行清洁。

（二）住院病房的终末或出院清洁

在出院 / 转出患者后进行的住院区域终末清洁包括患者区域和更大范围的患者护理区域，以达到去除有机物质并显著减少和消除微生物污染，以确保微生物不会转移至下一个患者。终末清洁的环节包括：

（1）清除弄脏 / 用过的个人护理用品（如杯子，餐具）以供再处理或处置。

（2）移除医院提供的亚麻布，以供再处理或处置（请参阅亚麻布和衣物管理）。

（3）目视评估窗帘，并在弄脏时将其去除以进行洗涤（窗帘）或现场清洁（百叶窗）。

（4）重新处理所有可重复使用的（非关键性）患者护理设备（请参阅"非关键性患者护理设备"部分）。

（5）所有低接触和高接触表面，包括在房间 / 区域被占用时可能无法接触的表面（如患者床垫，床架，架子顶部，通风口）和地板。

（6）清洁（擦洗）并消毒洗手池。

（三）定期清洁

定期清洁与常规或终末清洁同时进行，目的是减少低接触物品或表面上的灰尘和污垢。使用中性清洁剂和水，对在正常情况下没有污染风险的物品或表面进行定期清洁。但是，如果明显被血液或体液弄脏，应尽快清洁和消毒这些物品。各类物品的定期清洁频次为：

1. 高接触面（高度高于肩膀）如橱柜顶部、通风口等部位每周清洁一次。

2. 百叶窗、床帘每月清洁一次。

3. 窗帘每年清洗一次。

（四）患者区域厕所的清洁和消毒

患者护理区的厕所具有很高的暴露风险（即高接触表面）并且经常被污染。因此，它们比一般患者区域引起病原体传播的风险更高。私人卫生间的洗手池、水龙头、把手、马桶座圈、门把手和地板的高接触和经常污染的表面应清洁和消毒至少一天一次。公用或公共卫生间的上述设施至少每天两次进行清洁和消毒。

（五）患者区域地板的清洁和消毒

地板属于低接触表面，并且病原体传播的风险较低。因此正常情况下，应每天清洁，但没有必要使用消毒剂。一般住院和门诊区域的地板，应在其他环境表面之后最后清洁至少一天一次（如每 24 h 一次）或按照特殊患者护理区域的频次。如有高污染的可能，则参照"一般患者区域"和"特殊患者区域"部分中的具体步骤，以指导地板环境清洁频率，以及清洁的时机。

清洁时应注意：

1. 使用湿地板或警告标志以防受伤。

2. 把拖把从清洁的地方拖到更脏的地方。

3. 八字形拖地，定期（每 5~6 下）转动拖把头。

4. 系统地使用拖把，从离出口最远的区域开始，并朝出口工作。

## 八、特殊患者区域的清洁和消毒

（一）隔离/缓冲病房

隔离区或有疑似或确诊病例的传染区域基于传染的预防措施，需要被认为是高风险区域，特别是对于环境耐受性强的病原体（如对消毒剂有耐药性）和对具有高度传染和（或）高发病率和死亡率相关的耐多药病原体。在基于传染的预防措施下的所有清洁过程，都需要使用传染专用的 PPE。隔离病房清洁消毒的目的是对空气传播、接触传播以及飞沫传播的预防。

1. 传染区域的环境清洁的原则

（1）在非隔离区域之后清洁传染区域。

（2）清洁后立即更换环境清洁用品和设备，包括个人防护设备；如果资源允许，为这些区域提供专用物资和设备。

（3）在隔离区外的可见标识上张贴预防措施和所需的程序，包括所需的PPE，确保清洁人员能够理解这些指示。

（4）请勿将清洁车推入传染区域，只可将车放在门口，只带清洁设备及清洁所需的用品进入。

2. 空气传播预防措施

对于预防空气传播，首先应在清洁过程中注意保持门关闭（通风要求）。管理人员应及时协调工作进度。至少每24 h对高接触面、地板、洗手池清洁一次（无须消毒，只清洁），对低接触表面每周清洁一次，在表面有明显的污渍时即刻进行清洁。患者转出或出院后须进行终末清洁，且须去除窗帘并清洗。

3. 接触和飞沫传播预防措施

对于接触和飞沫的预防，至少一天两次对高接触表面、地板进行清洁，并且在任何表面（如墙壁）明显被血液或体液弄脏时立即给予清洁。

（二）重症监护病房

重症监护病房（ICU）因为患者病情严重和易发生感染是高危区域。ICU应提供专用的用品和设备（例如拖把，水桶），并保证这些用品和设备不会使用在其他地方。应保证清洁时使用干净的拖把/地板布和拖把溶液。每次清洁（每天至少两次）时，都应使用干净的清洁布擦拭表面，并在清洁过程中定期更换清洁布，切勿将其重复浸入清洁和消毒液中。重症监护病房的清洁要求包括：

1. 用中性洗涤剂和清水清洁地板。

2. 对高接触表面应进行清洁和消毒。

3. 低接触表面每周进行清洁。

4. 新生儿保温箱，外部清洁和消毒；内部仅清洁（中性清洁剂）。

5. 对非关键性患者护理设备的表面每日清洁两次。

6. 当潮湿或新生儿接触隔离时，请按照制造商的说明更换保温箱中的过滤器（在终末清洁期间）。

（三）急诊科

因患者疾病和入院情况的差异很大，急诊科属于中度至高危地区，可能通过传染源或血液、体液增加污染环境的可能性，患者被感染的风险可能增加，因此急诊科的清洁消毒要求为：

1. 等候/入院区：对于高接触表面和地板，应至少每24 h清洁一次。

2. 咨询/检查区域：对于高接触表面每天至少清洁两次，并根据需要增加。

3. 创伤单元或监护室：对于高接触表面、结束每个患者的流程后、每次操作前、后均应对操作台面、地板、患者区域内进行清洁。

4. 创伤单元或监护室：每天工作结束时应清洁整个地板、高接触表面，操作台、地板。洗手池应彻底清洁（擦洗）和消毒；水池应进行充分的擦洗和冲洗。

5. 如果在操作和（或）当地条件之间的时间间隔较长，可能会产生 / 分散粉尘，则在随后的操作前立即用消毒液重新擦拭表面。

（四）血液透析室

血液透析室由于污染概率高，患者易受感染而导致风险高。

1. 血液透析设备包括用于透析治疗的透析单元的用物（椅子或床，桌子和透析机）。

2. 每个患者完成治疗后应丢弃一次性护理物品 / 废物，并重新处理可重复使用的非关键者护理设备。

3. 清洁和消毒透析站 / 区域的所有表面（如床 / 椅子、台面、机器的外部表面）和患者区的地板，以及任何表面（如墙壁）明显被血液或体液污染的表面。

4. 最后一个患者完成透析后清洁和消毒患者区以外的其他高接触表面（如电灯开关、门把手、洗手池），清洁和消毒整个地板（移动透析站和其他便携式设备）。低接触表面需定期或有明显污染时清洁。

## 九、ICU 病区仪器设备的日常清洁消毒

1. 仪器设备的清洁消毒首先遵循产品说明书。如产品说明书未提及，在选择消毒剂时一定要考虑消毒剂成分与设备材料的兼容性。

2. 遵循先清洁再消毒的原则。

3. 一般性诊疗器械（如听诊器、叩诊锤、手电筒、软尺等）宜专床专用，如需交叉使用应"一用一消毒"；消毒可选择 75% 乙醇擦拭或用含有效氯 500 mg/L 的消毒液擦拭 / 浸泡。

4. 普通患者持续使用的医疗设备（如监护仪、输液泵、氧气流量表等），应每天清洁消毒 1 ~ 2 次。

5. 普通患者共用的医疗设备（如超声诊断仪、除颤仪、心电图机等）表面，患者直接接触的部分应于每位患者使用后立即清洁消毒，患者不直接接触的部分应每周清洁消毒 1 ~ 2 次。

6. 多重耐药菌感染或定植患者使用的医疗器械、设备应专人专用，或"一用一消毒"。可选择含有氯 500 mg/L 的消毒液进行擦拭消毒或使用消毒湿巾擦拭消毒。

7. 呼吸机外壳及面板应每天清洁消毒 1 ~ 2 次，建议使用消毒湿巾擦拭消毒。外部管路及配件应"一人一用一消毒或灭菌"，长期使用者应每周更换。一次性使用呼吸机螺纹管不得重复使用。

8. 空气净化系统出、回风口应每周清洁消毒 1 ~ 2 次；空气消毒机的过滤网应定期清洗更换。

## 十、亚麻类布洗涤管理

（一）管理干净亚麻类布的方法

1. 分类、包装、运输和储存干净的亚麻布，防止灰尘、碎片、脏亚麻布或其他脏物品污染。

2. 每个楼层 / 病房应有一个指定的房间，用于整理和储存干净的亚麻布。

3. 用指定的手推车或容器将干净的亚麻布运送到患者护理区，这些容器定期（如每天至少一次）用中性洗涤剂和温水溶液清洗。

（二）脏亚麻布（和洗衣）处理方法

1. 洗涤前处理

（1）在处理脏的亚麻布之前（如床单，毛巾，窗帘），至少应戴可重复使用的橡胶手套。

（2）应将脏的亚麻布放在指定的容器中，避免将脏的亚麻布带沾到身上。实施步骤为：① 将脏的亚麻布卷起，避免摇动，防止污染空气、物体表面和清洁人员。② 如果织物上有任何固体排泄物，例如粪便或呕吐物，用平坦、坚固的物体小心地将其刮下，然后放入马桶或指定的厕所中，再将亚麻布放入指定的容器中。③ 将脏的亚麻布放入患者护理区中清晰标识的防漏容器（如袋子，水桶）中。请勿用手将脏的亚麻布移出特定的护理区域。④ 清洁和消毒用的脏亚麻容器，每次使用后应重新处理。⑤ 如果在指定的容器内使用了可重复使用的亚麻袋，请不要将其装满，不要系紧并在每次使用后清洗。⑥ 装满脏亚麻布的棉布袋用后可以洗涤。

2. 洗涤

洗涤程序的有效性与时间和温度、机械作用、水质（pH，硬度）、洗涤容量、污染程度以及商业洗衣机和干衣机的型号 / 可用性有关。清洗区域务必在指定区域清洗患者护理区域的脏亚麻类布，清洗时应注意以下环节：

（1）在专门用于洗涤脏亚麻布的区域清洗。

（2）洗涤前应去除含任何食品、饮料或个人物品。

（3）地板和墙壁由耐用的材料制成，可以承受该区域特殊环境（如大量的水和蒸汽）。

（4）在脏的亚麻布存放区域和干净的亚麻布存放区域之间要有分隔，理想情况下应相对于其他区域为负压。

（5）设有洗手设备。

（6）应有 SOP 和其他工作辅助工具，以协助洗衣人员进行洗涤程序。

3. 洗衣人员个人防护装备（PPE）的建议

（1）在使用之前和移除 PPE 之后，要进行手卫生。

（2）处理和洗涤脏的亚麻布时，戴上可重复使用的抗撕裂的橡胶手套。

（3）如果存在溅水的风险，例如如果用手洗衣服，洗衣人员在洗涤脏的亚麻布时应始终穿着长袍或围裙，并戴好脸部防护用品（如面屏，护目镜）。

4. 洗涤脏亚麻布的流程

（1）操作应遵循洗衣机 / 烘干机制造商的说明。

（2）使用热水（70 ~ 80℃，10 min）和检测合格的洗涤剂。

（3）当污染程度较低时，原则上不需要消毒剂。

（4）根据脏亚麻布的来源（如接触预防区域的亚麻布），逐个使用消毒剂。

5. 人工再处理的步骤

如果没有热水洗衣服务，则手动处理脏的亚麻布：

（1）浸入清洁剂溶液中并使用机械作用（如擦洗）去除污垢。

（2）消毒时应将亚麻布浸入沸水中或将亚麻布浸入消毒剂溶液中，保证所需的接触时间，然后用清水冲洗以除去残留物。消毒后宜在阳光下晾晒使其完全干燥。

（齐晓玖）

# 第二节　医疗性废物处置管理规范

## 一、医疗废物定义

医疗废物是指各类医疗卫生结构在医疗、预防、保健、教学科研以及其他相关活动中产生的具有直接或间接感染性、毒性等的废物。

## 二、医疗废物分类

1. 感染性废物：携带病原微生物具有引发感染性疾病传播危险的医疗废物。

2. 损伤性废物：能够刺伤或者割伤人体的废弃医用锐器。

3. 病理性废物：诊疗过程中产生的人体废物和医学实验动物尸体等。

4. 药物性废物：过期、淘汰、变质或者被污染的废弃药品。

5. 化学性废物：具有毒性、腐蚀性、易燃易爆炸的废弃的化学物品。

## 三、新冠肺炎相关医疗废物处理流程

1. 疑似或确诊患者所有的废弃物都应视为医疗废物。

2. 产生的医疗废物放入双层医疗废物袋，鹅颈式封口，扎带封装，喷洒有效氯 1 000 ~ 2 000 mg/L 的含氯消毒液（图 17-1）。

3. 利器置入塑料利器盒内，封口后喷洒有效氯 1 000 ~ 2 000 mg/L 的含氯消毒液。

4. 医疗废物应由专人收集、双层包装，包装袋应特别注明是高度感染性废物，并盛于周转箱内，不得打开包装袋取出医疗废物。

5. 医疗卫生机构医疗废物的暂时储存场所应为专场存放、专人管理，不能与一般医疗废物和生活垃圾混放、混装。

6. 由医疗废物回收机构回收处置，处置单位在运送医疗废物时必须使用固定专用车辆，由专人负责，并且不得与其他医疗废物混装、混运。

7. 医疗废物运送专用车每次运送完毕，应在处置单位对车厢内壁进行消毒，喷洒有效氯 1 000 mg/L 的含氯消毒液后密封至少 30 min；重复使用的周转箱每次运送完毕应在医疗卫生机构或医疗废物处置单位内对周转箱进行消毒、清洗。

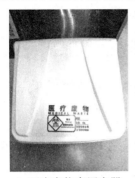

1.医疗废物专用容器

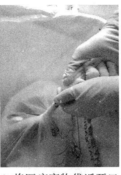

2.将医疗废物袋近开口端部分扭转

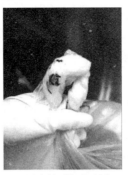

3.牢固扭转后对折

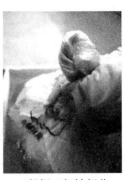

4.紧握已扭转部分

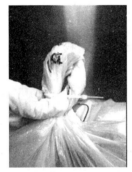

5.把封扎带套在医疗废物带反折下部

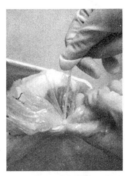

6.将缝扎带拉紧形成有效的密闭

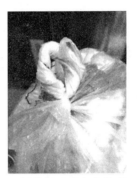

7.封扎后医疗废物袋形成"鹅颈结"

图 17-1　新冠肺炎相关医疗废物处理流程

## 四、疑似 / 确诊新冠肺炎患者生活垃圾处理流程

患者生活垃圾按医疗废物处理。

## 五、新冠肺炎相关感染性织物处理流程

在收集时应避免产生气溶胶，建议均按医疗废物集中处理。

（一）感染性织物

1. 患者使用的衣物、床单、被套、枕套。

2. 病区窗帘。

3. 环境清洁使用的地巾。

（二）收集方法

1. 第一层用塑料袋或一次性水溶性塑料袋包装，用配套扎带封装。

2. 第二层用塑料袋包装，用鹅颈式封口，用扎带封装。

3. 最后装黄色织物袋用扎带封口。

4. 特殊感染标识及科室名称，送洗衣房。

（三）储存和洗涤

1. 注意与其他感染性织物（非新冠肺炎）分开存放，专机洗涤。

2. 可用流通蒸汽或煮沸消毒 30 min；或先用有效氯 500 mg/L 的含氯消毒液浸泡 30 min，然后按常规清洗。

3. 采用水溶性包装袋承装后直接投入洗衣机中，保持 500 mg/L 的有效氯含量，同时进行洗涤消毒 30 min。

4. 贵重衣物可选用环氧乙烷方法进行消毒处理。

（四）运输工具消毒

1. 运输工具专用。

2. 运送感染性织物后一用一消毒。

3. 采用有效氯 1 000 mg/L 的含氯消毒液擦拭，作用 30 min 后清水擦拭干净。

## 六、新冠肺炎患者血液、分泌物、呕吐物等溢出处理流程

（一）少量（＜ 10 mL）血液、体液溢出

1. 方案一：含氯消毒湿巾（含有效氯 5 000 mg/L）覆盖作用后去除污染物，再用含氯消毒湿巾（含有效氯 5 000 mg/L）擦拭 2 遍。

2. 方案二：用一次性吸水材料（如纱布、抹布等）蘸取有效氯 5 000 ～ 10 000 mg/L 的含氯消毒液小心移除。

（二）大量（＞ 10 mL）血液、体液溢出

1. 首先放置好隔离标识。

2. 使用含吸水成分的消毒粉或漂白粉完全覆盖，或用一次性吸水材料完全覆盖后，用足量的有效氯 5 000 ～ 10 000 mg/L 的含氯消毒液浇在吸水材料上（或能达到高水平消毒的消毒干巾）作用 30 min 以上，小心清除干净。

3. 患者的排泄物、分泌物、呕吐物等应有专门容器收集，用有效氯 20 000 mg/L 的含氯消毒剂，按物、药比例 1∶2 浸泡消毒 2 h。

4. 清除污染物后，应对污染的环境物体表面进行消毒。

5. 盛放污染物的容器可用有效氯 5 000 mg/L 的含氯消毒剂溶液浸泡消毒 30 min，然后清洗干净。

6. 清理的污染物按医疗废物集中处置。

7. 使用后物品均放入双层医疗废物垃圾袋，按医疗废物处理。

## 七、疑似／确诊新冠肺炎患者尸体处理流程

（一）个人防护

工作人员做好个人防护：穿戴工作服、一次性工作帽、一次性手套和长袖加厚橡胶手套、医用一次性防护服、医用防护口罩或动力送风过滤式呼吸器、防护面屏、工作鞋或胶靴、

防水靴套、防水围裙或防水隔离衣等。

（二）尸体护理

用有效氯 3 000 ~ 5 000 mg/L 的含氯消毒剂或 0.5% 过氧乙酸棉球或纱布填塞患者口、耳、鼻、肛门、阴道等自然孔穴，以及气管切开处等所有开放通道或创口。

（三）包裹

用浸有上述消毒液的双层布单严密包裹尸体，装入双层密闭防渗漏含氯消毒液的尸体包裹袋。

（四）火化

由医院隔离病区工作人员经污染区至专用电梯送出病区，派专用车辆直接送至指定地点尽快火化。

（五）终末消毒

病室及电梯进行终末消毒。

（齐晓玖）

# 第3篇　老年机构照护管理

# 第十八章  发热老年人的管理规范

养老机构内的老人如果出现发热（体温＞37.3℃），应及时寻找发热原因。与新冠肺炎感染者没有接触史的发热老人，可按一般发热处理，暂不外出就医。

## 一、一般管理规范

### （一）环境管理

老人需单间隔离，室内每天开窗通风至少2次，每次30 min；每日空气消毒2次，保持室内环境舒适，适宜的温湿度（温度以22～24℃为宜，湿度一般在50%～60%）。地面及物体表面每天湿式清洁1～2次，如果有体液、血液或分泌物污染时，可先用湿式材料去除可见污染物，然后采用有效氯500 mg/L的含氯消毒液擦拭。如果没有特殊需要严禁家属和其他老人探视，鼓励老人采用视频的方式与家属或朋友进行交流。

### （二）风险管理

护理人员要加强对老人的巡视，及时发现病情变化，并满足老人卧床期间的生活所需。加强对老人坠床、跌倒、压力性损伤、VTE等风险评估，给予预防措施，防止不良事件发生。为避免交叉感染，老人的体温计要单独使用，用后单独消毒。如果需要吸氧，建议使用一次性的吸氧装置；如需使用反复消毒的湿化瓶，要单独消毒，与其他老人不混用。

### （三）新冠排查

如果老人与新冠肺炎感染者有接触史或与疫情持续传播国家及疫情高发地区人员有接触史，应立即报告，联系定点医院进行排查。

## 二、发热老人的护理

### （一）病情观察

监测老人的体温变化，每天至少测量4次体温，注意观察发热的过程、热型、持续时间及伴随症状。同时密切观察老人的呼吸、脉搏、血压、血氧情况，以及意识状态、全身皮肤状态。如果老人出现高热伴四肢厥冷、发绀等症状及时给予保暖、吸氧等措施；如果伴有咳嗽、咳痰，应观察咳嗽的性质、频率、持续时间及痰液的颜色、量及性质；如果痰液黏稠不易咳出，可应用产气溶胶少的方式雾化吸入，稀释痰液；指导老人有效咳嗽的方法，必要时采取叩背排痰、体位引流等物理方法。无力咳痰的老人，可以考虑给予吸痰。

（二）给予降温

首选冰袋冷敷、温水擦浴等物理降温方式，高热老人可用25% ~ 50%的乙醇擦浴，每30 min测量体温一次，直至体温下降至接近正常，并做好记录和交班。降温时应注意：①冷敷时，应避免长时间放置在一个部位，注意肢体末梢温度，防止出现冻伤；②注意观察老人周围循环情况，有脉搏细速、面色苍白、四肢厥冷的老人禁用冷敷和酒精擦浴；③如果物理降温效果不好，可遵医嘱给予药物降温。身体虚弱或有心血管疾病的老人要注意药物剂量，防止降温过程中大量出汗引起虚脱。

（三）用药护理

应用抗生素前要遵医嘱留取痰培养、咽拭子、血常规等标本；遵医嘱应用抗生素，注意观察不良反应。

（四）补充营养及水分

吞咽功能正常的老人，鼓励其多饮水，每天不少于2 000 mL；进食高热量、高蛋白、易消化的流质或半流质饮食，宜少量多餐。食物要由专人送到老人房间内，不要到餐厅就餐。不能经口进食的老人给予静脉补充液体。

（五）生活护理

大量出汗的老人要给予温水擦拭，并及时更换衣服和床单；病情严重或昏迷的老人，应协助每2 h更换体位一次，防止出现压力性损伤。发热期间加强老人的口腔护理，保持口腔清洁。督促老人勤洗手。老人尽量不要到户外活动，如需到户外，要在护理人员陪同下，佩戴医用外科口罩，在定点区域内活动，并与其他老人错开时间，不准许离开养老机构。

（六）心理护理

护理人员要多陪伴老人，讲解疾病的相关知识，嘱老人正常作息、生活规律，养成良好的卫生和健康习惯；并及时评估老人的心理状况，给予心理安慰，使老人配合治疗，早日康复。

（张晓春）

# 第十九章　腹泻老年人的管理规范

机构内的老人如出现腹泻，首先应寻找原因。与新冠肺炎感染者没有接触史的腹泻老人，可按一般腹泻处理，暂不外出就医。

## 一、一般管理规范

### （一）环境管理

老人需单间隔离，室内有卫生间，卫生间设有防滑装置及报警装置。室内每天开窗通风2次，每次30 min；每日空气消毒两次，保持室内环境舒适，适宜的温、湿度（温度以22～24℃为宜，湿度一般在50%～60%）。地面及物体表面每日湿式清洁1～2次，如果有排泄物或呕吐物污染时，可先用湿式材料去除可见污染物，然后采用有效氯500 mg/L的含氯消毒液擦拭。如果没有特殊需要，严禁家属和其他老人探视，鼓励老人采用视频的方式与家属或朋友进行交流。

### （二）风险管理

护理人员要照顾老人如厕，老人在排便后可能会出现虚脱或体位性低血压，容易出现跌倒，应给予坐位排便，便后恢复片刻再起身；夜间老人排便时要告知其按床头呼叫器，呼叫护理人员照顾老人如厕。

### （三）便器管理

老人的便器要单独使用，每次便后要用有效氯500 mg/L的含氯消毒液单独浸泡消毒，晾干，放在通风处备用。

## 二、腹泻老人的护理

### （一）病情观察

观察并记录大便的次数、颜色、性质和量，遵医嘱正确留取便标本。观察老人有无发热、脱水、电解质紊乱等全身症状，如生命体征、神志、尿量改变，有无口渴等。

### （二）用药护理

遵医嘱给予补液时，注意根据老人的身体状况调节输液速度，防止输液速度过快诱发急性左心衰；应用止泻药时如果老人的腹泻症状得到控制应及时停药；应用解痉止痛药如阿托品时，观察有无口干、心动过速、视物模糊等不良反应，并及时对症处理。

（三）饮食护理

鼓励老人适当饮水，根据老人情况给予清淡、少渣、易消化的流质和半流质饮食，避免生冷、多纤维食物。食物要由专人配送到房间，不要让老人到餐厅就餐。严重腹泻的老人应禁食，遵医嘱静脉补充液体。

（四）皮肤护理

排便频繁时，粪便刺激可导致肛周皮肤潮红或破损，老人会自觉疼痛，排便后可用温水或不含酒精的湿纸巾清洗肛周，保持皮肤清洁干燥，或涂无菌凡士林或抗生素软膏等保护皮肤，并促进破损愈合。

（五）活动与休息

急性腹泻、全身症状明显的老人应卧床休息；注意腹部保暖，可用热水袋热敷腹部，减少肠蠕动，并减轻腹部症状，注意预防烫伤。恢复期老人不宜到室外走动，可在床边适当活动。

（六）健康教育

向老人及照料者讲解腹泻的病因及治疗、护理相关的知识，使老人积极配合治疗；指导老人养成良好的饮食习惯，尤其是夏季，尽量不吃隔夜的食物；慢性腹泻的老人要注意观察引起腹泻的饮食种类及规律，并尽量避免食用；生活中需要注意勤洗手、不吃生、冷、硬食物，预防腹泻的发生，并注意监测血糖水平。

（七）心理护理

评估老人的心理状态，给予老人心理安慰，减少不必要的紧张。鼓励家属用视频的方式多与老人交流。

（张晓春）

# 第二十章　认知障碍老年人的管理规范

在新冠疫情期间要加强认知障碍老人的照料，防止老人走动、走失或出现其他安全问题。

## 一、一般管理规范

### （一）环境要求

老人需单间居住，室内每天开窗通风 2 次，每次 30 min；每日空气消毒 2 次，保持室内环境舒适，适宜的温、湿度。地面及物体表面每日湿式清洁 1 ~ 2 次。如果没有特殊需要严禁家属和其他老人探视，鼓励老人采用视频的方式与家属或朋友进行交流。

### （二）活动的管理

原则上老人在房间内活动，或由固定照顾者陪同老人到指定的活动室进行适当的活动，主张错峰活动，戴口罩，不聚集。活动室的环境通风和消毒等要求同老人居住房间。

### （三）安全管理

疫情期间应加强老人的看管，必要时安装门禁以及感应报警等设施。养老机构实行封闭式管理，为预防老人在机构内走失，可采取以下措施：

1. 随身携带联系卡

给老人做一张联系卡，卡片上注明老人的个人信息、楼号、房间号、联系电话以及主要病症处理方法等内容，放在老人的衣袋内或是戴在老人脖子上，如老人走失，被发现后以便及时与护理人员取得联系。

2. 配备通信设备

可以为老人配备手机、GPS 手表或 GPS 定位器等，从而定位老人所在的位置。

3. 强化老年人记忆

护理人员要反复告诉老人记住照顾者的电话或所居住的楼宇周边环境和楼宇及房间的特殊标识等。

4. 陪伴老人

应时刻警惕有走失高危风险的老人，户外活动时避免让老人离开照料者的视线范围。

5. 佩戴黄手环

无论老人走到哪，只要有人发现，通过黄手环上提供的信息就可以轻易查询到老人的联系人。

## 二、日常生活照料

### （一）饮食护理

对于任何阶段的认知障碍老年人，照料者都应该提供单独的就餐环境和合理膳食，并根据老人的饮食喜好提供色香味俱全的饮食。如果老人不缺乏营养素，不建议补充营养素来改善认知功能。鼓励老人经口进食，避免饮食限制。当疾病进展或应激时，认知障碍老人经口能量摄入低于预期的50%且超过10天时建议管饲，给予肠内营养制剂、留置鼻胃管或胃造瘘术。如果管饲有禁忌或者不能耐受，可以短期内选择肠外营养。

### （二）穿脱衣

简化对衣物的选择，鼓励老人自己穿脱衣；对穿脱衣有困难的老人予以协助，并注意保护老人的隐私。

### （三）梳洗

鼓励并指导老人完成梳头、刷牙、剃须、剪指甲等清洁过程；协助老人保持口腔卫生；定期检查老人的牙齿及义齿。

### （四）活动和运动

运动的形式可以根据老人既往的爱好个体化制定，平时喜爱散步、慢跑、健身操、舞蹈、太极拳的老人应尽量减少户外运动的时间，可在床边适当活动；在运动中注意量力而行，循序渐进，防止运动损伤；当老人运动困难时，应每天帮助其活动肌肉和关节，以免发生关节变形、肌肉萎缩等并发症。

### （五）保持皮肤清洁

尊重老人的习惯，定期洗澡或搓澡，正确使用护肤液湿润皮肤，避免因干燥导致瘙痒，注意观察有无皮肤损伤。对于拒绝洗澡的老人，应寻找原因，正确引导，给予相应的处理。

### （六）如厕和失禁

鼓励老人独立如厕，为如厕有困难的老人提供帮助，如增加标识、改造厕所、设置报警装置等。出现大小便失禁时应首先寻找原因并治疗，原因不明者可采用定时如厕、改变生活方式、盆底肌肉训练和生物反馈治疗等措施。必要时使用纸尿裤或防水床垫，定期更换和清洁老人的床上用品。

## 三、用药护理

### （一）药品管理

护理人员应按顿发放药物，并看到老人服药后方可离开；对伴有抑郁、幻觉和自杀倾向的老人，将药物放到老人拿不到或找不到的地方；拒绝服药的老人，护理人员要耐心解释，可将药物研碎拌在饭中让老人吃下；重症吞咽困难的老人，可将药物研碎溶于水中或温水浸泡后服用；昏迷老人由胃管注入药物。

（二）观察用药不良反应

认知障碍老人常常不能诉说不适，护理人员要认真观察老人的不良反应，及时报告医生，调整用药方案。

（张晓春）

# 第二十一章　规律血液透析老年人的管理规范

随着医疗技术水平的提高和人口老龄化的不断进展，进行血液透析的老年患者日益增多。老年规律透析患者常存在营养不良、机体免疫功能下降、行动不便，性格缺陷、思维迟钝等情况，是各类感染性疾病的高危易感人群。此外，老年人往往都伴有心血管等系统的疾病，透析中容易出现血压异常、脑血管意外、感染、心律失常、猝死等并发症。为减少上述事件的出现，在新冠疫情期间更应加强管理工作。

## 一、防控管理

由于老年患者自我护理能力下降，日常生活与疾病护理更多依赖于照料者，所以照料者成为老年透析患者疫情防控措施落实的重要人群。

（一）宣传防控知识

可向老年患者及照料者推荐新媒体或发放宣传材料，宣传新冠肺炎的防护知识。为便于知识掌握，建议多采取现场演示、情景模拟等更为生动直观的易于理解的形式介绍疫情期间在机构内和诊疗中的防控要求，例如日常体温监测、防护物品的使用时机和方法、正确洗手、咳嗽礼仪等，提高老年患者与照料者对于措施的理解与掌握程度。

（二）心理护理

由于新冠疫情，透析患者在机构内生活与日常诊疗发生了较大变化，造成一定的心理压力，常表现为依从性降低等情况。护理人员需要着重做好老年患者及照料者的心理疏导工作，引导其正确认识疫情防控工作的重要性，缓解老年患者焦虑、恐惧，坚定战胜疫情的信心，提高患者和照料者的依从性。

（三）严密筛查

详细询问老年患者和照料者与来自疫区人员、确诊患者的密切接触史等，通过扫描二维码确认患者及照料者居住的机构附近是否安全等。应同时向其照料者复核询问老人有无干咳、发热、乏力等不适症状。

（四）不典型症状筛查

老年透析患者常存在感染症状不典型的特点，所以流行病学筛查时应更加全面。消化系统方面，询问有无轻度纳差（少食、厌食）、乏力、精神差、恶心、呕吐、腹泻等；神经系统方面，有无头痛、头晕；心血管系统方面，有无心慌、胸闷等；眼科方面，有无结膜炎；其他方面，有无轻度四肢或腰背部肌肉酸痛等。

（五）加强个人防护

如果老人可以耐受，建议老年透析患者和照料者往返医院途中及诊疗中全程佩戴医用外科口罩（推荐有条件者佩戴医用防护口罩或 N95 口罩）。

## 二、日常护理

新冠疫情期间，老年透析患者在"衣、食、住、行"等方面均有较大的变化，具体护理措施如下：

（一）衣着原则

注重保暖、方便透析操作、规范佩戴口罩。

1. 老年透析患者抵抗力低，不管在养老机构内还是外出治疗都一定要注意防寒保暖。特别是外出透析时内衣应当选取弹性较好或袖口比较容易松开的衣物，方便暴露穿刺部位，不影响透析操作。

2. 疫情期间透析室要定期开窗通风，冬季室内温度会较之前明显降低，建议老年透析患者穿一件羽绒或者是棉质的背心，这样既能保暖又不影响操作。

（二）饮食原则

给予高热量、优质蛋白、高钙、低磷、低盐、低钾、低脂，注意控制水分摄入和补充适量的水溶性维生素。

1. 长期进行血液透析的老年患者大多数合并其他慢性疾病，由于消化吸收能力减弱，对蛋白质的吸收和利用能力降低，容易引发或加重营养不良。在这时期，老年患者"吃得好"尤其重要，护理人员应加强对患者的饮食管理，在色、香、味上多下功夫，并注意饮食多样化。

2. 保证蛋白质的摄入 [1.0 ~ 1.2 g（kg·d），至少 50% 以上来自优质动物蛋白]、摄取充足的热量 [30 ~ 35 kcal（kg·d）]、限水（体重增加不超过干体重的 5%）、限钠（小于 5 g/d）、限钾、限磷（600 ~ 1 000 mg/d）。

3. 养成良好的卫生习惯，餐前洗手，餐后漱口；嘱老人不要吃生、冷、过夜的食物。

（三）居住环境原则

老年透析患者免疫能力低，应固定透析接送人员，不频繁更换照料者，严禁亲属和其他老人探视，不参加聚会，除透析以外尽量不外出。

1. 居住房间应定时开窗通风，每半日通风 30 min 以上，通风时可佩戴棉口罩保暖，注意衣着保暖。如果不适宜开窗通风，可使用空气净化器。

2. 每天 2 次测量体温，如果出现体温高于 37.3℃就要警惕，及时查找原因，或立即去定点医院排查。

（四）出行原则

老年患者外出透析建议首选养老机构内部车辆，出行时及前后注意佩戴口罩，车内消毒、保暖、适当通风。司机要固定，去医院前要测量体温。老年患者透析后容易出现一过性的低血压或低血糖的情况，应在病床上多休息，观察无特殊不适后再离开。

### 三、并发症管理

老年透析患者由于年龄及疾病的特殊性，更容易发生心血管系统并发症、透析失衡综合征、感染、脑血管意外等，应加强透析期间的病情管理。

（一）加强体重监测

透析前体重测量和体重评估是精确超滤的重要前提，老年患者记忆能力减退，往往容易忽视此时衣物增减和自己的体重变化。护士应注意帮助患者正确测量体重，询问相关病情变化情况，并做好详细记录，同时对于透析间期体重增长过快的患者，提醒其注意饮食控制。

（二）充分做好透析前的准备工作

透析前仔细评估老人心血管系统症状、有无出血倾向，合理选择抗凝剂；了解老人有无感染、发热，如有异常，先通知医生做出处理后再确定治疗；根据患者体重增长情况及疾病的特点，设定超滤模式、超滤量、血流量和透析液浓度等，给予个体化透析。

（三）加强血管通路的护理

老年透析患者由于多种慢性疾病原因常存在动静脉内瘘血管条件差，血管细、脆、易滑动，穿刺失败易血肿，管壁修复较慢等特点。疫情期间常由于个人关注不足，更容易导致各类通路并发症的发生。此时期护理人员应在透析前、中、后加强老年患者通路的评估、穿刺管理、压迫止血与并发症预警处理。

（四）关注呼吸系统症状

老年透析患者多免疫力低下，季节交替特别容易出现上呼吸道感染的情况。疫情期间，患者由于担心新冠肺炎交叉感染，常常存在隐瞒呼吸系统症状的现象，容易延误治疗。护理人员应加强宣教，同时注意观察患者透析并发症以外的疾病表现，及时发现，尽早处理。

（五）观察病情变化

透析期间，需严密观察老人的病情变化，并做好记录。按照血液透析护理常规，加强疫情期间患者体外循环、生命体征、设备运转情况监测，做好透析急慢性并发症的应急处理。保证特殊时期老年透析患者规律、平稳地进行血液透析治疗。

（张晓春）

# 第二十二章 临终老人的管理规范

临终老人会面临很多生理上的改变，如意识状态、知觉的改变，呼吸和循环功能减退、食欲下降等。疫情期间对临终老人的管理目标是满足老人基本生理需要、控制疼痛、缓解症状，满足老人基本生活需要，尽可能使老人处于舒适状态，提高临终老人的生活质量。

## 一、控制疼痛

疼痛是临终老人，尤其是晚期癌症老人最严重的症状之一。及时有效地控制疼痛可减少老人的不安与痛苦。

### （一）病情观察

评估老人疼痛的部位、性质、程度、发生和持续的时间以及疼痛的诱因、伴随症状、缓解因素等。

### （二）用药护理

遵医嘱给予止痛药物，观察药物的疗效及不良反应，及时记录。

### （三）体位和环境

根据疼痛的部位协助老人采取合适的体位，并保持环境的安静和舒适，室内每天开窗通风 2 次，每次 30 min，通风期间注意给老人保暖。

### （四）心理护理

多与老人交谈，及时给予心理安慰；鼓励老人用视频的方式与家属或朋友交流。也可采用音乐疗法、意念疗法或其他分散老人注意力的方法缓解疼痛。

## 二、满足基本生活需要

### （一）保证营养

评估老人进食、口腔黏膜以及牙齿情况；评估老人有无贫血、低蛋白血症及其他影响进食及消化的因素；根据老人的具体情况选择合适的营养支持方式，如经口、鼻饲或静脉营养等；注意食物的色、香、味，每餐提供不同的食物，增加老人的食欲，可以少量多餐。护理人员要将餐食配送到老人房间，为老人营造良好的进餐环境，减少任何可能导致情绪紧张的因素。

### （二）促进睡眠

帮助老人制定作息时间表，保证作息规律，白天减少小憩时间，以保证夜间足够的睡眠。

创造适宜睡眠的环境，具体包括：

1．环境颜色

选择浅淡、平静的色调，蓝色和绿色是海和树的颜色，对安定情绪有利。

2．光线

睡眠时寝室光线宜暗不宜亮。

3．声音

睡眠时，尽量保持周围环境的安静，消除噪声来源。

4．温、湿度

温度 22 ~ 23 ℃，湿度 40% ~ 60% 为宜。

应用各种非药物改善睡眠的措施效果不明显时，可根据老人失眠的程度及特点，在医生指导下使用合适的安眠药物治疗。注意观察药物的不良反应，观察老人睡眠的改善情况。如出现烦躁不安，及时告知医生。对于心理因素导致的失眠，应对老人进行耐心解释和指导，使其加深对睡眠的了解，减少对睡眠的不合理认知与恐惧焦虑心理，打破因为失眠而焦虑，越焦虑越失眠的恶性循环。必要时寻求心理科医务人员的帮助。

（三）管理排泄物

及时清理排泄物，保证老人衣着和床单位清洁、干燥，室内多通风，保持空气清新无异味。

### 三、呼吸困难的护理

痰液堵塞呼吸道是导致临终老人呼吸困难的主要原因。

1．评估老人的神志、呼吸频率、心率、口唇、指（趾）甲的颜色等，当老人出现呼吸困难、急促或有潮式呼吸时，应立即给予吸氧，病情允许时可适当给予半坐卧位。

2．备好吸引器，及时吸出痰液，保持呼吸道通畅。痰液黏稠时可给予雾化吸入。老人吸氧、吸痰所用的湿化瓶及储痰瓶要单独消毒。

3．对张口呼吸的老人，可用湿巾、唇膏或棉签湿润口唇，或少量多次饮水，让老人感觉舒适。

4．保持环境的安静、整洁以及适宜的温湿度，定期开窗通风。

5．做好心理护理，消除老人紧张、焦虑的情绪。

### 四、水肿的护理措施

1．评估老人水肿发生的部位、范围、程度以及与体位、饮食和活动的关系，评估老人的生命体征、营养状况、体重以及相关实验室检查结果，并及时记录。

2．轻度水肿的老人可在床边适当活动，严重水肿老人卧床休息，预防压力性损伤的发生。

3．记录每日出入液量，限制钠盐和水分的摄入。

4．遵医嘱使用利尿药等药物，观察药物的疗效及不良反应。

### 五、谵妄的护理

老年期谵妄的核心特征是意识障碍。表现在三个方面，即认知障碍、睡眠 - 觉醒周期障碍和精神运动障碍。

1. 评估老人的意识状况、认知、注意力、精神行为以及觉醒规律等。

2. 保持环境安静，避免刺激，降低说话的声音，为避免刺激老人，降低房间亮度。

3. 合理对老人进行约束，并充分告知照料者，预防与约束相关的并发症。

4. 加强老人的基础护理和安全管理，防止发生坠床或意外拔管。

### 六、心理护理

（一）倾听老人的诉说

通过触摸、表情、眼神、手势表达对老人的理解和关爱；通过交谈及时了解老人临终前的愿望，尽量满足老人的心愿，使其没有遗憾地离开人世。由于疫情特殊时期，不能让家属或朋友来探视，可采用视频的方式让老人与亲属进行交流，减轻老人的孤独感，并与家属告别。

（二）宣传优逝的理念

根据老人的民族习惯、宗教信仰以及社会文化背景等，谨慎地与老人探讨生与死的意义，帮助老人正确对待生老病死，从死亡的恐惧中解脱出来，以平静的心情面对即将到来的死亡。

（张晓春）

# 第二十三章　老年人日常防护的管理规范

## 一、新冠肺炎在老年人群中感染的危险性

老年人罹患新型冠状病毒肺炎容易发展为重型和危重型且病死率高，高龄是预后不良的最重要危险因素。目前，新冠肺炎的传染源主要是已感染的患者包括处于潜伏期患者，病原携带者即无症状感染者也可成为传染源；呼吸道飞沫传播和接触传播是主要的传播途径；在相对封闭的环境中长时间暴露于高浓度气溶胶情况下，也存在经气溶胶传播的可能。人群普遍易感，老年人免疫功能弱，是传染病的易感人群和高危易发人群，本次疫情的危重症人群中老年人居多。中国疾病预防控制中心对我国报告的新冠肺炎病例进行流行病学特征描述，结果显示：新冠肺炎确诊病例粗病死率为2.3%，60～69岁粗病死率为3.6%，70～79岁为8.0%，≥80岁达14.8%。在死亡病例中，大多数为≥60岁和（或）患有基础性疾病的患者，如高血压、心血管疾病和糖尿病等。为了保护老年人生命安全和身体健康，维护社会稳定，并保障国家公共卫生安全，必须将老年人的疫情防控作为首要重点工作，切实降低老年人感染率，进而减少重症和死亡病例。

## 二、老年人日常防护

（一）控制传染源

1. 疫情防控期间，养老机构实施封闭管理，限制探视。建立出入登记，入住老年人外出就诊应根据不同情况，与家属和老年人商议一致后分类处置：

（1）非突发性重大疾病的，可采取上门诊视等方式保守治疗，暂不外出就医。

（2）患普通疾病急需送医的，由老年人家属或养老机构工作人员，在有效防护的情况下陪同送医。如春节期间外出回家的居民，尽量与其沟通，暂不返回为宜，直至疫情解除；若因家庭确实无力照顾，或因子女亲属已接受隔离治疗，或者子女亲属参加疫情防控一线工作无暇照顾的住户，如果没有疑似症状且没有在15天内接触疫区逗留经历人员等《指南》禁止进入的情形，返园后应进入园区设置的隔离区，隔离观察14天无异常后，方可返回本人的生活房间。疫情期间尽量不接受新入住居民，如果新入住居民意向强烈，家属无力照护，无流行病学史和临床症状，进入园区设置的隔离区，隔离观察14天无异常后，方可返回居民入住的生活房间。

2. 老年人尽量减少外出，避免到人员密集的公共场所，如商场、车站、公共浴池、棋

牌室、麻将馆等地。

3. 养老机构工作人员尽量在养老机构内居住，且尽量安排分散居住在不同房间；在外居住的工作人员上下班途中必须戴口罩，避免出入人员密集场所；在居住地出现疑似症状的，应及时就医并报告养老机构。除外出采购或办事人员，尽量减少工作人员外出。外出采购或办事工作人员，在外出前必须做好个人防护，返回机构时须进行体温检测、手消毒、更换工作服、鞋帽、手套、口罩等。

4. 每日早、晚两次监测体温，正常体温不超过 37.3℃。自己感觉发热时要主动测量体温。如果出现发热或咳嗽等可疑症状，应主动戴口罩，配合工作人员到定点医疗机构就诊，并尽量避免乘坐地铁、公共汽车等交通工具。要主动告诉医生自己在疫情流行地区的旅行居住情况以及发病后接触过什么人，配合医生开展相关调查。

5. 养老机构发现疑似病例时，启动相关应急程序，立即隔离，有条件的可以转移到临时隔离房间；无临时隔离房间的园区，采取原地隔离，排查老人的生活轨迹，确定隔离范围，立即上报院感人员，院感人员 2 h 内网络上报疾控中心，同时转运至定点医院进行隔离治疗。工作人员在接触疑似病例或转运疑似病例时，要穿戴工作服、工作帽（一次性）、手套、医用防护服（一次性）、医用防护口罩（N95 及以上），根据是否有喷溅性操作，选择防护面屏 / 护目镜、工作鞋 / 胶靴、鞋套 / 靴套等，注意手卫生。医护人员严格执行标准预防，根据暴露风险选择个人防护装备，实施暴露风险较高的操作时，按照确诊病例的高风险防护要求采取防护措施。疑似患者在未转入相应救治医院之前，采取单间隔离，限制外出，严禁探视，医护人员在实施标准预防的基础上，采取接触隔离、飞沫隔离和空气隔离等措施，具体措施包括：

（1）进出隔离区，严格执行手卫生和防护用品穿脱流程。

（2）用于疑似病例的听诊器、体温计、血压计等医疗器具及护理物品应当专人专用，居民转出后，进行规范的清洁和消毒。

（3）老人转出，按照确诊病例进行终末消毒，根据流行病学调查结果，按照《疫源地消毒总则》（GB 19193—2015），在辖区疾病预防控制中心专业人员指导下开展相应的消毒工作。

（二）切断传播途径

1. 根据疫情传播途径，组织个人防护装备使用培训。工作人员上岗前做好个人防护准备，正确使用防护用品；在接触每位居民前后，均应当洗手或手消毒，避免交叉感染。非一线工作人员尽量减少到老人房间或活动场所走动。取消集体活动。

2. 规范处理垃圾、污水、污物，消除鼠蟑蚊蝇等病媒生物孳生环境。以日常清洁为主，预防性消毒为辅，做好机构内消毒工作。废弃一次性用品不随意丢弃，统一处理。

3. 新型冠状病毒主要经呼吸道飞沫传播，老人必须外出时，要戴医用外科口罩或 N95 口罩。因 N95 口罩密闭性较好，呼吸阻力较大，可能导致呼吸困难，所以佩戴需谨慎。不推荐使用棉布口罩、海绵口罩。尽量减少接触公共场所的物品；尽量避免用手接触口鼻眼；

从公共场所返回后，要用洗手液或香皂流水洗手；打喷嚏或咳嗽时，用手肘衣服遮住口鼻。

4. 注意食品卫生。严格执行食品安全管理规定，严把食品采购关，生熟食品及盛装用具分开，做好餐（饮）具消毒，严格执行食品留样。不接触、购买和食用野生动物，避免前往售卖禽类、野生动物等活体动物的市场。

（三）保护易感人群

1. 提高老年人新型冠状病毒肺炎疫情防控工作重要性的认识，做好健康宣教，使广大老年人充分认识新型冠状病毒肺炎疫情的危害性，切实提高防范意识和自我保护能力。

2. 面对疫情，老年人要给予充分重视，也不要过度恐慌，要科学防控，做好自己健康的第一责任人。

3. 根据疫情加强居民房间通风或进行空气消毒。定期对空调通风系统进行清洗消毒。不共用毛巾，保持家具、餐具清洁，勤晒衣被，进行室内擦拭消毒。

4. 冬春交替季节的温度变化较大，要注意保暖，尽量避免感冒。患有慢性病的老年人要遵医嘱按时服药，做好慢性病管理。

5. 避免接触发热、咳嗽或有其他呼吸道症状的患者。如果近期与新型冠状病毒肺炎患者或者疑似感染者有过接触，要尽快与工作人员取得联系，听取医务人员的建议。

6. 合理饮食，加强营养管理，增强抵抗力。

（1）良好的饮食习惯：了解老年人进餐习惯、了解进餐次数、每日餐量、每次餐量。根据老人的实际情况选择食物。促进合理膳食，不要挑食、偏食，进食要定时定量，进食不宜过快，不进过冷、过热食物。

（2）合理膳食：饮食中的各种营养素之间必须保持适当的比例，烹调配膳上应当照顾老年人的生理特点，老年人合理膳食要求有以下几种：①营养全面，品种多样。患有高血压、冠心病和动脉硬化的老年人应少吃油食，而对大多数老年人而言，应适当地进食些肉、鱼和蛋类。②易于消化，定时定量。老年人消化吸收机能低下，食物应尽量切碎煮烂。肉可做成肉糜，蔬菜应使用鲜嫩之品，食油腻或油炸的食物应节制。尤其要避免暴饮暴食，遵循少食多餐、定时定量的进食方式。③"精"要适当，"粗"要适度。老年人多有牙齿松动、缺牙或者有其他牙病，咀嚼困难，因此老年人认为吃得越精细、营养越丰富则越容易消化，其实这样常常造成老年人便秘。所以应当强调老年人的饮食，既要照顾牙齿脱落、不能细嚼给消化造成不良的影响，又要防止过分选用精细食物的偏向。适量吃一些含纤维素的食品。④合理饮水，酸碱平衡。老年人一般每天饮水量 1 500～2 000 mL 比较合适。但晚上睡前要少饮水，以免小便过多，影响睡眠。老年人常有肾动脉硬化，对体内酸碱平衡调节的能力较差，若食物搭配不当，容易引起酸碱平衡失调。所以老年人的膳食中做好荤素搭配，做到酸碱平衡也是必要的。

（3）促进食欲：①良好的进餐环境，进餐环境清洁、空气新鲜；餐桌、椅凳要干净；餐具要专人专用，集体餐具要消毒。②食物色香味俱全。在不违背原则前提下，照顾老人口味，精心制作、多样化调配饮食，食物温度要适宜。征询老人对食物的种类和烹调方法的需求。

③舒适的进餐体位。进餐时老人要保持上半身挺直、身体向前稍倾，保证安全进食；不要让老人上半身后仰，以免因食物难以下咽造成安全事故。不能下床的老人采取坐位或半坐位，背后及周围用棉被、软枕协助固定体位。对坐起有困难的老人应使用软枕或摇高床头30°～50°，对于不能抬高上半身的老人应采取侧卧位或头向前倾。④必要的锻炼。协助老人进行必要的身体锻炼和活动，可促进其食欲、消化和吸收，同时保持大便通畅。

7. 规律作息，合理休息，保持充沛精力。

照护人员收集老人的睡眠资料并对老人进行睡眠评估后，应对老年人睡眠中出现的问题，进行有针对性的护理，从而保证老人获得良好的睡眠。老人的睡眠时间要充足，健康的老人每天需要 8 h 以上睡眠，70～80 岁老人每天睡眠时间 9 h 以上，80～90 岁的老人应在 10 h 以上。

（1）创造舒适的睡眠环境，保持室内空气流通和新鲜。在老人入睡前 1 h，将卧室的门和窗户打开进行通风，一般通风时间为 20～30 min，根据季节决定通风后是否关闭窗户。开窗通风时应适量为老人添加衣服，避免对流风，防止受凉。

（2）调节室内温湿度，一般夏季适宜的温度为 25～28℃，冬季为 18～22℃，相对湿度 50%～60%。

（3）卧室内选择深色窗帘，睡前拉上窗帘，关闭照明灯，可根据需要打开洗手间的灯，避免光线直接照射老人眼部而影响睡眠。

（4）保持环境安静，不要有噪声。减少门窗、桌椅等的撞击声，必要时在门和椅脚上钉上橡胶。合理安排护理时间，护理工作应尽量安排在白天，避开老人睡眠时间。在护理过程中，照护人员尽量做到"四轻"，即说话轻、走路轻、关门轻、操作轻。

（5）促进老人身体舒适，做好晚间睡眠照护，睡前帮助老人做好个人卫生清洁工作。协助老人认真清洁口腔、洗脸、洗手、清洁会阴部和臀部等，帮助老人排空大小便，保证老人身体清爽、舒适。

（6）帮助老人采取舒适的卧位，检查并处理身体各部位的引流管、伤口、敷料等可能引起不舒适的问题。若发现老人有身体不适，如疼痛、胸闷、气喘等异常情况，应及时报告医生，以帮助老人解除身体不适。

（7）心理护理，睡前应先调节老年人的思想和情绪，使老人做到无忧无虑，情绪稳定。照护人员应密切观察老人的情绪变化，通过与老人谈心、倾听老人诉说等方法，对老年人进行心理疏导，消除老年人的心理障碍。

（8）合理使用药物，并密切观察用药后的反应及安全问题。

8. 加强对高血压、糖尿病等基础疾病患者的健康教育、疾病监测。每日巡查，了解居民健康状况，并做好健康记录。对患有慢性病的老年人，做好血压、血糖等指标监测，规律用药，做好基础疾病防护。

9. 合理适度锻炼身体，可利用室内空间活动。每次锻炼时间以 30～40 min 为宜，每周 4～5 次，运动前做好准备活动。保证充足和规律的睡眠，保持身心愉快。暂停室内集体活动；暂停集体用餐，改为送餐至老人房间。

10. 加强门卫值班，安排专人每天对所有出入人员进行实名登记并测量体温，询问并记录旅行史、健康状况等。有以下任意一种情况者禁止进入：①疾病潜伏期时间内的疫区逗留经历；②发热；③疫情的其他疑似症状。

11. 老人身体不适时处置

（1）一般疾病：慢性基础疾病（高血压、糖尿病等）、常规康复等，可采取签约医院上门诊视或远程问诊等方式保守治疗，不建议外出就医。

（2）外出就医：紧急情况必须外出就医时，做好预约，尽可能减少在医院逗留时间，只做必须的、急需的检查治疗，就诊全程佩戴医用外科口罩，与其他人员保持1m以上距离。外出就医回到养老社区应自行隔离14天，减少与他人接触，工作人员接触老人时，应做好防护与隔离，防止交叉感染。

（3）出现感冒症状：出现感冒症状且无加重、没有流行病学史的老年人，可按一般感冒治疗，或选取远程问诊保守治疗，暂不外出就医，观察病情变化，有加重及时就医。出现急性发热，确无流行病学史，可先自我隔离观察，按一般感冒发热治疗，同时咨询相关医疗机构，必要时及时就医。

（4）出现新冠肺炎可疑症状：老年人出现发热、干咳、乏力、鼻塞、咽痛等可疑症状时，不排除有流行病学史的，应当立即隔离观察并及时送定点医疗机构排查。

（关艳萍、宋剑勇）

# 第二十四章　老年人活动管理规范

群体性聚集是新型冠状病毒传播的主要途径之一，集中性文娱、工娱活动是养老机构内老年人生活中维护体能，促进心理健康不可缺少的部分。因此，要既能做好新型冠状病毒的防疫，又尽可能降低疫情对老年人身心健康的影响。养老机构须将老年人的活动组织进行规范管理。

## 一、老年人日常活动的管理

疫情暴发和流行期，即新型冠状病毒感染防控一、二级响应状态时，禁止在室内组织多人聚集性活动。如养老机构已采取严格的封闭式管理，在对老年人进行科学而严格的防护措施下可开展适宜的室外共性化活动，如八段锦等，以及室内丰富多彩的个性化活动。具体管理要求如下。

（一）老年人活动前评估

1. 老年人活动需求综合评估

社工师和活动专员在开展活动前需对老年人的生活习惯、兴趣爱好、特别的故事、现存的技能等进行综合评估。评估内容可参照由英国国民保健署拉纳克郡的研究资料改编而成的评估表，详见表24-1"来认识我吧"。

2. 身体状况及体能的评估

主要包括：①老年人自身身体情况是否能够参加活动；②适合参加的活动类型及项目；③适宜的活动量；④老年人现存疾病，尤其是有无呼吸系统疾病；⑤根据自身疾病特点参加活动时需要备用的用物和药物。

3. 老年人心理及情绪评估

由于受疫情的影响，须特别评估老年人参加活动的意愿、情绪反应以及心理状态，例如，因疫情所导致的焦虑、恐惧心理，甚至急躁不安情绪或抑郁情绪。

4. 活动项目评估

根据新型冠状病毒传播特点，养老机构应重新对老年人能开展的日常活动进行分类。可分为：①书法、绘画、手工等以静为主的活动；②八段锦、太极、中医拍打养生操等舒缓运动或轻微动作为主的活动；③歌唱、朗诵、舞蹈、模特、门球、室外健身舞等适中运动量为主的活动；④根据医生、康复师、护士、社工师、营养师等多学科团队制定的康复护理类活动。

表 24-1　"来认识我吧"

1. 我的名字：（您的全名。您希望别人怎样称呼您。）

2. 最理解我的人：（谁会比较了解您的喜好及生活习惯。）

3. 我认为对我很重要的家属、照顾者、朋友、宠物或家里的东西：（您很在意及喜欢的家人、好朋友、宠物、物件等的详尽资料。）

4. 我希望别人知道有关我的事情：（让照顾者知道您的喜恶、日常习惯，什么会令您放松，或哪些事情会令您不安。）

5. 直至目前为止我的生命故事：（包括以前做过的或现有的工作、经验、技能、特别的地方、兴趣、嗜好、特别日子和事件。）

6. 有关我的灵性和文化取向：（您的宗教或信仰，其他有关的事情、地方、事件令您感觉开心愉快，或对您很重要及有特别的意义。）

7. 个人兴趣、喜好与照顾：（日常生活习惯、兴趣和喜好有哪些，需要什么帮助等。）

8. 活动 / 行动：（平日在室内或室外的活动方式，有否需要使用助行器具，或在行动上遇到什么困难。）

9. 沟通能力、听觉和视力：（是否使用协助沟通的辅助器材，例如眼镜或助听器等。在您哪个方位说话和让您看东西，您会听或看得比较好？）

10. 个人物件：（有什么物件您希望随时携带可以令您感觉安心？例如：钱包、家庭照片。）

11. 维持我的自主独立性：（告诉人们如何协助令您可以独立处理事情。例如：照顾者预先准备好您所需要的物品，您便可以独立完成以后的步骤。）

注："来认识我吧"由英国国民保健署拉纳克郡的研究资料改编而成。

5. 活动场地的评估

活动专员根据活动项目在组织前需提前评估活动空间，确保在每个人间隔至少 1 m 以上距离的前提下所能容纳的人数，禁止非安全距离进行活动；新型冠状病毒疫情暴发期严禁室内空间且通风不好的场所活动；同时，室外活动场地还需评估其周边有无足够供老年人休息的设施或座椅。

6. 活动时间的评估

根据重新调整的活动类别和项目，结合气候及疫情防控特点，评估活动组织的适宜时间以及单次活动进行的持续时间，单次活动时间不宜过长。

7. 活动场所消毒及防护用品配备的评估

评估活动场所是否已配齐免洗手消液、75% 乙醇和一次性防护口罩，以备活动中必要时的替换。

8. 防护措施掌握情况的评估

活动专员须提前评估老年人和照护人员参加活动时应掌握的防护知识和技能。对于生活自理、能使用微信的老年人可通过线上问答的形式进行调查；对于生活需要协助或照护的老年人，可对其照护人员的防护措施掌握情况进行评估，以确认老年人参加活动时的安全保障。

通过以上活动前的综合评估,为老年人的日常共性化的活动计划和个性化的活动方案制定提供依据,并能确保老年人活动时做好安全防疫。

（二）老年人日常活动实施要点

1. 活动设计及组织原则

新型冠状病毒疫情期间,应严禁室内狭小空间开展活动,选择室外活动为主;减少集中活动,以个性化活动为主。冬春季室外活动在阳光适宜的情况下,以太极拳、八段锦、中医拍打养生操、音乐照护操等舒缓的运动性活动为主,活动中应以保证老年人的安全为前提,保持适当的运动量和适度的运动时间。

2. 重新修订活动计划及方案

社工师、医护人员、康复师等多学科团队,根据疫情防控要求以及针对老年人活动前的综合评估结果,通过多学科跨专业协作工作,重新制定出更适合疫情期间开展的老年人活动计划及个性化活动方案。活动方案设计时需考虑活动场地的有限性、活动时间的灵活性、带动活动人员的可操作性以及活动开展方式的创新性等。例如,疫情发生前室内集中举办的多种活动形式可改成不同分组微信群形式的线上组织。

3. 广泛培训照护人员

因活动形式的变化,一线照护人员需将老年人的个性化活动更多地融入对老年人的照护过程中。因此,照护人员需具备较好的与老年人进行活动互动的知识和技能。活动小组成员应对照护人员的活动组织能力进行系统强化培训,培训方式可以线上集中教学为主,线下个别指导为辅。

4. 创新活动内容和形式

由于现场集中活动的严重受限,老年人的活动范围明显缩小,疫情期活动的组织更多的以微信群活动为主,部分老年人参与度明显不足。因此,活动小组成员可创新不同的形式和内容,以增加与老年人的互动。如对于居住在养老社区的独居自理老年人,可每日增加电话互动;活动内容不仅关注兴趣爱好,还可将疫情最新通报及防控措施融入每日沟通中,成为健康宣教活动的一部分,以帮助老年人正确认识疫情、对待疫情,解除不必要的焦虑和恐惧心理。

5. 活动时注意事项

①老年人室外活动时,选择室外空旷、通风良好的空间,且需注意活动处无过强对流风,以免因老年人受凉引起感冒的发生;②合理控制老年人活动时间,每一节活动以不超过30 min 为宜,并依据参与活动的老年人特点,适时调整活动时长;③老年人活动的运动量和强度应根据老年人的体能和健康状况为基础,由少到多,逐步进行,避免一次大量活动后的出汗;④老年人运动前,活动带动人员应鼓励或协助其做 3～5 min 的热身和整理活动,以防老年人肌肉扭伤或突发疾病。

## 二、老年人集体性文娱活动的管理

由于疫情暴发期严禁组织老年人室内的集体性活动，使得养老机构中常态的不可或缺的集体性活动，如老年人每月的集体生日会也暂停组织，部分养老机构改用专人上门送祝福，网上送祝福的形式。疫情平稳期，养老机构防疫管理常态化，老年人室外集体活动会分时段、分区域逐步增加。因此，养老机构活动小组人员须严格把控活动时老年人及照护人员的防护措施，避免防护思想松懈。

（一）活动前准备

1. 活动专员引领老年人有序进场，指导老年人正确手消毒，提醒老年人和照护人员保持社交距离、全程活动戴口罩并符合防护要求，以及正确打喷嚏的方法、不要随地吐痰等公共防护措施；使用活动器具的，活动专员需提前使用酒精进行消毒备用。

2. 活动前，调整好老年人与老年人之间的安全活动距离在 1.5 m 以上为宜，使用轮椅或助行器的老年人，其照护人员可与老年人保持 1 m 距离，并站在老年人侧身后，既与老年人保持安全距离，又可监护到老年人，及时发现活动时老年人的异常情况，且在老年人需要辅助时及时提供帮助。

3. 提醒老年人备好日常救护药品，如速效救心丸、硝酸甘油等急救药品，必要时活动现场备好急救箱。

（二）活动中监控

1. 活动中，提示老年人不触摸未经过消毒的物品，不用手触摸或揉搓口、鼻、眼等部位。

2. 老年人活动时，应派专门医护人员活动现场巡查，以及时发现和处理老年人的身体异常情况。

3. 活动专员走动式观察老年人身体和情绪变化，尤其有心肺疾病、多种慢性病的老年人佩戴口罩后会造成不适感，甚至会加重原有病情，如有意外情况发生及时跟医生联系进行救治。

4. 合理控制老年人活动时间，单次活动时间不宜过长，尽量不超过 30 min，并依据参与活动老年人身体情况，适时调整活动时长和活动量。

（三）活动后管理

1. 活动结束后，提醒老年人和照护人员回到居室内一定要先洗手，并正确更换和处理潮湿的口罩。

2. 每次活动后，活动小组成员应评估活动的内容、活动量和活动时长是否合适，根据老年人的身体状况及时调整。

3. 每次活动后，注意向老年人发布下次活动时的天气状况，以提醒老年人增减衣物。

4. 记录老年人参与活动人数的浮动程度，充分了解老年人对活动内容、活动方式、场地选择的意见和建议，不断完善和优化疫情防控常态化的活动组织。

5. 关注活动中老年人心理状态，对个别因隔离期间导致情绪问题的老年人，及时与心理工作者沟通，以协助进行老年人心理辅导，舒缓焦虑等不良情绪。

### 三、老年人工娱疗法的管理

工娱治疗往往是养老机构老年人多学科团队协作工作而制订的活动计划，疫情期间应在医护服务人员和老年人均做好严格防护的情况下，尽可能在康复室坚持疗程治疗，且以个体化治疗方案实施为主，集体性治疗方案管理同日常活动的管理。对于防护困难的老年人，如认知症老年人，可上门在居所内进行工娱活动。必要时，及时调整工娱疗法方案。

（周素娟）

# 第二十五章　老年人外出就医的管理规范

有基础疾病的老年人更易感染新冠病毒，且老年患者重症率及病死率较高。新冠肺炎疫情发生以来，各类养老机构充分发挥积极作用，在疫情防控期间实行有效管理。针对老年人高龄、体弱、多病共存、多重用药等特点，且正值冬春季呼吸道感染疾病高发的实际情况，以及老年人面对自身健康和看病就医问题的担心，养老机构应做好疫情防控期间老年人外出就医服务工作。从而在科学防控的基础上，维护合理医疗服务秩序，满足老年人的基本就医需求。

## 一、老年人外出就医评估

老年人在疫情期间，往往会在"是否就医、如何就医"的问题上举棋不定，产生紧张焦虑情绪。如果选择就医，可能会担心就医过程中由于防护不当感染新型冠状病毒；如果选择不就医，又会担心延误病情，耽误最佳治疗时期。因此，有效评估并识别需要就医的情况对老年人尤为重要。

### （一）感染风险评估

疫情期间的感染风险评估分为两个方面：一方面，是对自身健康状况进行评估，初步判断是否有可能感染了新型冠状病毒；另一方面，需要对所在地区疫情状况进行分析，进一步判断外出就医存在的风险。在对以上两方面进行综合分析后，做出是否就医的决定。

1. 养老机构日常监测

（1）体温监测：养老机构需密切观察老年人体温变化，每日早晚各为老年人测量1次体温，不建议为老年人频繁测量体温，以免造成紧张情绪。目前可获得的体温计种类繁多，如水银体温计、电子体温计和红外电子体温计等。相较而言，传统水银体温计测量结果稳定、准确，使用比较普遍。测体温时，应注意先将腋下汗液擦拭干净，以免潮湿环境影响测量的准确性。使用传统水银体温计读数对老年人群来讲比较困难，建议由养老机构照护人员或工作人员协助读取。使用接触式体温计应做到专人专用，若条件受限不能做到专人专用，则需彻底消毒后再使用。可用75%乙醇浸泡30 min，待干备用。若老年人体温≥37.3℃为发热，应引起重视采取相应措施。

（2）症状评估：养老机构应每日对老年人进行巡视，重点观察是否出现咳嗽、胸闷、呼吸困难、乏力、鼻塞、流涕、咽痛、肌肉疼痛、腹泻等症状，以及症状的严重程度。养老机构需做好老年人新冠肺炎防控健康记录。

同时，由于老年人常患有多种基础疾病，存在慢病共存、衰弱、多种老年综合征等问题，导致疾病变化快、病情复杂。因此，养老机构需做好慢病防控工作，对老年人基础慢病，例如慢性阻塞性肺疾病、冠心病、高血压、糖尿病等进行监控管理，定期监测血压、血糖等指标。

（3）养老机构还应做好宣教工作，取得老年人的配合：及时了解并获得与老年人密切接触的家庭成员是否发现新冠肺炎病例，是否存在新冠肺炎症状及有无聚集性发病等情况，并做好隔离上报工作。

除此之外，养老机构在日常工作中应完善老年人的健康档案，加强对老年人原有疾病监测与管理，制定符合机构自身特点的突发事件应急预案，以便灵活应对，确保老年人安全。

（二）判断外出就医的情况

老年人身体出现不适或疾病发作，养老机构应当及时与老年人和家属沟通商议，达成一致意见后，分类处置。根据具体情况，可采取机构内医务人员处置；电话求助医疗机构，请医疗机构医生出诊；前往医院就医等方式就医。

1. 需要立即就医的情况

（1）老年人出现新冠肺炎可疑症状（包括发热、干咳、乏力、鼻塞、流涕、咽痛、腹泻等），不排除有流行病学史的，应当立即执行隔离观察，并及时送医疗机构排查。

（2）疑似或确诊的老年患者，应当立即送至定点医疗机构就诊；养老机构须及时向相关部门报告，在当地卫生健康、民政部门指导下对密切接触者（接触的其他老年人及工作人员等）开展排查，实施14天隔离观察；养老机构需开展全面消杀、规范处置个人物品等相关工作。

（3）急危重症患者应当及时就医。老年人一旦出现突发急症，养老机构应当立即实施力所能及的抢救措施，同时拨打120急救电话送医，并及时通知老年人家属。急危重症包括但不限于急性心力衰竭、脑卒中、心肌梗死、心跳呼吸骤停、急性损伤创伤、急性中毒、急性胸痛腹痛、消化道出血、肠梗阻、重症肺炎、严重腹泻脱水等疾病，以及神经、心脏、呼吸、消化、泌尿等系统的危急重情况。

（4）有慢性呼吸道疾病急性加重危及生命，例如慢性阻塞性肺疾病急性发作、支气管哮喘发作等，须立即联系医疗机构进行转诊。

2. 暂不需外出就医的情况

（1）基础慢性疾病病情控制稳定、皮肤病、一般过敏、轻微扭伤擦伤、普通牙科治疗、常规康复等，可在医生指导下常规用药，取定期巡诊、互联网医院复诊等方式，不建议外出就医。

（2）出现轻度咳嗽、咳痰、咽痛、头痛等症状且无加重，没有流行病学史的老年人（14天内没有接触过新冠肺炎确诊患者或疑似患者、没有出入有确诊或疑似患者社区或活动场所），可暂在医疗机构内隔离观察，对症处理。如机构内有条件，可完善血常规、肝肾功能、CRP等常规检查（或抽血送附近医疗机构检验）。同时咨询相关医疗机构，有必要再送医。

（3）患有慢性疾病的老年人需长期服药时，养老机构可根据情况定期至附近医疗机构代替老年人开取常用药物，或经医生评估后开具长处方，减少就医开药次数，也可由家属代取药物。

## 二、外出就医前的准备

老年人需外出就医时，养老机构应提前做好规划与准备，从时间、地点、人员、流程等方面进行全面考虑，以尽可能减少就诊时间、避免人员接触、降低感染风险。

1. 就诊医院与科室选择

如必须就医治疗，应就近选择能满足需求的、门诊量较少的医疗机构，减少人员接触。如养老机构已与医疗机构建立签约合作关系，医疗机构应当加强对协议养老机构的技术指导，落实老年患者就医绿色通道要求，安排好对接事宜。目前，部分医院已开设互联网线上快速预检分诊服务，在缩短就诊时间、准确分诊、降低院内交叉感染风险等方面显现出较好的效果，养老机构也可提前获取相关信息，就医之前进行线上登记、预检、预约挂号，以保证就医过程顺利。

2. 出行路线规划

若需前往医院，需提前熟悉出行路线。尽可能事先利用网络或电话了解拟就诊医疗机构情况，做好预约和准备，熟悉医院科室布局和就医流程，不要穿行发热门诊和急诊，尽可能减少就诊时间。

3. 交通工具的选择

在条件允许的情况下应避免乘坐公共交通工具前往医院。可呼叫救护车或者使用私人车辆运送患者。

4. 陪同人员

尽量减少陪同就诊人员的数量，保证至少有一名对老人病情比较了解的养老机构工作人员和（或）一名家属，就诊途中需做好病情观察。如无须养老机构工作人员陪诊，养老机构应与家属做好病情交接，包括患者症状及初步判断、各项已获得指标、已采取的诊疗措施等。

5. 个人防护

就医前养老机构需做好老年人及陪诊人员的防护工作。佩戴一次性医用外科口罩或者佩戴符合 N95/KN95 及以上标准的颗粒物防护口罩，但需注意 N95/KN95 等防护口罩，因其密闭性太强，呼吸阻力较大，长时间佩戴后可能出现缺氧而导致胸闷、气短、憋喘等症状，患有心血管疾病、呼吸系统疾病的老年人要谨慎佩戴。此外，可根据情况佩戴护目镜，携带便携式含酒精成分免洗手部消毒液、消毒湿巾等。

6. 就医相关的资料

包括身份证、医保卡、银行卡或现金、病历本、慢性病以往就医关键资料（如就诊记录、化验单、胸片 CT 等影像学结果，必要时携带目前常规用药品清单或药品外包装盒，也可将其拍照存放于手机中备份等。需要提醒的是，老年人常存在多病共存、病情复杂等特点，建议就医前养老机构工作人员或家属与老年人一起梳理，将现病史、既往史、现有老年健康问题、老年综合征等重要信息记录在纸上，以便就诊更具针对性。

### 三、外出就医过程

（一）就医路途中的注意事项

1. 尽量避免乘坐公共交通工具，可由养老机构提前呼叫救护车或者使用本单位车辆或家属私人车辆运送患者，必要时打开车窗保持通风。若条件有限选择乘坐公共交通工具，应注意与其他乘客保持安全距离，人与人之间至少保持 1 m 距离。

2. 就医途中患者、家属和工作人员均应做好防护，正确佩戴口罩。随时保持呼吸道卫生和双手清洁，尽量避免用手接触口、眼、鼻。咳嗽、打喷嚏的过程中会释放大量病毒。病毒污染手之后，如若不能及时洗手，手接触的地方也会被病毒污染。因此，需要特别注意咳嗽礼仪，打喷嚏或咳嗽时，用纸巾遮住口鼻或采用肘臂遮挡（图 25-1）。在就诊过程中，应随时注意手卫生，及时、规范洗手或使用携带的免洗洗手液或消毒湿巾进行手消毒。

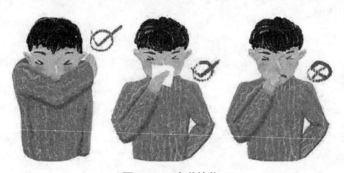

图 25-1　咳嗽礼仪

3. 就医途中注意老年人防寒保暖，适当增加衣物。

4. 老年人、特别是患有心肺疾病等慢性病的老年患者，佩戴口罩后可能有不适感，甚至会加重原有病情，应寻求医生的专业指导。

5. 就医途中老年人常出现焦虑、紧张、烦躁等情绪，陪同人员应及时安慰疏导，消除老年人的不良情绪。

（二）就诊过程与注意事项

1. 疑似新型冠状病毒肺炎患者就诊

（1）我国二级以上综合医院均建立了针对传染性疾病的发热门诊，主要用于在流感季节或不明原因传染病流行时期接诊发热患者。疑似新冠肺炎患者及体温 ≥ 37.3 ℃ 患者需到定点发热门诊就诊。

（2）就诊过程中，患者应如实详细叙述病情和就医过程，尤其应告知医生自己近期的高发地区旅行和居住史，与肺炎患者或疑似患者的接触史、动物接触史等。有些老年患者存在记忆力减退及认知功能受损，造成对于上述关键信息描述不清或遗忘等情况，养老机构陪诊人员应予以协助，确保信息准确无误。

（3）已排除感染新型冠状病毒的患者将被安排到相应普通门诊做进一步的诊治，此种情况下，就医流程同以往一样。需要注意的是，疫情期间，因存在无症状感染患者作为传染源感染其他人群的可能性，医院内感染的风险仍然存在，不可掉以轻心。

（4）不能排除感染新型冠状病毒的患者将在发热门诊接受进一步的诊治。此种情况下，患者会被暂时收治入隔离病房进行观察治疗，等待进一步诊断结果。在此过程中，养老机构陪诊人员需关注老年人的病情变化及情绪反应，及时予以疏导。

2. 非新型冠状病毒肺炎患者就诊

（1）就医过程中做好个人防护，全程佩戴口罩，注意个人卫生，避免用手接触口、眼、鼻，打喷嚏、咳嗽时用纸巾或肘臂遮挡口鼻等。

（2）尽量避免触摸门把手、挂号机、取款机等物体表面，接触后，需要清洗双手或使用快速手消毒液进行手卫生，如果不能及时进行手部消毒，切记不要接触口、鼻、眼。

（3）候诊和排队时，与他人保持 1 m 以上间距；尽量选择楼梯步行，若乘坐轿厢电梯，应分散乘梯，避免同梯人过多。

（4）听从医生安排只做必需的检查和治疗，其他项目和操作可以择期或延后；如病情较轻，尽量选择返回养老机构治疗，咨询医生并掌握自身慢性病用药及治疗注意事项；如需住院，遵守医院隔离制度。

（5）就医结束后不在医院逗留，减少在医院停留时间。

## 四、外出就医后的事宜

（一）外出就医返回后的消毒处理

1. 患者、家属和工作人员返回后，立即更换衣服，在流动水下进行规范的洗手法，并清洗面部、手臂等暴露部位。

2. 及时正确处理戴过的口罩，口罩外折，扎紧放进专门回收废口罩的垃圾桶（图 25-2）。

3. 进行物体表面消毒处理，例如病历资料、书包、手机等物品如可疑污染，均需进行消毒处理。新冠肺炎病毒对乙醇及含氯消毒剂敏感，可应用含有 75% 乙醇的消毒液（消毒湿巾）或含 250 ～ 500 mg/L 有效氯溶液（消毒湿巾）擦拭物品表面。

4. 衣物处理：若未接触高危人群，衣物正常换洗即可，外套晾晒于通风处。若在医院内接触了有可疑症状的人，需对外套进行消毒处理，必要时可选用消毒剂浸泡消毒。对鞋子可采用含有有效氯的消毒液喷洒表面，作用时间 60 min。

5. 对私家车或机构车辆内相关物体表面进行消毒。建议使用含氯消毒剂或过氧乙酸消毒剂进行擦拭。需要注意的是，酒精是易燃物品，不可用于对车辆及车辆内环境进行喷洒消毒，以免引起火灾。

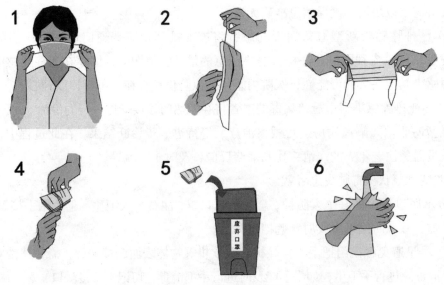

图 25-2　正确处理口罩

（二）外出就医后的注意事项

1. 在医疗机构就诊后返回养老机构的老年人、陪同工作人员和家属，应当隔离观察 14 天，无异常后方可入住和工作。

2. 建立健康监测制度，每日对老年人及员工健康状况进行体温及新冠肺炎相关症状监测。

3. 老年人及陪诊人员若出现发热、干咳、乏力等新冠肺炎可疑症状时，应当立即实施隔离，并对密切接触者进行医学隔离观察，及时就医排查。若经排查确诊为新冠肺炎病例者，应当立即送定点医疗机构就诊，并对居室、个人物品进行终末消毒，对密切接触者进行医学隔离观察 14 天。

4. 及时联系当地社区卫生机构或疾控中心请求指导，并协助开展相关调查处置工作。曾与可疑症状者有无有效防护的密切接触者，应立即登记，并进行医学观察。

（马　妍、张　洁）

## 参考文献

[1] 国家卫生健康委国家中医药管理局 . 新冠肺炎诊疗方案（试行第七版）[EB/OL].（2020-03-04）[2020-03-15]. http://www.nhc.gov.cn/yzygj/s7653p/202003/46c9294a7dfe4cef80dc7f5912eb1989.shtml.

[2] 国家卫生健康委 . 新冠肺炎防控方案（第六版）[EB/OL].（2020-03-09）[2020-03-15]. http://www.nhc. gov.cn/jkj/s3577/202003/4856d5b0458141- fa9f376853224d41d7.shtml.

[3] 中国疾病预防控制中心 . 特定人群个人防护指南 [EB/OL].（2020-03-09）[2020-03-15]. http://www. chinacdc.cn/jkzt/crb/zl/szkb_11803/jszl_11815/202003/t20200309_214241.html.

[4] 国家卫生健康委老龄健康司 . 新冠肺炎疫情防控期间养老机构老年人就医指南 [EB/OL].（2020-02-14）[2020-02-15]. http://www.nhc.gov.cn/lljks/tggg/202002/c26a0ca4a58d47489c5781493b2ac624.shtml.

[5] 中国疾病预防控制中心 . 新型冠状病毒肺炎公众防护指南 [M]. 北京：人民卫生出版社，2020.

[6] 张文宏 . 张文宏教授支招防控新型冠状病毒 [M]. 上海：上海科学技术出版社，2020.

# 第二十六章　住院返回老年人管理规定

新冠疫情期间，养老机构应做好住院返回老年患者的管理工作，以保证机构内疫情防控到位，确保入住老年人的安全；同时，开展对住院返回老年患者的延续性护理，促进患者返回后治疗、康复、护理的延续性和协同性，改善老年人健康状态。对于住院返回的老年人需进行排查、问询和检查，在体温不高于37.3℃，无感冒、咳嗽、头痛、纳差、胸闷、呕吐腹泻、肌肉酸痛、结膜炎等症状，且符合出院标准的情况下，可以返回养老机构。如老年人必须携带照护者，照护者需与老人一同在养老机构内隔离区观察14天，无异常后方可入住生活区。

## 一、出院前准备

老年患者出院，返回养老机构时，养老机构及老年人都应提前进行相关准备，以保证老年人得到妥善安置，更加顺利地度过出院过渡阶段。

（一）养老机构相关准备工作

1. 环境准备

养老机构应该设置隔离观察区。并且老人的居住区域也应与其他人员相对隔离。住院返回的老年人需在隔离区进行医学观察14天，无异常方可入住生活区，因此在老年患者出院前，养老机构需设置并准备隔离区房间。隔离区应具有独立的卫生间，设有洗手池，配备手卫生用品。房间设置在养老机构的下通风口，人流不密集处，保证通风良好，且与机构内长住老人居住区隔离，停止或尽量减少使用中央空调。老年人房间内配置相应的物资用品，如专用体温计、消毒液、干净衣物、常用生活及医疗照护用物、带盖的垃圾桶等。隔离房间的房门随时保持关闭状态，减少与外界人员的接触。房间物品摆放简单，去除不必要的用物，尽量使用机构内的床褥、衣物等用物，减少外来物品进入养老机构。

2. 人员准备

（1）观察隔离期间，与老人密切接触的相关工作人员应固定。隔离期间照顾及工作人员不得随意更换，不可参与隔离区以外生活区老人的照护工作。老年人出院后必须自带陪护人员者，需进行相关流行病学史筛查并做好隔离期间相关监测记录。照护人员和相关工作人员应佩戴一次性医用外科口罩或者佩戴符合N95/KN95及以上标准的颗粒物防护口罩。着工作装，操作前后注意手卫生。

（2）非隔离区工作人员在隔离区尽量减少不必要的进出，进行相关操作时注意保持与老人足够的安全距离，禁止非工作人员进入隔离区。

（3）配餐人员应做到与老人无接触操作，将食物放置在隔离区设定的固定位置，由隔离区固定照护人员派送。

（4）有条件的养老机构，可在机构内为隔离区工作人员安排统一住处，待老人隔离观察结束后无异常方可离院回家居住。

（5）做好相关人员培训。要求相关工作人员掌握防护用品的穿戴、摘脱流程，全面掌握老人的病历资料，具备能够处理老人突发事件的能力。加强保洁人员的消毒隔离技术培训，掌握相关消毒液配制方法及隔离区消毒清洁的方式方法。

（二）老年人相关准备事宜

出院老年人及家属应提前与养老机构联系并沟通返回时间、老年人病情、目前身体状况、后期康复计划、特殊照护需求等。同时应配合养老机构做好疫情期间流行病学史的调查及登记工作，必要时提供相关证明。

## 二、做好住院返回后老年人的管理

（一）与医院做好老人信息对接

1. 做好与对接医院的沟通联系，共享老年人完整的病历资料和疾病信息，了解老年人入住养老机构前的就医过程及疾病相关资料。尽力取得对接医院的技术指导，掌握老年人需转院治疗的相关指征，建立快速转诊机制。

2. 详细交接老年人病情，尤其是出院后照护、康复、疾病自我管理的相关内容，以及老年人用药清单，尤其是此次住院时的用药调整，掌握患者用药种类及各种药物的用法、用量、疗效及不良反应等。

3. 交接并记录患者出院复查的时间、地点及相关注意事项。

（二）消毒隔离与防护

1. 个人及用品消毒

住院返回老年人在入住前，需进行彻底的手消毒，并清洗面部、前臂等暴露处皮肤。如条件允许，建议老年人进行沐浴，并更换干净衣物。建议把外衣挂在门口特定的地方，不要与干净的衣物混放，不建议带入卧室。建议老年人仅携带必需生活用品，尽量减少不必要用物进入养老机构。所有携带物品表面建议使用消毒液喷洒、擦拭。餐具专人专用、用过的餐具每次煮沸30 min以上。衣物床单用品等被血液、体液、分泌物、排泄物等污染后及时更换，密闭送至洗衣房消毒清洗，避免与生活区其他老人用品混用。

2. 环境消毒

隔离期间，严格消毒，做好环境卫生。新型冠状病毒属于β属冠状病毒，75%乙醇、含氯消毒液、过氧乙酸等对其有灭活作用，氯己定不能有效灭活病毒。养老机构应每天2～3次用消毒剂进行擦拭地面和相关物品，每次30 min以上。但需要注意的是，老年人呼吸道比较脆弱、敏感，应选择刺激性小的消毒产品。75%乙醇可用于较小物体例如手机、钥匙等表面消毒；对于门把手、台面、家具、地面，可用 250 ～ 500 mg/L 的有效氯溶液擦拭，作用 30 min 后，再用清水擦拭；织物等可用 250 ～ 500 mg/L 的有效氯溶液浸泡进行消毒后清洗。垃圾分类处理，标注明显标识。对于老年人入住区域、垃圾桶、马桶等区域需进行重点卫生清理，处理垃圾、污水、污物，消除鼠、蟑、蚊、蝇等病媒生物孳生环境，拖布等清洁消毒用品应分区使用，标识清楚，使用后及时清洁消毒，严格做好机构内消毒工作。

3. 工作人员防护

工作人员需正确佩戴口罩。接触老人的血液、体液、分泌物以及排泄物时，工作人员需佩戴一次性手套，脱手套时注意反折，避免手套污染手部，之后用流动水按照七步洗手法清洗双手。

（三）病情观察及处理

1. 病情监测

老年人由于存在糖尿病、慢性阻塞性肺疾病、冠心病、高血压等多种慢性疾病，是新冠肺炎发展严重的重要因素，因此要指导其规律正确用药，不宜自行换药或停药。另外，因为老人对疾病的反应比较迟缓，症状不典型，疾病发展容易被忽视，所以要求照护者及养老机构工作人员全面掌握老人的病情，密切观察老人病情变化，做好老年人慢病的管理，加强营养和血压、血糖等指标的监测，及时处理老年人的突发状况。

住院返回老人及其陪护人员，隔离观察期间做好每天早晚各监测体温 1 次，观察有无呼吸道症状，做好疫情监测报告。如果老年人出现发热、咳嗽、乏力等症状，应该建立并填写明细表格，内容应包括日期、姓名、性别、年龄、活动区域、体温等。同时做好密切接触者隔离观察。

2. 常规疾病观察及处理

住院返回老年人往往仍处于疾病的恢复期，此时应做好疾病的观察与处理工作。照护者及工作人员需着重掌握本次住院相关的疾病症状，若老人出现严重身体不适或基础疾病发作，机构应与老人和家属沟通商量，达成一致后立即就医。

3. 可疑新冠肺炎观察及处理

老年人若出现新型冠状病毒感染可疑症状（包括发热、咳嗽、咽痛、胸闷、呼吸困难、轻度纳差、乏力、精神稍差、恶心呕吐、腹泻、头痛、心慌、结膜炎、轻度四肢或腰背部肌肉酸痛等），应立即进行隔离区单间隔离观察，有条件者及时给予吸氧治疗，同时做就医准备（参考第二十五章内容），尽快将老人送定点医院排查，并尽量避免乘坐公共交通工具。

对转至定点医院确诊的老年人，机构要立即向当地疾控机构和上级部门报告。协助疾控机构对密切接触者（接触的其他老年人及其护理人员等）开展排查并实施 14 天居家或集中医学观察。每天至少进行 2 次体温测定，随访健康状况，指导其监测自身情况变化，并随时做好记录。

养老机构内开展全面消杀、规范处置个人物品。应用含氯消毒剂进行空气消毒，门把手、地面、墙壁以及物体表面使用有效氯 1 000 mg/L 的含氯消毒剂进行擦拭或喷洒，被褥衣物等个人物品用有效氯 500 mg/L 的含氯消毒液浸泡 30 min 后进行常规清洗，使用过的餐具煮沸 30 min 以上，生活垃圾按照医疗废物处理。

（四）管理规定

老年人及陪护人员在隔离观察期间，限制出入隔离观察区，取消隔离期间家属的探视。养老机构应建立完善的外来物品接收管理流程，设置专门外来物品置物架和对应的接收存放标识，统一接收存放，由专人消毒后再行院内派送，隔离区老人日常生活必须用品和常用药品由家属送至养老机构接待管理区，并由专门人员进行外包装消毒后送入隔离区物品放置处，由隔离区固定照护人员再行转交、拿取或派送。

（五）健康宣教

应从两方面做好老年人的健康宣教工作，包括个人卫生防护方面及健康管理方面。

1. 个人卫生防护宣教

指导老年人及陪护人员勤洗手，正确佩戴口罩，房间定时开窗通风，至少每天通风 2 次，每次不少于 30 min，通风时注意室内外温差，做好保暖。教会老年人及陪护人员正确的洗手方法、需要洗手时，可利用举例、顺口溜等方法帮助老年人记忆正确洗手法。指导老年人打喷嚏或咳嗽时，用纸巾遮住或采用肘臂遮住口、鼻，避免用手遮掩。

2. 健康管理宣教

疫情期间，建议老年人均衡膳食。如果老年人没有特殊饮食禁忌，可适当增加蛋白质摄入（蛋类、鱼肉类、豆制品），新鲜蔬菜、当季水果摄入可增加。但很多老年人本身患有多种疾病，全身脏器功能衰弱，再加上咀嚼吞咽功能下降，很难达到营养需求，导致营养不良。老年人也可通过口服营养制剂补充等方式达到目标需要量。另外，老年人应规律作息，适当锻炼，保持平和心态，正确看待疫情。可通过听音乐、看书、与家人朋友视频聊天等方式舒缓焦虑情绪。

（六）开展心理疏导

老年人群是一个比较脆弱的群体，心理承受能力较低，隔离期间尤其是肺炎治愈隔离患者，由于特殊对待以及出院后生活能力有一定程度的下降，常存不安全感。同时由于疫情隔离期间家属不能陪伴探视，生活环境以及照护者的改变，会使老年人感到紧张和担忧，可能会导致其产生焦虑、抑郁等不良情绪。因此，需要密切注意观察老人的心理问题，引导其正常休息，规律生活，适时进行心理疏导。应在老年人中倡导科学而积极理性看待疫情，不听信谣言。养老机构可联系老人子女等家人及时为他们提供情感关怀、精神鼓励和心理安慰，通过电话、视频等方式加强与外界亲属的沟通和信息交流，缓解老年人的紧张情绪。鼓励老年人有活力者坚持每天的活动，保持健康的心理状态。必要时可以寻求精神科医生或社会心理救助人员帮助，缓解焦虑、抑郁等情绪。

### 三、住院返回老年人的康复

住院返回老年人，常并存多种慢性基础疾病，伴有呼吸困难和各种功能障碍，身体机能严重受到影响。为减少并发症，缓解焦虑抑郁情绪，降低致残率，最大程度地恢复日常生活能力，提高生活质量，普通住院返回老人可以结合自身状况根据出院康复处方选择适合的运动方式，如踏步、八段锦、太极拳等方式。对于新冠肺炎康复老人，应该根据本地实际情况，参照《新冠肺炎出院患者康复方案（试行）》进行康复训练，也可借助互联网等媒体形式指导老人进行运动。

（一）呼吸功能训练

1. 主动循环呼吸技术

对于表现为咳嗽、咳痰、呼吸困难、活动后气短的老人，经评估存在呼吸功能障碍者，可采用主动循环呼吸技术。一个循环周期由呼吸控制、胸廓扩张运动和用力呼气三个部分组成。呼吸控制阶段指导患者以放松的方法进行正常呼吸，肩部及上胸部保持放松，下胸部及腹部主动收缩，以膈肌呼吸模式完成呼吸。胸廓扩张阶段强调吸气，指导患者深吸气到最大程度，随后屏息 1 ~ 2 s，然后被动而轻松地呼气。用力呼气阶段为穿插呼吸控制及呵气。呵气是一种快速但不用最大努力的呼气，过程中声门应保持开放。可利用呵气技巧进行排痰，代替咳嗽降低呼吸肌做功。注意在呵气过程中用口罩遮挡。

2. 呼吸模式训练

包括调整呼吸节奏（吸气时间：呼气时间 =1 ： 2）、腹式呼吸训练、缩唇呼吸训练等。

3. 呼吸康复操

根据患者体力情况进行卧位、坐位及站立位的颈屈伸、扩胸、转身、旋腰、侧躯、蹲起、抬腿、开腿、踝泵等系列运动。

（二）躯体功能训练

1. 有氧运动

对表现为全身乏力、易疲劳、肌肉酸痛等症状且存在躯体功能障碍的老人结合基础疾病和遗留功能障碍问题制定有氧运动处方，包括踏步、慢走、快走、太极拳、八段锦等运动形式。以运动后第 2 天不出现疲劳的运动强度为宜，从低强度开始，循序渐进，每次 20 ~ 30 min，每周 3 ~ 5 次。对于容易疲劳的患者可采取间歇运动形式进行。运动在进餐 1 h 后开始。

2. 力量训练

使用沙袋、哑铃、弹力带或瓶装水等进行渐进抗阻训练，每组 15 ~ 20 个动作，每天 1 ~ 2 组，每周 3 ~ 5 天。

（三）心理康复干预

对于有恐惧、愤怒、焦虑、抑郁等存在心理功能障碍老人可进行心理康复干预。设计可产生愉悦效应及转移注意力的作业疗法，达成调整情绪，疏解压力的目的。通过专业心理学培训的护理人员和康复治疗师也可以开展专业的心理咨询，包括正念放松治疗和认知行为治疗。注意慎用让患者重复叙述创伤经历的方法，以免造成重复伤害。

（四）日常生活活动能力训练

对表现为无法独立完成穿脱衣、如厕、洗澡等存在日常生活能力及社会参与能力障碍的老人，进行日常生活能力训练，主要是节能技术指导，将穿脱衣、如厕、洗澡等日常生活活动动作分解成小节间歇进行，随着体力恢复再连贯完成，逐步恢复至正常。

（五）运动注意事项

老人尤其是新冠肺炎康复期老人，身体处于比较虚弱的状态，进行康复训练的同时，一定要密切观察老人的状态，如有不适要及时停止。

1. 运动禁忌证

（1）静态心率＞100次/min。

（2）血压＜90/60 mmHg、＞140/90 mmHg或血压波动超过基线20 mmHg，并伴有头晕、头痛等不适症状。

（3）血氧饱和度≤95%。

（4）合并不适合运动的疾病。

2. 当老人在运动治疗过程中出现任何不适，应立即停止上述康复治疗，重新评估并调整治疗方案。

3. 老年人常伴有多种基础疾病，体质较差，对康复训练的耐受能力较差，康复治疗前应进行综合评估，康复训练应从小剂量开始，循序渐进，避免出现训练损伤及其他严重并发症。

4. 重型、危重型老年人出院后，应在指定的康复医疗机构、基层医疗卫生机构进行出院后康复。轻型、普通型老人，应适当休息、适当运动，尽最大可能恢复体能、体质和免疫能力。

## 四、与定点医院的后续对接

（一）与定点医院的对接

养老机构需要定期将老年人在机构内的情况及病情变化反馈给上级医院，老年人由于常存在症状不典型，如出现任何不适都应引起重视，密切观察症状变化，对于不确定的情况或疾病情况及时向上级医院进行反馈，寻求帮助，必要时及时就医。机构可以依托区域卫生信息平台，做到老人健康档案、电子病历、出院健康监测等信息共享和业务协同，实现新冠肺炎老人临床诊治和健康管理的无缝衔接，建立绿色通道，对于新冠肺炎疑似病例，立即转诊至定点医院。

（二）随访

新冠肺炎感染预后老人按照要求于出院后第2周和第4周到定点医院随访复诊。非新冠肺炎康复老人按照相关疾病和医院医生的复诊要求进行随诊。

（张丹丹、张 洁）

# 参考文献

[1] 国家卫生健康委国家中医药管理局.新冠肺炎诊疗方案(试行第七版)[EB/OL].(2020-03-04)[2020-03-15]. http://www.nhc.gov.cn/yzygj/s7653p/202003/46c9294a7dfe4cef80dc7f5912eb1989.shtml.

[2] 国家卫生健康委.新冠肺炎防控方案（第六版）[EB/OL].（2020-03-09）[2020-03-15]. http://www.nhc. gov.cn/jkj/s3577/202003/4856d5b0458141- fa9f376853224d41d7.shtml.

[3] 中国疾病预防控制中心.特定人群个人防护指南[EB/OL].（2020-03-09）[2020-03-15]. http://www. chinacdc.cn/jkzt/crb/zl/szkb_11803/jszl_11815/202003/t20200309_214241.html.

[4] 国家卫生健康委老龄健康司.新冠肺炎疫情防控期间养老机构老年人就医指南[EB/OL].（2020-02-14）[2020-02-15]. http://www.nhc.gov.cn/lljks/tggg/202002/c26a0ca4a58d47489c5781493b2ac624.shtml.

[5] 娄金丽，冯霞.新冠肺炎老年人自我防范读本[M].北京：华龄出版社，2020.

# 第二十七章 外出返回老年人管理规范

疫情防控期间，老年机构实行全封闭式管理，原则上除重大疾病需外出就医或重大事件需返家等特殊情况外，老年机构内的老年人暂停非必要离院外出；对于已经离院、有条件且意愿长期离院在家休养的老人应予以支持，且保持电话随访以及体温监测上报；对于没有条件长期离院的老年人，应开展离院期间状况询问，符合返回条件的进行妥善安排，并实施14天隔离观察。

## 一、外出相关事宜

针对需要外出的老年人，在外出前对其进行关于个人防护等相关内容的健康宣教，提高老年人的个人防范意识，降低感染风险。

（一）普通外出个人防护

机构中的老人如需外出或返回家中，需要对其进行全面的宣教。老年人常存在理解能力下降、记忆力减退等问题，对于大量的宣教内容难以全面、准确地掌握，老年机构可以向其家属、照护者一同进行指导，或利用宣传材料、网络信息等方式。

1. 居家注意事项

（1）体温监测：每日自测体温至少1次，并进行登记上报至老年机构，如果出现发热（体温 ≥ 37.3℃）、咳嗽、咽痛、胸闷、呼吸困难、乏力、恶心呕吐、腹泻、结膜炎、肌肉酸痛等可疑症状，应及时上报社区和老年机构，并到医疗机构就诊，就诊过程中应佩戴口罩，可选用医用外科口罩，尽量避免乘坐地铁、公交车等交通工具，避免前往人群密集的场所。

（2）日常生活注意事项：①注意个人卫生。咳嗽、打喷嚏时用纸巾或屈肘将口鼻完全遮住；避免用脏手触摸口鼻、揉眼睛；不与他人共用毛巾、漱口杯等卫生用具，内衣寝具勤换洗，餐具等可用沸水消毒。②经常开窗通风。室内环境密闭，容易造成细菌滋生繁殖，增加感染疾病的风险，因此勤开窗通风，建议每天早晚均应开窗通风，每次通风不低于30 min，通风过程中注意防寒保暖以免受凉感冒。③保持手卫生。外出归来、饭前便后、咳嗽打喷嚏用手捂口鼻后、佩戴口罩前后都应即时洗手。洗手时，使用流动水和洗手液 / 肥皂清洗双手至少15 s。④保持居室清洁。居室门把手、遥控器、手机、马桶圈等是家人经常共用的物品，应经常用干净的湿毛巾或消毒湿纸巾擦拭清洗，必要时可使用家用消毒剂擦拭。⑤饮食。食物煮熟 / 加热后再食用，勿食生冷卤菜等，多喝热水；宜进食高蛋白、低盐、低脂饮食，新鲜的蔬菜水果，少食多餐；适量补充维生素、微量元素。

（3）用药注意事项：①建议老年人或家属及时记录用药情况（品种、剂量、频率等）、不适或不良反应、健康指标（如血压、血糖、血脂等），这些信息有助于就诊或随访时医生或药师对患者当前药物治疗方案做一个全面、准确、快速的评估，推荐慢性疾病患者建立自己的用药记录。②避免盲目用药，不建议进行预防性用药。③定时定量服药，避免漏服。④患有慢性疾病的患者，如需调整用药，无论是减药还是停药，都应在专业医生 / 药师指导下进行，一些药物骤然停服可发生不良反应，并导致病情反复。

2. 外出注意事项

（1）在公共场所应佩戴口罩，特别是在公共交通工具上、在人流密集的公共场所。

（2）尽量避免外出，如必须外出时可选择步行、骑自行车或自驾出行，自驾出行多人乘坐时乘车人员均应佩戴口罩、减少交谈、注意咳嗽礼仪，并尽可能开窗通风。如果必须乘坐公交车、地铁、高铁、飞机等公共交通工具，进出站时一定要配合工作人员体温测量；减少进食，尽量避免摘脱口罩；避免双手频繁接触口、鼻、眼睛；途中尽量与他人保持安全距离，密切留意周围旅客的健康状况；如果发现异常，主动上报工作人员；尽可能远离人群走动频繁的过道，减少在车厢或机舱内来回走动；避免使用公共饮水机，尽量自备或购买瓶装水。

（3）避免接触有发热、咳嗽等症状的人，如果遇到，需保持 1 m 以上距离。

（4）疫情期间应尽量避免参加各类聚会，避免去密闭人多的空间，户外活动可选择公园，或将部分健身活动调整在家中进行。

（二）外出就医个人防护（参考第二十五章）

## 二、外出返回后管理

（一）问诊、登记、检查

对于计划返回老年机构的老年人应开展离院期间状况调查询问：重点调查近 14 天内老年人在哪里、与谁接触；调查至少包括近 14 天内是否曾接触来自疫情高发区及周边地区或有病例报告社区以及境外的发热或有呼吸道症状的患者，是否有疫情高发区及周边地区或有病例报告社区以及境外的旅行史或居住史，是否接触有发热、感冒、咳嗽、头痛、纳差、胸闷、呕吐腹泻、肌肉酸疼、结膜炎等症状的人员。存在以上情况的老人应暂在老年机构外或家中观察 14 天以上，保持随访，视情况发展和老年人情况，确定返回日期；如果未出现以上情况，调查排除外在风险后，方可返回老年机构进行进一步的问询和检查，检查至少包括以上对可疑身体症状的排除。返回后进行 14 天的隔离监测。调查询问记录应完整，调查询问记录应归类存档。

（二）消毒

1. 消毒剂的选择与使用

根据《新型冠状病毒肺炎诊疗方案（试行第七版）》，病毒对紫外线和热敏感，56℃ 30 min、乙醚、75% 乙醇（酒精）、含氯消毒剂、过氧乙酸和氯仿等方式均可有效灭活病毒，氯己定不能有效灭活病毒。由于目前其他消毒方法对新型冠状病毒的灭活依据不足，不推荐其用于新型冠状病毒的消毒。酒精是易燃物品，应远离火源及易燃物，并且不可喷洒或大面积消毒，否则空气中乙醇浓度升高可能引起火灾。使用含氯消毒剂时需注意配置方法、稀释比例等，尤其应避免与其他消毒剂混用，可能产生大量有毒气体。

### 2. 老年人自身清洁消毒

老年人返回后需对自身进行清洁，具体顺序如下：正常脱外衣→把外衣挂在门口（或通风处）→摘口罩→洗手→洗澡→更换清洁衣物。老年人由于存在视力下降、躯体功能受限等问题，对于彻底清洁自身存在困难。老年机构照护人员应协助老年人进行外出返回后的自身清洁，保证清洁消毒彻底有效。同时应关注老年人安全，防止意外事件发生。

### 3. 携带物品消毒

外出返回老年人原则上只需携带必要生活物品，尽量减少外来物品进入老年机构。老年机构需对所携带物品进行彻底消毒，小件物品表面（如手机、钥匙、手表、书包、眼镜等）可采用75%乙醇擦拭，行李箱等可用75%乙醇擦拭或稀释后的84消毒液喷洒。

### 4. 居住环境消毒

老年机构应建立定人、定时、定点消毒制度，指定专人负责内部消毒工作，并保管好消毒液，重点对门把手、无障碍扶手、电梯按键、卫生间等人员经常接触的位置每日进行含氯消毒液擦拭消毒；对于隔离者使用的餐具，使用后应用洗涤剂和清水清洗，做到专人专用，不混用；老年人居室每天进行早晚两次，每次30 min的开窗通风。接触式体温计（水银体温计）做到专人专用，定期用75%乙醇浸泡消毒。如条件受限，不能做到水银体温计专人专用，每次使用后75%乙醇浸泡消毒至少30 min，取出待干备用。非接触式体温计按照使用要求定期消毒。

### 5. 垃圾处理

老年机构应妥善做好老年人排泄物和呕吐物的消毒工作，接触老年人口腔、呼吸道分泌物、尿液、粪便时，需佩戴一次性手套。对于隔离者的排泄物，应密封后丢弃至"有害垃圾"桶。冲厕所马桶时应盖上马桶盖。疫情期间尽量使用一次性用品，及时做好卫生清理、终末消毒等无公害处理。对于一次性用品垃圾，包括使用过的口罩、有体液纸品等，应丢弃在密闭垃圾袋或黄色垃圾袋，喷洒酒精密封丢弃。

### （三）隔离监测

### 1. 隔离环境和设施

（1）对外出后，经评估暂无异常返回老年机构的老人应隔离观察，暂不与其他老人合住，做到一人一室，若14天后仍无异常，方可结束隔离监测，进入生活区。外出老人较多且有条件的机构，可设置相对独立的专门区域用于隔离观察。

（2）老年机构设置隔离观察室，应配置相应的防护用品（手套、口罩、护目镜、防护服等）、设施设备，配备必要生活和护理服务用品，做到专人专用。隔离室（区）应设置在相对独立、通风良好、有独立厕所的单人房间，并处于老年机构下风向。尽量使用独立空调，如需使用中央空调，应关闭新风系统。隔离室（区）生活垃圾应统一处理。

2．护理人员安排与防护

隔离观察期间，与老人密切接触的护理员等工作人员，服务区域都应相对固定，并且其居住也应与其他老年人和工作人员相对隔离。照护隔离老年人的护理人员应做好个人防护，包括佩戴医用外科口罩、一次性手套、护目镜等防护用品。

3．健康状况监测

（1）测量体温：每天早晚各为老年人测量 1 次体温，定时询问老年人身体情况，并做好健康记录。

（2）慢性疾病老年人管理。提醒慢性病长期服药老年人要规律服药，不轻易自行换药或停药，有身体不适要及时告知护理人员。有条件的老年机构应当通过检测血压、血糖、呼吸状况、体重等方式，观察慢性病老年人身体状况，注意有无用药不足或过量的表现，以及药物不良反应（特别是体位性低血压、低血糖），预防跌倒。

（3）加强新冠肺炎知识宣教。告知老年人，目前针对新冠肺炎，没有确认有效的抗病毒治疗方法，切勿擅自预防性服药。

（四）协助老年人做好慢性病自我管理

1．按医生要求治疗和管理已有的慢性病。备齐药物，按时服药，密切观察所患慢性病的症状变化和病情进展。

2．高血压患者应每天测量血压。若出现收缩压 ≥ 180 mmHg 和（或）舒张压 ≥ 110 mmHg，意识改变、剧烈头痛或头晕、恶心呕吐、视物模糊、眼痛、心悸、胸闷等危急情况之一时，请及时联系医生或到医院就诊。

3．糖尿病患者应自我监测血糖和血压。若出现血糖 ≥ 16.7 mmol/L 或血糖 < 3.9 mmol/L；收缩压 ≥ 180 mmHg 和（或）舒张压 ≥ 110 mmHg；意识或行为改变，或有其他的突发异常情况，如视力突然骤降等，请及时联系医生或到医院就诊。

4．适量运动。慢性病患者根据身体状况选择适当的锻炼方式。运动应循序渐进，疫情时期避免到人多的地方，尽量居家锻炼。可适当开展户外运动，在开阔通风环境进行，减少参加集体项目次数。

（五）心理疏导

外出返回的老年人处于隔离观察阶段，且与家人分离，容易产生焦虑、抑郁等情绪反应，老年机构需重视老年人的心理变化，做好心理疏导工作。

1．树立正确的认识。应指导老年人科学而积极理性地看待疫情，既不过分恐慌，也不盲目乐观，不断学习和甄别有效的防控知识，不听信谣言，采取正确的防护方式，适度警惕。老年机构应引导老年人认识到隔离观察的必要性及对其自身的益处，消除老年人因隔离造成的恐惧不安心理。

2．给予老年人情感支持。在隔离观察期间，老年人容易出现紧张、害怕、隔离感等不良情绪，老年机构护理人员应建议子女等家人及时为老年人提供情感关怀、精神鼓励和心理安慰，每天可通过电话、视频等信息交流，缓解老年人紧张情绪。老年机构工作人员需对外出返回的老年人给予适度关心，不应让其感受到被忽视，同时也不可过分关注，使老年人感受到自身特殊化。

3. 加强老年人心理调节，转移老年人的注意力，为居室内老年人提供电视、广播、阅读等文化娱乐服务。疫情期间，老年机构常规集体活动取消，老年人难免产生不习惯的感觉，老年机构可通过集体视频会议等方式提供交流沟通的机会。

4. 隔离期间，认知障碍老年因独立生活能力存在一定程度的下降，不安全感更加明显，更加容易出现心理应激反应。照护者及工作人员需评估老年人此时的紧急需求和最担心的问题，积极予以解决和疏导，选派有相关经验的照护者照顾认知障碍老年人。注意居住环境的昼夜光线调节；设计一些与其认知水平相适应的活动，并陪伴其参与，如唱老歌、做简单的家务等；多鼓励，避免对认知障碍老年人的指责和刺激。

（王海妍、张　洁）

## 参考文献

[1] 国家卫生健康委国家中医药管理局.新冠肺炎诊疗方案(试行第七版)[EB/OL].（2020-03-04）[2020-03-15]. http://www.nhc.gov.cn/yzygj/s7653p/202003/46c9294a7dfe4cef80dc7f5912eb1989.shtml.

[2] 国家卫生健康委.新冠肺炎防控方案（第六版）[EB/OL].（2020-03-09）[2020-03-15]. http://www.nhc. gov.cn/jkj/s3577/202003/4856d5b0458141- fa9f376853224d41d7.shtml.

[3] 国家卫生健康委疾病预防控制局.重点场所重点单位重点人群新冠肺炎疫情防控相关防控技术指南[EB/OL].（2020-04-08）[2020-04-09]. http://www.nhc.gov.cn/jkj/s3577/202004/b90add4a70d042308b8c3d4276ec76a7.shtml.

[4] 国家卫生健康委老龄健康司.新冠肺炎疫情防控期间养老机构老年人就医指南[EB/OL].（2020-02-14）[2020-02-15]. http://www.nhc.gov.cn/lljks/tggg/202002/c26a0ca4a58d47489c5781493b2ac624.shtml.

[5] 陈琼，余维巍，王丽静，等.老年人新冠肺炎防治要点（试行）[J].中华老年医学杂志，39（2）：113-118.

# 第二十八章 老年人心理防护管理规范

## 第一节 机构老年人的心理特征

随着年龄的增长，老年人生理机能逐步衰退，再加上社会地位、经济地位、居住场所等的变化，老年人的心理机能也会出现一定程度的老化，展现出特有的心理特征。入住养老机构的老年人，由于与子女及以前的朋友分离，社会功能减弱，比居家老年人更容易出现孤独、抑郁、自卑、焦虑、多疑等负性心理反应。

### 一、孤独

孤独是一种被疏远、被抛弃和不被他人接纳的情绪体验。孤独感在机构老年人中非常常见，北京市的一项调查显示，89.7% 的养老院老年人有孤独感。孤独感会使老年人产生伤感、抑郁情绪，导致老年人精神萎靡不振，常常偷偷哭泣、顾影自怜，久而久之，身体免疫功能降低，更易患病。有的老年人甚至因孤独而转化为抑郁症，出现自杀倾向。

### 二、焦虑

我们经常看到有些老年人心烦意乱、坐卧不安，有的人为了一点小事而提心吊胆、紧张恐惧，这种现象在心理学上叫做焦虑。焦虑可分为急性焦虑和慢性焦虑：①急性焦虑主要表现为急性惊恐发作。发作时表现为老年人突感不明原因的惊慌、紧张不安、心烦意乱、坐卧不安、失眠或激动、哭泣，常伴有潮热、大汗、口渴、心悸、气促、脉搏加快、血压升高、尿频、尿急等躯体症状。严重时可出现阵发性气喘、胸闷，甚至濒死感，并产生妄想和幻觉。急性焦虑发作一般持续几分钟至几小时，之后症状可缓解或消失。②慢性焦虑主要表现为持续性精神紧张。具体表现为经常提心吊胆，有不安的预感，平时比较敏感，处于高度警觉状态，易激惹，生活中稍有不如意就心烦意乱，易与他人发生冲突。持久过度的焦虑可严重损害老年人的身心健康，加速衰老，削减自信心，并可诱发高血压、冠心病等心血管疾病；急性焦虑发作可导致脑卒中、心肌梗死、跌倒等恶性意外事件的发生。

### 三、抑郁

抑郁是一种感到无力应对外界压力而产生的消极情绪。抑郁情绪在老年人中非常常见，严重危害老年人的身心健康，老年人的自杀通常与抑郁有关。情绪低落是抑郁最典型表现，抑郁老年人终日愁眉苦脸，对外界失去兴趣，体验不到快乐，不愿活动；同时，抑郁老年人有明显的自卑感，认为别人看不起他、讨厌他，甚至因厌世而产生自杀的念头。抑郁老年人思维活动受到抑制，记忆力明显下降，不能集中注意力专注于某件事情，因此更加剧了自卑和自责情绪。除了心理上的改变，多数抑郁老年人还会产生一系列生理上的不适，如全身乏力、食欲减退、便秘、体重减轻等，有的老人还会感到胸闷、头痛、胃痛、背痛等，疑心自己患上了多种疾病。

### 四、多疑

多疑是指神经过敏、疑神疑鬼的消极心态。老年人的多疑主要体现在对人往往带着固有成见，通过"想象"把生活中发生的无关事件联系在一起，或者无中生有地制造出某些事件来证实自己的成见，把别人无意的行为表现，误解为对自己怀有敌意；老年人的"多疑"还体现在对自己身体健康的怀疑，将身体某个部位的不适扩大化，将普通疾病疑为重症或无端怀疑疾病恶化等。主要行为表现有藏东西、自我怀疑、对号入座、喜欢独处、固执己见等。

### 五、恐惧

随着年龄的增长，老年人身体的各项功能趋于老化，身体的衰老和健康状况的下降等使老年人容易产生恐惧心理。老年人的恐惧可以体现在日常生活中的各个方面，如对疾病的恐惧、对鬼怪的恐惧、对死亡的恐惧等。老年人的恐惧主要表现为严重失眠、不愿独处、食欲下降、精神不振，甚至出现幻觉等。

（胡慧秀、孙　超）

## 第二节　疫情期间机构老年人的主要心理应激反应

老年人生理及心理机能的老化，导致其对环境突然变化的应对能力和适应能力明显下降，因此在突发的公共卫生事件面前，老年人的心理更容易产生一定程度的困扰。尤其是养老机构的老年人，与子女及朋友分离，缺乏社会支持与相关信息支持，更容易产生不安、无助、孤独、紧张、焦虑、恐惧等情绪应激反应及相应的认知行为变化。

### 一、生理反应

遇到紧急或重大事件时，我们的身体会立刻做出警觉反应，如心慌、出汗、肌肉紧张、身体疼痛等。老年人对于外界刺激更为敏感，面对疫情的种种信息，他们的身体会释放大量警觉信号，轻者出现轻微的胸闷、气短、心慌、气喘、出汗等自主神经系统症状；重者出现食欲下降、腹胀、腹部不适、腹泻、尿频、肌肉紧张、发抖等不适，且睡眠差，表现为入睡困难、睡眠浅、早醒、多梦且多为噩梦，甚至出现头晕、头痛、耳鸣、全身乏力、腰背酸胀等全身不适症状。

## 二、情绪反应

老年人由于身体应激能力和适应能力的减弱，面对疫情更易出现不同程度的紧张、不安、恐慌、害怕、易怒、暴躁等情绪反应，再加上机构中老年人与家人及朋友分离，缺乏情感支持和与外界的沟通，获取疫情信息途径有限，对新冠肺炎疫情认识不足，故而紧张、焦虑、恐惧、烦躁等情绪更为严重。如果这些不良情绪未能得到有效疏解，可能会导致老年人急性焦虑发作，严重时出现抑郁。

## 三、认知变化

一部分老年人会过度关注自身身体状况和感觉变化，如对自己或他人是否咳嗽会特别在意，并将身体的各种不适与疫情相联系，甚至会变得注意力不集中、记忆力下降。一部分老年人则完全相反，他们无视事实或已经证实的相关数据，认为新冠肺炎离自己很遥远，被感染的可能性非常小，对疫情满不在乎，甚至认为没有必要做防护措施。

## 四、行为变化

少部分老年人可能会出现强迫倾向，不可控地、没必要地反复测量体温、洗手、检查周围环境等；有些老年人会反复查看疫情进展消息，追踪各种报道、朋友圈、微信群所转发的所有疫情相关信息，包括未经证实的信息；有些老年人会变得过于依赖家人或身边工作人员，反复向身边人或家人询问是否有可能被感染，手足无措、坐立不安；有些老年人可能受暴躁情绪影响，因一点小事而采取冲动过激行为。

（胡慧秀、孙　超）

# 第三节　疫情期间机构老年人的主动心理调适策略

## 一、承认接纳负性情绪

面对疫情，老年人首先要承认并接纳自己的负性情绪。个体处于应激状态时，机体出现焦虑、紧张、烦躁等负性情绪是正常的，并不是自己患有疾病，而且适度的负面情绪有助于提高对疫情的警惕，因此并不必刻意压抑或完全否定这些负面情绪。学会承认并接纳，有利于改变负性认知，反而有利于坦然面对疫情，有效克服焦虑等负性情绪。

## 二、筛选信息，正确认知

大多数老年人由于缺乏对新冠肺炎的正确认识而表现出过分恐慌或盲目乐观。疫情期间，媒体发布、网络流传等渠道带来的信息如海洋一般让人无从分辨，更有些人会发布未经证实的信息，通过贩卖焦虑和恐慌博得点击量，因此老年人需通过官方权威媒体报道获取疾病和疫情的相关信息，掌握必要的相关防疫措施和知识即可，过滤掉带有各种强烈情绪色彩的信息。既要认识到按照新冠肺炎的防护要求是可以有效地防止被感染的，也要充分认识到如果不注意防护会增加被感染的风险，建立对疾病的客观正确的认知。

### 三、规律作息，适度运动

均衡的饮食、良好的睡眠和适量的运动不仅能增强人体免疫力，还有助于舒缓负性情绪，保持心理健康。疫情期间，机构老年人应保持作息规律，合理安排睡眠和就餐时间，加强营养，并保持适量运动，尽可能增强身体抵抗力。对于患有慢性疾病的老年人，尤其是患有多种慢性疾病的老年人，要坚持规律服药和监测，维持身体健康。

### 四、丰富娱乐，适度关注

随着互联网和自媒体发展，网络上疫情相关信息"爆炸式"涌入，如果过度沉浸在疫情相关信息流中，不但会加重担忧、恐惧等消极情绪，还会降低认知功能，失去客观理性的辨识力，容易被谣言所蛊惑，陷入"越关注越紧张，越紧张越关注"的恶性循环中。因此在疫情期间，机构老年人可通过看电视、阅读、书法、绘画等娱乐活动，转移对新冠肺炎疫情的过度关注。当注意力转移到新的事物上时，老年人心理上产生的新的体验有可能逐渐驱逐和取代原有的焦虑、恐慌心理，同时还能丰富生活，增强生活幸福感和价值感。

### 五、学会倾诉，强化支持系统

在疫情这样一个特殊时期，将心中的焦虑、恐慌情绪向亲人朋友们去倾诉、讨论，甚至唠叨、抱怨都是可以被接纳的，情绪的能量通过倾诉发泄出来就不会因过度积蓄而产生伤害。机构中的老年人与亲属分离，可利用电话、微信等网络通信手段加强与亲属间的联系，倾诉心中的担忧，借助与亲属间的互动，寻求鼓励、安慰与帮助，强化支持系统，抵御疫情带来的巨大心理压力。

（胡慧秀、孙　超）

## 第四节　机构应对管理策略

### 一、应对原则

1. 遵照国家政府相关政策要求

遵照国家卫生健康委员会疾病预防控制局印发的《新型冠状病毒肺炎疫情紧急心理危机干预指导原则》、民政部办公厅印发的《养老机构新型冠状病毒肺炎疫情防控指南（第二版）》和《新冠肺炎疫情高风险地区及被感染养老机构防控指南》等相关政府文件的要求开展相关工作，认识到防疫心理干预工作的重要性和基本工作原则。

**2. 以人为本**

针对不同情况的老年人实行针对性、个性化的干预服务，且人文关怀理念需贯穿于疫情防控始终。

**3. 严格保护隐私**

遵守伦理道德，严格保护受助者的个人隐私。

## 二、应对措施

**（一）确定组织领导**

建立防疫心理干预工作机制。由养老机构负责人指定专人全面负责疫情期间老年人的心理干预工作，制订并实施防控方案，责任到人，积极落实政府及相关部门的疫情防控及心理危机干预指导要求。

**（二）加强人员培训**

疫情期间，需加强对机构工作人员常用心理危机干预方法和技术的相关培训，从而能够准确识别并发现老年人的情绪和行为变化，并给予及时的干预和疏导。常见心理干预技术有共情技术、有效倾听技术、稳定化技术、放松技术等。

**1. 共情技术**

共情是影响心理咨询关系建立和发展的首要因素，是指心理干预者具备同理心，感同身受地去切入和倾听，进入求助者的精神世界。

**2. 有效倾听技术**

有效的倾听是指要认真、感兴趣、设身处地地听，不仅用耳更要用心，适当地表达理解和回应，传达出对倾诉者的尊重和共情，营造宽松和信任的氛围，使倾诉者更愿意表达和倾诉。

**3. 放松技术**

放松技术是指使机体从紧张状态松弛下来的一种练习过程。腹式呼吸法是一种比较常用，同时简单易行的能够让人快速实现放松的自我心理调适技术。当老年人感到特别紧张焦虑、胸闷憋气、呼吸浅促时，可引导老年人练习腹式呼吸，从而帮助其实现放松（具体教学视频可观看国家卫生健康委官网中新冠肺炎疫情防控知识之"心理调适实用方法之腹式呼吸"）。

**4. 稳定化技术**

稳定化技术是采取一定的方法稳定内心情绪的技术。着陆技术是一种简单实用的稳定化技术，可以帮助人们把注意力从内在想法上转回到现实世界中，从而使其摆脱内心焦虑、恐惧等负性情绪（具体教学视频可观看国家卫生健康委官网中新冠肺炎疫情防控知识之"心理调适实用方法之着陆技术"）。

（三）加强对老年人的心理防护健康知识宣教

随着疫情的发展，为了帮助公众科学合理地进行心理疏导和情绪应对，国家卫生健康委员会组织和指导专家编写了《新型冠状病毒肺炎疫情紧急心理危机干预指导原则》《新型冠状病毒肺炎公众心理自助与疏导指南》，并且在国家卫生健康委员会官网上"新冠肺炎疫情防控知识"版块、健康中国APP和微信公众号上也有许多新型冠状病毒健康教育科普知识的宣传。此外，社会上心理健康相关的一些学会、协会的相关网站上也陆续发布了很多关于疏导情绪、缓解压力、消除恐慌方面的科普知识和方法。养老机构可以充分利用这些科学实用且易于获取的科普宣传材料，采用广播、发放纸质健康教育材料以及鼓励老年人阅读微信公众号推送内容等方式，加强对老年人的心理防护健康知识宣教。

（四）建立心理危机干预救助网络，为老年人提供相关信息

疫情期间，需要避免人员流动和聚集引起疫情扩散。为此，国家卫生健康委员会印发《新冠肺炎疫情防控期间心理援助热线工作指南》《国家卫生健康委办公厅关于在疫情防控中做好互联网诊疗咨询服务工作的通知》等文件指导公众充分利用"互联网＋"技术，大力发展线上咨询和远程医疗服务。养老机构需整理相关快速获得心理救助疏导服务的途径与方法，建立心理危机干预救助网络，以保证老年人需要时能及时提供。

1. 全国心理援助电话热线

打开微信，点击右上角"搜索"按钮，输入"国务院客户端"，进入"国务院客户端"小程序，在"便民服务"栏目中点击"医疗"，进入后点击"全国心理援助热线查询"即可查找全国34个省（自治区、直辖市）的心理援助热线。

2. 抗击疫情"安心"行动网络心理援助平台

打开支付宝，在最上方的搜索框中输入"心理援助"搜索，点击"抗击疫情心理援助平台"。该平台主要提供了各心理援助工作者的简单介绍，咨询者可根据自身的需要进行选择，咨询以心理援助专线电话的形式进行。

3. 强肺心理支持系统

强肺心理支持系统是由武汉大学人民医院牵头研发的国内首套在线抗疫"心理支持系统"综合平台。该平台为公众提供了心理调节的方法与资讯，帮助公众识别自身情绪并积极应对不良情绪，缓解压力；同时提供在线评估，帮助公众了解自身心理健康状态并提供专业治疗建议；此外，还推出了实用性极高的在线专业心理干预平台，包含免费的在线行为认知治疗系统、在线睡眠认知治疗系统、在线专业人员咨询等。微信搜索"强肺心理支持系统"公众号并关注，点击"心理干预"中的"在线咨询"，可获得免费在线专业人员的咨询服务。

（五）对于以往患有精神心理障碍的老年人，疫情期间加强病情监护

一部分在新冠肺炎疫情之前曾患过焦虑症、抑郁症或强迫症的老年人在疫情期间因为心理应激可能出现病情复发甚至加重，还有一部分患有严重精神障碍如精神分裂症、双相情感障碍等的老年人，在疫情期间由于隔离、交通管制等因素，可能由于复诊不及时导致

精神障碍复发。对于精神障碍患者来说，维持治疗非常重要，特别是精神类药物的维持治疗，药物中断容易导致精神障碍的复发甚至加重，增加患者的痛苦和负担。因此对于以往患有精神心理障碍的老年人，疫情期间需加强病情监护，注意定期检查老年人的药物，询问服药情况，督促老年人按时服药，确保病情稳定。在病情稳定情况下，若出现药物不足的情况，不建议外出就医，尽量由家属、机构通过委托取药、代购等方式解决。

对于出现明显精神症状、情绪暴躁或行为冲动等病情不稳定有转诊或外出就医需要的老年人，养老机构需遵照国家卫生健康委员会印发的《关于印发新冠肺炎疫情防控期间养老机构老年人就医指南的通知》和《关于加强新冠肺炎疫情期间严重精神障碍患者治疗管理工作的通知》的相关要求，及时与家属沟通商量，达成一致意见后，通过电话、网络咨询等方式，联系上级精神卫生医疗机构，由精神科医师给予远程医疗服务。对于需要紧急处置的老年人，可拨打 120 急救电话或由家属或养老机构工作人员随同转诊就医。

（胡慧秀、孙　超）

## 参考文献

[1] 许虹，李冬梅. 养老机构管理 [M]. 杭州：浙江大学出版社，2016.
[2] 胡勤勇，周晓渝. 老年心理护理基础 [M]. 北京：科学出版社，2018.
[3] 中国健康教育中心. 新冠肺炎心理健康指导手册 [M]. 北京：人民卫生出版社，2020.
[4] 张桂青. 新冠肺炎疫情下的心理危机干预 [M]. 北京：中国劳动社会保障出版社，2020.
[5] 陆林，王高华. 新冠肺炎全民心理健康实例手册 [M]. 北京：北京大学医学出版社，2020.
[6] 中国健康教育中心. 新冠肺炎健康教育手册 [M]. 北京：人民卫生出版社，2020.
[7] 王霞，孙超，胡慧秀，等. 老年重症新冠肺炎患者护理专家共识 [J]. 中华老年医学杂志，2020, 39（3）：249-254.
[8] 中华人民共和国国家卫生健康委员会. 关于印发新型冠状病毒肺炎疫情紧急心理危机干预指导原则的通知 [EB/OL].（2020-01-27）[2020-04-21]. http://www.nhc.gov.cn/xcs/zhengcwj/ 202001/ 6adc08b966594253 b2b791be5c3b9467.shtml.
[9] 中华人民共和国民政部. 民政部公布养老机构新型冠状病毒肺炎疫情防控指南（第二版）[EB/OL].（2020-02-07）[2020-05-23]. http://www.mca.gov.cn/article/xw/mzyw/202002/ 20200200024222.shtml.
[10] 中华人民共和国民政部. 新冠肺炎疫情高风险地区及被感染养老机构防控指南 [EB/OL].（2020-02-25）[2020-05-23]. http://www.mca.gov.cn/article/xw/tzgg/202002/20200200024953.shtml.
[11] 中华人民共和国国家卫生健康委员会. 新冠肺炎疫情防控期间心理援助热线工作指南 [EB/OL].（2020-02-07）[2020-05-23]. http://www.gov.cn/xinwen/2020 02/27/content_5484047. htm.
[12] 中华人民共和国国家卫生健康委员会. 国家卫生健康委办公厅关于在疫情防控中做好互联网诊疗咨询服务工作的通知 [EB/OL].（2020-02-07）[2020-05-23]. http://www.nhc.gov.cn/xcs/zheng cwj/202002/ec5 e345814e744398c2adef17b657fb8.shtml.
[13] 中华人民共和国国家卫生健康委员会. 应对新冠肺炎疫情心理调适指南 [EB/OL].（2020-02-07）[2020-05-23]. http://www.nhc.gov.cn/xcs/kpzs/202002/93137a0068444f9b91a9aaa0cd 8994f8.shtml.
[14] 中华人民共和国国家卫生健康委员会. 心理调适实用方法之腹式呼吸 [EB/OL].（2020-03-17）[2020-05-23]. http://www.nhc.gov.cn/xcs/kpzs/202003/adbcbbf9a56143fea89c68f5f34a97a4.shtml.
[15] 中华人民共和国国家卫生健康委员会. 心理调适实用方法之着陆技术 [EB/OL].（2020-03-17）[2020-05-23].http://www.nhc.gov.cn/xcs/kpzs/202003/8117 dd94704045 ed818056d911aababa. shtml.
[16] 中华人民共和国国家卫生健康委员会. 关于加强新冠肺炎疫情期间严重精神障碍患者治疗管理工作的

通知 [EB/OL].（2020-02-18）[2020-05-23]. http://www.nhc.gov.cn/xcs/zhengcwj/202002/ f315a6bb29554 74c8ca0b33b0c356a32.shtml.

[17] 中华人民共和国国家卫生健康委员会 . 新冠肺炎疫情防控期间养老机构老年人就医指南 [EB/OL].（2020- 02-17）[2020-05-23]. http://www.nhc.gov.cn/xcs/zhengcwj/202002/c26a0ca4 a58d47489c5781493b2ac624. shtml.

[18] XIANG Y T, YANG Y, LI W, et al. Timely mental health care for the 2019 novel coronavirus outbreak is urgently needed[J]. Lancet psychiatry, 2020, 7（3）: 228-229.

[19] LIU S, YANG L L, ZHANG C X, et al. Online mental health services in China during the COVID-19 outbreak[J]. Lancet psychiatry, 2020, 7（4）: 17-18.

# 第二十九章　老年人家属探访的管理规范

新冠肺炎疫情期间，既要满足养老机构内老年人家属的探访需求，又要维护良好的探访秩序，避免家属或亲友在探访过程中将携带的病毒传染给机构内的老年人，保障老年人及工作人员的身体健康及生命安全，是养老机构防疫过程中的重要环节。

## 一、疫情暴发期的探访管理

疫情暴发和流行期，即一二级响应状态时，原则上限制老年人家属或亲友的探访，可采用视频、电话等线上方式访视。特殊情况下，如病重、病危、安宁疗护的老年人，应遵循以人为本的原则，尊重老年人及家属双方意愿，在居住环境与其他老年人生活区隔离，限制探访人数每次 1 ~ 2 人的情况下，可安排适当探访。具体探访管理如下：

（一）老年人探访前准备

责任护士和主管医生需提前对老年人的身体和心理状态进行评估，充分了解老年人的健康、体能状况以及最有意愿接受探访的家属，并提前与家属进行沟通。同时将家属探访前的准备及探访中的要求与老年人进行沟通，避免老年人产生误解与顾虑。如果老年人有特殊的礼物，照护人员需提前提醒或帮助老年人做好准备，以免遗忘。

（二）家属探访前准备

机构内要指定专门经过培训的医护人员对探访者进行翔实的流行病学调查，电话沟通后可将《探访者流行病学调查表》以邮件或微信的形式发送给探访者，告知探访者养老机构探访的时间和地点以及探访的细则要求。

1. 流行病学调查。调查内容包括但不限于：① 15 天内是否到过疫区，有无外地旅游史；② 15 天内有无接触入境回国人员；③ 15 天内是否与已确诊或疑似病例有接触；④是否接触过无症状感染者及其密切接触者；⑤ 15 天内是否参加过聚会或未进行自我防护的情况下去过超市、乘过公共交通工具等人员密集场所；⑥ 15 天内体表温度是否均在 37.0℃以下，有无发热、咳嗽、呕吐、腹泻等症状；⑦家中有无正在居家隔离观察的人员；⑧提供居住小区的地址，通过探访者居住区疫情查询系统排查其所居住小区有无疫情发生，以及其周边是否发现确诊或疑似病例。另外，鉴于新冠肺炎疫情的未知性，流调内容还要根据疫情发展和当地卫生行政部门要求的变化，及时调整。

2. 符合居家隔离观察要求的，应该接受隔离观察不少于 15 天后允许探访。

3. 必要时，要求探访者提供核酸检测证明，满足 1 ~ 2 次均阴性要求。

4. 探访者需自愿配合养老机构防疫管理规定，并能做好严格防护措施。

（三）探访时的要求

1. 照护人员为老年人做好防护后再接待家属的探访。

2. 家属探访时，医护人员穿鞋套、穿上防护服，首先对家属进行体温检测，指导正确佩戴口罩、戴手套或同时手消毒、穿鞋套或更鞋，必要时协助其穿防护服，检查其防护措施得当后进入老年人居所。

3. 探访时，尽可能与老年人保持 1 m 以上安全距离。

4. 如家属为短期陪伴式探访，要适时给予家属防护知识宣教，指导家属正确洗手或手消毒。

5. 家属和老年人应每天监测体温、身体健康状况的变化，并做好记录。

6. 照护人员还需安排好家属就餐，与老年人实行分餐方式。

## 二、疫情平稳期的探访管理

疫情平稳期，即三级响应状态时，养老机构须遵照政府和当地上级主管部门下发的防控指南和工作规范的相关要求，保持常态化新冠肺炎疫情防控的前提下，可有序安排家属或亲友的探访。具体探访管理如下：

（一）机构管理要求

1. 探访场所管理

（1）应在机构内公共区域设置探视专用场所，即会客室。会客室应设置在通风良好、无人员聚集的场所，并设置指定路线出入。探视室不得设置在老年人的生活区，探视人员不得进入老年人生活区。在天气和场地允许的情况下，鼓励室外探视。

（2）探访期间，养老机构的中央空调不具备风机盘管加新风或变频多联机组加新风系统条件的，限制使用室内中央空调。

（3）会客室选择在一层，方便出入路线规划。

（4）专设的会客室开窗通风每天 3 次，并每探访 1 次，须喷洒酸化水空气消毒 1 次，并保持开窗通风 15 min，并紫外线灯照射空气消毒，每天 2 次。

（5）房间地面用 0.5% 的 84 消毒液和清水每天擦拭 2 次。沙发、茶几等每天擦拭 2 次。探访者接触过的物品用 0.5% 的 84 消毒溶液擦拭，接触过的门把手用 75% 的乙醇进行消毒擦拭。

（6）会客室内配备手消剂和纸巾以及带盖的黄色医疗垃圾桶，方便宾客或者家属丢弃口罩等医疗废物。

（7）会客室安排专人管理并记录家属的体温、探访时间以及保洁打扫消毒方式。

（8）因老年人重度失能、病重、病危等不能移动，探视人员确须进入老年人居室内的，尽量控制在独立居室内探访。探访者全程穿戴隔离衣、鞋套，在工作人员的指导下进入老年人房间内探访，探访后及时进行室内消毒。

2．工作人员安排

根据家属的探访预约，机构内要指定专门部门和人员负责家属探访的安排工作，照护部门需提前安排好照护人员对探访者的接待和对老年人的陪护，并对老年人的身体照料、心理疏导和重要事项的提醒做好准备，以保障老年人在与家属会面时的探访效果。

3．探访前准备

（1）养老机构应制定防疫常态化家属探访工作方案，做好相应准备，为探访者提供必要的防护用品。

（2）保证在定点的场所能分时分流安排老年人的家属进行探访，尤其是大型的养老机构，以避免群体人员的大量聚集。

（3）实行"预约探访"制，养老机构需主动公布探访预约电话、微信等，老年人的监护人或直系亲属经预约、流行病学调查符合要求，同时提供绿色健康码后方可进行探访。

（4）告知探访者在探访时须做好个人防护，遵守养老机构的消毒隔离规定以及民政部门、卫生部门及其相关部门针对新型冠状病毒感染防控管理规定和养老机构制定的管理细则。

（5）告知探访者乘坐私家车等非公共交通工具，避免乘坐公共汽车、火车、地铁、飞机等公共交通工具来探访。

（6）提醒探访者不宜携带饭菜、食品、凉菜等食物探访，以免因接触不洁食物，引发腹泻等不适症状，增加因感染发热就医的机会。

（7）探访活动开始前接待人指导探视人员在全程穿戴医用外科口罩、手套（或进行手消毒），在规定时间、规定人数、规定路线、规定场所的条件下，进行有序探访。

（二）探访家属要求

1．家属探视需提前向养老机构预约，并配合养老机构做翔实的流行病学调查，根据必要性进行核酸检测。流行病学调查及核酸检测均符合要求后，在约定的时间按照指定路线出入和进行探访。在探访时需做好登记、监测体温，并做好防护措施，保持安全距离，控制单次探视人数不超过2人，减少人员聚集和不必要的接触。

2．对于可以自主活动或协助移动的老人，家属应在公共区域的探视场所进行探视。对于无法离开生活区的老人，家属可在工作人员引导下按要求进入生活区域，有条件的尽量在生活区域的指定探视场所进行探视；如需进入老人居室，应控制一间居室内同时进入的人数（每次原则上不超过2人）。未经工作人员允许，探视人员不得进入其他区域。

3．老年人和家属会面时，尽量避免直接接触，双方保持1m以上距离为宜。

（三）老年人照护要求

1．充分评估老年人的疾病和体能状态，如果老年人需要特殊护理干预的，医护人员须提前做好一切准备，如制氧机或氧气袋、轮椅以及随身携带急救药品等。

2．跨学科多专业团队需提前对接受探访老年人的身、心、社、灵的"全人"需求进行评估，为家属的探访愿望和目标提供保障，必要时帮助老年人与家属的沟通。

3．因疫情暴发和流行期家属探访的受限，避免老年人情绪过度激动，照护人员需提前与老年人和家属进行沟通，做好双方的情绪抚慰。

4．指导或帮助老年人做好个人防护，戴好口罩、帽子、外套。必要时穿戴好一次性防护服。

5．礼品管理：①如果老年人为家属准备礼物，照护人员应为老年人包装细致，转交给家属时，应交代物品的数量和注意事项；②家属带来的礼物，外包装应用酸化水喷洒消毒，放置 15 min 后方可带到房间。

（四）探访后的管理

1．探访后老年人的管理

探访后，老年人在照护人员协助下，摘除口罩或者防护服，弃入医疗垃圾桶内。消毒双手，携带已消毒礼物，回到房间内。严密观察老年人的身体状况及体温变化，先行隔离观察，并做好记录，异常时立即报告医护人员。

2．探访后家属的管理

家属探访后，指导其消毒双手，妥善处理医疗废物，做好个人防护，戴好口罩，离开养老机构。责任护士对探访后家属每日了解体温变化，连续 7 ~ 14 天，确认家属无发热、咳嗽等症状后，方可解除老年人的隔离。

（周素娟）

# 第三十章　工作人员行为管理规范

## 一、管理人员管理规范

### （一）养老机构负责人

养老机构负责人全面负责防控工作，应建立新型冠状病毒肺炎疫情防控工作机制、制度及各岗位人员责任制，严格落实疫情监测报告责任，制定有效防控方案和应急预案，并组织实施，安排应急值守人员。

### （二）其他管理人员

通过公告、电话、短信、微信、邮件等多种方式，向老年人家属发布养老机构防范疫情安排和相关服务通知。暂停来访咨询接待业务，暂停接待外来人员探视，暂停接收新入住老年人，减少不必要的人员进出，必要时实施封闭式管理，不举办聚集性活动，不集中就餐。对因特殊情况（失能、病重、病危、病故老年人）到访家属做好登记核查、体温检测、协助消毒、安全提示等工作。因特殊情况到访人员应当在指定的区域和路线活动，并遵守相关防控要求。

因特殊原因外出后返回的老年人应当了解其前期生活情况，并做好相关检查，如接触疫区人员或接触有感染症状人员，要劝导其暂缓返回或在院内隔离区进行隔离，待医学观察期结束后返回生活区。

### （三）后勤管理人员

1. 备置必需的防控物品和物资，如体温计、口罩、消毒用品、防护服等。

2. 设置隔离观察室，有条件的机构设置隔离区和消毒室。

3. 严格食品卫生管理，规范供餐，不购买和食用野生动物（即野味），相关工作人员避免前往贩卖活禽或野生动物的市场。

4. 保持环境清洁，对老年人入住区域、垃圾箱等重点场所进行卫生清理，处理垃圾、污水、污物，消除鼠、蟑、蚊、蝇等病媒生物孳生环境，做好养老机构内消毒工作。疑似/确诊老人转院、死亡后应及时对隔离病区（室）按照先空气消毒—后处理被服—再进行环境物表消毒—最后处理垃圾的顺序进行终末消毒。

## 二、护理人员管理规范

### （一）开展健康教育和心理调节

有针对性地开展新冠肺炎疫情防控知识宣传，积极倡导讲卫生、除陋习，摒弃乱扔、乱吐等不文明行为，使老年人和工作人员充分了解健康知识，掌握防护要点。加强老年人和工作人员心理调节，化解焦虑恐惧情绪，鼓励老人通过手机等通讯设备与家人、朋友联系。引导其保持正常作息、规律生活。

### （二）保持良好卫生和健康习惯

指导老年人和工作人员保持良好的健康习惯，房间多通风，保持家具、餐具清洁，做好个人防护，正确佩戴医用外科口罩或 N95 口罩，保持手卫生。

### （三）监测健康状况

主动做好入住老年人和工作人员的健康监测，每日测量体温。对患有慢性病的老年人，加强营养和血压、血糖等指标的监测，规律用药，做好慢性病防控。必要时寻求专业人员进行网上疾病咨询和健康教育。

### （四）落实感控措施

督促各岗位工作人员做好老人房间、卫生间、活动区域、公共区域、工作人员区域、餐厅等环境的消毒隔离措施的落实情况，以及各类工作人员防护用品穿戴情况，并做好登记。

### （五）及时就医

老年人若出现新型冠状病毒感染可疑症状（包括发热、咳嗽、咽痛、胸闷、呼吸困难、轻度纳差、乏力、精神稍差、恶心呕吐、腹泻、头痛、心慌、结膜炎、轻度四肢或腰背部肌肉酸痛等），应立即送医，并尽量避免乘坐公共交通工具，老年人及其陪护人员应始终佩戴口罩。一旦发现疑似感染的工作人员，应立即停止其工作，协助其到指定医疗机构检查。

### （六）其他

如果养老机构中出现入住老年人或工作人员确诊感染的，除上述措施外，还包括：

1. 落实疫情监测报告责任

对新型冠状病毒肺炎确诊病例，立即上报并协助转送定点医院进行诊治，并及时向当地疾控机构和上级部门报告。

2. 管理密切接触者

协助疾控机构对密切接触者（接触的其他老年人及其护理人员等）开展排查并实施 14 天居家或集中医学观察。每天至少进行 2 次体温测定，随访健康状况，指导其监测自身情况变化，并随时做好记录。

## 三、其他人员管理规范

对养老机构内的管理人员、保洁人员、维修人员、安保人员以及配餐人员等加强管理。

（一）完善制度和职责

建立健全各岗位人员的工作制度和岗位职责，并加强督导和巡查，确保各项工作落实到位。

（二）监测健康状况

严格落实各项工作制度和各岗位责任制，每天上班时测量体温。上班时佩戴口罩，勤洗手、不聚集；下班时再次测量体温，下班后不聚餐、不外出，不接触家庭以外成员以及有外出史的家庭成员，要勤洗手、勤洗澡，房间勤通风。

（三）对体温等异常者做好排查

有体温异常或有其他呼吸道症状者安排休息，居家隔离，必要时到指定隔离医院进行筛查。

（张晓春）

# 第三十一章  消毒与隔离管理规范

## 第一节  环境设施的清洁消毒管理规范

### 一、清洁消毒的范围与对象

在新型冠状病毒流行期间，公共场所内所有物体表面开展预防性消毒；公共场所内部环境的空气不推荐采用化学消毒。有疑似或确诊居民出现时，根据流行病学调查结果，按照《疫源地消毒总则》（GB 19193—2015）开展终末消毒。

### 二、清洁消毒方法的选择

针对消毒对象和消毒现场的不同，选择合适的化学消毒剂，建议选用含氯消毒剂或复合双链季铵盐类消毒剂等高效消毒剂。在物体表面清洁的前提下，以擦拭消毒为主；空调回风口过滤网定期进行清洗、消毒浸泡，确保消毒效果；使用氯消毒剂的，作用到规定时间后使用清水擦（冲）净。工作人员应加强洗手和手消毒意识，洗手应采用流动清水，手消毒推荐使用快速手消毒剂。

### 三、区域清洁消毒的要求

（一）老人房间

加强通风，每天至少通风 2 次，建议上下午各 1 次，每次 30 min，通风时注意保暖，防止感冒。居室内物品表面和地面每周用有效氯 500 mg/L 的含氯消毒液擦拭 1 次，作用 30 min 后用清水擦拭，注意消毒后通风，防止引起老人不适，注意观察老人有无消毒液过敏现象。洗脸池、浴缸及座垫可使用 500 mg/L 的含氯消毒剂或 2 000 mg/L 复合季铵盐消毒液擦拭，30 min 后用清水擦拭。床上卧具和毛巾，有条件的首选专业清洗消毒机构集中消毒，无条件的可选择机构内清洗，应单独清洗，不可与其他老人物品混放混洗，也可选择煮沸或用有效氯 500 mg/L 的含氯消毒剂或 2 000 mg/L 复合季铵盐消毒液浸泡消毒 30 min。含氯消毒剂应现用现配，消毒后及时取出，用清水漂洗干净。拖鞋（非一次性）可用有效氯 500 mg/L 的含氯消毒剂或 2 000 mg/L 复合季铵盐消毒液浸泡 30 min 后用清水冲洗干净。

（二）公共活动区域

空气管理，每次接合间隙有条件地采用开窗通风。无开窗条件的环境，开启空调新风系统强排以增加换气次数，时间不低于 15 min；做好环境清理，应使用湿式清扫以减少粉尘扩散。对经常触摸的部位，如扶手、电梯按钮、3D眼镜、门把手、话筒等物体表面进行预防性消毒，可以用250～500 mg/L有效氯消毒剂或1 000～2 000 mg/L复合季铵盐消毒液进行擦拭消毒，作用30 min。每天至少消毒1次，并根据人流量增加消毒次数。有条件的可以使用紫外线消毒柜对公用物品进行消毒。

（三）餐厅

有条件尽量采取单独就餐，减少集中进餐，餐厅每日开窗通风，每次至少30 min，或在集中进餐之后进行开窗通风，物品表面每天用有效氯500 mg/L的含氯消毒液擦拭1次，作用30 min。餐饮具，首选专业清洗消毒机构集中消毒，也可选择煮沸、蒸汽消毒或餐具消毒柜进行消毒。

## 四、工作人员的职责与权限

为降低新型冠状病毒流行期间护理公寓感染隐患，保障居民及工作人员安全，护理公寓工作人员需执行以下内容：

（一）医生、护士

1. 工作时间应衣帽整洁。操作时必须戴工作帽和口罩，严格遵守无菌操作规程。严格执行手卫生规范，穿工作服不得进入食堂、宿舍和护理公寓外环境。

2. 正确使用消毒剂、消毒器械、卫生用品和一次性使用医疗用品。一次性使用医疗用品用后应当及时进行无害化处理。

3. 无菌物品与非无菌物品分开放置，无菌物品按灭菌日期放入专柜，无过期物品。

4. 凡接触皮肤、黏膜的器械和用品必须达到消毒水平。

5. 抽出的药液放置不得超过2 h，开启的无菌溶液注明开启日期、时间，启封抽吸的各种溶媒不超过24 h。开启的静脉输液用的无菌溶液须在2 h内使用，并注明开启时间。原则是现配现用，特殊情况按使用说明执行。

6. 碘酒、酒精应密闭保存，容器每周灭菌2次。无菌器械保存液及容器每周更换2次。置于容器中的灭菌物品一经打开，保存时间不超过24 h。

7. 酒精、安尔碘开启后一周内有效，注明打开日期、时间，在有效期内使用。无菌治疗盘有铺盘日期、时间，有效期4 h，被污染或有污渍随时更换。使用无菌干燥镊子和罐要配套，白天每4 h更换1次，夜间每8 h更换1次，注明开启时间及截止时间。

8. 治疗室、配药室的清洁区和污染区分区明确，标志清楚。室内紫外线消毒每天1次，每次60 min，保持灯管清洁，使用75%乙醇擦拭，每周两次，有监测和使用记录，每周护理主管抽检签字。护理人员应了解地面清洁方法，使用拖把做到"四分开"（办公室及治疗室及走廊、厕所及污物间）并有标记。

9. 化验报告单实行远端打印方式或消毒后定点放置。

10. 疑似传染病老人应单间隔离，居民的排泄物和用过的物品要按传染病管理要求处理。

11. 输液、肌内注射必须使用一次性密闭式输液器、注射器，抽血使用一次性真空取血器，抽血、静脉输液、肌内注射应做到一人、一针、一带、一巾、一管，用后的各种锐器及针头随时放入锐器盒内，输液器、注射器等放入医疗垃圾袋，止血带浸泡消毒。操作前后保持治疗室清洁整齐，为患者治疗前、后均应洗手或用快速手消毒剂。可重复使用的各种管类物品，一人一管一消毒，定期更换；可重复使用的药杯，一人一杯一消毒；侵入性技术操作所用器械的消毒应达到灭菌效果。

12. 用于浸泡消毒的消毒液每日更换，标准配制方法与浓度。

13. 居民若出现新型冠状病毒肺炎可疑症状（包括发热、咳嗽、咽痛、胸闷、呼吸困难、轻度纳差、乏力、精神稍差、恶心呕吐、腹泻、头痛、心慌、结膜炎、轻度四肢或腰背部肌肉酸痛等），在有效防护情况下陪同送医。确诊不属于疑似病例的，居民和陪同的医生护士正常返回生活区和复岗，但要加强防护和医学观察。疑似居民的排泄物和用过的物品要按传染病管理要求处理。

（二）护理师

1. 上岗前做好戴口罩、手消毒等防护准备，正确佩戴口罩，及时更换；必要时使用医用橡胶手套等防护措施；在接触每位老年人前后，均应当洗手或手消毒，严格遵循七步洗手法，避免交叉传染。暂停面对面的集中交接班。

2. 居民床单位干净整洁，每周更换床上用品1次，如有污渍及时更换。

3. 新型冠状病毒流行期间，护理公寓发热居民的衣物参照不明原因传染病的衣物处理，要求与其他衣物分开，单独用双层口袋密封，且注明，运到指定地点放置并与洗涤公司交接清楚。

4. 不得在房间或走廊清点被服，换下的带有脓血、体液的被服、床单放入污物袋中，标识清楚，运到指定地点放置。

5. 每天开窗通风半小时。

6. 疫情流行期间，在感控人员指导下，对发热居民的房间使用紫外线灯管或空气消毒机每天进行1 h消毒并记录。《紫外线灯管使用及强度监测表》《空气消毒机使用保养登记表》分别捆绑在紫外线灯管和空气消毒机上，在疫情期间增加的消毒次数需标记清楚，以便随时可查阅。

7. 每日对血压计袖带、听诊器、体温计等进行清洁消毒，每周对药杯等进行清洁消毒，并记录。

8. 居民脸盆、毛巾、尿壶、便盆每日清洁，每周用有效氯500 mg/L的含氯消毒液消毒。

（三）感控人员

1. 每周随机抽查各楼层一次性物品、无菌物品及消毒剂的合格性，保存和使用的正确性，进行质量检查并记录。

2. 每月对手（必查）、物体表面、空气、消毒剂、消毒用品进行微生物监测，至少对以上5个项目中的3项进行生物监测，检验报告由感控人员集中保管。

3. 疫情流行期间，指导护理师使用紫外线灯管或空气消毒机对发热居民居住的房间进行每天 1 h 的消毒。

（四）后勤保障人员

1. 将一次性手套、围裙、口罩、纸巾等作为应急套件，放在醒目处，方便随时取用。

2. 规范处理垃圾、污水、污物，消除鼠、蟑、蚊、蝇等病媒生物滋生环境，做好消毒工作。及时清理超过有效期的各类物品。

3. 不同区域使用的清洁工具（拖布、扫把、抹布等）标识明显，分别清洗，定点放置，每日消毒，不得交叉使用。

4. 床单位湿擦做到一床一巾，使用后浸泡消毒。

5. 居民退住、死亡后应对居民的居室、设施进行终末消毒。

6. 特殊区域，如医疗废物暂存间等，每天消毒擦拭物表与地面 2 次。

## 五、注意事项

针对不同消毒对象，应按照上述消毒方法以及消毒剂使用浓度、作用时间进行消毒，以确保消毒效果。消毒剂配制和使用时应注意个人防护，同时消毒剂具有一定的腐蚀性，注意消毒后及时用清水擦拭，防止对消毒物品造成损坏。使用消毒剂应合法、有效，并在产品有效期内使用。其他人群密集场所及临时性大型室内活动场所消毒方法参考上述要求。

75% 乙醇消毒液可直接使用，使用医用酒精消毒时注意防范明火，避免因酒精燃烧导致火灾。其他消毒剂按产品标签标识以杀灭肠道致病菌的浓度进行配制和使用。

日常清洁及预防性消毒以清洁为主，预防性消毒为辅，应避免过度消毒，受污染时随时清洁消毒。消毒工作应符合相关规范要求，消毒用品应避免失智老年人接触，电器应避开喷洒，需要擦拭的应防止短路。

## 六、相关表格及文档

表 31-1《紫外线灯管使用及强度监测表》；

表 31-2《紫外线强度监测记录表》；

表 31-3《空气消毒机使用保养登记表》；

表 31-4《护理公寓清洁消毒登记表单》；

表 31-5《护理公寓一次性物品、无菌物品及消毒剂管理检查表》。

表 31-1　紫外线灯管使用及强度监测表

| 日期 | 紫外线灯管 | | | | | 房间号 | 签名 | 75%乙醇擦拭 | 更换灯泡 | 备注 |
|---|---|---|---|---|---|---|---|---|---|---|
| | 消毒开始时间 | 消毒结束时间 | 照射时间 | 灯管累计时间 | | | | | | |
| | | | | A | B | | | | | |
| | | | | | | | | | | |
| | | | | | | | | | | |
| | | | | | | | | | | |
| | | | | | | | | | | |

表 31-2　紫外线强度监测记录表

| 日期 | 灯管编号 | 强度记录 | 执行者 | 测试卡粘贴 |
|---|---|---|---|---|
| | | | | |
| | | | | |
| | | | | |
| | | | | |
| | | | | |

**填写说明**

一、建议各楼层对紫外线灯车统一编号并标识清楚。

二、安装紫外线灯管吊装高度距离地面 1.8～2.2 m，根据房间体积决定安装功率（原则为 ≥ 1.5 W/m³），紫外线灯管照射时间 ≥ 30 min/次。

三、紫外线灯管使用时间应如实登记在《紫外线灯管使用登记表》，灯管使用寿命应遵循生产厂家使用说明书。

四、使用中的紫外线灯管应每半年监测一次辐射强度，结果记录在《紫外线强度监测记录表》。

五、新安装的紫外线灯管应监测其辐射强度，辐射强度 ≥ 90 μW/cm² 方可使用。

六、紫外线灯管使用后表面保持清洁，每天用 75% 乙醇擦拭 1 次，有灰尘、油污及时擦拭。

七、使用空气消毒机无须填写《紫外线灯管使用登记表》中"灯管累计时间""强度测试"两列。

表 31-3　空气消毒机使用保养登记表

| 日期 | 消毒地点 | 检查时间 | 仪器正常 | 开机时间 | 关机时间 | 累计时间(h) | 签名 | 保养记录(清洁、保养、维修) | 签名 |
|---|---|---|---|---|---|---|---|---|---|
| | | | | | | | | | |
| | | | | | | | | | |
| | | | | | | | | | |
| | | | | | | | | | |
| | | | | | | | | | |

备注：每月 15 日清洗滤网。

表 31-4　护理公寓清洁消毒登记表

| 项目 日期 | 每天一次 | | | | | | | 每周一次 | | | 定期更换 | |
|---|---|---|---|---|---|---|---|---|---|---|---|---|
| | 血压袖带 | 血糖仪 | 听诊器 | 体温表 | 治疗车 | 治疗盘 | 签名 | 药杯 | 冰箱 | 签名 | 消毒剂/手消 | 签名 |
| | | | | | | | | | | | | |
| | | | | | | | | | | | | |
| | | | | | | | | | | | | |
| | | | | | | | | | | | | |
| | | | | | | | | | | | | |
| | | | | | | | | | | | | |
| | | | | | | | | | | | | |
| | | | | | | | | | | | | |

填表说明：护理师每天对血压计袖带、听诊器、体温计等进行清洁消毒，每周对药杯等进行清洁消毒，并记录，定期更换消毒剂、手消并记录。

表 31-5　护理公寓一次性物品、无菌物品及消毒剂管理检查表

检查人员：　　　　　检查日期：　　　　　检查部门：

| 项目 | 质量标准 | 存在问题 | 护理主管签名 |
|---|---|---|---|
| 无菌物品管理使用 | 1. 无菌包分类专柜存放；放置规范；包装完整、清洁；包外标识醒目，有名称、灭菌日期、有效期、操作人签名，化学指标胶带变色均匀；灭菌合格率100%；开启使用符合无菌技术原则；无过期物品 | | |
| | 2. 碘酒、酒精瓶和消毒瓶镊有灭菌标识、日期、名称、更换人签名；碘酒、酒精、碘伏注明名称、浓度，密闭存放；碘酒、酒精瓶、干燥瓶镊罐更换符合要求；棉签开启后注明开启日期、效期、在效期内使用 | | |
| | 3. 无菌液体分类专柜放置；存放规范；无破损、无过期 | | |
| | 4. 配制药物的溶媒、各种注射药物注明开启日期、时间及用途；无过期；注射用药抽吸后放置无菌盘；药物保存遵照使用说明进行。抽出的药液、开启的静脉输入溶液不超过 2 h，启封抽吸的各种溶媒不超过 24 h，无菌纱布、棉球、器械槽开启后使用不超过 24 h | | |
| | 5. 正确使用消毒灭菌剂，各类物品浸泡消毒、浓度配制符合要求，消毒液定期更换、监测，并有记录 | | |
| | 6. 一次性使用无菌医疗用品分类专柜存放；放置规范；包装完整；有名称、灭菌日期、有效期；无重复使用，无过期 | | |

填表说明：感控人员每周对一次性物品、无菌物品及消毒剂保质期的合格性、使用的正确性进行质量检查并在此表中记录。

（姜雅男、宋剑勇）

## 第二节  医疗性废物处置管理规范

### 一、医疗性废物的分类及处理方法

养老机构废物分生活废物与医疗废物。生活废物管理统一按地方卫生环保部门要求执行。医疗废物是指医疗机构在医疗、预防、保健及其他相关活动中产生的具有直接或间接感染性、毒性和其他危害性的废物，具体包括感染性、病理性、损伤性、药物性、化学性废物。

1. 感染性废物指携带病原微生物，具有引发感染性疾病传播危险的医疗废物，包括被血液、体液、排泄物污染的物品（棉球、棉签、引流棉条、纱布及其他各种敷料、一次性使用医疗用品、一次性使用卫生用品等）及各种废弃的医学标本、血液、血清等。处理方法如下：

（1）感染性废物产生后，应放入有明显标识的医用垃圾袋内，由专人定时、定路线用防渗漏防溢洒的专用垃圾桶收集到养老机构医疗垃圾暂存点，然后由本市指定医疗垃圾处置单位集中处理。

（2）各种病原体的培养基、标本和菌种、毒种保存液等高危废物，在产生的地点进行压力蒸汽灭菌或其他消毒方法消毒，然后按感染性废物处理。

（3）隔离的疑似传染病老人产生的废物，无论生活废物和医疗废物，均按感染性废物处理。

（4）隔离老人的排泄废物，按照国家规定严格消毒，达到国家规定排放标准后方可经污水处理系统排放；隔离的疑似传染病老人产生的医疗废物使用双层包装并及时密封后按感染性废物处理。

2. 损伤性废物是指能够刺伤或割伤人体的废弃的器皿，包括医用载玻片、玻璃试管、玻璃安瓿及一次性使用空针、输液器和输血器的针头部分等。

处理方法：损伤性废物产生后立即放入防刺、防渗漏的利器盒内，然后放入有明显标识的医用垃圾袋中，由专人定时收集于养老机构医疗垃圾暂存点，再由本市指定医疗垃圾处置单位集中处理。

3. 药物性废物是指过期、淘汰、变质或被污染的药品，包括抗生素、非处方类药品、细胞毒性药物、遗传毒性药物、疫苗、血液制品等。

处理方法：由药房设专人管理，存入不合格药品区，及时上报药品管理部门，并按药品监督管理部门的意见处理，处理过程应有详细记录。

4. 化学性废物是指具有毒性、腐蚀性、易燃易爆性的废弃的化学物品，包括医学影像室、实验室废弃的化学试剂等。

处理方法：用专用储存桶储存到一定量后交由本市指定的专门机构处理。

表 31-6 养老机构废物处理流程

| 服务流程 | 工作内容 | 质量要求 |
|---|---|---|
| 1. 分类、收集 | 医护人员对医疗垃圾进行分类 | 1. 正确分类<br>2. 感染性医疗废物存放时间小于 24 h<br>3. 损伤性医疗废物存放时间小于 48 h |
| 2. 封口 | 后勤保障人员对医疗废物进行封口，后勤保障人员与护理师交接，并记录 | 1. 感染性医疗废物不得超过 3/4 满<br>2. 损伤性医疗废物盛装 3/4 时封口<br>3. 封口质量：严密、紧实，贴签（注明产生地、收集日期、废物性质），确保废物不能再次被打开<br>4. 交接登记正确，双方签字 |
| 3. 转运 | 后勤保障人员专线运送至医疗废物贮存间（区） | 1. 明确运送路线及频次，运送废物包装紧实严密不能发生遗洒<br>2. 工作人员职业防护要求：工作服、手套、口罩<br>3. 运送车每日消毒合格，保持清洁 |
| 4. 贮存间的管理 | 后勤保障人员职业防护：工作衣、鞋、口罩、手套、护目镜。医疗废物储存管理：收集废物分类放置，码放整齐；收集箱清洁干燥<br>医疗废物交接管理：交接明确，正确记录，详见交接单<br>环境及工具管理：贮存间（区）避免阳光直射，标识清晰、区域明确，设备良好、通风，有防鼠、防蟑螂设施，室温 20℃。每日下班前消毒工作场所，用有效氯 500 mg/L 的含氯消毒剂消毒运送工具、设备等，并在《医疗废物暂存间消毒记录表》《紫外线灯管使用及强度监测表》《空气消毒机使用保养记录表》记录 | 严格按要求管理 |
| 5. 交至医疗废物处置 | 医疗废物每 48 h 交由医疗废物处置中心集中处理，并做好交接登记 | 按时交出 |
| 6. 检查和培训 | 感控人员每月随机抽查（《医疗废物管理检查表》）<br>各楼层医疗废物的分类、收集、转运、交接、储存、对外交接 | 1. 医疗废物不流失、不泄漏、不扩散<br>2. 不转让、买卖医疗废物 |

表 31-7  护理公寓医疗废物交接登记表（从楼层至暂存间）

| 日期 | 楼层 | 感染性（kg/袋） | 损伤性（kg/袋） | 化学性（kg/袋） | 病理性（kg/袋） | 药物性（kg/袋） | 交接时间 | 护理师签名 | 后勤保障人员签名 |
|---|---|---|---|---|---|---|---|---|---|
| | | | | | | | | | |
| | | | | | | | | | |
| | | | | | | | | | |
| | | | | | | | | | |
| | | | | | | | | | |
| | | | | | | | | | |

填表说明：此表单由护理师和后勤保障人员填写签字。

表 31-8  护理公寓医疗废物交接登记表（从暂存间至医疗废物处置中心）

| 日期 | 楼层 | 感染性（kg/袋） | 损伤性（kg/袋） | 化学性（kg/袋） | 病理性（kg/袋） | 药物性（kg/袋） | 交接时间 | 外包公司签名 | 后勤保障人员签名 |
|---|---|---|---|---|---|---|---|---|---|
| | | | | | | | | | |
| | | | | | | | | | |
| | | | | | | | | | |
| | | | | | | | | | |
| | | | | | | | | | |
| | | | | | | | | | |

填表说明：此表由后勤保障人员及外包公司填写签字。

表 31-9  医疗废物管理检查表

检查日期：　　　　　　　　　　　　　　　　　　　　检查人：

| 项目 / 楼层 | 包装袋 | 锐器盒 | 从楼层至暂存间交接 | 暂存间 | 从暂存间至医疗废物处置中心交接 | 反馈 | 护理主管签名 |
|---|---|---|---|---|---|---|---|
| | | | | | | | |
| | | | | | | | |
| | | | | | | | |
| 共性问题 | | | | | | | |
| 整改措施 | | | | | | | |

填表说明：感控人员每月随机抽查（《医疗废物管理检查表》）各楼层医疗废物的分类、收集、转运、交接、暂存、对外交接，防止医疗废物流失、泄漏、扩散。不转让、买卖医疗废物。

含有汞的体温计、血压计报废时，按照化学性废物统一处理。废弃的消毒剂处理：含氯消毒剂可直接倒入下水道；2% 的戊二醛需与等量的 25% 的氨水中和后再倒入下水道，由污水处理系统进一步处理。

使用后的输液瓶不属于医疗废物。使用后的各种玻璃（一次性塑料）输液瓶（袋），未被老年人血液、体液、排泄物污染的，不属于医疗废物。

## 二、医疗废物收集运送原则

1. 依据类别装入专用容器或包装物，利器放入利器盒内，非利器放入包装袋内，禁止混装。

2. 确保包装物或容器完好无破损，禁止泄漏、污染。

3. 废物盛放应小于包装容积的 2/3，不可过满，封口紧实严密，注明楼层和数量。

4. 运送工具应有专用医疗废物标识，防遗洒、防渗透、无锐利边角、易于装卸和清洁，防止流失、泄漏、扩散和直接接触身体。

5. 需存放于医疗废物暂存点，不可露天存放，存放时间应＜ 2 天，每天工作结束后对运送工具进行清洁消毒。并设专人负责管理，及时清洁、消毒垃圾暂存点，禁止转让、买卖医疗废物。

6. 做好来源、种类、重量和数量、交接时间、最终去向及经办人签名等登记并保存 3 年。

7. 医疗废物流失、泄漏、扩散和意外事故发生时，立即通知保卫科及感控科，必要时报上级卫生、环保部门。

（姜雅男、宋剑勇）

# 第 4 篇　老年居家照护管理

# 第三十二章　老年新冠肺炎患者恢复期
# 居家健康管理规范

感染新冠肺炎的老年人痊愈出院后，由于身体处于恢复期阶段，部分仍存在呼吸困难症状及功能障碍，同时合并各种慢性基础疾病，严重影响生活质量，增加了家庭照护的负担，并且容易再次感染新冠肺炎。老年人群自我照护能力普遍较弱，依赖于家人和社会照护，一旦感染会增加潜在的传播途径。为了提高患者生活质量，减轻家庭照护负担，避免老年人再次感染新冠肺炎，基层医疗机构需要对此类人群按照老年新冠肺炎患者恢复期居家健康管理规范进行管理，包括隔离管理、健康监测、康复管理、增强个人防护及免疫力、隔离期就医原则及流程、复诊及随访等。

## 一、隔离管理

患者出院后，基层医疗机构人员与患者确认采用居家隔离，确认既往疾病治疗以及居家药物治疗方案，与定点医院取得联系，共享病历资料。基层医疗机构在患者出院返家后对其进行居家隔离管理，内容如下：

（一）环境

患者尽可能居住在通风良好的单人房间，并减少与家人的密切接触。若条件不允许，家属或照护者应与其保持 1 m 以上的距离，佩戴医用外科口罩或医用防护口罩，避免佩戴有呼吸阀的口罩，若口罩破损应及时更换，没有破损可根据清洁程度适当延长使用时间，同时尽量缩小隔离者活动范围、与其他人员的公用区域，定时开窗通风，保持空气流通，拒绝一切探视。患者的餐具、牙刷、厕所等单独使用。

照护者备餐前后、进出房间前后、接触隔离者前后、接触隔离者物品前后均应使用含乙醇的免洗消毒液充分消毒双手，如果有肉眼可见的污染物，需要用肥皂及流动水清洗双手。每天使用有效氯 250 mg/L 的含氯消毒剂擦拭隔离房间家具表面、地板、浴室台面作用 20 min 后再用清水擦拭。患者的分泌物、排泄物应立即密封后丢弃至专用垃圾桶，冲厕所时关闭马桶盖；对于可耐热的物品（餐具等）可煮沸 15 min 后单独放置。

（二）饮食与营养

患者家庭进餐方式选择分餐饮食，饮食以均衡的摄入热量、蛋白质、维生素、矿物质等为原则，荤素搭配，保证充足营养。饮食需选择容易消化的食品，多吃蔬菜、水果，勤喝水，不食用野生动物及腐烂、过期食品，从正规渠道购买冰鲜禽肉，禽肉蛋奶食用前要充分煮熟。食欲较差进食不足的患者可通过营养强化食品、特殊医学用途配方食品或者营养素补充剂，适量补充蛋白质及微量元素。基层医疗机构对患者进行标准吞咽功能评定量表（standardized swallowing assessment，SSA）（表 32-1）进行评估，有吞咽障碍的老年人在进食饮水时应加强监护，预防呛咳和误吸。

表 32-1　标准吞咽功能评定量表（standardized swallowing assessment，SSA）

| 姓名：　　　　　　　　　　　　　　　　　　诊断： | | | |
| --- | --- | --- | --- |
| 意识水平（清醒＝1，嗜睡但能唤醒＝2，有反应但无睁眼和言语＝3，对疼痛有反应＝4） | | | |
| 头与躯干的控制（正常坐稳＝1，不能坐稳＝2，只能控制头部＝3，头部也不能控制＝4） | | | |
| 呼吸模式（正常＝1，异常＝2） | | | |
| 唇的闭合（正常＝1，异常＝2） | | | |
| 软腭运动（对称＝1，不对称＝2，减弱或缺乏＝3） | | | |
| 喉功能（正常＝1，减弱＝2，缺乏＝3） | | | |
| 咽反射（存在＝1，缺乏＝2） | | | |
| 自主咳嗽（正常＝1，减弱＝2，缺乏＝3） | | | |
| 第一阶段：给予1汤匙水（5mL） | 第一次 | 第二次 | 第三次 |
| 水流出（无或一次＝1，大于一次＝2） | | | |
| 有无效喉运动（有＝1，无＝2） | | | |
| 重复吞咽（无或一次＝1，一次以上＝2） | | | |
| 吞咽时咳嗽（无或一次＝1，一次以上＝2） | | | |
| 吞咽时喘鸣（无＝1，有＝2） | | | |
| 吞咽后喉的功能（正常＝1，减弱或声音嘶哑＝2，发音不能＝3） | | | |
| 第2阶段：如果第1阶段正常，那么给予吞咽60 mL烧杯中的水 | 第一次 | 第二次 | 第三次 |
| 能否完成？（能＝1，不能＝2）　　　　　饮完需要的时间　　　秒 | | | |
| 吞咽中或完毕喉咳嗽（无＝1，有＝2） | | | |
| 吞咽时或完毕喉喘鸣（无＝1，有＝2） | | | |
| 吞咽后喉的功能（正常＝1，减弱或声音嘶哑＝2，发音不能＝3） | | | |
| 误吸是否存在（无＝1，可能＝2，有＝3） | | | |

　　说明：第2阶段中，如果第1阶段正常（重复3次，2次以上正常），那么给予吞咽60 mL烧杯中的水；如果患者不能正常吞咽5 mL的水，即尝试3次中多于1次出现咳嗽或者气哽，或者出现吞咽后声音嘶哑（即喉功能减弱），则不再继续第2阶段，不能进入第2阶段；在第2阶段中出现咳嗽或气哽，或出现吞咽后声音嘶哑，就认为是不安全吞咽。

**（三）个人卫生与清洁**

居住地基层医疗机构对患者及家属应进行规范的卫生宣教和培训，包括居室的安排、手卫生、口罩的正确使用方法、呼吸卫生、居家物品消毒规范、医疗机构的联系方式、营养卫生知识、心理自我调节技巧以及疾病的监测方法。鼓励患者及家属做好手卫生和日常清洁。

**（四）活动**

老年患者在居家隔离期间尽量避免外出活动。可在家进行适当运动，具体见本章下文中康复管理相关内容。

**（五）中止居家隔离**

梁廷波编写的《新冠肺炎防治手册》认为患者在居家隔离过程中发生以下情况之一，居家隔离就需要考虑再评估甚至中止，患者家属立即联系居住地医疗机构人员咨询，经医疗人员评估后转住院治疗。

1. 患者呼吸困难加重。

2. 发热患者按照说明书使用解热镇痛药物后，体温持续在37℃以上，或在3天后仍依赖解热镇痛药物控制发热。

3. 患者出现脓痰、咯血或其他系统表现，如胸痛、恶心、呕吐、腹泻、尿量减少、神志精神障碍、不能解释的血压降低（收缩压较日常数值下降超过20 mmHg）。

4. 与患者密切接触的家属或护理人员有新发新型冠状病毒感染或疑似感染。

**（六）解除居家隔离**

如果患者具有疫情高发国家和地区旅居史、确诊病例接触史等流行病学史，在集中隔离14天，隔离期满解除隔离后，基层医疗机构应建议患者继续居家观察7天，居家期间继续做好个人防护。其他患者在14天隔离期满后，可解除居家隔离。

## 二、健康监测

基层医疗机构应密切关注出院患者健康状况，依托区域卫生信息平台，努力做到居民健康档案、电子病历、出院健康监测等信息共享和业务协同，实现新冠肺炎患者临床诊治与健康管理的无缝衔接。全科医生和乡村医生可以通过家庭医生签约APP、有线电视网络等多种手段与辖区内管理的出院老年患者开展信息互动，通过"互联网+"等形式，为出院的老年新冠肺炎患者提供健康管理服务。出院后2周内，基层医疗机构对老年新冠肺炎出院患者要特别加强健康状况监测，一旦发现患者出现发热、咳嗽等临床表现，应尽快将其转至定点医院进一步治疗。具体监测内容如下：

**（一）居家隔离者**

居家隔离者，每天监测体温2次，记录并上报至居住地医疗机构，正常体温应在37.3℃以下，有条件者可购买便携式指夹血氧仪每天监测指脉氧情况。若体温超过38.0℃，可应用退热栓或温水擦拭降温，在采取退热措施后半小时监测体温，发热后每4 h监测

1 次体温，直至降至正常。若连续 2 天体温超过 38℃，且出现气短、憋喘、血氧饱和度持续下降等呼吸困难症状，应及时到定点医院就诊。

（二）照护者

照护者每天监测体温 1 次，记录并上报至居住地医疗机构，若自末次接触隔离者起 14 天内出现发热、咳嗽、腹泻等症状应及时就医；对于无症状的密切接触者，未出现相关症状，应隔离至末次接触患者起 14 天；对于轻症患者或疑似感染者，相关症状消失且间隔 24 h、2 次新型冠状病毒核酸检测阴性可解除隔离。

### 三、康复管理

居住地基层医疗机构结合本地实际，在老年新冠肺炎患者出院后为其提供社区康复医疗服务，进行康复管理，时间根据患者具体情况而定。康复医疗服务可以有效地改善老年新冠肺炎出院患者呼吸困难症状和功能障碍，减少并发症，缓解焦虑抑郁情绪，降低致残率，最大程度恢复日常生活活动能力、提高生活质量。老年患者常伴有多种基础疾病，体质较差，对康复训练的耐受能力较差，康复治疗前应进行综合评估，康复训练应从小剂量开始，循序渐进，避免出现训练损伤及其他严重并发症。

康复管理的主要内容如下：

（一）需开展康复治疗的功能障碍

1．呼吸功能障碍

表现为咳嗽、咳痰、呼吸困难、活动后气短，可伴有呼吸肌无力及肺功能受损等。

2．躯体功能障碍

表现为全身乏力、易疲劳、肌肉酸痛，部分可伴有肌肉萎缩、肌力下降等。

3．心理功能障碍

有恐惧、愤怒、焦虑、抑郁等情绪问题。

4．日常生活活动能力及社会参与能力障碍

无法独立完成穿脱衣、如厕、洗澡等，无法实现正常的人际交往。

（二）康复功能评估

1．呼吸功能评估

采用改良英国医学研究理事会呼吸困难指数（modified British medical research council，mMRC）（表 32-2）等进行评估，有条件地区或机构建议行肺功能检查。

2．躯体功能评估

采用 Borg 劳累度评估量表（Borg Scale）（表 32-3）、徒手肌力检查等进行评估。

3．心理功能评估

采用抑郁自评量表（self-rating depression scale，SDS）（表 32-4）、焦虑自评量表（self-rating anxiety scale，SAS）（表 32-5）、匹兹堡睡眠问卷（表 32-6）等进行评估。

表 32-2　改良英国医学研究理事会呼吸困难指数

（modified British medical research council，mMRC）

| 分级 | 评估呼吸困难严重程度 |
| --- | --- |
| 0级 | 我仅在费力运动时出现呼吸困难 |
| 1级 | 我平地快步行走或步行爬小坡是出现气短 |
| 2级 | 我由于气短平地行走时比同龄人慢或者需要停下来休息 |
| 3级 | 我在平地行走 100 m 左右或者需要停下来喘气 |
| 4级 | 我因严重呼吸困难以至于不能离家，或在穿、脱衣服时出现呼吸困难 |

表 32-3　Borg 劳累度评估量表（Borg Scale）

| 评分 | 等级 |
| --- | --- |
| 0 分 | 一点也不觉得呼吸困难或疲劳 |
| 0.5 分 | 非常非常轻微的呼吸困难或疲劳，几乎难以察觉 |
| 1 分 | 非常轻微的呼吸困难或疲劳 |
| 2 分 | 轻度的呼吸困难或疲劳 |
| 3 分 | 中度的呼吸困难或疲劳 |
| 4 分 | 略严重的呼吸困难或疲劳 |
| 5 分 | 严重的呼吸困难或疲劳 |
| 6 ~ 8 分 | 非常严重的呼吸困难或疲劳 |
| 9 分 | 非常非常严重的呼吸困难或疲劳 |
| 10 分 | 极度的呼吸困难或疲劳，达到极限 |

4. 日常生活活动能力评估

采用改良巴氏指数评定表（modified Barthel index，mBI）（表 32-7）等进行评估。

（三）康复治疗方法

1. 呼吸功能训练

（1）主动循环呼吸技术（active cycle of breathing techniques，ACBT）：一个循环周期由呼吸控制、胸廓扩张运动和用力呼气技术三个部分组成。①呼吸控制阶段：康复人员指导患者用放松的方法以正常的潮气量进行呼吸，鼓励肩部及上胸部保持放松，下胸部及腹部主动收缩，以膈肌呼吸模式完成呼吸，该阶段持续时间应与患者对放松地需求相适应。②胸廓扩张阶段：强调吸气，康复人员指导患者深吸气到吸气储备量，屏息 1 ~ 2 s，然后被动而轻松的呼气。③用力呼气阶段：穿插呼吸控制及呵气。呵气是一种快速但不用最大努力的呼气，过程中声门应保持开放。利用呵气技巧进行排痰，代替咳嗽降低呼吸肌做功。注意在呵气过程中用口罩遮挡。

（2）呼吸模式训练：包括调整呼吸节奏（吸∶呼 =1∶2）、腹式呼吸训练、缩唇呼吸训练。

（3）呼吸康复操：根据患者体力情况进行卧位、坐位及站立位的颈屈伸、扩胸、转身、旋腰、侧躯、蹲起、抬腿、开腿、踝泵等系列运动。

2．躯体功能训练

（1）有氧运动：康复人员针对患者合并的基础疾病和遗留功能障碍问题，制订有氧运动处方。包括踏步、慢走、快走、太极拳、八段锦等运动形式，以患者运动后第 2 天不出现疲劳的运动强度为宜，从低强度开始，循序渐进，餐后 1 h 后开始，每次 20 ～ 30 min，每周 3 ～ 5 次。对于容易疲劳的老年患者可采取间歇运动形式进行。

（2）力量训练：康复人员指导患者使用沙袋、哑铃、弹力带或瓶装水等进行渐进抗阻训练，每组 15 ～ 20 个动作，每天 1 ～ 2 组，每周 3 ～ 5 天。

3．心理康复干预

康复人员可通过转移注意力或做游戏等方法，达成调整情绪，疏解压力的目的。通过专业心理学培训的护理人员和康复治疗师也可以开展专业的心理咨询，包括正念放松治疗和认知行为治疗。注意慎用让老年患者重复叙述创伤经历的方法，以免造成重复伤害。如出现精神障碍，建议精神专科介入。

4．日常生活活动能力训练

康复人员对老年患者进行日常生活活动指导，指导患者将穿脱衣、如厕、洗澡等日常生活活动动作分解成小节间歇进行，随着体力恢复再连贯完成，逐步恢复至正常。

5．有关注意事项

（1）当患者出现以下情况之一，不建议开展上述康复治疗：①静态心率＞ 100 次 /min。② 140/90 mmHg ＜ BP ＜ 90/60 mmHg 或血压波动超过基线 20 mmHg，并伴有明显头晕、头痛等不适症状。③血氧饱和度 ≤ 95%。④合并其他不适合运动的疾病。

（2）当患者在治疗过程中出现以下情况，应立即停止上述康复治疗，重新评估并调整治疗方案：①出现明显疲劳，休息后不能缓解。②出现胸闷、胸痛、呼吸困难、剧烈咳嗽、头晕、头痛、视物不清、心悸、大汗、站立不稳等。

（3）当患者合并有肺动脉高压症、充血性心力衰竭、深静脉血栓、不稳定的骨折等疾病时则应与专科医生咨询相关注意事项后再开始呼吸康复治疗。

（4）重型、危重型老年患者出院后，视当地康复医疗工作实际，可在指定的康复医疗机构、基层医疗卫生机构进行出院后康复。轻型、普通型老年患者出院后，社区及居家应适当休息、适当运动，尽最大可能恢复体能、体质和免疫能力。

## 四、增强免疫力，做好防护

居家隔离管理的 2 周内及 2 周后，居住地医疗机构均应鼓励患者及家属增强自身免疫力，并做好其他防护。咳嗽、喷嚏、流鼻涕时，要用纸张、手帕遮挡。人与人之间接触时，要保持 1 m 以上的距离。尽量避免到人群密集的地方，保持室内通风换气。日常多进行体育锻炼，增强体质、增加免疫力。避免身体抵抗力下降，合理休息、不熬夜、不过劳。

## 五、隔离期间就医原则及流程

### （一）就医原则

老年患者在居家隔离期间的 2 周内及 2 周后原则上尽可能少去或不去医院，除非必须立即就医的急症、危重症患者。如果必须去就医，应就近选择能满足需求的、门诊量较少的医疗机构；如果必须去医院，患者只做必需的、急需的医疗检查和医疗操作，其他项目和操作尽可能择期补做；如果可以选择就诊科室，尽可能避开发热门诊、急诊等诊室。

### （二）就医流程

1. 家属先使用网络或电话了解拟就诊医疗机构情况，做好预约和准备，熟悉医院科室布局和步骤流程，尽可能减少就诊时间。

2. 在前往医院的路上和医院内，患者与陪同家属均应该全程佩戴医用外科口罩或医用防护口罩。

3. 尽量避免乘坐公共交通工具前往医院。如果乘坐私家车辆，尽量打开车窗，保持车内空气流通。

4. 携带便携含酒精成分免洗手部消毒液，随时保持手卫生。在路上和医院时，人与人之间尽可能保持至少 1 m 的距离。

5. 若路途中污染了交通工具，建议使用含氯消毒剂和过氧乙酸消毒剂，对所有被呼吸道分泌物或体液污染的表面进行消毒。

6. 尽量避免用手接触口、眼、鼻，打喷嚏或咳嗽时用纸巾或肘部遮住口、鼻。

7. 接触医院门把手、门帘、医生白大衣等医院物品后，尽量使用手部消毒液，如果不能及时手部消毒，不要接触口、眼、鼻。医院就诊过程中，尽可能减少医院停留时间。

8. 患者返家后，立即更换衣服，流动水认真洗手，尽快清洗衣物。

9. 患者或陪同家属若出现可疑症状，包括发热、咳嗽、咽痛、胸闷、呼吸困难、乏力、恶心呕吐、腹泻、结膜炎、肌肉酸痛等，根据病情及时就诊，并向接诊医师告知过去 2 周的活动史。

## 六、随访

定点医院安排随访医生专人专管每一位出院的老年新冠肺炎患者。医生在患者出院后 48 h 内进行第一次电话随访；在出院后 1 周、2 周及 1 个月的时间节点进行门诊随访，根据患者情况进行：血液标本肝肾功能、血常规；痰液及粪便标本病毒核酸检测；肺功能评估；肺部 CT 复检；在出院后 3 个月及 6 个月的时间节点进行第二次电话随访。

## 七、复诊过程中发现复阳患者的处理

定点医院医生在复诊过程中若发现患者核酸阳性，应尽快收治入院，按照新冠肺炎标准对患者进行隔离，继续给予患者前期有效的抗病毒方案治疗。患者在肺部影像检查进一步好转，痰液、粪便 SARS-CoV-2 核酸检测持续 3 次阴性（每次间隔 24 h）后方可出院。患者在出院后将继续按上文提到的居家隔离及随访要求进行观察。

### 表 32-4　抑郁自评量表（self-rating depression scale，SDS）

本量表包含 20 个项目，分为 4 级评分，为保证调查结果的准确性，务请您仔细阅读以下内容，根据最近一周的情况如实回答。

填表说明：所有题目均共用答案，请在 A、B、C、D 下划"√"，每题限选一个答案。

姓名：_____　　性别：□男　□女

答案：A 没有或很少时间；B 小部分时间；C 相当多时间；D 绝大部分或全部时间。

| 1 | 我觉得闷闷不乐，情绪低沉 | A | B | C | D |
|---|---|---|---|---|---|
| 2 | 我觉得一天之中早晨最好 | A | B | C | D |
| 3 | 我一阵阵哭出来或想哭 | A | B | C | D |
| 4 | 我晚上睡眠不好 | A | B | C | D |
| 5 | 我吃得跟平常一样多 | A | B | C | D |
| 6 | 我与异性密切接触时和以往一样感到愉快 | A | B | C | D |
| 7 | 我发觉我的体重在下降 | A | B | C | D |
| 8 | 我有便秘的苦恼 | A | B | C | D |
| 9 | 我心跳比平时快 | A | B | C | D |
| 10 | 我无缘无故地感到疲乏 | A | B | C | D |
| 11 | 我的头脑跟平常一样清楚 | A | B | C | D |
| 12 | 我觉得经常做的事情并没困难 | A | B | C | D |
| 13 | 我觉得不安而平静不下来 | A | B | C | D |
| 14 | 我对将来抱有希望 | A | B | C | D |
| 15 | 我比平常容易生气激动 | A | B | C | D |
| 16 | 我觉得作出决定是容易的 | A | B | C | D |
| 17 | 我觉得自己是个有用的人，有人需要我 | A | B | C | D |
| 18 | 我的生活过得很有意思 | A | B | C | D |
| 19 | 我认为如果我死了别人会生活得更好些 | A | B | C | D |
| 20 | 平常感兴趣的事我仍然照样感兴趣 | A | B | C | D |

评分标准：正向计分题 A、B、C、D 按 1、2、3、4 分计；反向计分题（题号：2、5、6、11、12、14、16、17、18、20）按 4、3、2、1 计分。总分乘以 1.25 取整数，即得标准分。低于 50 分者为正常；50 ~ 60 分者为轻度焦虑；61 ~ 70 分者为中度焦虑，70 分以上者为重度焦虑。

表 32-5　焦虑自评量表（self-rating anxiety scale，SAS）

　　焦虑是一种比较普遍的精神体验，长期存在焦虑反应的人易发展为焦虑症。本量表包含 20 个项目，分为 4 级评分，请您仔细阅读以下内容，根据最近一星期的情况如实回答。

　　填表说明：所有题目均共用答案，请在 A、B、C、D 下划"√"，每题限选一个答案。

　　姓名：_____　　性别：□男　□女

　　自评题目：

　　答案：A 没有或很少时间；B 小部分时间；C 相当多时间；D 绝大部分或全部时间。

| 1 | 我觉得比平时容易紧张或着急 | A | B | C | D |
| 2 | 我无缘无故在感到害怕 | A | B | C | D |
| 3 | 我容易心里烦乱或感到惊恐 | A | B | C | D |
| 4 | 我觉得我可能将要发疯 | A | B | C | D |
| 5 | 我觉得一切都很好 | A | B | C | D |
| 6 | 我手脚发抖打颤 | A | B | C | D |
| 7 | 我因为头疼、颈痛和背痛而苦恼 | A | B | C | D |
| 8 | 我觉得容易衰弱和疲乏 | A | B | C | D |
| 9 | 我觉得心平气和，并且容易安静坐着 | A | B | C | D |
| 10 | 我觉得心跳得很快 | A | B | C | D |
| 11 | 我因为一阵阵头晕而苦恼 | A | B | C | D |
| 12 | 我有晕倒发作，或觉得要晕倒似的 | A | B | C | D |
| 13 | 我吸气呼气都感到很容易 | A | B | C | D |
| 14 | 我的手脚麻木和刺痛 | A | B | C | D |
| 15 | 我因为胃痛和消化不良而苦恼 | A | B | C | D |
| 16 | 我常常要小便 | A | B | C | D |
| 17 | 我的手脚常常是干燥温暖的 | A | B | C | D |
| 18 | 我脸红发热 | A | B | C | D |
| 19 | 我容易入睡并且一夜睡得很好 | A | B | C | D |
| 20 | 我做噩梦 | A | B | C | D |

　　评分标准：正向计分题 A、B、C、D 按 1、2、3、4 分计；反向计分题（题号：5、9、13、17、19）按 4、3、2、1 计分。总分乘以 1.25 取整数，即得标准分。低于 50 分者为正常；50 ~ 60 分者为轻度焦虑；61 ~ 70 分者为中度焦虑，70 分以上者为重度焦虑。

### 表 32-6　改良巴氏指数评定表（modified Barthel index，MBI）

姓名：　　　　性别：　　　　年龄：　　　　诊断：　　　　地址：

| 项目 | 评分标准 | 得分 |
|---|---|---|
| 1. 大便 | 0= 失禁或昏迷<br>5= 偶尔失禁（每周＜1 次）<br>10 分 = 能控制 | |
| 2. 小便 | 0= 失禁或昏迷或需由他人导尿<br>5= 偶尔失禁（每 24h ＜ 1 次，每周＞ 1 次）<br>10 分 = 能控制 | |
| 3. 修饰 | 0= 需帮助<br>5= 独立洗脸、梳头、刷牙、剃须 | |
| 4. 用厕 | 0= 依赖别人<br>5= 需部分帮助<br>10= 自理 | |
| 5. 吃饭 | 0= 依赖别人<br>5= 需部分帮助（夹饭、盛饭、切面包）<br>10= 全面自理 | |
| 6. 转移床 – 椅 | 0= 完全依赖别人不能坐<br>5= 需大量帮助（2 人）能坐<br>10= 需少量帮助（1 人）能坐或指导<br>15= 自理 | |
| 7. 活动（步行）<br>（在病房及其周围，不包括走远路） | 0= 不能步行<br>5= 在轮椅上独立运动<br>10= 需 1 人帮助步行（体力或语言指导）<br>15= 独立步行（可用辅助器） | |
| 8. 穿衣 | 0= 依赖别人<br>5= 需一半帮助<br>10= 自理（系、开纽扣、关、开拉锁和穿鞋） | |
| 9. 上楼梯（上下一段楼梯，用手杖也算独立） | 0= 不能<br>5= 需帮助（体力或语言指导）<br>10= 自理 | |
| 10. 洗澡 | 0= 依赖　　　　5= 自理 | |
| 总分 | | |
| 检查者 | 日期 | |

MBI 能力缺陷程度：0 ～ 20 分 = 极严重功能障碍；25 ～ 45 分 = 严重功能障碍；50 ～ 70 分 = 中度功能缺陷；75 ～ 95 分 = 轻度功能缺陷；100 分 = 自理。

（周　婷）

## 参考文献

中国疾病预防控制中心 . 新型冠状病毒肺炎公众防护指南 [M]. 北京：人民卫生出版社，2020.

# 第三十三章　老年慢性病患者居家隔离管理规范

我国老年人数量多，特别是患有慢性疾病的老年人，是新冠肺炎的易感人群和高危易发人群，同时也是重症新冠肺炎的高危人群。疫情期间，居家隔离是老年慢性病患者自我保护的重要手段，在遵循社交隔离原则、尽量减少外出的基础上，要根据老年慢性病患者的疾病特点，通过媒体网络以及上门走访等多种方式，加强疫情防控知识的宣传，指导老年人及其家人进行慢性病的居家管理，科学认识和管理疾病。

## 一、老年慢性病患者居家隔离期间的治疗药物管理

疫情期间居家隔离是老年患者自我保护和防止病毒传播的重要手段，老年慢性病患者居家期间的合理用药和药物管理尤为重要。建立以居家药物治疗为核心，以慢性病药物治疗管理、合理用药宣教、药品管理为重点任务的居家药学服务体系，是疫情期间慢性病管理的重要举措。居家慢性病药物治疗管理的开展，需充分利用医疗机构、药店、区域药学服务中心、社区医疗服务中心、居家养老设施、互联网平台等多种场所和渠道，通过电话、网络等多元化的信息平台，获取所需的药学服务及知识，正确执行个人防护措施，更好地发挥居家隔离对社会防疫的价值。

（一）建立用药记录

为加强疫情防控工作，减少广大患者到医疗机构就诊次数，降低交叉感染风险，国家规定医疗机构可根据患者实际情况，合理增加单次处方用药量，减少患者到医疗机构就诊配药次数。对高血压、糖尿病等慢性病患者，经诊治医院医生评估后，支持将处方用药量放宽至3个月，增加了老年慢性病患者居家药物管理的难度。建议患者及时记录用药情况（品种、剂量、频率等）、不适或不良反应、健康指标（如血压、血糖、血脂等），推荐慢性疾病患者建立自己的用药记录（药历），有助于就诊或随访时医生或药师对患者当前药物治疗方案做出全面、准确、快速的评估。

（二）家庭备药管理

疫情期间，老年慢性病患者家庭备药明显增多，要做到家庭备药有效管理，正确存放和使用，确保用药安全、有效。

1. 家庭备药的选择

患有慢性病的老人，根据疾病与医生处方备用专科药物。除此之外，家庭备药的其他常用品种包括以下几大类：感冒中成药、解热镇痛药及感冒对症治疗药物、镇咳化痰药、

清咽消暑药、消化系统用药、抗过敏药、急救药如硝酸甘油、速效救心丸、复方丹参滴丸、沙丁胺醇气雾剂等，以及外用消毒用药等。药品要简单、适量、分门别类。严禁储备家庭成员发生过超敏反应的药物。

2．家庭药箱的管理

建议选用市场出售的专用家庭药箱，将内服药与外用药、处方药与非处方药、药品与保健品分门别类放置。建议制定药品使用手册或使用标签，标注药名、规格、数量、有效期（或失效期）、适应证、用法用量、注意事项等。3～6个月清查一次药箱，凡超过有效期、变质、标签脱落的药品，应废弃不用，按有毒有害垃圾处理，必要时及时更新。药品保存一般要求放在干燥、阴凉、避光的地方，个别药品需要冰箱中保存。药箱应固定地点存放，选择的地点应方便取用，且儿童不易接触。保留药品说明书，养成使用前仔细阅读药品说明书的习惯，不清楚时应咨询药师。处方药应在医生的指导下使用，以确保用药安全、有效。

（三）合理居家用药

1．学会电话咨询或线上问诊

医疗机构或医院药学部的官方网站一般会公布药学部咨询电话，公众可以直接打电话咨询。疫情期间，部分地区开通了健康服务热线，患者也可以通过这些途径咨询用药问题。大部分三级甲等医院的药学部有微信公众号，可以进行用药咨询。疫情期间很多医疗机构、学术团体以及在线医生平台都开通了线上问诊及网络咨询，老年慢性病患者如果病情发生变化，可以先线上咨询，根据医生开具的处方调整药物。

2．不可自行随意更换药品厂家品牌

居家药物治疗时，许多药物治疗指数窄，不可自行更换厂家或品牌。此类药物在人体内的有效浓度和中毒浓度非常接近，或者药物受人体本身生理及病理状况、制剂性质及质量因素、药物配伍及食物因素等情况影响。不同厂家或品牌的药品都可能存在吸收的差异和变化，从而增加或降低药物在体内的浓度水平，使药物治疗达不到预期效果。针对此类药品，尽量保持药品使用来源的稳定性，如果不得不做变化，要首先咨询主治医师，并建议在药师指导下合理用药。此类药物主要有免疫抑制剂、茶碱类抗哮喘药物、强心苷及抗心律失常药物、传统抗癫痫药物、抗凝药物等。

3．不可随意停药

老年慢性病患者，无论是减药还是停药，都应在专业医生／药师指导下进行，一些药物骤然停药可发生不良反应，并导致病情反复。如出现不适或怀疑出现不良反应时，是否停用药物应咨询医生或药师，如抗心绞痛药、降压药、抗心律失常药、抗凝药、胰岛素、肾上腺皮质激素类、抗甲状腺药物和甲状腺激素类药物、抗结核病药、抗肝炎病毒药、抗癫痫药、镇静催眠和抗焦虑药、抗精神分裂症药、抗抑郁症药物等。

4．关注药品与药品、保健品的相互作用

疫情期间，很多老年慢性病患者由于各种原因，可能需要服用其他药物。但新增的药物可能会与长期服用的慢性病治疗药物存在相互作用，导致药物疗效的降低或不良反应的增加。老年慢性病患者居家期间若要加用其他药物，建议通过互联网医院就诊咨询医师或药师，不可自行服用。疫情期间，为增强免疫力，老年慢性病患者可能会服用一些保健品，保健品可能有一定的功效，但其成分复杂，可能与药物产生不良的相互作用，从而影响药物的治疗效果或产生对人体有害的反应。因此，建议患者不要自行加服保健品，若要使用，及时咨询药师。

若居家期间发生药物不良反应，建议患者可通过药品说明书中企业咨询电话向生产企业直接上报。

### （四）正确网络购药

疫情期间，对于已经调整好用药方案、检测指标也趋于正常并稳定的老年慢性病患者不建议频繁去医院就诊。如长期口服的药品即将用完，可以通过自己所在城市的互联网医院进行慢性病续方，有些城市还有药品快递到家的服务。在网购药物时，要选择正规、合法网络平台及药店。如果对所购药品有疑惑，可以求助药师或医生。如需网购处方药，必须取得医生处方，使用前应咨询医生或药师。网购药品还要注意药品验收。首先要看药品外观有无破损，必须当面开包验收。其次认真查看药品名称、生产单位、生产日期、有效期等。最后在极寒或极热天气里，还要看药品的配送条件是否达到相应要求。

## 二、老年慢性病患者居家隔离期间的症状识别与管理

基于目前的流行病学调查，新冠肺炎潜伏期 $1 \sim 14$ 天，多为 $3 \sim 7$ 天。以发热、干咳、乏力为主要表现，少数患者伴有鼻塞、流涕、咽痛、肌肉痛和腹泻等症状。重症患者多在发病一周后出现呼吸困难和（或）低氧血症，严重者可快速进展为急性呼吸窘迫综合征、脓毒症休克、难以纠正的代谢性酸中毒和出凝血功能障碍及多器官功能衰竭等。

### （一）根据确诊患者接触史，识别老年慢病患者症状

老年慢性病患者在疫情期间曾外出，或家中有过确诊患者到访或家人为来自重点疫区人员时，要特别关注是否有新冠肺炎相关症状出现，若出现发热、咳嗽、乏力、呼吸困难等不适症状应及时就诊于发热门诊。若无任何接触史，出现发热、咳嗽、气促加重等症状，可线上问诊，询问专科医生或至当地医院就诊，进行血常规、胸部影像等检查。

### （二）流感症状区分要点

当前正处于流行性感冒的高发季节和全球新冠肺炎疫情蔓延的形势下，居家老年慢性病患者若出现感冒症状，需初步鉴别是流行性感冒还是普通感冒。流行性感冒为流感病毒所致的急性呼吸道传染性疾病，全身症状重、局部症状轻，传染性强，常为明显的流行性发病。一般起病急、畏寒、高热、全身酸痛、眼结膜炎症明显，部分患者有恶心、呕吐、腹泻等消化道症状，鼻咽部症状较轻。若怀疑为流行性感冒，应尽快前往医院就诊。新冠肺炎和流感病毒肺炎同样为病毒性肺炎，其临床表现、实验室检查和影像学检查存在很多相似之处，需要鉴别新冠肺炎和流感病毒肺炎。新冠肺炎患者通常有疫区接触史或输入性聚集发病史，而流感病毒肺炎患者无上述流行病学史。

（三）罹患呼吸系统基础疾病的老年患者症状识别

在新冠肺炎防控期间，老年慢性病患者还需要做好新冠肺炎与其他慢性呼吸系统疾病症状的鉴别。慢阻肺急性加重的临床症状为发热、咳嗽、咳痰、呼吸困难加重；哮喘急性加重的表现为发作性喘息、刺激性干咳。因此上述症状不能判断患者是否患上新冠肺炎时，需及时咨询医生。慢性气道疾病患者在稳定期居家期间，应该坚持用药，同时避免危险因素，注意合理膳食和心理健康，推荐居家康复，不推荐用公共仪器进行呼吸康复。签约家庭医生团队成员应做好患者的电话随访指导，指导患者在家自我监测，对于出现急性并发症者应引导其及时就医。

（四）普通老年慢病患者发热症状识别

老年慢性病患者居家期间出现发热，需要做好新冠肺炎与其他感染性发热、粒细胞缺乏性发热、药物性发热、肿瘤性发热等的鉴别。

（五）老年慢病患者居家急性症状处理

1. 冠心病患者

如果有胸闷、胸痛、呼吸困难，或前述症状伴有恶心、呕吐、心悸等不适，尤其是含服硝酸甘油之类药物不能缓解胸痛的情况下，可能怀疑急性心肌梗死，需要紧急就医。

2. 脑卒中康复期患者

避免急性复发，可以用"FAST"方法来判断：F 即 face（脸），要求患者笑一下，看看患者嘴歪不歪，脑卒中患者的脸部会出现不对称，患者也无法正常露出微笑；A 即 arm（胳膊），要求患者举起双手，看患者是否有肢体麻木无力现象；S 即 speech（言语），请患者重复说一句话，看是否言语表达困难或者口齿不清；T 即 time（时间），明确记下发病时间，立即送医。

3. 高血压患者

血压骤然升到 180 ~ 200/120 mmHg 及以上，同时出现心、脑、肾、大血管的急性损害表现，比如患者感到突然头痛、头晕、视物不清、恶心、呕吐；胸闷、胸痛、心慌、气促、不能平卧、烦躁不安、大汗淋漓；面色苍白或潮红、两手抖动、暂时性肢体麻木运动障碍、失语、甚至抽搐昏迷。遇到这种情况，要立即送医紧急抢救。

4. 糖尿病患者

糖尿病的急性并发症主要有糖尿病酮症酸中毒、糖尿病乳酸酸中毒、糖尿病高渗综合征，这些急性并发症出现之前都会有明显的口干、多饮、多尿、消瘦、乏力等症状。有的甚至会出现恶心、不欲饮食、呕吐等情况，或者腹部疼痛。出现这种情况需要及时就诊，以免导致昏迷。患者因某些原因进食少而未调整降糖药时易导致低血糖，如进食含糖食物不能缓解或出现意识改变时也需及时到医院就诊，以免出现严重后果。

## 三、老年肿瘤患者居家隔离期间的自我管理

新冠肺炎疫情的暴发对肿瘤患者的正常就诊和治疗产生一定影响。肿瘤患者的治疗与

其他疾病不同,一旦延误,可能由于肿瘤耐药或发生转移,导致患者不再具备临床治愈的可能,甚至死亡。因此,新冠肺炎疫情防控期间对肿瘤患者就医和治疗的管理更加重要。

（一）谨慎实施"长处方"政策

对于高血压、糖尿病等慢性病患者,经诊治医院医师评估后,支持将处方用药量放宽至3个月,保障参保患者长期用药需求,同时减少患者到医疗机构就诊配药次数。对于肿瘤患者,也应落实"长处方"政策,但应注意的是,许多抗肿瘤药物为静脉制剂,且不良反应较常见,需要在医院治疗,口服的抗肿瘤药物在治疗过程中也需要定期评估药物疗效和安全性。所以抗肿瘤药物实施"长处方"政策,需要临床医师和药师对患者开展更耐心细致的用药指导和安全用药教育,提倡在线为患者提供药物咨询服务,以保证抗肿瘤药物治疗的连续性、有效性和安全性。如症状出现持续加重,应在安全的情况下尽早复查。如是进行周期性化疗需定期复查的肺癌患者,应尽量按照原来的规定进行复查,若因疫情形势所限,可略微延长,但应尽量在疫情允许的前提下选择就近安全的医院进行复查,复查过程应尽量简化复查程序和手段,缩短在院时间,复查后将结果通过线上或线下方式咨询肿瘤专科医师,综合选择后续合适的治疗方案。

（二）合理调整治疗方案

对因疫情延误或延迟了原化疗计划的肿瘤患者,应请主治医师重新评估肿瘤的状态,确定适当的抗肿瘤治疗方案。正在接受药物治疗的患者可由主治医师评估治疗方案是否可以继续。若病情有变化可到医院复诊,评估药物治疗效果,必要时进行治疗方案的调整。对于无法维持原方案治疗或根据病情应尽早治疗的患者,建议根据患者所处的治疗阶段,结合最新临床指南和临床诊疗规范进行方案选择。

以肺癌为例,对于早期肺癌患者,手术治疗完成以后,如果只是常规复查,在疫情期间可以考虑推迟检查,对患者的影响较小。而对于存在敏感基因突变并正接受靶向治疗的晚期肺癌患者,如已到原本既定的复查时间,可根据自身的情况适当推迟或延缓复查。也就是说,如果口服靶向药物治疗后症状明显缓解,在疫情未控制的情况下,可考虑复查间歇周期在2个月以上。

（三）严格执行治疗方案

疫情影响肿瘤患者去医院进行规律诊疗,对于居家肿瘤患者,应嘱咐患者严格执行治疗方案,不要随意改变用药剂量和用药方法。患者应被告知若随意调整剂量存在用药风险,必须与主治医师沟通后方可按医师意见调整用药剂量。缓控释药物随意掰开或剪开服用可使药物迅速大量释放,造成严重不良后果。如果患者存在服药困难,药师应结合药物剂型特点给出调整治疗的建议;若无法调整,建议药师与医师协商,为患者提供其他可选方案。

（四）严密监测不良反应

抗肿瘤药物不良反应较常见,有些不良反应往往比较严重,如中性粒细胞减少、血小板减少、肝损伤、心脏损伤等,甚至有可能危及生命。因此在疫情防控期间也不能放松对抗肿瘤药物不良反应的监测。使用抗肿瘤药物多需进行血常规和肝肾功能监测,可建议患者就近在当地医院或社区医院进行。

1. 血液系统不良反应

中性粒细胞减少可能会伴随发热症状，而 G-CSF 的应用也可能导致发热、流感样症状等不良反应，应告知患者监测体温。对于出现发热的患者，应注意与新型冠状病毒感染引起的发热进行鉴别。

2. 消化系统不良反应

恶心、呕吐或腹泻等消化系统不良反应是抗肿瘤药物常见的不良反应，在药物治疗前应根据评估风险预防性应用止吐药物，并对患者进行有关治疗期间保持良好生活方式的教育，例如少食多餐、控制食量等，以减轻或缓解恶心、呕吐等反应。对于治疗期间出现腹泻的患者，应注意与新型冠状病毒感染引起的腹泻相鉴别。

3. 呼吸系统不良反应

抗肿瘤药物引起的肺毒性反应也会导致咳嗽、呼吸困难等症状，与药物使用相关性较大，应注意与新冠肺炎鉴别。

4. 其他不良反应

抗肿瘤药物常可导致皮肤反应和手足综合征，加之疫情期间洗手频繁，可能加重肿瘤患者的皮肤损伤。应注意教育患者加强皮肤护理，保持皮肤润滑，以减轻化疗、靶向治疗、免疫抑制剂等所致的皮肤反应。应告知患者若出现任何不可耐受的不良反应，均应及时就诊，以便医师对患者不良反应评估后再进行相应处理。

（五）主动进行心理护理

抗肿瘤治疗方案或时间的改变即便不影响肿瘤的转归，也肯定会不同程度地增加患者心理压力。精神负担的增加，不仅可能影响免疫系统，更可能影响治疗信心和效果。临床工作中应关注患者情绪状态，主动针对患者或家属提供关于心理自助与疏导的工具。有条件的医疗中心建议开展线上心理咨询，给予关于心理咨询和药物干预的建议。同时，在治疗方案发生变化、就医途径受到影响时，应做好病情解释工作，并为患者的按时就诊创造条件，降低患者的焦虑情绪，共同寻找当前条件下，最佳的解决办法。

## 四、老年慢性病患者居家隔离期间的饮食与活动

营养不良是影响老年患者疾病预后的重要负面因素之一，也是新冠肺炎患者病情加重的重要负面因素。老年慢性病患者居家隔离期间，应特别注意饮食规律、营养平衡，均衡的摄入热量、蛋白质、维生素、矿物质等，荤素搭配，保证充足营养。老年患者应进食容易消化的食品，多吃蔬菜、水果，勤喝水，不要食用野生动物及腐烂、过期食品，不要食用已经患病的动物及其制品。应从正规渠道购买冰鲜禽肉，食用禽肉蛋奶时要充分煮熟。即使在发生疫情的地区，如果肉食在食品制备过程中经过彻底烹饪和妥善处理，也可安全食用。处理生食和熟食的切菜板及刀具要分开，处理生食和熟食之间要洗手。食欲较差、进食不足的老年人可通过营养强化食品、特殊医学用途配方食品或者营养素补充剂，适量

补充蛋白质及微量元素。老年人在进食过程中还要注意避免因误吸而导致吸入性肺炎的发生。

疫情期间公众减少户外活动，很多老年慢性病患者甚至足不出户。但保持适量的运动对增强身体免疫力，预防感染新冠肺炎非常重要。长期坚持有氧运动能有效改善老年慢性病患者的健康状况，配合高血压、糖尿病等慢性病的临床治疗疗效更好，同时对缓解患者紧张焦虑和抑郁情绪的效果显著，增强了患者治愈慢性病的信心和遵医依从性。即使在室内，建议也要坚持每天 30 min 以上的有氧运动，可以采用室内快步走、靠墙站立等运动，亦可根据自身情况选择太极拳、健身操等有氧运动，一般建议慢性患者进行每周 5 ~ 7 天、每天 30 min 以上中等强度运动。运动应循序渐进，运动时穿着柔软舒适的衣物，运动后适量饮用白开水。

### 五、老年慢性病患者居家隔离期间的心理护理

疫情期间，老年慢性病患者如同其他群体的大多数人一样，也会出现一过性的焦虑、恐惧、怀疑、抑郁、入睡困难，或是伴有身体上的自主神经兴奋导致的生理反应，如出汗、头昏、乏力、感到呼吸费力、手发抖或腿软等症状。相比而言，老年人更加难以适应和应对疫情，由此可能出现社会功能受影响的表现，如饮食、睡眠等生活习惯不规律，孤独寂寞、无助感及动作行为活动减少等，生活自理能力较疫情前下降。当有关新冠肺炎疫情的大量信息通过电视、网络等媒体纷至沓来时，老年人可能感受到新冠肺炎对生命健康的严重威胁，不确定自己是否接触过病毒携带者，出现紧张，担心自己是否会不幸"中招"，变得较为关注自己的身体状况，甚至开始有意地给自己测量体温等。

上述反应在某种程度上对于个体而言是一种保护机制，促使人们在面对威胁时寻找合理的应对策略。但是老年人的这种负性情绪可能会持续时间更久，难以消退，更难以适应和应对疫情。随着人们对新冠肺炎科学防护措施的了解，上述症状一般会逐渐减轻。社区可通过电话访问、社群打卡等方式对老年慢性病患者进行宣教，子女等家人应及时为老年人提供情感关怀、精神鼓励和心理安慰，每天可通过电话视频等进行信息交流，缓解老年人的紧张、焦虑及孤独情绪。

（1）关注可靠信息，学习科学知识，不要盲目恐惧。通过政府、权威机构发布的信息，了解本次新冠肺炎的疫情及防控等相关信息。减少对疫情信息的过度关注，减少不科学信息对自己的误导，不信谣、不传谣。认识到这个疾病以呼吸道传播为主，主动采取戴口罩、勤洗手、室内多通风、少出门等个人防护措施。

（2）维持规律作息，合理安排生活，追求内心充实。保持正常的作息，吃好三餐，多喝水，选择合适的身体锻炼方式，避免吸烟、饮酒、熬夜等不利于健康的生活方式，保护和增强免疫力。安排好生活内容，有计划地做一些让自己感到愉悦的事情，如听音乐、看书、与家人或朋友聊天、在家办公和学习、做家务等。自己掌控生活的节奏，每天学习一点新东西，追求内心的充实。

（3）科学调试心理，摆脱负面情绪，保持平和心态。接纳负性情绪，认识到自己出现负性情绪是正常的，接纳自己的情绪反应，不自责，也不指责和抱怨他人。学习放松技巧，通过科学渠道学习深呼吸放松技术、冥想技术等帮助自己缓解负面情绪。用好社会支持系统，多与家人或者朋友交流，舒缓不良情绪，也要帮助家人或者朋友处理不良情绪，做到自助与助人。及时寻求专业帮助，关注自己和家人的情绪状态，如果负性情绪持续时间比较长，影响到正常生活，自己无法解决，应及时寻求精神卫生、心理健康专业人员的帮助。

面对疫情，老年慢性病患者既不能不在乎，也不要过度恐慌，做好居家慢性病管理的同时，科学防控，平稳度过疫情期。

（刘文静）

## 参考文献

[1] 蒋艳.新冠肺炎防控医院护理工作指南 [M].成都：四川科学技术出版社，2020.

[2] 乔杰，金昌晓.新冠肺炎相关专科问题的处理 [M].北京：北京大学医学出版社，2020.

[3] 中国健康教育中心组织编写.新冠肺炎心理健康指导手册 [M].北京：人民卫生出版社，2020.

[4] 中国疾病预防控制中心.新型冠状病毒肺炎公众防护指南 [M].北京：人民卫生出版社，2020.

[5] 中国医师协会老年医学科医师分会，国家老年医学中心.老年新冠肺炎诊断和治疗专家共识 [J].中国医师杂志，2020，22（2）：161-165.

[6] 蔡芳，符秀梅，张万英，等.有氧运动对老年慢性病患者健康管理效果的影响 [J].中国老年学杂志，2019，39（19）：4762-4765.

[7] 陈琼.老年人新冠肺炎防治要点（试行）.中华老年医学杂志 [J].2020，39（2）：113-118.

[8] 中国胃肠肿瘤外科联盟.新冠肺炎疫情期间胃癌全程管理的专家共识 [J].中华消化外科杂志，2020,19（3）：11.

[9] 赵喆，白桦，段建春，等.新冠肺炎疫情期间不同治疗阶段肺癌患者的个体化治疗建议 [J].中华肿瘤杂志,2020,42（4）：301-304.

[10] 中国药理学会药源性疾病学专业委员会专家组.新冠肺炎疫情防控期间肿瘤患者药物治疗管理的建议 [J].药物不良反应杂志,2020,22（3）：139-141.

# 第三十四章  老年居家环境管理规范

根据老年人特点，家庭成员或陪护服务人员应努力做到居室整洁、安静、舒适、安全。新冠肺炎疫情期间，正确管理居室环境，妥善处理物品，创造安全、健康、舒适的居家生活环境，切断易感人群的传播途径，防止传染性疾病发生、传播。根据不同居室特点及居住老年人特点，对居室内空气、物体表面、手、空间布局、居家废弃物处理等方面进行规范管理和优化，为居家老年人提供生活照护的管理方法及策略。

## 第一节  居家空气管理规范

老年人的居室要空气新鲜，湿度适中，一般夏季以 24 ~ 26℃、冬季以 20 ~ 24℃为理想温度，湿度以 50% ~ 60%，空气流动为宜。老年人免疫功能弱，是传染病的易感人群和高危易发人群。此次新冠肺炎危重患者中老年人居多，室内环境密闭，容易造成病菌滋生繁殖，增加人体感染疾病风险。勤开窗通风可有效减少室内致病微生物和其他污染物的含量，阳光中的紫外线还有杀菌作用。定时开窗通风，保持室内空气流通，提高室内空气质量，能减少可能存在的病毒量。气温适宜时首选自然通风，同时注意保持室内温度舒适，保持每天 2 ~ 3 次、每次 20 ~ 30 min 的开窗通风频次和时间。

户外空气质量较差时，适当减少通风换气频次和时间；不宜开窗通风的，应配备机械换气通风设备，例如安装排气扇、空气新风系统等。天气寒冷，室内外温差大，老年人的体质较弱，特别是高血压、糖尿病、冠心病、慢性阻塞性肺疾病等基础性疾病的老年人，容易受凉引起感冒，诱发基础病发作。

开窗通风时，注意保暖。中央空调有传播疾病的可能，因此，在疫情期间应尽量停止或减少使用中央空调，必须开启空调时，应注意同时开启排气扇；使用分体式空调也要定期清洗和消毒。

（董  凡）

## 第二节  老年居家防疫管理规范

新冠肺炎是一种新发传染病，根据目前对疾病的认识，对于居家老年人，要加强疫情防控知识的宣传，指导老年人及其家人科学认识和预防疾病，增强防控意识，提高防护能力，在疾病流行期间，针对老年人居住空间、老年人生活习惯等，应从以下几个方面做好规范管理。

## 一、居室分区管理

居室外备防滑地垫，可喷洒含氯消毒剂，用来清洁消毒外穿鞋，将居室分为清洁区与非清洁区进行分区环境及物品管理。居室内玄关作为非清洁区，其他区域为清洁区。非清洁区物品准备包括挂衣架、快速手消毒液、一次性纸巾、垃圾桶、居室内穿鞋。外出后应进行手卫生消毒，摘除口罩，将外穿衣取下挂于衣架，更换居室内穿鞋，并再次进行手卫生消毒。进入居室内，首先使用流动水和肥皂洗手，如去医院或特殊场所，建议同时进行口腔、鼻腔、眼部等黏膜清洁。外出前携带一次性纸巾备用，乘坐电梯时使用，避免直接接触电梯按键，乘坐电梯时必须佩戴口罩，不倚靠电梯厢体各侧面，阻断因接触残留飞沫和病毒而感染的途径，评估老年人自理能力及行动能力，建议低楼层老年人应减少或暂不乘电梯出行，避免密闭空间病毒感染风险，使用过的一次性纸巾按垃圾分类规定进行处理，不得随地乱扔，污染环境。外穿衣定期清洁消毒，可使用含氯消毒剂浸泡消毒后洗涤。

## 二、口罩管理规范

独居老年人在居室内不需要佩戴口罩，根据防疫管理规定，户外活动时应佩戴或随身备用口罩，与其他人近距离接触（≤1 m）时及时佩戴。与家庭成员共同生活的老年人，做好室内通风换气，家庭成员出现呼吸道症状时应及时佩戴口罩，与家人保持距离，加强物体表面环境清洁消毒。避免手直接接触口罩外面，保持口罩内面干燥，如被浸湿应及时更换，清洁口罩置于通风处，可使用2～3天。普通人使用后的口罩没有新型冠状病毒传播风险，按照生活垃圾分类的要求处理即可。居家医学观察者使用过的口罩可能含有病菌，建议使用含氯消毒剂消毒后，用塑料袋封装，投入垃圾桶。

## 三、居住生活环境管理规范

与家庭成员共同生活，保持良好卫生习惯，不共用毛巾、漱口杯，勤晒衣被，注意个人卫生习惯，不随地吐痰，打喷嚏时用纸巾遮住口鼻或采用肘臂遮挡。中高风险地区，尽量减少不必要的外出，不串门、不聚众、不聚餐、不互相请吃。外出衣物经常换洗，必要时可以煮沸消毒，或使用含氯消毒剂等浸泡消毒。家庭宠物不用特殊消毒，做好日常清洁及定期检疫。

## 四、居家环境清洁消毒管理规范

新型冠状病毒以接触传播为途径，被病毒污染后物品成为疾病传播的重要载体和媒介，新冠肺炎疫情期间，为了家人健康，保持居家环境卫生清洁，进行居室内擦拭消毒，切断传播途径，保护易感染人群，阻断交叉传播。新型冠状病毒属于 β 属的冠状病毒，有包膜、对紫外线和热敏感，所有批准上市的脂溶性消毒剂及物理消毒方法均可有效杀灭新冠病毒 56℃ 30 min、乙醚、75% 乙醇、含氯消毒液、过氧乙酸和氯仿等方式均可有效灭活病毒（注意：氯己定不能有效灭活病毒）。

（一）居家环境及物品清洁消毒

居家环境清洁消毒应遵循按区域（例如卧室、客厅、卫生间、厨房等）固定使用清洁消毒毛巾，可以使用颜色区分或标记区分，并将地面和家具表面擦拭毛巾分开使用。使用后用肥皂和流动水清洗，自然通风晾干，必要时使用含氯消毒剂（浓度 500 mg/L）浸泡消毒后流动水清洗，自然通风晾干。家庭环境以清洁为主，预防性消毒为辅。必要时可使用家用消毒剂进行擦拭消毒。地面、桌面、家具表面、居室门把手、电话机、手机、眼镜、遥控器、洗手盆、热水壶、座便器等家庭成员经常碰触的物体表面，是居家物表清洁和（或）消毒的重点。

（二）居家消毒方法及注意事项

合理使用消毒剂，掌握消毒方法，正确执行消毒规范，做好日常居家环境管理。

1. 皮肤消毒

可选用 75% 乙醇、快速手消毒剂，进行擦拭或浸泡消毒。手消毒使用时均匀喷雾手部或涂擦揉搓手部 1 ~ 2 次，作用 1 min。皮肤消毒使用时涂抹皮肤表面 2 次，作用 3 min。

2. 家用耐热物品消毒

可采用煮沸 15 min 的方法进行消毒。

3. 居家环境消毒

（1）醇类消毒剂：推荐使用 75% 乙醇进行较小物体表面擦拭，例如眼镜、手机，每天擦拭 2 次，作用 3 min。不可用于空气消毒，不可喷洒或大面积使用，如拖地、擦车，使用时保持室内通风。电器表面消毒前，先关闭电源。开封后容器应盖紧、密封，避免酒精挥发降低消毒浓度效果，置于阴凉、干燥、通风处保存，不要放在灶台、等热源环境和电源插座附近。

（2）含氯消毒剂：居家使用可选用 84 消毒液，含有效氯消毒剂浓度 500 mg/L 擦拭物体表面，消毒作用时间不少于 30 min，含氯消毒剂有一定腐蚀性，达到消毒时间后，需要用清水擦拭，每天至少 1 次。使用消毒剂前请详细阅读并按产品说明书使用，注意配置方法、稀释比例等，尤其应避免与其他消毒剂混用，可能产生大量有毒气体。含氯消毒剂对金属有腐蚀作用，对织物有漂泊、褪色作用，金属餐饮食具、织物、果蔬谨慎使用含氯消毒剂，不能直接接触皮肤，进行居家物体表面擦拭应时佩戴一次性手套、口罩。消毒液现用现配，将片剂、粉剂或溶液加入冷水中配置，配好后使用时限 ≤ 24 h。

4. 其他注意事项

（1）老年人呼吸道比较脆弱、敏感，应选择刺激性小的消毒产品。熏醋不仅达不到消毒效果，还可能引发呼吸道不适，不建议老年人尝试。每一种消毒剂宜单独使用，避免混合使用。

（2）有人情况下，不建议喷洒消毒。

（3）包装标签应清楚、醒目，避免用饮料瓶盛放，以防误饮。

（4）置于失智老年人、儿童不能接触到的位置，避免误食、误用。

（5）需配置稀释的消毒剂要按照产品说明书进行，确保在有效期内使用。

（6）含氯消毒剂避免与酸性消毒剂如洁厕灵混合使用，一方面会降低消毒效果；另一方面会产生有毒气体，危害人体健康。

（7）酒精不可用于空气消毒，不可喷洒或大面积使用，使用时保持室内通风，清除周边易燃可燃物，避开明火。电器应避开喷洒，需要擦拭的应防止短路。酒精着火可采用湿抹布或采用灭火器扑灭，不可用水灭火。

（8）酒精存放容器必须密封，用后应盖紧密闭，置于阴凉、干燥、通风处保存，不要放在灶台等热源环境和电源插座附近。贮存时应采用小包装，单瓶包装不宜超过 500 mL，家中不宜大量囤积，酒精过敏者慎用。

（9）老年人可能有记忆力减退、反应迟缓等问题，可以使用定时器定时，提醒消毒时间，正确消毒保证消毒效果。

5. 消毒剂误用／错用的应急处理

（1）未稀释消毒液接触皮肤后，应彻底使用清水或肥皂水清洗至少 15 min，出现红肿、水疱等情况者及时就医。

（2）溅入眼睛，应立即使用大量流动清水持续冲洗 15 min，若有疼痛、畏光、流泪等症状者请及时就医。

（3）吸入中毒者应立即转移至通风处，保持呼吸道通畅，如出现咳嗽、呼吸困难等呼吸道刺激症状请及时就医。

（4）口服中毒，可口服 100 ~ 200 mL 牛奶、生蛋清保护消化道黏膜，及时就医，进行专业治疗。

## 五、老年人常用辅助用具消毒管理规范

老年人常用生活辅助用具如助步器、拐杖、轮椅、床旁便椅可使用含氯消毒剂喷洒或擦拭，每天 1 次，每次 30 min，再用清水擦拭后备用。家庭备置水银体温计，需要妥善保存，放到儿童不宜拿取到的地方，使用时如不慎打破，需佩戴口罩，关闭排风扇或关闭门窗，将遗漏水银集中收存至盒子并密封，避免银汞污染环境。家庭储备的家用消毒用品注意查看使用期限、储存条件、使用后保存等事项，安全放置，避免倒洒而污染居室环境，造成老年人基础病或人身伤害的发生。

（董　凡）

# 第三节　老年居家不良事件管理规范

老年人居家环境中存在的不安全因素很多,新冠肺炎疫情期间,居家作为主动活动场所,进行科学细致的居家风险评估,创造安全的居家环境居,减少疫情期间居家老年人意外伤害事件发生。

## 一、防跌倒

新冠肺炎疫情期间,随着居家环境清洁消毒频次增加,消毒液喷洒过多,日常锻炼活动减少,活动耐力降低,老年人跌倒风险增加。使用消毒液清洁消毒时应避免地面湿滑,消毒时停止居室内活动,待地面完全干燥后方可恢复正常活动。建议居家活动时穿防滑居家鞋。老年人起床时遵循"三个30 s"原则,即醒后平躺30 s,再坐起30 s,再站立30 s,身体无不适方可行走。

## 二、运动伤害

新冠肺炎疫情期间,居室成为活动主要场所,创建适合老年人安全活动的居家环境尤为重要,活动空间尽量宽敞、光线明亮、阳光充足、通风良好,调整家具摆放位置,避免活动中磕碰或绊倒。

## 三、焦虑或恐惧

新冠肺炎疫情的发生使老年人产生诸多心理问题,老年人与子女、亲朋好友面对面交流的机会被隔离,改变了日常的社交方式,缺少与外界环境信息交流。单调的居家生活,居家生活环境的改变,都会导致焦虑、恐惧等心理反应。合理安排居家生活,有计划地做一些让自己感到愉悦的事情,比如听音乐、看书、书法或书写日记,抒发情绪,稳定情绪。利用电话、视频恢复正常的社会交流。社区工作人员观察独居老年人的生活需要及心理变化,及时给予帮助和干预。与家庭子女同住的老年人家庭,有计划地做一些适合老年人的家庭集体活动,比如八段锦、太极拳等,与老年人多交流、谈心,保持老年人的饱满情绪和精神状态,关心老年人心理变化,共同渡过疫情期间的隔离生活。

（董　凡）

## 参考文献

[1] 中国疾病预防控制中心.新型冠状病毒肺炎公众防护指南[M].北京:人民卫生出版社,2020.

[2] 张文宏.支招防控新型冠状病毒[M].上海:上海科学技术出版社,2020.

[3] 中国健康教育中心.新冠肺炎心理健康指导手册[M].北京:人民卫生出版社,2020.

[4] 国家卫生健康委老龄健康司.老年人新冠肺炎健康教育手册[M].北京:中国人口出版社,2020.

[5] 中国健康教育中心.新冠肺炎健康教育手册[M].北京:人民卫生出版社,2020.

# 第三十五章　新冠肺炎疫情期间社区上门医疗卫生服务管理规范

## 第一节　概述

### 一、社区上门医疗与护理服务范畴

（一）社区上门医疗卫生服务

上门医疗服务是指医护人员到患者家里提供医疗卫生服务的方式，服务内容包括家庭病床、家庭护理、家庭访视和家庭健康咨询等。服务对象重点针对高龄、失能或半失能、空巢和行动不便的老年人，为其提供连续性的居家照护服务。社区上门医疗卫生服务中对家庭护理服务需求最大，主要由社区护士完成。

（二）社区上门护理服务

社区上门护理服务的基本手段包括家庭访视和居家护理。

1. 家庭访视

家庭访视是指为了促进和维护个人及家庭的健康，在服务对象家中进行有目的的交往活动。家庭访视是开展社区护理的重要工具。通过家庭访视，社区护士可以了解居民健康状况，建立家庭健康档案，开展有针对性的家庭护理、健康教育、保健指导等服务。

2. 居家护理

居家护理是指社区护士直接到患者家中,向居家患者、残障人、精神障碍者,提供连续的、系统的基本医疗护理服务。居家护理让患者在家中不仅能享受到专业人员的照顾，还能享有正常的家庭生活，减少了家庭照顾者来回奔波，节省了医疗和护理费用。

疫情期间，医疗资源向疫情防控倾斜，医疗机构的门诊和住院服务有很大调整，导致更多的老年人滞留在家或社区，对上门医疗与护理服务的需求增加，给基层社区卫生服务机构服务增加了压力；同时因疫情防控需要，上门医疗与护理的工作程序和管理规范也有相应调整。

对于重度精神分裂症患者、已经确诊的传染病患者及新生儿的上门访视由公共卫生医生（或预防保健医生）开展，已形成规范的体系，本章节不涉及相关内容。

## 二、社区老年人上门护理服务基本规范

我国政府重视健康养老服务，提出医疗卫生与养老服务结合，并出台相关指导意见，鼓励社区卫生机构为辖区居家高龄、重病、失能及部分失能、行动不便或确有困难的老年人，提供上门医疗护理服务，拓展家庭医生签约服务内涵，为老年人提供连续性的健康管理和医疗服务。

（一）上门护理服务对象

1. 本辖区 80 岁以上行动不便的老年人，或由于各种疾病导致肢体障碍、言语障碍、认知障碍以及需要提供护理技术服务的失能或半失能、临终关怀的居家老年人，且在辖区社区卫生服务机构建立个人及家庭健康档案并签约家庭医生服务及居家护理知情同意书。

2. 接受服务的居家老年人要有家庭照护者，可协助患者接受家庭护理服务。

3. 特别注意：患者及家属申请上门护理相关项目时必须附有明确的诊断和治疗的相关资料，包括就诊医院的诊断、出院小结及建议、转诊证明等可以反映目前疾病情况的相关资料，并确保提供的病历资料真实准确。

（二）上门护理服务内容

1. 生活照护技术规范：卧床老年人进食指导、管饲喂养护理指导、翻身活动指导、失禁性皮炎的护理、常用药物护理指导。

2. 基础护理技术规范：生命体征的测量、肌内注射、留置导尿护理、留置胃管护理、血样本采集、静脉输液、压力性损伤护理、快速血糖检测技术、心电图检测技术。

3. 专科护理技术规范：膀胱冲洗、换药、腹膜透析管护理、腹膜透析换液护理、造口护理、外周中心静脉 PICC 导管维护、气管换药护理、糖尿病足护理。

4. 扩展服务内容：心理护理、临终关怀、疾病防治、慢病指导、专科功能锻炼、康复指导等。

（三）上门护理服务行为规范

1. 医务人员具备良好的职业道德，遵纪守法，具备较高业务技术水平及良好沟通能力，维护居民健康。

2. 尊重患者的人格和权利，保护患者隐私。

3. 按规定着装整洁，举止端庄。使用保护性医疗语言。

4. 进行上门服务前应确认已签订《家庭护理知情同意书》后，事先与患者或家属电话预约服务时间，合理安排路线及认真准备开展服务所需物品。

5. 进入患者家门前应敲门或按门铃，得到患者或家属允许后方可进入患者家中，尊呼患者并进行核对。

6. 开展服务前需再次向患者或家属告知家庭治疗的风险。操作前按规范洗手，清点物品，再次认真核对，按照规范开展服务。

7. 操作后妥善安置患者保持舒适体位，认真观察，及时处理异常情况，交代注意事项，

注意保护性医疗制度。

8. 每次治疗操作后,将医疗废弃物置于双层黄色垃圾袋内及利器盒内,带回医疗结构集中回收处理。

9. 每次上门服务应认真记录评估单和护理记录单,服务后整理用物后方可离开,离开时要主动征求患者或家属意见。

10. 治疗全部完毕后将评估单、护理记录单与《家庭护理知情同意书》、处置单共同在机构内成套保存,保存时限一年。

11. 工作人员之间以礼相待、互学互尊、团结协作,维护集体荣誉,加强修养、严以律己、廉洁奉公,自觉遵纪守法,不以职谋私。

(四)上门护理服务风险防范

1. 开展上门护理服务,医疗机构和医护人员应具备相应资质,遵守国家有关法律法规、规章和技术规范,实施全面质量管理,预防差错事故。

2. 提供上门护理服务的医疗机构及其护理人员应充分评估患者健康状况和家居条件,具备上门服务条件的可提供服务;开展服务前应将患者病情、评估结果、医疗措施、上门服务风险等如实告知患者,及时解答。

3. 医务人员应及时书写相关病历和服务记录,妥善保管相关病历记录和服务记录、已签署的知情同意书等资料。

4. 应建立医联体转诊绿色通道,上门护理服务中难以安全、有效诊治的患者应及时转诊到相应医疗机构诊治。

5. 应建立上门护理服务突发事件处置流程,包括突发的任何可能影响患者安全、医护安全,或可能发生护理纠纷、护理事故的应急处置预案。

6. 上门护理服务中发生或者发现医疗过失行为,应当立即采取有效措施,避免或者减轻对患者身体健康的损害。

7. 上门护理服务中发生或者发现医疗事故,应当及时上报;医疗机构应当立即进行调查,核实,做好处理。

8. 患者和家属应向医疗机构和医务人员详尽地提供患者健康状况既往病史等健康信息;配合医疗机构和医务人员进行上门服务前的评估工作;详细阅读知情同意书;配合医务人员开展上门服务。如患者和家属有违反上述情况之一,医疗机构有权利不提供上门服务。

（刘欣梅）

# 第二节　新冠肺炎疫情期间社区老年上门护理规范

新冠肺炎作为一种新发传染病,具有人群普遍易感,发病隐匿、传染性强的特点。随着经济与社会的发展,社区中空巢、独居老人增多,家庭结构类型的变化,对上门护理服务的需求增加。新冠肺炎疫情期间，许多老年人由于就医不便，对延续性的护理需求更加迫切。作为社区护士既要做好疫情防控、减少居家入户服务，同时又要满足患者需求。应在充分的评估下，依据新冠肺炎院感防控指南，遵循社区上门护理服务规范，为辖区确有需求并签约家庭医生服务的居民提供连续性的居家护理，包括管路维护、伤口换药、注射、上门送药等。在疫情特殊时期，通过家庭访视和居家护理，完成对社区老年人的健康促进、护理照顾和康复，促进家庭成员采取有利于健康的行为，有效地解决社区居家老年人家庭健康问题。

## 一、新冠肺炎疫情期间社区老年居家护理工作流程

新冠肺炎疫情期间，对签约居民提供上门护理服务流程包括接诊、评估、知情同意、入户准备、入户服务、物品消毒及医疗废物处理、服务记录与评价。工作重点做好疫情防控，保护患者安全同时保护医务人员安全。

（一）接诊

建议患者家属通过电话或微信进行出诊服务申请，社区护士核实患者基本信息（地址、电话），完善电子档案（既往史、过敏史、用药情况），进行家庭医生签约服务（做好连续性医疗护理服务）。

（二）评估

初步评估患者年龄、疾病状况、家庭结构类型，根据患者情况及所需治疗项目、药物性质初步判断是否符合居家服务标准进行操作。如果符合上门护理服务服务标准，疫情期间医护人员要进一步详细评估入户情况。患者当前主要护理问题、近日的体温、是否有呼吸道症状；评估居家环境：家属及共同居住人员的身体状况、外出旅行史；评估所住社区环境：社区内是否有新冠肺炎确诊或疑似病例发生。

（三）知情同意

所有入户患者均应进行知情告知，由于疾病本身的特点及操作时可能出现的情况要告知家属，并签订出诊服务协议书（表35-1、表35-2）。办理入户服务手续并缴费，约定入户时间。

（四）入户准备

1. 准备用物：根据操作要求准备相应治疗护理所需用物，置于出诊箱；疫情期间要准备消毒防护物品：如非接触式体温计、隔离衣、护目镜或面屏、一次性乳胶手套、免洗手消、一次性鞋套、备用黄色垃圾袋等。

2. 出诊前半小时电话和患者家属联系，确认患者及家属体温，提醒家属保持房间清洁并开窗通风（注意保暖）。

（五）入户服务

1. 入户着出诊服，戴好工作帽、一次性外科口罩，按约定时间至患者家中。

2. 按操作规范穿隔离衣、戴手套、戴护目镜（如操作鼻饲术可带防护面屏）、穿一次

**表 35-1　疫情期间附加出诊协议**

| 在疫情期间入户服务具有特殊性，需签订疫情期间附加出诊协议，内容： |
| --- |
| 1.已向患者家属告知家庭操作存在风险，疫情时期出诊，因家中条件所限，可能发生不可预知的风险 |
| 　2.请患者及家属协助做到：<br>　（1）流行病学史调查：根据新冠肺炎最新诊疗指南进行流行病学问询。如您及患者近期 14 天内是否出京或出境，您及患者近期 14 天内是否接触过外省人员、回国人员或密切接触者等<br>　（2）体温监测：上门当天测量体温，确认患者及家属健康状况，如出现体温≥ 37.3℃、干咳、咽痛、肌肉酸痛、结膜充血、腹泻等情况，通知医务人员，另行预约上门时间。如体温无异常，请做好体温记录<br>　（3）佩戴口罩：家属和患者应戴口罩（胃管患者除外），如出现弄湿或弄脏时应及时更换。注意手卫生<br>　（4）室内环境：保持室内空气流通，开窗自然通风，时间 30 min 以上，上、下午各 1 次，注意保暖。环境清洁，预防性消毒为辅，避免过度消毒 |
| 出诊当日患者体温记录： |
| 家属 1 体温记录：　　　　　　　　　　　　家属 2 体温记录： |
| 以上内容已阅读 / 家属签字：　　　　　　　（与患者关系）：<br>　　　　　　　　　　　　　　　　　　　　　　　　　　　　　年　　月　　日 |

性鞋套。

3. 提醒患者及家属佩戴一次性口罩，为患者及家属测量体温并再一次询问流行病学史，记录于出诊附加协议中。

4. 再次评估者病情及一般情况后，进行手卫生，规范执行护理操作。

5. 操作后用免洗手消液按七步洗手法消毒手，并观察 15 min。

6. 填写家庭护理操作单并请家属签字确认。

7. 根据患者病情进行相关健康指导，针对新冠肺炎进行健康指导，如注意手卫生、外出佩戴一次性口罩、家庭成员不聚会、注意室内空气通风，如出现发热、呼吸道症状及时联系家庭医生给予正确处理等。

8. 操作完毕后将医疗废物装入黄色垃圾袋带回社区中心集中处理。

9. 离开患者家，按操作规范摘护目镜（或面屏），放入黄色垃圾袋内，脱鞋套、脱隔离衣、脱手套，放入另外一个黄色垃圾袋中带回社区中心集中处理。

（六）服务记录与评价

完成居家护理服务当日应进行电话回访，了解患者情况，进行满意度调查；发现问题及时解决。

## 二、新冠肺炎疫情期间居家护理服务医疗废物管理

上门护理服务后产生的医疗废物遵循"谁产生，谁负责"。在居家诊疗活动中产生的医疗废物在每次诊疗活动结束后，由开展诊疗活动的医务人员直接移交给社区站医疗废物暂时贮存管理的人员。当日不能带回的，要求患者或患者家属于诊疗活动结束后，将涉及的医疗废物按要求封装后暂时储存于患者家中的安全处，次日由负责诊疗活动的医务人员

### 表 35-2　家庭治疗知情同意书

| 患者姓名 | 性别 | 年龄 | 诊断档案号 |
| --- | --- | --- | --- |
| 家庭住址 | 联系人 | 联系电话 | |

治疗项目（请在相关治疗项目旁的□内划√）：

静脉输液□　静脉注射□　肌内注射□　皮下注射□　导尿□　膀胱冲洗□　伤口换药□

更换胃管□　膀胱造瘘护理 / 更换尿管□　静脉抽血□

其他（须注明）

家庭治疗具有一定的危险性，为确保医疗安全，建议您不在家中进行治疗。如您坚决要求在家中进行治疗，请签订此知情同意书，以确保双方权益。由于因违反此协议而造成的后果，由各自承担相应的责任

**一、医务人员职责**

1. 医生将告知您在家中进行治疗的风险

2. 护士将按时为您提供治疗。如遇特殊情况，将事先通知您并与您协商治疗时间

3. 严格遵守操作规程及查对制度

4. 将向您或家属交代该项治疗的护理及注意事项

教会您的家属拔出针头□　按压穿刺点□　更换引流袋□　冲洗会阴□　鼻饲□

开放水止引流尿液□　拔出胃管□　其他的操作方法

5. 操作完毕护士密切观察 15 min，无异常后方可离去，并如实记录

6. 抗生素、生物制品（如脂肪乳）、化疗药品、各种疫苗、血液制品及其他需作皮试的药物不在家庭中使用

7. 原则上两组以上的药液不在家中进行输液治疗

8. 其他

**二、患者及家属职责**

1. 按预约治疗时间提前做好各项准备工作，如擦拭桌面、地面、保护患者不受凉的情况下，开窗通风、备好输液架子及护士操作用的台面等

2. 家属需全程看护患者，禁止随意调节输液滴数或拖拽胃管、尿管；发现患者出现寒战、憋气、呼吸困难、心慌、皮下组织水肿、漏尿、尿液混浊或引流不畅、胃管脱出、呛咳等异常情况，应立即停止输液并与社区站联系，或呼叫 120、999 急救进行处理

3. 注射完毕，使用无菌棉球沿穿刺点顺势压迫止血 5~10 min，粘膏固定，防止污染穿刺点

4. 治疗操作结束 30 min 内，应避免患者体位的突然变化

5. 妥善保管治疗用的药品

6. 如果您将使用的药液为非本中心 / 站医生开具的，应符合如下要求：

（1）您的药液应有批准文号、生产厂家；药品的名称、剂量、规格、生产日期、有效期标识清晰、符合治疗要求

（2）您能提供盖有本市正规医疗机构公章的治疗证明

（3）本站医生确认能保证医疗安全后方可进行治疗

由于中心 / 社区站医务人员无法全面了解您的健康状况及监控您所带药品的储存过程，不能对外观无异常药品的内在质量进行判断，在治疗过程中有可能发生药物变态反应、加重病情，甚至危及您的生命等危险。因此，建议您，应在原诊疗的医疗机构进行治疗，如您坚持在本中心 / 社区站治疗，由此引起的不良后果，由您自行承担

本知情同意书一式两份双方各持一份

| 患者或家属签名 | 社区卫生服务中心 / 站（章） |
| --- | --- |
| 医生签名 | |
| 护士签名 | 年　　月　　日 |

按要求取回处置。在居家诊疗活动所产生的医疗废物不得交由患者或患者家属自行处置。

### 三、非一次性使用医疗物品消毒处理

回到社区站后将接触过患者的非一次性医疗用品，根据物品性质第一时间选择消毒方法：非接触式体温计、听诊器、出诊箱（云医疗箱）及内部物品用 75% 乙醇擦拭，血压计袖带紫外线照射 30 min。止血带使用后应在 500 mg/L 健之素中浸泡 30 min 后清水清洗晾干备用。护目镜或者面屏、隔离衣使用后应在 500 ～ 1 000 mg/L 健之素浸泡 30 min 后清水清洗晾干备用。

### 四、新冠肺炎疫情期间上门护理服务管理原则

新冠肺炎期间社区老年居家护理服务管理原则：一防新冠疫情；二保医疗安全。应遵循以下原则：

1. 减少人员聚集，可采取电话或微信预约诊疗、远程问诊、非接触服务等形式接诊。

2. 患者多为老年人、患多种慢性病，机体免疫力低下。非疫情期间，入户护理服务会按照病情急缓、路程远近、操作项目等合理规划出诊路线。疫情期间，为避免交叉感染，每次出诊应只安排一户，所有用物采取一户一消一收的原则。

3. 针对老年患者居家具体情况，做好疫情防控健康教育。

4. 保护医务人员入户时避免发生感染，全面评估感染发生的风险，并做好个人防护。

（刘欣梅）

## 参考文献

[1] 杜雪平，王永利 . 实用社区护理 [M]. 北京：人民卫生出版社，2018.
[2] 李春玉，姜丽萍 . 社区护理学 [M]. 北京：人民卫生出版社，2000.